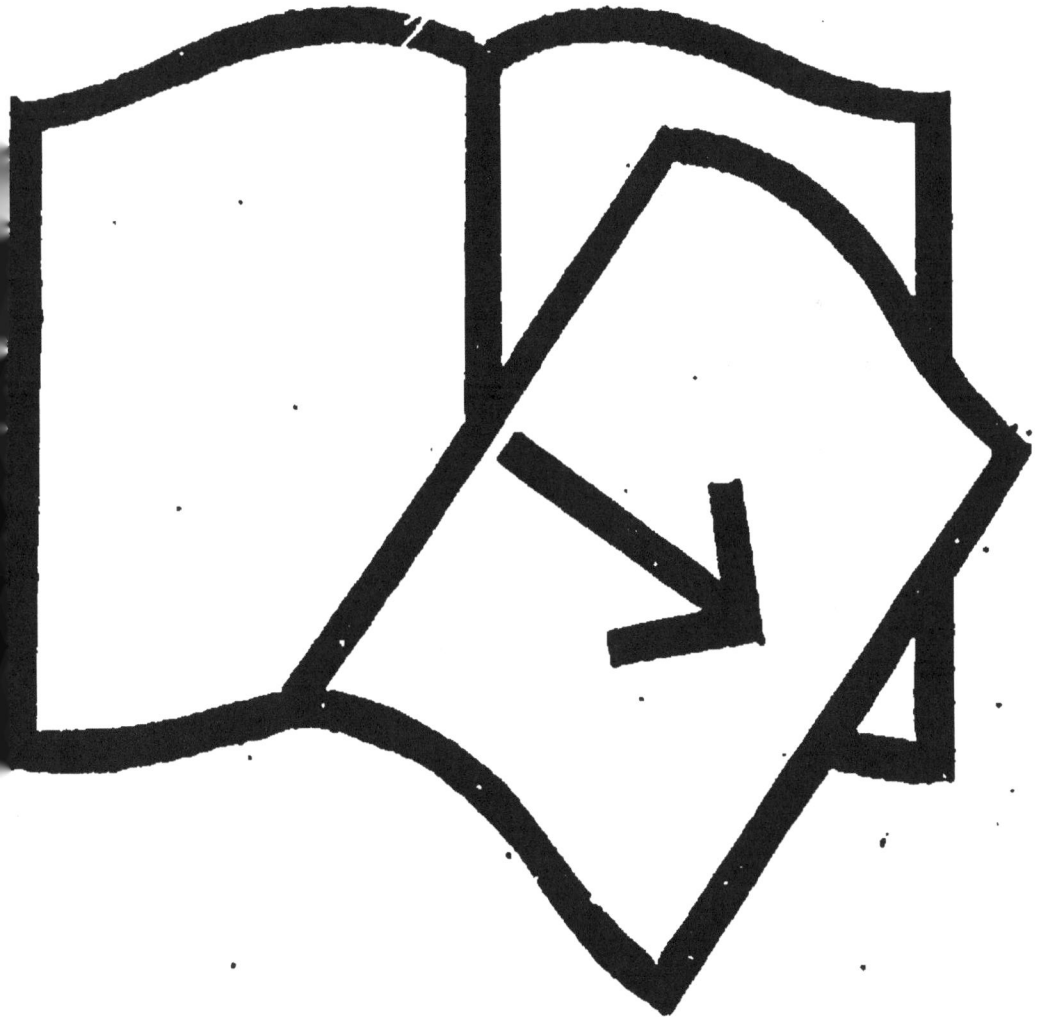

Couverture supérieure manquante

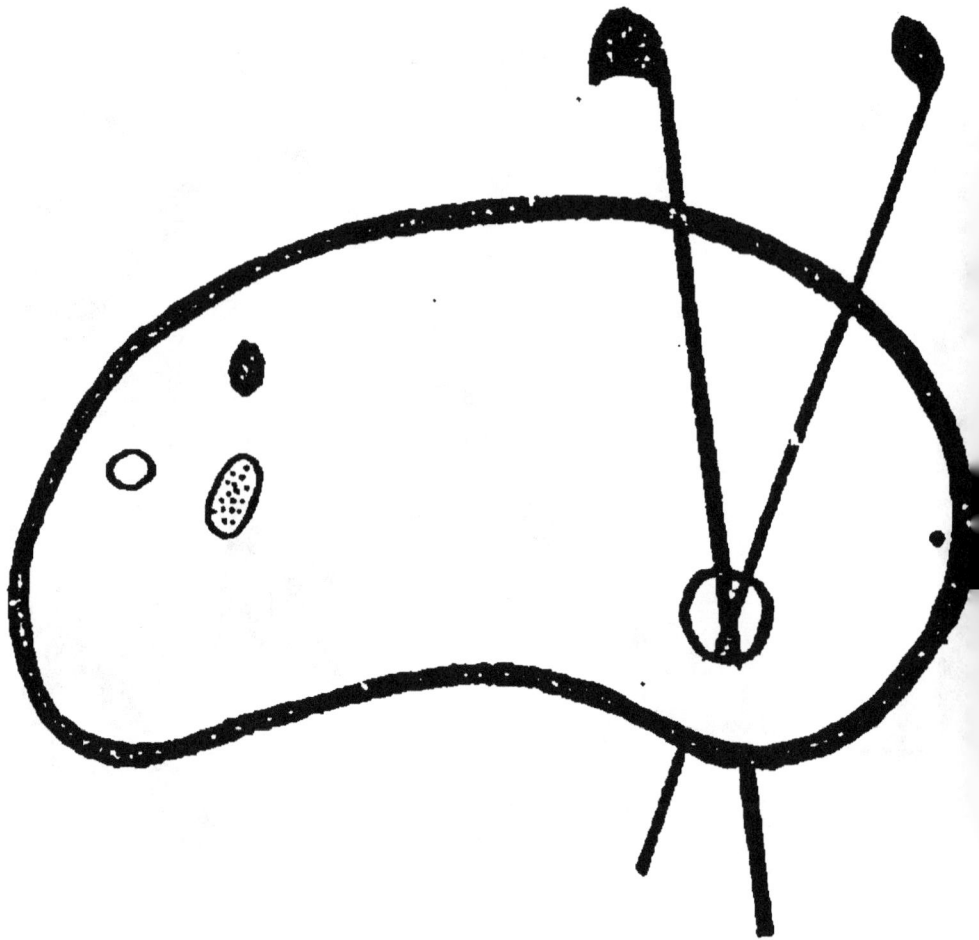

ORIGINAL EN COULEUR
NF Z 43-120-8

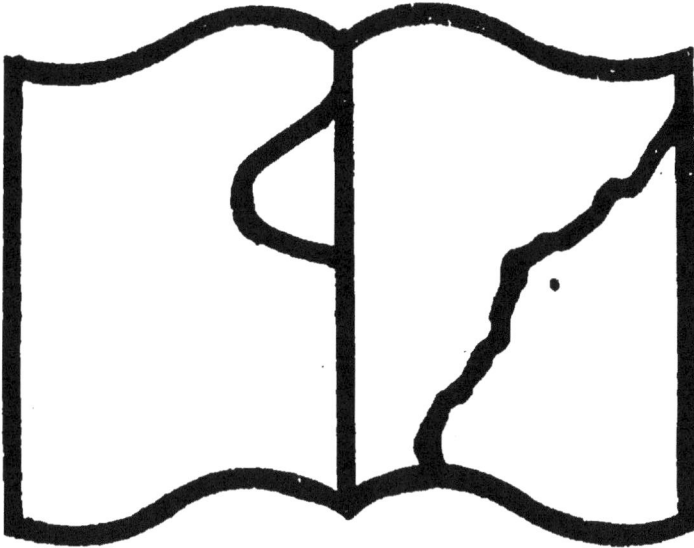

Texte détérioré — reliure défectueuse

NF Z 43-120-11

VALABLE POUR TOUT OU PARTIE DU
DOCUMENT REPRODUIT

MANUEL PRATIQUE

DE

MÉDECINE MENTALE

PRINCIPAUX TRAVAUX DE L'AUTEUR

De la dynamie ou exaltation fonctionnelle au début de la paralysie générale progressive. (Prix Esquirol, 1879.)

La folie à deux ou folie simultanée. (Prix des *Annales médico-psychologiques*, 1880.)

Des hallucinations unilatérales. (*Encéphale*, 1881. *France médicale*, 1882.)

De la pseudo-paralysie générale alcoolique. (*Annales médico-psychologiques*, 1881. *Encéphale*, 1883.)

La paralysie générale chez la femme.(*France médicale*, 1882.)

La paralysie générale prématurée. (*Encéphale*, 1883 et 1885.)

Article : Sympathique (folie) du *Dictionnaire encyclopédique des sciences médicales* (1883).

Du lavage de l'estomac chez les aliénés. (*Annales médico-psychologiques*, 1881. *Journal de médecine de Bordeaux*, 1886.)

Les familles des aliénés au point de vue biologique, en collaboration avec M. le professeur B. Ball. (*Encéphale*, 1883.)

Le projet de loi sur les aliénés au Sénat. Historique et critique. (*Journal de médecine de Bordeaux*, 1887.)

Des intervalles lucides dans leurs rapports avec la capacité civile des aliénés. (*Encéphale*, 1887.)

Exposé d'un classement méthodique des maladies mentales. (*Bulletin de la Société de médecine mentale de Belgique*, 1888.)

Syphilis et paralysie générale. (*Gazette médicale de Paris*, 1888. *Congrès international de médecine mentale*, 1889. *Congrès de médecine mentale de Rouen*, 1890.)

Les aliénés en 1789 et en 1889. Leçon d'ouverture du cours libre de médecine mentale, 5ᵉ année. (*Journal de médecine de Bordeaux*, 1889.)

Les régicides dans l'histoire et dans le présent. (*Archives de l'anthropologie criminelle*, 1889 et 1 vol. chez Storck, 1890.)

Les neurasthénies psychiques. (*Journal de médecine de Bordeaux*, 1891.)

MANUEL PRATIQUE

DE

MÉDECINE MENTALE

PAR

LE Dr E. RÉGIS

Ancien chef de clinique des maladies mentales à la Faculté de médecine de Paris
Ancien médecin adjoint de l'asile Sainte-Anne
Médecin de la maison de santé de Castel d'Andorte
Lauréat de la Société médico-psychologique et de la Faculté de médecine de Paris
Professeur libre de maladies mentales à la Faculté de médecine de Bordeaux

AVEC UNE PRÉFACE

PAR M. BENJAMIN BALL

Professeur de clinique des maladies mentales
à la Faculté de médecine de Paris

Ouvrage couronné par la Faculté de médecine de Paris
PRIX CHATEAUVILLARD 1886

DEUXIÈME ÉDITION
ENTIÈREMENT REVUE ET CORRIGÉE

PARIS

OCTAVE DOIN, ÉDITEUR

8, PLACE DE L'ODÉON, 8

1892

A MON PÈRE

Le Docteur Louis RÉGIS

PRÉFACE

DE LA PREMIÈRE ÉDITION

L'étude des maladies mentales a pris, depuis
quelques années, un développement inattendu.
L'enseignement s'est enrichi de plusieurs chaires
et la littérature de plusieurs ouvrages, dont les
uns, comme le récent volume de Maudsley, en-
visagent le sujet au point de vue philosophique
et physiologique, dont les autres, comme les
Traités classiques, abordent la question par le
côté systématique; d'autres enfin, destinés à fa-
miliariser les élèves et les praticiens avec les
éléments de la médecine mentale, prennent la
forme plus modeste de Manuels.

Le livre de M. Régis tient le milieu entre ces
diverses sortes d'ouvrages. D'un côté, il représente le Manuel par la condensation des matériaux,

par la brièveté, par la clarté, par les qualités
d'ordre et de concision qui seront surtout appré-
ciées de ceux qui veulent acquérir une teinture
du sujet sans y consacrer de longues et laborieuses
études. D'autre part, il se rapproche d'un ouvrage
didactique par la façon très sérieuse dont sont
traités certains chapitres, et par les idées souvent personnelles et originales qu'il renferme.
Nous signalerons sous ce dernier rapport les tentatives de classification qu'il a esquissées à la
suite de tant d'autres auteurs, les chapitres consacrés aux hallucinations, au délire partiel, aux
folies sympathiques et plus spécialement à la paralysie générale.

L'esprit qui préside à la rédaction de cet ouvrage est surtout et avant tout clinique et pratique.
Sans dédaigner les hautes conceptions philosophiques, l'auteur les tourne, en général, pour
n'aborder de front que les sujets qui peuvent
offrir un intérêt direct au point de vue du diagnostic, du traitement et du gouvernement des malades. Son livre s'adresse par conséquent aux
élèves qui désirent acquérir rapidement les connaissances nécessaires pour terminer convenablement leurs études, et aux praticiens qui
veulent y puiser des renseignements indispensa-

bles pour ceux qui, mis en présence d'un aliéné,
n'ont pas toujours la possibilité de recourir aux
lumières d'un spécialiste, comme il est si facile
de le faire dans les grands centres scientifiques.

D'une manière générale, les idées exprimées
dans l'ouvrage de M. Régis sont en rapport avec
l'enseignement que je donne depuis plusieurs
années à l'asile Sainte-Anne, et auquel, en sa
qualité de chef de clinique, il a pris lui-même une
part importante. Mais l'originalité d'un esprit in-
dépendant doit nécessairement se faire jour dans
une œuvre semblable, et ce n'est pas une copie
servile de mes leçons que l'auteur présente au
public ; sur plusieurs points, il s'écarte sensiblement des idées que j'ai professées. Je n'en suis
que plus libre pour louer l'excellent esprit dans
lequel est conçu ce travail, pour en signaler les
mérites incontestables, et pour lui souhaiter une
heureuse fortune dans la littérature médicale.

Professeur B. BALL.

INTRODUCTION

Cet ouvrage, couronné par la Faculté de Médecine
de Paris, et parvenu en peu d'années à sa deuxième
édition, a eu un succès aussi inespéré qu'immérité.
Je ne pouvais assurément moins faire, pour reconnaître ce bienveillant accueil, que de corriger sérieusement mon œuvre et de l'adapter de mon mieux aux
progrès de la science. C'est pourquoi je l'ai revue en
entier, supprimant les inutilités, modifiant certains
passages, ajoutant des articles et des chapitres nouveaux, visant toujours à être aussi pratique que possible. Ai-je réussi dans cette tâche? Il ne m'appartient
pas de le dire. J'espère, en tout cas, qu'on me tiendra compte, comme la première fois, de ma bonne
volonté.

E. RÉGIS.

14 novembre 1891.

MANUEL PRATIQUE
DE MÉDECINE MENTALE

PREMIÈRE PARTIE
PATHOLOGIE MENTALE

HISTORIQUE

Pour aborder avec quelque fruit l'étude de l'aliénation mentale, il me paraît nécessaire de résumer en quelques mots l'histoire de sa marche à travers les siècles.

Cette histoire de la Folie, envisagée dans son ensemble, comprend quatre époques distinctes :

La *première époque* ou *époque primitive* est ce temps d'ignorance et de superstition, antérieur à toute notion médicale, où la folie est considérée comme venant des dieux et son traitement confié aux mains des prêtres. Elle s'étend des premières origines du monde jusqu'à Hippocrate, qui marque l'avènement d'une ère nouvelle et avec qui commence la médecine mentale proprement dite.

La *seconde époque* est l'*époque médicale antique* qui part d'Hippocrate et finit à la décadence romaine après avoir successivement traversé trois périodes des plus brillantes : la *période hippocratique*, la *période alexandrine* et la *période gréco-romaine*.

La *troisième époque* ou *époque de transition* dont le début est marqué par le retour aux superstitions primitives, accommodées aux enseignements d'une religion nouvelle et qui ne commence à s'éclairer que vers les derniers jours de son histoire, comprend, elle aussi, deux périodes : le *Moyen Age* et la *Renaissance*. Elle va des premiers temps de l'ère chrétienne à la fin du xviii° siècle, c'est-à-dire de Cœlius Aurelianus et de Galien jusqu'à Pinel.

La *quatrième époque* ou *époque moderne* est cette période scientifique par excellence qui commence à Pinel, c'est-à-dire à la grande et mémorable réforme de 1793, se continue avec Esquirol et ses élèves et peut être considérée à l'heure actuelle, comme arrivant par degrés à son apogée.

Telles sont les principales étapes de l'histoire de la Folie. Il nous faut maintenant les passer en revue et signaler rapidement les faits principaux relatifs à chacune d'elles.

PREMIÈRE ÉPOQUE

(Époque primitive.)

S'il est un fait historique bien établi, c'est la prédominance de l'idée divine à l'origine des sociétés. Tous les peuples, à leur naissance, ont subi le joug

exclusif de la croyance religieuse, à ce point que la
superstition semble avoir été nécessairement l'une
des phases premières de leur évolution. Aux premiers temps de leur existence, tout est rapporté par
eux à l'intervention céleste, et la folie elle-même, ils
la considèrent comme la possession de l'homme par
quelque divinité bienfaisante ou vengeresse.

Il en fut ainsi chez les Juifs, ainsi qu'en témoignent
les épisodes relatifs aux emportements maniaques
du roi Saül et à l'accès de lycanthropie de Nabu-
chodonosor.

Chez les Égyptiens[1], on retrouve des croyances et
des pratiques analogues. Il existe à la Bibliothèque
de Paris une stèle égyptienne datant du treizième
siècle avant J.-C. dont l'inscription rappelle le fait
d'une princesse asiatique possédée d'un esprit qui fut
guérie par l'intercession du dieu Khons. On sait aussi
qu'il existait, en Égypte, des temples dédiés à Saturne,
où l'on purifiait les insensés dans le but de les
guérir.

Dans la Grèce antique, il en est de même et les
noms de δαιμονόληπτοι, θεόληπτοι, ἐνεργούμενοι, *démo-
niaques, possédés des dieux, énergumènes* qu'on

---

[1] Le cadre étroit de ce livre ne nous a pas permis de citer,
à chaque page, tous les auteurs, français et étrangers, auxquels
nous avons fait quelque emprunt d'idée ou d'expression, et
nous ne pouvons que renvoyer, pour la bibliographie de chaque
chapitre, aux traités spéciaux et aux articles des Dictionnaires.
Nous ne pouvons nous empêcher de dire ici, cependant, combien nous nous sommes aidé, pour la rédaction de cet historique, des travaux de Trélat, Lasègue et Morel, Marcé, Ball,
et surtout de l'excellent ouvrage de M. Semelaigne.

donnait aux êtres privés de raison, prouvent assez à quelle origine on attribuait leur folie.

Tout le monde connaît l'histoire du malheureux Méléagre, celle du parricide Oreste, et celle non moins célèbre des filles de Prétus, roi d'Argos, qui, frappées par Junon d'une sorte de lèpre, se crurent transformées en vaches et mugissaient à l'instar de ces animaux. La tradition rapporte qu'elles furent guéries par le berger Mélampe à l'aide de l'hellébore, de purifications et de cérémonies religieuses.

Les fous n'étaient pas tous considérés, cependant, comme la proie des divinités infernales. Parmi eux, il s'en trouvait qui, en raison de leur exaltation délirante, passaient, au contraire, pour les amis des dieux, pour des inspirés, et qui prophétisaient l'avenir. Parmi ces derniers, la Pythie de Delphes a été l'une des plus célèbres.

Avec de telles croyances sur la nature de la folie, le traitement des insensés devait évidemment consister en cérémonies religieuses et être confié à des prêtres. C'est ce qui avait lieu. En Grèce, les Asclépiades, sortes de prêtres médecins, qui dirigeaient les temples d'Esculape, étaient spécialement chargés du soin de les guérir. Hippocrate, qui flétrit plus tard ces prêtres charlatans et dénonça leurs pratiques curatives où la spéculation jouait évidemment le principal rôle, nous a laissé un récit détaillé du traitement qu'ils employaient à l'égard des aliénés.

La cérémonie avait pour prélude une adjuration à la divinité malfaisante; on la sommait de sortir du corps du possédé. Après quoi, celui-ci était soumis à des purifications, des expiations, des jeûnes, des exorcismes, des ablutions avec de l'eau lustrale ou du sang d'une victime expiatoire.

Parfois, à ces cérémonies religieuses étaient jointes les pratiques de la plus sage hygiène : les spectacles, les distractions, la musique, les promenades, le séjour aux sources thermales, les exercices dans les gymnases attenants. Aussi arrivait-il que certains malades guérissaient de leur délire, ce qu'on ne manquait pas alors d'attribuer à l'apaisement de la divinité offensée, et ce qui aboutissait nécessairement à des offrandes du plus haut prix, dont les prêtres s'enrichissaient.

Tels étaient dans les temps primitifs, les idées qu'on se faisait de la folie et les moyens de traitement qu'on employait pour les guérir. Il nous faut passer rapidement sur cette période, d'ailleurs confuse, de l'histoire de l'aliénation mentale, et, après avoir mentionné les philosophes pythagoriciens qui, aux IVe et Ve siècles avant J.-C., arrachèrent des mains des prêtres les notions médicales qu'ils possédaient pour les confondre tantôt avec la philosophie, tantôt avec la physique et la métaphysique, nous en arrivons à Hippocrate avec lequel commence réellement la médecine antique.

DEUXIÈME ÉPOQUE
(Epoque médicale antique.)

1° PÉRIODE HIPPOCRATIQUE

Hippocrate, le créateur de la médecine mentale, appartenait à cette famille de prêtres, les Asclé-

piades, qui prétendaient venir d'Esculape et possédaient, ainsi que nous venons de le voir, dans la
Grèce antique, le monopole de la cure de la folie.

Il naquit, comme on le sait, dans l'île de Cos, 460
ans avant J.-C. Bien qu'il n'ait point traité d'une manière spéciale de l'aliénation mentale, on peut aisément juger, à la lecture attentive de ses œuvres, qu'il
avait une connaissance assez précise de ce genre de
maladies. Même avant lui, des distinctions s'étaient
produites à cet égard, car c'est à la tradition qu'il
paraît avoir emprunté les mots dont il fait usage :
phrénitis, manie, mélancolie, mal sacré.

Hippocrate décrit la *phrénitis* d'après son étymo-
logie, à côté de la pleurésie et de la pneumonie, et
il en place le siège au centre phrénique. Elle consistait, pour lui, en un délire continu dans une fièvre
aiguë. Sa cause était l'échauffement du corps entier
par le sang, échauffé lui-même par son mélange avec
la bile, qui le déplace et le change en sérum, lui ôte
son mouvement et sa constitution habituelle. Quant
aux symptômes, ils se trouvent indiqués en entier
dans cette formule aussi succincte que précise qui
résulte du livre des Épidémies et des Affections :
« Délire aigu avec fièvre intense, carphologie, pouls
petit et serré. » L'affection, dont la durée variait
entre les limites extrêmes de trois et de cent vingt
jours, se terminait plus souvent par la mort que par
la guérison.

Bien qu'il soit difficile de préciser ce qu'Hippocrate
et les anciens entendaient par *phrénitis*, il est permis
de penser qu'ils comprenaient sous cette désignation

la plupart des *folies aiguës* idiopathiques ou symptomatiques, et, en particulier, le *délire aigu fébrile*.

Si les indications relatives à la phrénitis sont confuses dans les livres hippocratiques, celles qui ont trait à la *manie* le sont bien davantage encore.

Scientifiquement, les auteurs anciens, y compris Hippocrate, considéraient la manie comme un délire violent, aigu ou chronique. Dans la collection hippocratique, on la trouve généralement confondue avec la phrénitis et la mélancolie.

La *Mélancolie* n'avait pas non plus de signification bien précise. Ses deux principaux caractères, pour Hippocrate, paraissent avoir été la crainte et la tristesse. Le tableau différait d'ailleurs, suivant que l'altération du cerveau était produite par la pituite ou par la bile. Dans le premier cas, il n'y avait pas d'excitation; dans le second, cet état général était, à divers degrés, le principal caractère de la maladie.

En dehors de la phrénitis, de la manie et de la mélancolie, Hippocrate paraît avoir connu la *folie de la grossesse* et la *folie alcoolique*. En tout cas, il semble en avoir observé des exemples.

Dans le domaine des maladies nerveuses, il possédait quelques notions vagues sur l'*hystérie*, mais c'est surtout l'*épilepsie* qu'il connaissait à fond et qu'il a décrite avec le plus grand soin. Il avait même remarqué que l'épilepsie pouvait se compliquer de délire.

Hippocrate n'eut pas seulement le mérite de reconnaître, le premier, la nature pathologique de la folie. Avec une insistance des plus louables, il s'appliqua à combattre les pratiques médico-religieuses des Asclépiades, pour leur substituer un traitement plus rationnel et plus médical. Dès lors, aux ablutions, aux exorcismes et aux incantations succédèrent la saignée, les purgations, les vomitifs, la balnéation, la diète végétale, les exercices hygiéniques, la musique, les voyages : en un mot, tous les moyens médicaux dont on pouvait disposer à cette époque. C'est lui qui régularisa l'usage de l'*hellébore* (veratrum album), employé empiriquement depuis la plus haute antiquité comme spécifique de la folie, et qu'on engageait les malades à aller cueillir eux-mêmes à Anticyre, petit village de la Thessalie, où croissait l'espèce la plus renommée. Hippocrate paraît s'être également servi, comme médicament spécial, de la *mandragore*, dans les cas de mélancolie suicide.

Quant à la question de savoir ce qu'on faisait des aliénés, s'il existait pour eux des établissements spéciaux, et si on employait à leur égard des mesures coercitives dans les cas graves et difficiles, nous en sommes malheureusement réduits sur ce point, aux conjectures. Il paraît probable que les malades calmes et inoffensifs étaient laissés en liberté ou tout au moins dans leur demeure, sous la surveillance de leurs domestiques ou de leurs proches, et que certains étaient traités dans des maisons de santé (ιατρια), ainsi que semble l'indiquer un passage de Plutarque relatif à Antiphon, médecin de Corinthe. De même, une histoire d'aliéné, rapportée par Hérodote, permet de supposer que les moyens de contention les plus rigoureux étaient employés chez les anciens contre les aliénés dangereux. Il y est dit, en effet, que Cléomène, roi de Lacédémone, étant tombé dans une phrénésie avec violente agitation, ses parents *l'avaient fait lier dans des entraves de bois.*

Hippocrate résume à lui seul, au point de vue de l'histoire de la folie, la période hippocratique. Ses successeurs, qui ne furent d'ailleurs que ses imitateurs, n'ajoutèrent rien de nouveau à ses notions médicales sur l'aliénation, et, à l'époque du démembrement de l'empire d'Alexandre, la tradition scientifique se trouva transportée en Égypte, où elle reprit un certain éclat sous le règne des Ptolémées.

2° PÉRIODE ALEXANDRINE

La période alexandrine représentée surtout par Hérophile et Erasistrate, qui vivaient environ trois cents ans avant l'ère chrétienne, n'est, en réalité, qu'une période intermédiaire entre Hippocrate ou le monde Grec, et Asclépiade et Celse, ou le monde Gréco-Romain.

Faute de documents, cette période est demeurée très obscure, et nous sommes réduits à en chercher les traces dans Galien, les ouvrages d'Erasistrate et d'Hérophile n'étant pas parvenus jusqu'à nous.

Mais, d'après ce que nous savons des connaissances scientifiques de ces hommes célèbres et des progrès qu'ils réalisèrent notamment dans le domaine de l'anatomie et de la physiologie nerveuses, il est permis de penser qu'ils possédaient des notions aussi exactes qu'étendues sur la folie, et qu'ils avaient repris et développé, à cet égard, les idées du père de la médecine.

Un siècle environ plus tard, sous Ptolémée Evergète II, le mouvement scientifique passa d'Alexandrie à Rome, grâce aux discordes survenues dans la famille des Lagides et à la dispersion des savants qui s'ensuivit. Mais ce fut surtout après la victoire de Lucullus et de Pompée en Asie que ce mouvement scientifique s'accentua dans l'empire romain.

3° PÉRIODE GRÉCO-ROMAINE

Cette période de l'histoire de la folie est surtout représentée par les noms d'Asclépiade, Celse, Arétée, Soranus, Cœlius Aurelianus et Galien. Elle se termine par Alexandre de Tralles, Paul d'Egine et les Arabes, qui forment comme une transition entre le monde antique et le moyen âge.

ASCLÉPIADE de Bythinie (80 ans avant J.-C.) d'abord rhéteur, puis médecin, partisan convaincu de la théorie philosophique des atomes, établit d'une façon formelle la démarcation de la folie admise implicitement par Hippocrate, et c'est à dater de lui que les auteurs la divisent en *aliénation aiguë* avec fièvre ou phrénitis et en *aliénation chronique* sans fièvre ou manie et mélancolie.

Asclépiade étudia aussi les *aperceptions* (visa) et les distingua très nettement en hallucinations et en illusions.

Enfin, le fait de la transformation d'une forme de

folie en une autre le frappa, et c'est probablement sous l'influence de cette idée d'observation qu'il en arriva à essayer la médication substitutive, et à conseiller notamment l'ivresse dans le traitement général de l'aliénation mentale.

CELSE (5 ans après J.-C.) n'a consacré à la folie qu'un petit nombre de pages. Au lieu du terme générique *alienatio mentis* employé par Asclépiade, il se sert du mot *insania* qu'il applique aux trois genres de folie dont sa classification est formée, savoir : la *phrénésie* (insania acuta), la *mélancolie*, qu'il attribue à l'atrabile, et enfin un troisième genre qu'il subdivise en deux espèces : 1° le *délire hallucinatoire* gai ou triste sans délire (imaginibus non mente falluntur); 2° le *délire général et partiel* (animi desipiunt).

Celse s'étend plus longuement sur la question thérapeutique et il formule les règles les plus sages et les plus judicieuses du traitement hygiénique et moral. Malheureusement, une ombre existe à ce tableau, car il conseille formellement de recourir au jeûne, aux chaines, aux châtiments, pour dompter l'aliéné, dès que ses actes, ou ses paroles attestent sa déraison : « Ubi perperam dixit aut fecit, fame, vinculis, plagis coercendus est. »

ARÉTÉE DE CAPPADOCE (80 après J.-C.) appartenait à la secte des pneumatistes. Son plus grand titre de gloire est d'avoir laissé des diverses formes d'aliénation mentale, et notamment, de la manie et de la mélancolie, des descriptions d'une exactitude et d'une vérité remarquables.

Arétée considérait la *mélancolie* comme une tristesse de l'âme avec concentration de la pensée sur
une idée fixe, sans fièvre : « Melancolia in unà re
aliquà est lapsus, constante in reliquis judicio. Animi
angor in unà cogitatione defixus atque inhœrens,
absque febre et furore a phantasmate melancolico
ortus. » C'était donc, pour lui, une folie à délire
limité, circonscrit, ce qui la différenciait de la manie,
qu'il considérait comme un trouble général de l'intelligence.

Arétée décrit longuement et très nettement la mélancolie, et signale notamment les symptômes physiques qui l'accompagnent, tels que la constipation, la
rareté de l'urine, les éructations, la fétidité de l'haleine, la petitesse du pouls, etc.

Quant à la *manie*, il la considère, avons-nous dit,
comme un délire général, continu, sans fièvre et la
différencie des délires toxiques produits par le vin, la
mandragore et la jusquiame, par ce fait que ceux-ci
surviennent soudainement et se dissipent de même,
tandis que la manie est stable et permanente. Dans
sa description de la manie, il signale cette exaltation
intellectuelle qui, chez quelques malades, avive les
facultés de mémoire et d'imagination au point de les
pousser à parler d'astronomie, de philosophie, etc.,
et à faire de la poésie sans paraître avoir appris.

Arétée établit, dans plusieurs passages, que la mélancolie est un commencement ou une espèce de
demi-manie, et que, d'autre part, lorsqu'elle tend à
se dissiper, elle se change parfois en manie, plutôt
par les progrès que par l'intensité du mal. Il fait

remarquer aussi que les accès de manie peuvent être suivis d'une période dépressive.

La partie de l'œuvre d'Arétée consacrée au traitement, celle notamment qui est relative au traitement du délire maniaque, ne nous est pas parvenue. Il est permis de supposer cependant, d'après ce qui nous reste de lui à cet égard, qu'une réaction s'était déjà produite en faveur des aliénés depuis Celse, car Arétée ne mentionne nulle part ni liens ni ligatures dans ses descriptions concernant les phrénétiques même furieux.

Soranus d'Éphèse (95 après J.-C.), dont les œuvres ont été perdues, n'est connu que par Cœlius Aurelianus qui s'en donne, dans ses écrits, comme le traducteur et le commentateur.

Il est impossible de déterminer dans l'œuvre admirable de Cœlius Aurelianus, ce qui appartient à l'auteur et ce qui revient au commentateur. Il est probable cependant que Cœlius Aurelianus a dû, sur un grand nombre de points, exprimer des vues absolument personnelles.

Cœlius Aurelianus a vécu un siècle environ après Soranus, dont il fut, comme nous venons de le voir, le traducteur et le commentateur.

Au point de vue de la pathologie mentale proprement dite, Cœlius Aurelianus a très peu ajouté aux magnifiques descriptions laissées par Arétée ; il s'est borné à compléter sur plusieurs points les idées de son prédécesseur. C'est ainsi qu'il signale la distinction entre la phrénésie ou délire fébrile et l'aliénation mentale proprement dite, et qu'il insiste sur les troubles des fonctions organiques qui accompagnent la mélancolie au sujet de laquelle il dit : « In melancholicis stomachus, in furiosis verò caput afficitur. »

Mais c'est surtout le chapitre relatif au *traitement* de la folie qui constitue la partie capitale de l'œuvre de Cœlius Aurelianus. Il y a là un admirable exposé des règles du traitement physique et moral des aliénés, un éloquent plaidoyer en faveur des mesures de douceur et, par suite, de la suppression des moyens de coercition; en un mot, l'énoncé complet de cette méthode qui devait ressusciter de nos jours sous le nom de *no-restraint*. Cœlius Aurelianus s'y élève avec force contre les médecins qui ont recours par principe aux moyens violents de contention. Il y a surtout un passage qui mérite d'être cité : « Ils semblent plutôt délirer eux-mêmes, dit-il de ces médecins, qu'être disposés à guérir leurs malades, lorsqu'ils les comparent à des bêtes féroces qu'on adoucit par la privation des aliments et par les tourments de la soif. Séduits sans doute encore par la même erreur, ils veulent qu'on les enchaine cruellement, sans penser que leurs membres peuvent être meurtris ou fracassés, et qu'il est plus convenable et plus facile de les contenir par la main des hommes que par le poids souvent inutile des fers. Ils vont jusqu'à conseiller les violences corporelles, le fouet, comme pour forcer le retour de la raison par une pareille provocation : traitement déplorable qui ne fait qu'aggraver leur état, ensanglanter leurs membres et leur offrir le triste spectacle de leurs douleurs au moment où ils reprennent l'usage de leur intelligence. »

Dans un autre passage, Cœlius Aurelianus dit encore, après avoir conseillé de faire maintenir les malades difficiles et agités par des surveillants habitués : « Si la vue des hommes les irrite, et seulement dans des cas très rares, on emploiera des ligatures, mais avec les plus grandes précautions, sans aucune secousse, en recouvrant attentivement toutes leurs articulations, et avec le soin de ne se servir que des liens d'une texture molle et délicate, car les moyens de répression employés sans ménagement augmentent et même font naître la fureur, au lieu de l'apaiser. » On ne saurait plaider plus éloquemment la cause de l'humanité, ni formuler de plus sages préceptes au sujet des moyens de contention chez les aliénés.

GALIEN (150 ans après J.-C.), le célèbre médecin de Pergame qui écrivit cinq cents livres et dont les idées eurent une si immense influence sur son époque qu'elles retentirent avec la même puissance sur les quatorze siècles qui suivirent, a peu porté son attention sur l'aliénation mentale. Ce qui domine à ce point de vue dans ses écrits, c'est la division qu'il s'attache à établir entre la folie *idiopathique* et la folie *sympathique* ou par consensus, et l'importance qu'il accorde à cette dernière dans ses descriptions.

Après Galien, tout retombe dans l'obscurité et la confusion. Alexandre de Tralles (560 après J.-C.) et Paul d'Egine (630 après J.-C.) n'exposent aucune vue nouvelle sur la folie, et quant aux médecins arabes Avicenne, Rhazès (xᵉ siècle), ils se bornent à développer les idées de Galien sur la folie par consensus, dont ils placent le siège dans les différentes viscères, et surtout dans le foie et la rate.

TROISIÈME ÉPOQUE
(*Époque de transition.*)

1º MOYEN AGE

Pendant toute la durée du moyen âge, l'étude de la folie se perd dans le chaos, et on n'en trouve plus trace. La croyance aux démons domine toutes les imaginations; la superstition se répand de toutes parts; c'est le règne de la sorcellerie, du sabbat, de la démonopathie, de la lycanthropie, de la possession démoniaque.

Aussi voit-on éclater, sur tous les points du territoire, ces terribles *épidémies de folie religieuse hystérique* dont Calmeil nous a conservé l'histoire détaillée, et qui, toutes, après une série d'exorcismes et de cérémonies mystiques plus ou moins solennelles, aboutissent à la condamnation des aliénés et à leur supplice par les tortures et le bûcher.

Des milliers de malheureux, victimes des préjugés populaires, payent de leur vie la perte de leur raison et deviennent la proie des flammes. Pas une voix ne s'élève pour les défendre ; les parlements eux-mêmes sont les plus acharnés dans cette lutte barbare contre de pauvres malades, et il faut arriver jusqu'au XVᵉ siècle pour renouer, au point de vue de l'histoire de la médecine mentale, la chaine si longtemps inter-

rompue. Encore les idées religieuses sont-elles tellement enracinées que les premiers médecins, Ambroise
Paré lui-même, malgré les protestations encore timides de Nider, donnent de la folie des interprétations
surnaturelles et l'attribuent à l'intervention des démons.

2° RENAISSANCE

A la fin du xvi° siècle, sous l'influence de l'impulsion donnée par Alciat, Wier, Leloyer, Montaigne,
les médecins reviennent peu à peu aux saines tradi-
tions, et, successivement, Baillou, Nicolas Lepois,
Félix Plater, Sennert, Sylvius de le Boë, Bonet, cherchent, sans toujours y réussir, à secouer le joug des
préjugés si tenaces légués par les siècles précédents.

PAUL ZACCHIAS (1584-1659) proto-médecin du pape
et des États Romains consacre, dans son admirable
livre intitulé : *quæstiones medico-légales*, un chapitre
des plus importants aux divers états d'aliénation
mentale. On y trouve développées et résolues, à
côté de descriptions cliniques aussi exactes que con-
cises, toutes les considérations médico-légales que
soulève la folie, notamment en ce qui touche la capacité civile, la validité des actes, les intervalles lucides,
la responsabilité morale et légale des aliénés.

SYDENHAM (1624-1689) ne traite que d'une manière
incidente de la folie, mais il signale ce point intéressant de la manie développée à la suite des *fièvres intermittentes.*

WILLIS (1622-1675), dont les travaux sont plus im-

portants et marquent un progrès sur ceux de ses devanciers, donne de bonnes descriptions de la manie
et de la mélancolie qu'il divise en partielle et générale, de la stupidité, dans laquelle il réunit, comme
on continua de le faire après lui, l'imbécillité, l'idiotie,
la démence et même la stupeur. Ses descriptions sont
malheureusement noyées dans de longues discussions
sur les esprits animaux. Il signale la succession de la
manie et de la mélancolie, et, dans cette indication,
se trouvent les premières traces de ce qui a été décrit
plus tard sous le nom de folie à double forme. Willis
admet encore, quoique avec une certaine réserve,
l'intervention des démons. Les règles du traitement
qu'il expose sont remplies de sens ; malheureusement,
il ne craint pas de conseiller comme fréquemment
nécessaires, les moyens de rigueur : « Prima indi-
catio curatoria disciplinam, minas, vincula æque ac
medicinam requirit. Furiosi nonnunquam citiùs per
supplicia et cruciatus, quam pharmaciâ aut medica-
mentis curantur. »

Bonet (1700), dans son *Sepulcretum*, insiste comme
l'avaient fait Galien et les Arabes, sur l'importance
des lésions viscérales dans l'aliénation mentale, et
rapporte longuement les lésions trouvées à l'autopsie
dans les divers organes.

A cette même époque, on fait quelques tentatives
heureuses de médication, et on rapporte un cas de
récidive de manie traitée et guérie par la transfusion
du sang, ainsi que quelques autres, guéris aussi par
la trépanation.

Au XVIIIᵉ siècle, l'étude de la pathologie mentale

entre définitivement dans une voie nouvelle. Il se produit bien encore quelques épidémies de folie religieuse et hystérique soit parmi les calvinistes persécutés, soit sur la tombe du diacre Pâris, mais la nature maladive en est reconnue, et on leur oppose un traitement surtout médical.

VIEUSSENS (1641-1720), à part quelques névroses dont il fixe définitivement le siège dans le cerveau, ne cherche qu'à adapter ses connaissances en aliénation avec ses théories humorales.

BOERHAAVE (1668-1738) et son commentateur *van Swieten* (1700-1772) subordonnent également leurs idées en aliénation à leurs théories mécaniques et font tout découler de la malignité du sang et de l'atrabile. Ils donnent pourtant çà et là, quelques bonnes descriptions de la manie, de la mélancolie et indiquent notamment, dans la phrase suivante, les principaux caractères physiques de la mélancolie avec dépression profonde, c'est-à-dire de la stupeur : « Pulsus lentior; frigus majus; respiratio lenta ; circulatio per sanguinea vasa bona; per lateralia minus bona ; hinc humorum secretiorum et excretiorum minor, tardior, cratior exitus; minor consumptio, parcior appetitus. »

Mais bientôt, sous l'impulsion de Bonet, Vieussens, et surtout de Morgagni (1682-1771), l'anatomie pathologique fait des progrès rapides, et on tend de plus en plus à abandonner les théories humorales et chimiatriques pour s'attacher surtout à l'examen des solides.

SAUVAGES (1706-1767), nosologiste avant tout, di-

vise à l'infini les diverses formes des troubles nerveux. Sa huitième classe, constituée par les *vésanies*
ou maladies qui troublent la raison, est subdivisée
elle-même en quatre ordres : 1° les *hallucinations*
(vertige, berlue, diplopie, tintouin, hypocondrie,
somnambulisme); 2° les *morosités*, désirs ou affections dépravées (pica, boulimie, polydipsie, antipathie, nostalgie, terreur panique, satyriasis, fureur
utérine, tarentisme, rage); 3° les *délires* (transports,
démence, mélancolie, manie, démonomanie); 4° les
folies anormales (oubli, insomnie). Chacun de ces
genres offre à son tour des divisions plus ou moins
nombreuses.

Çà et là, on trouve dans Sauvages quelques bonnes descriptions, notamment celle de la mélancolie
anxieuse (mélancolia attonita). Mais son mérite a été
surtout de réunir, sous le nom de vésanies, et dans
un cadre complet, à peu près tout ce qu'on savait sur
les maladies mentales à cette époque.

LORRY (1725-1772) donne quelques bonnes descriptions, mais rendues confuses par son retour à une
théorie moitié solidiste, moitié humorale.

CULLEN (1712-1792) qui sert de transition entre l'é-
poque de la Renaissance et l'époque moderne, rejette
toute idée humorale et insiste sur la nécessité des
recherches anatomo-pathologiques. Il range les maladies mentales parmi les *névroses* dont elles constituent, dans son ouvrage, la quatrième classe. Il décrit le *délire partiel*, tout en faisant remarquer
combien il est rare de trouver la folie absolument
limitée à un point unique, et n'admet, en fin de

compte, que deux formes de folie primitive, dont il fait dériver toutes les autres : la *manie* et la *mélancolie*. Dans la partie consacrée au traitement, il vante le travail, les bains, les exercices du corps et n'autorise qu'avec une certaine réserve les moyens violents de répression.

Avec Cullen, nous sommes déjà bien loin de l'ignorance et de l obscurité du moyen âge, et la science mentale a déjà réalisé d'immenses progrès. Mais la condition des aliénés est encore déplorable ; ils vivent toujours épars dans les prisons, dans quelques maisons de refuges ou dans d'indignes cabanons. Très peu sont hospitalisés, et encore les hôpitaux où on les renferme ne sont, en réalité, que des cachots. Aussi, leur étude est-elle difficile et incomplète tout autant que leur sort est misérable.

A Paris, depuis un arrêt du Parlement en date du 16 septembre 1660, tous les fous passaient d'abord par l'Hôtel-Dieu, où deux salles leur étaient réservées. La salle Saint-Louis, celle des hommes, contenait dix lits à quatre places et deux petits lits ; la salle Sainte-Martine, celle des femmes, contenait six grands lits et six petits lits. Quelques places de ces salles étaient réservées aux hydrophobes. C'était là que s'exécutait le traitement consistant invariablement en douches, bains froids et saignées répétées, avec adjonction d'hellébore, de purgatifs et d'antispasmodiques. Lorsque après quelques semaines les malades n'étaient pas guéris et on comprend combien un pareil régime était peu fait pour les rendre à la raison, ils étaient considérés comme incurables et distribués de là soit aux Petites-Maisons, devenues plus tard l'hospice des Ménages, soit à la Salpêtrière, soit à Bicêtre.

Là, mal nourris, couverts de haillons, chargés de chaines et de colliers de fer, confinés dans d'infects cabanons destinés jadis aux criminels, couchés sur de la paille pourrie, respirant un air méphitique, ils trainaient une vie misérable, exposés à la vue du public qui, les jours de fête, était admis, moyennant rétribution, à se repaitre de leur spectacle et à les agacer comme des fauves, à travers les barreaux de leur cage.

C'est à ce moment que parut Pinel et que s'accomplit la mémorable réforme de 1793, qui changea complètement le sort des aliénés et inaugura une ère nouvelle dans l'histoire de la Médecine mentale.

QUATRIÈME ÉPOQUE
(Epoque moderne.)

Ph. Pinel, né en 1755 à Saint-Paul près Lavaur (Tarn), et reçu docteur à Toulouse, devint médecin du service des aliénés, à Bicêtre, en 1793.

On a vu dans quel état il trouva les aliénés. Grâce aux éloquentes protestations qu'il fit entendre, il parvint à faire tomber leurs chaines, et provoqua ainsi un mouvement général en faveur de ces malheureux. Aux mauvais traitements, aux violences brutales, aux coups et aux chaines, il substitua les moyens de répression sagement combinés, vanta les effets de la fermeté unie à la douceur et à la patience, enfin,

posa les premières bases du traitement moral. Il dé-
montra la nécessité de créer pour les aliénés des établissements spéciaux, indiqua les principes qui
devaient présider à leur construction, à leur organisation, à leur aménagement, à la séparation des malades en quartiers distincts d'après la nature même
de leur affection mentale; en un mot, il traça les
premières règles de l'hospitalisation des aliénés et
fit comprendre le rôle du médecin dans l'observation
et la direction médicale et matérielle de ces malades.
Il fut aidé dans les détails pratiques de sa réforme
par le surveillant de la Salpêtrière, Pussin, collabora-
teur modeste, mais dont le rôle n'en fut pas moins
actif, et que Pinel lui-même a associé, dans une certaine mesure, à l'honneur de sa glorieuse innovation.

Tel est, en substance, le récit de la réforme de Pinel. Un homme, par sa généreuse initiative et sa persévérante volonté, avait réalisé ce que plusieurs
siècles avaient vainement poursuivi : la réhabilitation
de l'aliéné et son élévation à la dignité de malade. Il
faut reconnaitre, pour être juste, que cette entreprise
venait à son heure et qu'elle fut, pour ainsi dire,
l'une des manifestations de l'immense mouvement de
philanthropie qui entrainait tous les grands esprits
à cette époque.

Au reste, la tentative de Pinel ne fut pas isolée. Au
même moment, des efforts analogues s'opéraient sur
d'autres points. Déjà Daquin, en Savoie, avait prêché
la même doctrine humanitaire dans une sphère plus
modeste, tandis que Chiaruggi, en Italie, publiait en
1794, son *Traité de la folie en général et dans l'es-*

pèce, où il consignait les résultats des améliorations obtenues par lui à Florence, dans l'asile de San-Bonifacio.

En Angleterre, un simple citoyen de la ville d'York, William Tuke, parvenait, par sa seule initiative, à faire mieux encore. Témoin des graves abus qui se commettaient dans les asiles, il décida ses correligionnaires de la secte des Quakers ou « Société des Amis », à fonder une maison de santé d'où seraient bannis la rigueur corporelle et les mauvais traitements. C'est ainsi que fut posée, dès 1792, la première pierre de la retraite d'York qui, ouverte en 1796, devint le point de départ des améliorations successives réalisées en Angleterre dans l'assistance des aliénés[1].

Mais Pinel ne fut pas un simple réformateur, ce fut aussi un savant. Réunissant toutes les observations cliniques et thérapeutiques qu'il avait pu faire sur les aliénés, il publia en l'an IX son *Traité de la manie* dans lequel, après avoir rappelé les admirables travaux des anciens, il exposait ses vues médico-philosophiques sur l'aliénation mentale. Cet opuscule,

---

[1] Cette quasi-simultanéité de réformes opérées dans divers pays n'a pas été sans soulever, comme il fallait s'y attendre, des questions de priorité plus ou moins irritantes, et on a voulu opposer Daquin, Chiaruggi et Tuke à Pinel. C'est amoindrir de tels hommes que de discuter leurs mérites et il me semble préférable de les confondre dans une mutuelle admiration. Comme l'a dit Hack Tuke, le digne petit-fils du philanthrope anglais : « Il y a dans ce monde assez de maux pour le peu de réformateurs qui surgissent de temps à autre; il n'est pas besoin de les mettre entre eux dans un état de rivalité hostile. »

dont Cuvier a dit à l'Institut que « ce n'était pas seulement un livre de médecine, mais un ouvrage capital de philosophie et même de morale », eut un grand retentissement et est demeuré, depuis, justement célèbre.

Pinel admit et décrivit quatre espèces de folie : la *manie*, la *mélancolie*, la *démence* et *l'idiotie*, dans laquelle il confondit, comme l'avait fait Willis, l'idiotie, le crétinisme, et jusqu'à la démence et à la stupeur mélancolique.

Pendant ce temps, se fondait en Allemagne l'école qu'on a appelée *école psychologique allemande* et dont le point de départ fut la théorie spiritualiste de Stähl, pour lequel les maladies n'étaient, comme on le sait, que la perversion des tendances morales de l'âme produite par le péché. Le péché devint donc la cause première de la folie.

Langermann et son élève Ideler furent les fondateurs de cette école psychologique qui compta des noms illustres, et dont le plus célèbre représentant fut Heinroth (1773-1843), un des meilleurs disciples de Pinel, qui admit que la folie avait sa source dans l'absence de moralité, que son caractère essentiel était la perte de la liberté, et son meilleur préservatif l'attachement aux vérités de la religion chrétienne.

Les idées des psychologues allemands, par leur exagération, ne tardèrent pas à provoquer une réaction très vive dans un sens opposé. En Allemagne même, se fonda une école nouvelle, *l'école somatique*, qui eut pour chefs : Nasse, Friedreich, Vering, Amelung, Jacobi, Griesinger, et, en Hollande, Schrœder van der Kolk. Tous protestèrent successivement contre les doctrines spiritualistes outrées des psychologues et s'efforcèrent de prouver que la folie tient à des lésions physiques soit cérébrales, soit viscérales. Comme Galien et les Arabes, ils accordèrent la place d'honneur, en psychiatrie, aux folies sympathiques.

En France, ESQUIROL, né à Toulouse en 1772, avait succédé à Pinel, et l'importance de son action fut aussi grande sur la médecine mentale proprement dite que celle de Pinel l'avait été sur la condition morale et le traitement des aliénés.

Comme *philanthrope* et comme *réformateur*, il continua l'œuvre de Pinel, contribua à la construction et à l'organisation de nombreux asiles, dont il dressa lui-même les plans, améliora de plus en plus le sort des aliénés, enfin, prépara de longue main, par ses voyages et ses écrits, le mouvement qui aboutit à cette fameuse loi de 1838, qui a rendu de si grands services et à laquelle collaborèrent activement Falret père et Ferrus.

Comme *savant*, Esquirol quitta le domaine de la spéculation pure pour s'attacher surtout à l'observation et à la clinique, traça d'admirables tableaux des principales formes de folie auxquelles il ajouta la *monomanie*, enfin soupçonna l'existence de la *paralysie générale*.

Comme *maître*, il forma ou dirigea une magnifique pléiade d'élèves, si nombreuse et si brillante que les découvertes s'accumulèrent, et que jamais la médecine mentale ne fit, en si peu de temps, d'aussi rapides progrès.

A Charenton, c'est Bayle, Delaye, Georget, Foville père et le vénérable M. Calmeil, qui découvrent et décrivent les symptômes et les lésions de la paralysie générale.

A la Salpêtrière, c'est Trélat qui décrit la folie lucide ; Félix Voisin qui fait une étude approfondie de l'idiotie ; Falret père qui combat la doctrine des monomanies, émet des idées générales nouvelles sur les maladies mentales, et, maître à son tour, laisse après lui des élèves tels que : Morel (l'illustre auteur des dégénérescences, des folies héréditaires, de la classification étiologique, et l'introducteur en France du système du *no-restraint* préconisé en Angleterre par Gardiner Hill et par Conolly), Ch. Lasègue (le créateur du délire des persécutions), enfin son propre fils, l'éminent clinicien M. Jules Falret. C'est aussi Leuret, le promoteur, trop attaqué peut-être, du traitement moral, et M. Baillarger, dont les découvertes cliniques, si importantes et si connues, ne se comptent plus.

C'est encore Marc et Fodéré, les rénovateurs de la médecine légale des aliénés ; Ferrus, Parchappe, Marcé et tant d'autres, tant en France qu'à l'étranger, dont l'énumération serait trop longue. Nous nous contenterons de citer seulement Conolly, Guislain et Rush dont l'action sur la marche et le traitement de l'Aliénation mentale, en Angleterre, en Belgique et en Amérique a été plus ou moins comparable à celle de Pinel.

Mais il faut nous arrêter ici, car nous touchons à la période actuelle, et certains des noms que nous venons de citer, bien que déjà acquis à l'histoire, sont encore ceux de nos maîtres. C'est à l'avenir à juger des progrès accomplis, depuis Pinel et Esquirol, dans l'étude des maladies mentales.

PREMIÈRE SECTION

PATHOLOGIE GÉNÉRALE

CHAPITRE PREMIER

§ Ier. — DÉFINITION

DIFFÉRENCE ENTRE LA FOLIE ET L'ALIÉNATION MENTALE. — Dans le langage médical usuel, le mot *aliénation mentale* est devenu synonyme du mot *folie*, et ces deux termes sont communément employés l'un pour l'autre. Scientifiquement cependant, ils ont une acception différente, qu'il nous paraît d'autant plus nécessaire de préciser qu'elle sert de base à la classification que nous avons adoptée.

Aliénation mentale est un terme générique qui comprend indistinctement toutes les altérations dont l'intelligence peut être le siège, altérations constitutionnelles ou fonctionnelles, congénitales ou acquises, transitoires ou persistantes. La *folie*, elle, a un sens moins étendu ; elle n'est qu'une des parties constituantes de l'aliénation mentale et s'applique à la perte de la raison proprement dite, survenant à titre

2.

de maladie chez un individu raisonnable jusqu'alors. Un exemple achèvera de faire saisir la distinction. Un *imbécile* est un *aliéné*, car il présente une altération évidente de l'intelligence, l'*arrêt de développement;* mais tout imbécile qu'il est, il peut ne pas déraisonner et se servir normalement de la part restreinte d'intelligence qu'il possède : *il n'est pas fou.* Or, que cet imbécile, sous l'influence d'une cause quelconque, vienne à être atteint d'un accès de manie ou de mélancolie; voilà un élément nouveau, la folie, qui est venu s'enter sur le fonds primitif d'aliénation mentale : l'*aliéné* est devenu *fou.*

Ajoutons, pour accentuer la distinction, qu'en plus des symptômes qui lui sont communs avec l'aliénation mentale, la folie est presque toujours inconsciente d'elle-même, au point qu'on a pu l'appeler une *infortune qui s'ignore* et qu'elle a pour symptôme capital, sinon pour critérium absolu, la perte du libre arbitre, c'est-à-dire de cette faculté qu'a l'homme sain de se déterminer et d'agir en connaissance de cause, en pleine volonté libre et réfléchie. C'est pourquoi, tant qu'un aliéné n'est pas réellement dominé par ses influences morbides, tant qu'il reste dans une certaine mesure maître de lui, *compos sui*, peut-il être considéré comme n'étant pas *fou* au sens absolu du mot; il lui reste encore un dernier pas à franchir, celui de la subordination pathologique de son moi.

Nous appellerons donc *aliénation mentale, l'ensemble des états pathologiques essentiellement caractérisés par des troubles de l'intelligence.*

Quant à la folie, elle a été définie par Esquirol : *Une affection cérébrale, ordinairement chronique, sans fièvre, caractérisée par des désordres de la sensibilité, de l'intelligence et de la volonté.*

Cette définition, considérée comme la meilleure de toutes celles qui ont été proposées jusqu'à ce jour, et elles sont nombreuses, est cependant très imparfaite, en ce sens qu'elle peut s'appliquer indifféremment à toutes les affections cérébrales chroniques dans lesquelles intervient un trouble psychique et qu'elle ne fait pas ressortir, notamment, la différence que nous venons de signaler entre l'aliénation mentale et la folie.

Pour être plus précis et sans prétendre à donner une définition exacte de la folie, ce qui est, pour ainsi dire, à peu près impossible dans l'état actuel des choses, nous dirons que *la folie, maladie spéciale, est une forme d'aliénation caractérisée par la perturbation accidentelle, inconsciente, et plus ou moins durable de la raison.*

Synonymie. Terminologie. — Aliénation mentale a pour synonymes *maladies mentales* ou *phrénopathies;* folie, *psychose* ou *psychopathie;* médecine mentale, *psychiatrie* ou *fréniatrie.*

Quant aux mots *démence, monomanie, hallucination, délire,* qu'on emploie souvent à tort dans le public comme les analogues de la folie, ils ont chacun une acception particulière et bien différente. Ainsi, la *démence* est une forme d'aliénation et ce n'est guère que dans le langage judiciaire où l'usage a prévalu, qu'on peut encore en faire le synonyme de folie. Il en est de même de la *monomanie* ou *folie partielle* qui est aussi une variété spéciale de folie et qu'il faut bien se garder, par conséquent, de confondre avec elle. Enfin, quant au *délire* et à *l'hallucination*, ce ne sont là simplement que deux éléments primitifs ou symptomatiques de la folie.

Reste un mot, habituellement détourné de son sens et dont il importe de préciser la signification telle que l'a établie le langage scientifique : c'est le mot *vésanie*. On donne le nom de *vésanie* à la *folie pure*, simple, pour la distinguer de la folie liée à d'autres états morbides, dans laquelle elle n'entre qu'à titre de symptôme ou de complication. Ainsi, le *délire de persécution* est un type de vésanie, parce qu'il est idiopathique et qu'il constitue à lui seul l'état morbide existant; au contraire la *folie paralytique*, c'est-à-dire celle qui accompagne si fréquemment la paralysie générale n'est pas une vésanie, parce qu'elle est liée à une maladie cérébrale, à une affection organique des centres nerveux. Il n'est pas besoin d'ajouter que les fous désignés sous le nom de *vésaniques* sont, par conséquent, ceux qui sont atteints de folie pure ou vésanie.

§ II. — ÉTIOLOGIE

L'étiologie est l'une des parties les plus importantes de l'étude de l'aliénation mentale, à ce point que quelques auteurs, notamment Morel, en ont fait la base de leur classification.

Comme pour la plupart des maladies, il existe, pour l'aliénation mentale, des causes *prédisposantes* et des causes *occasionnelles*. Les principales de ces causes ont été réunies par Marcé dans le tableau synoptique suivant :

Causes prédisposantes	générales.	Civilisation. Idées religieuses. Événements politiques.	
	indivi-duelles.	Hérédité. Age. Sexe. Climat. Etat civil. Profession. Education.	
Causes occasionnelles	de l'ordre moral.	Emotions, passions, chagrins. Imitation. Emprisonnement cellulaire.	
	de l'ordre physique.	Causes locales.	Agissant directement sur l'encéphale. Agissant à distance et sympathiquement.
		Causes générales.	Anémie, cachexies, pertes séminales, onanisme. Diathèses, dartres, rhumatismes, fièvre typhoïde, fièvre intermittente.
		Causes physiologiques.	Menstruation, grossesse, accouchement, lactation.
		Causes spécifiques.	Intoxications : plomb, mercure, opium, belladone, solanées vireuses, haschich.

Un mot sur chacune de ces causes en particulier.

Causes prédisposantes

CIVILISATION. RACES. — On s'accorde à reconnaître, en général, que la civilisation, par les besoins qu'elle entraîne, les habitudes de luxe et de plaisirs qu'elle crée, enfin, la lutte pour l'existence à laquelle elle condamne, favorise le développement de l'aliénation mentale. Toutefois, il est impossible de dire d'une façon certaine si le chiffre des fous augmente d'une façon réellement progressive et dans quelle proportion. Les recensements ont établi qu'en France il existait : en 1835, 16,538 aliénés, soit 4,96 pour 10,000 habitants ; en 1841, 18,367, soit 5,37, pour 10,000 habitants ; en 1861, 46,357, soit 12,95 ; en 1866, 90,709, soit 23,82 ; en 1876, 83,012, soit 22,50. A ne juger que d'après ces résultats, le nombre des aliénés aurait quintuplé chez nous depuis trente-cinq ans. Il y a là une exagération manifeste tenant surtout aux perfectionnements de la statistique. Si l'on s'en rapporte non plus aux aliénés recensés, mais aux aliénés hospitalisés, on s'aperçoit que l'accroissement des admissions dans les asiles qui était il y a quarante ans, de 12,5 p. 100 par an, n'est plus aujourd'hui que de 1,70 p. 100. Le chiffre des admissions tend donc à rester stationnaire. Ce qui prouve, comme dit Lunier, que l'augmentation du nombre des cas de folie, en admettant qu'elle soit réelle, est dans tous les cas moins considérable qu'on ne le croit généralement.

Une autre statistique intéressante est celle qui a

trait aux aliénés du département de la Seine de 1801
à 1883. Nous y voyons qu'au 1ᵉʳ janvier 1801, il existait 945 aliénés entretenus aux frais du département,
tandis qu'au 31 décembre 1883, il y en avait 8,907,
soit plus de six fois davantage; tandis que dans le
même espace de temps, la population générale de
Paris s'est à peine triplée, car évaluée à 600,000 âmes
au commencement du siècle, elle est portée à
2,237,928, pour le dénombrement de 1881.

Les statistiques des autres pays semblent donner
également des résultats contradictoires.

Il y a cependant un fait intéressant à signaler relativement à la marche de la folie dans la race noire.
Solbrig avait déjà signalé qu'en Amérique, les nègres
libres des États du nord présentaient, paraît-il, cinq
fois plus d'aliénés que leurs frères esclaves du Sud.
D'après les recherches plus récentes de Buchanam,
le développement de l'aliénation mentale augmente
rapidement chez les gens de couleur, depuis l'émancipation.

En 1850, on comptait 618 aliénés parmi la population noire des États-Unis ; en 1860, leur nombre était
de 766 ou de 1 pour 5,799. En 1870, 2,695 aliénés de
couleur; en 1880, le rapport était de 1, pour 1,096,
de sorte qu'en admettant une progression croissante,
ce rapport, dit l'auteur, s'élèvera à 1 pour 500 en
1890, égalant ainsi la fréquence de l'aliénation mentale parmi les Américains de race blanche.

S'il est impossible, d'après ces données, d'établir
d'une façon positive l'influence de la civilisation sur
la fréquence de la folie, en revanche son action sur

la forme de l'aliénation est beaucoup plus certaine. On peut dire, en effet, que les folies pures ou vésanies ont existé de tout temps et très probablement sans s'accroître d'une façon considérable. Parmi elles, les folies généralisées, manie et mélancolie, sont restées absolument identiques à ce qu'elles étaient autrefois, ainsi qu'on peut s'en convaincre en comparant les descriptions des auteurs de l'antiquité à ce qu'on observe aujourd'hui. Quant aux folies particlles, tout en restant les mêmes au fond, elles varient comme expression suivant les époques et les milieux. Les infirmités mentales résultant d'un vice d'organisation (idiotie, crétinisme) paraissent diminuer avec la civilisation, en raison surtout de l'amélioration de la vie matérielle qui en résulte. L'alcoolisme, la folie alcoolique et d'une façon générale toutes les cérébropathies toxiques augmentent très notablement, en particulier dans certains pays et dans les grands centres. Enfin la paralysie générale, absolument inconnue avant le siècle actuel, qu'elle existât ou non, devient de plus en plus fréquente, surtout chez la femme.

Il serait intéressant, à côté des effets de la civilisation en général, d'indiquer l'aptitude comparative des diverses races à l'aliénation mentale et à chacune de ses formes. Malheureusement des documents précis manquent à cet égard. Il résulte néanmoins de certains travaux, en particulier d'un intéressant relevé fait en 1888 par les Drs Bannister et Ludwig Kektoen, de l'Illinois, sur un nombre considérable d'aliénés traités dans leur asile, que la race juive tiendrait la tête, notamment pour la paralysie générale, la manie et la mélancolie. La race africaine, la race anglo-saxonne et anglo-américaine, la race latine, la race teutonique, la race celtique et la race scandinave viendraient après, avec des chiffres plus ou moins variables. Mais, je le répète, ces résultats purement locaux, ne sauraient représenter dans son ensemble, la réalité.

IDÉES RELIGIEUSES. — L'influence des idées religieuses sur la production de la folie varie suivant les époques, les pays et les milieux. Très active en France au moment des guerres de religion, des réformes et des polémiques ardentes, elle est devenue beaucoup moindre aujourd'hui sans cesser cependant d'être manifeste. Par contre, elle joue encore un rôle considérable dans les pays où les sentiments religieux occupent une des premières places. Rien n'est plus communicable que les idées de religion et de mysticisme ; c'est pourquoi la folie qu'elles engendrent revêt le plus souvent la forme épidémique.

Les idées religieuses déterminent surtout la folie chez les individus qui leur offrent le plus de prise, c'est-à-dire, d'une façon générale, chez les esprits faibles, les enfants, les femmes, les personnes nerveuses, mais surtout chez les religieux et les religieuses, et, parmi ceux-ci, de préférence, chez ceux qui sont voués aux ordres mystiques et contemplatifs.

Elles ont également une action plus manifeste à certaines périodes de l'existence, surtout aux grandes époques de la vie génitale : la puberté et la méno-

pause. On sait, d'ailleurs, qu'il existe un lien étroit
entre les idées mystiques et les idées érotiques et que,
le plus souvent, ces deux ordres de conceptions se
trouvent associés dans la folie.

ÉVÉNEMENTS POLITIQUES. GUERRES. — On a exagéré
de tout temps l'importance des commotions politiques, des révolutions, des guerres comme cause d'aliénation mentale. La vérité est que ces grands événements ont surtout pour effet de faire surgir et de mettre
en évidence un certain nombre d'aliénés qui, en des
temps non troublés, fussent passés inaperçus, et aussi
de communiquer aux idées délirantes du moment une
couleur spéciale. C'est également dans ce sens qu'a-
gissent les grands mouvements scientifiques ou sociaux qui s'opèrent au sein de la société. Les grandes
découvertes, les inventions, les associations puissantes, etc., n'interviennent guère en effet, chez les
aliénés, que pour colorer leur délire et leur imprimer une physionomie particulière.

HÉRÉDITÉ. — L'*hérédité*, qui est sans contredit la
plus puissante et la plus importante de toutes les causes
de folie, mérite de nous arrêter un instant.

Définition. — Par hérédité, il faut entendre, en
pathologie mentale, *une prédisposition originelle à
l'aliénation, transmise aux enfants par les parents.*

Nature. Fréquence. — La source de cette prédisposition peut être non seulement l'aliénation mentale
elle-même chez les ascendants, mais les maladies qui
s'en rapprochent, l'excentricité, les névroses, l'alcoo-

lisme, certaines diathèses, la consanguinité, etc. C'est
faute d'avoir ainsi compris l'hérédité dans son acception la plus large et la plus vraie, et pour l'avoir plus
ou moins restreinte aux cas de transmission de la folie
elle-même, qu'on n'a pu se mettre d'accord sur la
fréquence exacte de cette cause en aliénation mentale. En réalité, on peut admettre, avec Marcé, que
dans les neuf dixièmes des cas, on trouve un antécédent quelconque.

Caractères. Formes. Variétés. — L'hérédité provient le plus souvent des parents eux-mêmes, c'est-à-
dire qu'elle est *immédiate*. Elle peut venir à la fois du
père et de la mère, et, dans ce cas, elle est dite *double*
ou à *facteurs convergents*. Ou bien, elle est isolément
le fait du père ou de la mère, constituant ainsi l'*hérédité simple, paternelle* ou *maternelle*. Suivant Esquirol, cette dernière est la plus grave. Elle est aussi
trois fois plus fréquente que l'hérédité paternelle,
d'après M. Baillarger.

L'hérédité peut provenir non plus des parents, mais
des grands-parents, sans avoir passé par les ascendants immédiats. Elle est alors *médiate*. Elle peut
aussi provenir à la fois de plusieurs générations antérieures, et, dans ce cas, elle est dite *accumulée*.

L'hérédité est *directe* ou *collatérale*, suivant
qu'elle tire son origine des parents ou grands-parents, ou des branches collatérales de la famille.

L'hérédité peut survenir chez les enfants au même
âge que chez les parents : dans ce cas, elle est dite
homochrome. Elle peut aussi éclater chez les enfants plus ou moins longtemps avant de se mani-

fester chez les parents. On peut la considérer alors comme *anticipée* par rapport à la folie des ascendants, restée jusqu'alors latente.

L'hérédité peut se traduire, chez les enfants, par une affection mentale identique à celle des parents. C'est le cas pour le suicide et quelquefois aussi pour certaines formes d'aliénation, telle, par exemple, que la folie à double forme. L'hérédité est alors *similaire* ou *homologue*. Elle est au contraire *dissemblable* ou *transformée* lorsqu'elle se modifie en passant d'une génération à une autre. C'est là le cas le plus fréquent, et alors elle peut : soit s'accentuer de plus en plus pour aboutir à la dégénérescence de la race, c'est-à-dire être *progressive* ; soit s'atténuer au contraire par une série de croisements heureux pour en arriver à disparaître, c'est-à-dire être *régressive*.

L'hérédité ne frappe pas indistinctement tous les membres d'une même famille. Un certain nombre peuvent échapper à cette influence. Il est même de règle, d'après Morel, d'observer dans les familles d'aliénés des *types disparates*. Cette disparité peut quelquefois être poussée à ce point qu'à côté de dégénérés ou d'aliénés, on trouve dans ces familles des hommes de talent et même de génie. (Parenté du génie et de la folie.) Dans certains cas, deux ou plusieurs frères ou sœurs, réunis ou séparés, peuvent être atteints simultanément et d'une façon identique. (Folie à deux, folie gémellaire.)

D'une façon générale, les enfants les plus exposés à l'hérédité sont ceux dont la naissance se rapproche le plus des accès d'aliénation des parents. C'est surtout le cas des enfants nés d'une mère en accès de folie puerpérale ou conçus par un père en état d'ivresse.

L'hérédité, en aliénation mentale, paraît affecter plusieurs types dont les principaux sont : 1° l'*hérédité vésanique*, ou hérédité de la folie pure, des vésanies; 2° l'*hérédité cérébrale* ou *congestive*, c'est-à-dire l'hérédité des affections cérébrales et de la paralysie générale ; 3° l'*hérédité névrosique* ou *névropathique*, qui est celle des névroses.

AGE. — La fréquence de l'aliénation mentale est surtout marquée dans la période moyenne de la vie; au-dessus et au-dessous, cette fréquence diminue et s'abaisse de plus en plus à mesure qu'on s'approche des limites extrêmes de l'existence. Les principales étapes de la vie humaine, telles que la puberté et l'âge critique, sont le signal d'une recrudescence dans la fréquence de la folie.

SEXE. — Si l'on fait une statistique générale de l'aliénation mentale, le sexe masculin y figure pour un chiffre plus élevé que le sexe féminin : la proportion est de 114 à 129 hommes pour 100 femmes. Si l'on exclut de la statistique les cas d'idiotie et de crétinisme plus fréquents chez les hommes, l'équilibre se trouve rétabli dans une certaine mesure, et si on sépare encore de l'ensemble les cas de paralysie générale et d'alcoolisme, on constate que la folie pure est, en résumé, plus fréquente chez la femme que chez l'homme. Il faut ajouter que certaines affections mentales, comme celles de la grossesse, sont spéciales à la femme et que certaines autres communes aux deux sexes, se présentent chez elle avec des caractères particuliers.

CLIMATS. SAISONS. PHASES DE LA LUNE. — Il n'est guère possible d'établir l'influence comparative des différents climats sur la production de la folie, en raison de la multiplicité et surtout de la diversité des causes qui se surajoutent à elle. Ce qui paraît plus certain, c'est la recrudescence des cas d'aliénation dans certaines *saisons* et notamment dans le semestre de mars à septembre. En examinant à ce point de vue 32.000 malades passés à l'infirmerie du Dépôt, à Paris, Planès a trouvé que le nombre des aliénés va toujours croissant de janvier à juin. A partir de juin, la décroissance se fait de même régulièrement ou à peu près, avec une augmentation considérable en octobre. Legoyt et Ogle sont arrivés à des résultats analogues. Ce dernier, sur 42,630 suicides survenus en Angleterre et dans le pays de Galles, a trouvé le minimum en décembre et le maximum en juin. L'ordre d'importance des trimestres serait d'après Planès : le deuxième, le troisième, le premier, le quatrième. Le maximum correspondrait non aux fortes chaleurs de l'été, comme on le croit généralement, mais à l'effervescence du printemps.

Les anciens et, plus près de nous, Esquirol, attachaient une certaine importance à l'influence des saisons, non seulement sur le développement, mais

aussi sur le cours de la folie ; tels ou tels accès devaient pour lui, guérir à telle époque; passé ce
temps, si la guérison ne survenait pas, le pronostic
devenait plus grave. Quant à l'influence des *phases
de la lune* regardée autrefois comme si profonde que
dans certains pays, elle a même donné son nom
aux aliénés (lunatic), elle n'est plus guère admise
aujourd'hui. Il paraîtrait cependant qu'elle aurait
une certaine action sur le retour des accès dans la
folie intermittente, et notamment dans la folie à
double forme.

État Civil. — Toutes les statistiques s'accordent
à reconnaître que la folie est plus fréquente chez les
célibataires que chez les gens mariés. On explique
ce fait en disant que la condition du célibat favorise
la vie irrégulière et prive les individus d'appui moral.
Il serait peut-être plus vrai de dire que la même
cause qui porte certains individus à la folie, les porte
également au célibat. Il semble, en effet, que les
prédisposés, en raison même de leur tempérament
spécial, sont souvent portés à s'éloigner du mariage
et à rechercher la vie égoïste et solitaire. On a remarqué également que, par une sorte d'attraction
souvent inconsciente, les prédisposés avaient une
tendance à s'allier entre eux. Enfin, on s'accorde à
dire que le *veuvage* a une influence positive sur le
développement de la folie.

Professions. — Dans tous les pays du monde, mais
surtout en Angleterre, ce sont les *militaires* soldats

et marins qui occupent la première place, pour le nombre, dans la statistique de l'aliénation mentale. La paralysie générale est surtout fréquente chez eux. Il n'est pas rare non plus d'observer dans les rangs de l'armée certaines formes de folie épidémique, surtout la *nostalgie* et le *suicide*.

Dans les *professions libérales*, ce sont les hommes de loi, les ecclésiastiques, les médecins, les écrivains, les artistes qui paraissent payer le plus large tribut à la folie. Suivant une croyance généralement répandue, les Aliénistes et en général toutes les personnes qui vivent au contact des aliénés, auraient une tendance à devenir fous, sous l'influence de ce contact. C'est là, nous n'avons pas besoin de le dire, une erreur populaire, car le contact des aliénés ne peut agir que sur des esprits déjà prédisposés.

Dans les *professions manuelles*, les gens les plus exposés à la folie sont les ouvriers qui travaillent dans des substances toxiques ou dangereuses, surtout dans l'alcool, ceux qui sont exposés à de fortes chaleurs comme les chauffeurs, les mécaniciens, les cuisiniers, les ouvriers des usines, etc...

ÉDUCATION. — Une éducation vicieuse, trop rigide ou trop débonnaire, comme aussi trop hâtive et trop précoce, peut faire naître chez l'enfant certaines tendances à l'aliénation, ou, ce qui est plus fréquent, développer certains germes déjà existants. Aussi l'éducation des prédisposés et des enfants d'aliénés offre-t-elle des indications spéciales et des règles à part.

CAUSES OCCASIONNELLES

1° CAUSES MORALES

PASSIONS. ÉMOTIONS. IMITATION. — L'action des causes occasionnelles, morales ou physiques, sur le développement de la folie est incontestable, mais elle ne doit pas être exagérée, et il faut bien savoir que sans une prédisposition déjà existante, sans le concours de la *semence* et du *terrain*, comme dit M. Ball, cette action resterait inefficace.

Parmi les causes occasionnelles, les causes morales tiennent la première place, et, parmi celles-ci, les *passions* et les *émotions* qui les résument toutes, en définitive. Les passions dépressives ont une action bien plus puissante que les passions gaies. Celles qui agissent surtout sont les émotions violentes, la terreur, le choc moral qui résulte d'un attentat à la pudeur, l'impression des premiers rapports du mariage (folie post-connubiale), la perte d'une femme aimée, les chagrins d'amour, les préoccupations qu'entraîne la misère, les émotions mystiques outrées, mais surtout les chagrins domestiques et les revers de fortune. Pour si brusque et si imprévue que soit l'action de ces causes, il est bien rare, comme on le croit généralement à tort dans le public, que la folie se manifeste immédiatement, au moins dans toute son intensité.

Quant à *l'imitation*, elle peut avoir une certaine

3.

action sur certains esprits faibles, en quête d'une influence occasionnelle. Elle peut s'exercer à la fois sur
un grand nombre d'individus, comme dans les fa-
meuses épidémies de folie du moyen age et comme
cela arrive encore sous l'influence des récits que font
les journaux de certains crimes ou suicides; d'autres
fois, elle se circonscrit à une sphère plus restreinte,
et se limite à l'intimité de la famille et du foyer (folie
à deux, suicide à deux).

EMPRISONNEMENT CELLULAIRE. — Comme l'a dit Lélut,
la fréquence plus grande de la folie dans une population
criminelle et condamnée est un fait désormais acquis à
la science comme à la loi. Mais, s'il est vrai de dire que
l'emprisonnement, surtout cellulaire, exerce une certaine influence sur l'état mental des détenus, il faut
reconnaître que, le plus souvent, la véritable cause
de la folie pénitentiaire réside non dans la prison,
mais dans les prisonniers qui souvent étaient aliénés
ou sur le point de le devenir au moment de leur condamnation, et qui, d'ailleurs, se recrutent souvent
parmi les demi-imbéciles, les pervers, les mal équi-
librés. M. Semal, de Mons, qui a procédé à une enquête minutieuse sur 905,000 prévenus et condamnés
incarcérés de la Belgique (Congrès de Paris 1889), a
également établi que les prédispositions individuelles
et en particulier l'hérédité, constituaient les facteurs principaux de l'aliénation chez les détenus.
Quant aux causes occasionnelles, il les range dans
l'ordre suivant : 1° l'alimentation insuffisante; 2° l'i-
solement cellulaire; 3° l'onanisme; 4° la perte de la

liberté, la sédentarité ; 5° les influences morales diverses. Le milieu de la prison aurait en outre suivant lui une action évidente sur l'évolution et surtout sur la forme des troubles morbides. La fréquence des hallucinations de l'ouïe, *notamment chez les encellulés,* en serait une preuve indéniable.

2° CAUSES PHYSIQUES

A. — *Causes locales*

1° DIRECTES. — Des chocs sur la tête peuvent devenir le point de départ de la folie, et même, dit-on, de la paralysie générale. Il en est de même des maladies des os du crâne, des tumeurs cérébrales, de l'érysipèle du cuir chevelu, surtout de l'inflammation de l'oreille moyenne et interne. Une mention spéciale, parmi ces causes, doit être réservée à l'insolation qui, dans certains pays, est une source fréquente de folie.

2° SYMPATHIQUES. — Certaines causes physiques locales déterminent la folie non plus par une action directe sur le cerveau mais à distance et par contre-coup : d'où le nom de *folie sympathique* ou par *consensus* donné à la folie qu'elles engendrent. Les principales de ces causes sont : les processus physiologiques et pathologiques de l'appareil génital (puberté, menstruation, ménopause, grossesse, affections des organes génitaux), les maladies des viscères abdominaux, la présence de vers dans l'intestin, etc. Le mécanisme de production de la folie paraît être souvent dans ces cas, une véritable *auto-intoxication*, par production exagérée ou rétention des poisons de l'économie.

B. — *Causes générales*

ANÉMIE. CACHEXIE. DIATHÈSES. FIÈVRES. — La *chlorose et l'anémie*, en débilitant l'organisme et le cerveau, favorisent le développement de la folie. Les pertes séminales excessives et l'onanisme paraissent agir de la même façon. Quant aux *diathèses* telles que les diathèses arthritique, dartreuse, syphilitique, etc., elles ont aussi une action sur le développement de la folie, soit qu'elles occasionnent directement des lésions dans le cerveau, soit que la folie survienne pendant une de leurs phases aiguës, ou après la disparition d'une de leurs manifestations cutanées ou autres, comme par une espèce de métastase, ou comme effet toxique d'une nutrition retardante.

Parmi les *fièvres*, la fièvre typhoïde et la fièvre intermittente constituent des facteurs plus ou moins importants de la folie. On a vu cette dernière également succéder au choléra et à la grippe. Il est moins rare de la voir survenir soit pendant le cours, soit au déclin de certaines affections aiguës telles que la pneumonie, la variole, l'érysipèle, etc.

C. — *Causes physiologiques.*

La puberté, la menstruation, l'âge critique, la grossesse, l'accouchement, la lactation, etc., s'accompagnent très souvent de troubles intellectuels qui, dans certains cas, peuvent aboutir à la folie. Cette folie est rangée, d'habitude, parmi les folies sympathiques.

D. — *Causes spécifiques.*

Un certain nombre de substances toxiques, qui ont une action manifeste sur le système nerveux, peuvent donner naissance à la folie. Les plus actives parmi ces substances, au moins en Europe, sont l'alcool, dont les ravages sont surtout effrayants, en France, dans les grandes villes du Nord, le plomb l'opium, le tabac, le haschisch, enfin la morphine et la cocaïne, qui, depuis quelques années deviennent les poisons à la mode, surtout chez les femmes nerveuses, les ataxiques et les déséquilibrés.

§ III. — MARCHE

DISTINCTION DE LA FOLIE EN AIGUË ET CHRONIQUE. — L'aliénation mentale, quoique affection à évolution lente et le plus souvent chronique, peut se présenter à l'état *aigu* ou à l'état *chronique* proprement dit.

Les aliénations que nous étudierons plus loin sous le nom d'aliénations constitutionnelles, sont des états durables et permanents. Quant aux folies ou aliénations fonctionnelles, une seule classe, celle des folies généralisées, peut revêtir la forme aiguë; la seconde, celle des folies partielles est essentiellement chronique d'emblée. La distinction des folies en *aiguës* et *chroniques* est des plus importantes, car les premières seules sont curables; d'où il résulte à priori que les folies généralisées sont seules susceptibles de guérison.

DÉBUT DE LA FOLIE. — La folie chronique *débute* toujours d'une façon lente et progressive. Quant à la folie aiguë, si elle peut dans certains cas exceptionnels éclater subitement, il est bien plus fréquent de la voir s'établir par une série de transitions graduelles. Quelles que doivent être sa marche et sa forme ultérieures, la folie est le plus souvent précédée d'une période de malaise et de tristesse plus ou moins marquée, qui constitue parfois un véritable stade de mélancolie.

PASSAGE A L'ÉTAT CHRONIQUE. — Les folies aiguës peuvent passer, au bout d'un certain temps, à l'*état chronique;* à dater de cet instant, elles cessent d'être curables. Le moment précis où un accès de manie ou de mélancolie passe à l'état chronique est très difficile à déterminer, et cependant, ce point a, en pratique, une importance capitale. L'absence de rémission dans la maladie, la persistance et l'uniformité des conceptions délirantes, la transformation du caractère aigu de l'excitation ou de la dépression en caractère subaigu, certaines colorations terreuses ou bronzées que prend la peau, mais surtout le retour isolé des forces et de l'embonpoint, qui tranche avec le défaut d'atténuation des troubles intellectuels et semble indiquer que le physique, cessant d'être solidaire du moral, commence désormais une vie à part, indépendante, tels sont les signes qui permettent, en général, de se prononcer d'une façon à peu près certaine.

DIFFÉRENTS TYPES D'ÉVOLUTION DE LA FOLIE. — La folie, est *continue*, ce qui s'observe surtout dans les accès aigus, francs et curables, ou *rémittente* et *intermittente*, ce qui a lieu de préférence dans les formes chroniques, héréditaires et incurables. Le type rémittent est le plus commun.

RÉMISSION. — La *rémission* est une *atténuation des symptômes de la maladie*. Elle peut survenir soit dans le cours même d'un accès de folie, qui prend de ce fait une allure spéciale, soit à la fin d'un accès, comme signal d'une guérison prochaine, soit enfin entre deux accès qu'elle unit par une sorte de transition pathologique. La rémission est plus ou moins marquée, mais pour si profonde qu'elle soit, elle n'est qu'une atténuation et non une disparition des symptômes qui continuent à persister à un degré quelconque. C'est ce caractère qui la différencie de l'intermission, du moment lucide et de la guérison.

INTERMISSION OU INTERMITTENCE. — L'*intermission* ou *intermittence est un retour complet à l'état normal compris entre deux accès de folie*. — Les folies caractérisées par le retour régulier d'accès séparés ainsi par une intermission portent le nom d'*intermittentes*. De ce nombre sont la manie intermittente, certaines variétés de folie à double forme, etc.

Moment lucide. — *Le moment lucide est la suspension temporaire et complète des symptômes de la folie.* Il diffère de la rémission en ce qu'il n'est pas une simple atténuation mais une disparition complète des symptômes, et de l'intermission, en ce qu'il ne sépare pas deux accès différents, mais qu'il interrompt seulement, comme une lueur momentanée, le cours du même accès.

Toutes ces particularités de la marche des maladies mentales, mises surtout en lumière par M. Doutrebente dans un travail spécial, ont une importance considérable en médecine légale.

§ IV. — DURÉE

Durée de la folie suraigue, folie transitoire. — La folie est une maladie dont l'évolution est rarement rapide. Ce n'est que dans quelques formes particulières, comme le *délire aigu* et la *folie transitoire*, que sa durée se limite à quelques jours. Le plus souvent, elle embrasse un temps plus ou moins long, même dans les cas aigus.

Durée de la folie aigue. — Il est très rare qu'un accès de manie franche dure moins d'un mois; il en est de même de la mélancolie aiguë. Ordinairement, c'est du deuxième au douzième mois que la guérison se manifeste, si elle doit survenir.

Durée de la folie chronique. — Quant aux formes *chroniques* et *incurables* de l'aliénation mentale, elles ont d'habitude une durée très longue. Certaines manies, et surtout les folies partielles sont, pour ainsi dire, interminables. Il n'est pas très rare de rencontrer, dans les asiles d'aliénés, de vieux vésaniques toujours délirants, vivant là depuis 30, 40 ans, et même plus.

§ V. — TERMINAISON. — COMPLICATIONS

Les trois terminaisons possibles de l'aliénation mentale sont : la GUÉRISON, l'INCURABILITÉ et la MORT.

GUÉRISON. — La *guérison*, qui n'a lieu que dans les formes aiguës, peut survenir de plusieurs façons différentes : 1° *brusquement*, instantanément, ce qui est une terminaison peu franche et plus spéciale aux folies intermittentes et aux malades héréditaires; 2° par *une série d'oscillations graduelles* aboutissant au retour complet de l'état normal; 3° par *une diminution progressive* des symptômes. Ces deux derniers modes de guérison sont assez fréquents, et, le plus souvent, de bon aloi.

INCURABILITÉ. — L'*incurabilité* peut être *primitive*, comme dans les aliénations constitutionnelles, les folies généralisées chroniques et les folies partielles, ou *secondaire* et consécutive au passage des folies aiguës à l'état chronique, ainsi que nous l'avons indiqué plus haut.

MORT. — La *mort* est quelquefois, — mais cela n'a

guère lieu que dans certaines folies suraiguës, comme
le délire aigu, ou dans quelques autres affections,
comme la paralysie générale, — la conséquence de la
maladie mentale elle-même. Le plus souvent, elle est
le résultat d'une complication ou d'une maladie incidente.

COMPLICATIONS. MALADIES INCIDENTES, CRISES.— D'une
façon générale, la *mortalité* est plus fréquente chez
les aliénés que dans le reste de la population. Mais
l'équilibre se rétablit si l'on déduit du nombre des
aliénés les paralytiques généraux, fatalement condamnés à mourir à brève échéance. Un fait plus
curieux, c'est l'immunité quelquefois très grande dont
jouissent les aliénés chroniques vis-à-vis des influences
atmosphériques et des maladies accidentelles, endé-
miques ou épidémiques, et cela, malgré les impru-
dences inconscientes qu'ils commettent si fréquemment. Une autre particularité également curieuse,
c'est l'action salutaire qu'exercent parfois sur la
marche de la folie les *affections intercurrentes*, agissant ainsi par une sorte de dérivation. Cette action,
qui constitue ce qu'on désigne sous le nom de *crise*,
a été mise en lumière par Esquirol, qui est allé jusqu'à déclarer qu'il n'y avait de guérison sérieuse de
la folie que celle qui s'opérait par crise. Enfin, il est
reconnu que, très souvent, les affections intercurrentes et, en général les maladies organiques affectent
chez l'aliéné une marche oscillatoire ou même une
forme fruste, torpide, qui fait qu'elles peuvent passer
inaperçues et n'être reconnues qu'à l'autopsie. Les

maladies incidentes les plus fréquentes dans la folie,
en dehors des affections cérébrales, sont les maladies
de l'appareil respiratoire, la fièvre typhoïde, la diarrhée, les troubles de la menstruation, les maladies
du cœur, de l'utérus, etc.

§ VI. — PRONOSTIC

Le pronostic de la folie est un des points les plus
importants de la pathologie mentale. Il se tire des
caractères de la maladie et de certaines particularités
relatives au malade lui-même.

PRONOSTIC TIRÉ DES CARACTÈRES DE LA FOLIE. — De
toutes les aliénations et de toutes les folies, les *folies
généralisées*, c'est-à-dire la *manie* et la *mélancolie*,
sont seules *curables*. Les *folies partielles* sont essentiellement chroniques et progressives ; elles ne *guérissent pas*, si ce n'est peut être *exceptionnellement*.
Tout se limite donc au pronostic de la folie généralisée, qui, elle, guérit fréquemment. En effet, tandis
qu'on ne compte guère qu'une guérison sur 8 ou
9 cas d'aliénation pris au hasard, cette proportion
devient de 1 sur 3 cas, et même plus, si l'on exclut
les maladies incurables.

D'une façon générale, plus la folie généralisée est
franchement aiguë, plus le pronostic est favorable.
Il en résulte que, de toutes les formes de la folie, la
manie et la *mélancolie aiguës* sont *les plus curables*.
On dit même que la manie franche présente au moins

7 guérisons sur 10 malades. Bien entendu, il faut en exclure les folies suraiguës, à cause des complications fébriles.

Plus la manie ou la mélancolie sont *limitées* comme *généralisation* et comme *intensité*, et *moins* elles sont *curables*. Plus la maladie a éclaté *brusquement* et plus vite elle atteint son apogée, plus elle présente de chances de *guérison*. Au contraire, plus la période d'incubation et de début a été *longue* et *traînante*, et plus la maladie sera *grave*.

D'autre part, si l'état d'excitation ou de dépression reste longtemps *stationnaire*, immobile, les chances de guérison seront moins grandes que s'il survient de temps à autre des *lueurs*, des moments de calme. De même, comme nous l'avons indiqué plus haut, le retour de l'*embonpoint*, ne coïncidant pas avec une amélioration parallèle de l'état mental, est un signe de fâcheux augure. Enfin, l'existence d'hallucinations persistantes, surtout de l'ouïe, la création de mots nouveaux, l'adoption, par le malade, d'un langage pathologique, d'un costume, d'une attitude spéciale, sa tendance à ramasser des objets, à en remplir ses poches, à s'en parer, sont autant d'indices d'incurabilité prochaine. Nous n'avons pas besoin de signaler les troubles de la menstruation, la ménopause, et l'existence des maladies incidentes, dont l'action, variable d'ailleurs, peut, dans certains cas, influer sur la marche du délire.

Plus la maladie mentale *dure*, et moins, évidemment, elle est curable. C'est dans le premier semestre que les chances sont les plus grandes. Dans le second elles sont déjà deux fois moindres; dans la deuxième année les chances de guérison tombent à environ un sixième du chiffre du premier semestre. Après la quatrième année, on peut les considérer comme à peu près nulles et les cas que l'on a cités de guérisons plus ou moins tardives sont des faits absolument exceptionnels qui ne détruisent pas la règle.

La *cause* de la maladie influe également sur le pronostic. En général, une cause unique et accidentelle laisse après elle de grandes chances de guérison; les causes multiples ou permanentes ont une action toute opposée.

PRONOSTIC TIRÉ DU MALADE LUI-MÊME. — L'*âge* du malade n'est pas indifférent pour le pronostic. Plus le sujet est jeune en général, et plus facilement il peut guérir. Le *sexe* a également quelque influence. La femme, en effet, guérit plus souvent que l'homme, ce qui tient surtout, chez elle, à la rareté de la paralysie générale. En revanche, elle est plus fréquemment sujette aux récidives. Mais la cause inhérente au malade qui influe le plus sur le pronostic est, sans contredit, l'absence ou l'existence de *prédisposition* ou d'*hérédité*. Non pas que les héréditaires ou les prédisposés guérissent moins facilement, mais parce que, chez eux, la guérison est rarement complète et définitive.

RECHUTES. — D'après la plupart des auteurs, les *rechutes* se présenteraient dans la proportion de 12 ou 14 pour 100, et seraient surtout fréquentes dans la première année. Outre la prédisposition hérédi-

taire, les rechutes reconnaissent pour origine le
retour des mêmes causes, les émotions trop vives, la
misère, et, chez les aliénés indigents, les difficultés
qu'ils éprouvent à se procurer du travail et à vivre à
leur sortie des asiles. Le plus souvent, c'est la même
forme de folie qui se reproduit, parfois avec les
mêmes caractères.

§ VII. — ANATOMIE PATHOLOGIQUE

La folie répond-elle, oui ou non, à des lésions matérielles?

Pour résoudre cette question, il faut d'abord nettement délimiter le sujet et en exclure tous les états
pathologiques, tels que alcoolisme, paralysie générale, névroses, etc., dans lesquels la folie n'entre
qu'à titre de symptôme ou de complication.

1° ANATOMIE PATHOLOGIQUE DE L'ALIÉNATION MENTALE
EN GÉNÉRAL. — Reste l'aliénation mentale proprement dite, comprenant les aliénations constitutionnelles et les aliénations fonctionnelles ou folies.

Les aliénations constitutionnelles, congénitales ou
acquises, c'est-à-dire l'idiotie, l'imbécillité, le crétinisme, la démence, s'accompagnent, en général,
d'altérations matérielles manifestes portant sur l'ensemble de l'individu et plus particulièrement sur le
crâne et les centres nerveux. Ce sont pour ne citer
que les principales, l'absence et la faiblesse d'un organe, d'un sens; la conformation vicieuse du crâne,

l'asymétrie de la face, l'aplatissement des oreilles, la structure ogivale de la voûte palatine, le prognathisme, les anomalies des organes génitaux, l'impuberté et l'absence de poils ; la petitesse du cerveau, surtout l'absence ou l'amoindrissement de certaines régions ou circonvolutions, le ramollissement de certaines parties, etc., etc. Ici, il existe des lésions matérielles, souvent même grossières.

ANATOMIE PATHOLOGIQUE DE LA FOLIE. — Quant aux aliénations fonctionnelles, c'est-à-dire aux vraies folies, la question est plus délicate à résoudre, et, sur ce point, les opinions sont très divisées.

a. *Folies aiguës.*— Il paraît certain que, dans la grande majorité des cas, les *folies aiguës* ne laissent pas de traces. Tout au plus peut-on supposer que les états maniaques ou d'excitation correspondent à une *hyperhémie* et les états mélancoliques ou de dépression à une *ischémie* de certaines régions du cerveau. Encore, ces désordres purement fonctionnels disparaissent-ils habituellement à l'autopsie, ce qui ne permet pas toujours de les constater. Il faut reconnaître aussi que, dans un grand nombre de cas, l'hyperhémie et l'ischémie cérébrales, c'est-à-dire la congestion et l'anémie, sont impuissantes à provoquer la folie. Il faut donc avouer que les lésions échappent, et l'on connaît l'histoire de cette malade d'Esquirol qui, tuée à coups de sabots en pleine manie aiguë, par une autre malade, ne présenta aucune altération évidente à l'autopsie.

A côté des hyperhémies et des stases sanguines,

on observe parfois dans les folies aiguës des *effu-sions séreuses*. On a même voulu faire de l'œdème cérébral la lésion caractéristique d'une forme parti-culière d'aliénation : la mélancolie avec stupeur. On trouve aussi, parfois, de petites *hémorrhagies*, les unes méningées, les autres corticales.

b. *Folies chroniques*. — Si les autopsies de folie aiguë sont le plus souvent négatives, il n'en est pas de même, au moins en général, dans la folie chro-nique.

Souvent, cette maladie laisse son empreinte sur la *forme extérieure* du cerveau. C'est une atrophie de certaines régions, un aplatissement des circonvolu-tions cérébrales, surtout à la partie antérieure, des lacunes, des pertes de substances remplies d'un li-quide trouble. On a noté aussi l'irrégularité de la 1ʳᵉ et 2ᵉ frontales, l'hypertrophie du lobe paracentral, l'élargissement des sillons, etc. Le poids du cerveau est presque toujours diminué; de plus, contraire-ment à ce qui a lieu habituellement, l'hémisphère droit paraît l'emporter le plus souvent sur l'hémis-phère gauche.

Comme *troubles circulatoires*, on peut rencontrer l'athéromasie artérielle, l'état variqueux et la dégé-nérescence graisseuse des capillaires, des altérations vasculaires de la pie-mère avec injection de son ré-seau, de petites apoplexies, des ecchymoses sous-méningées, des varicosités des vaisseaux, des taches laiteuses, un épaississement des membranes, des adhé-rences des méninges entre elles et à la substance corticale, des hématomes de la dure-mère, etc., etc.

Comme *lésions cérébrales* proprement dites, on observe surtout la dégénérescence des cellules et des tubes nerveux, la sclérose de la névroglie et sa prolifération plus ou moins grande, des altérations vasculaires des couches opto-striées, de la protubérance et du bulbe, le ramollissement ou la sclérose de certaines origines nerveuses, etc., etc.

Au point de vue *chimique*, on croit que la quantité d'eau que renferme l'encéphale est plus considérable chez l'aliéné, et que la proportion des matières grasses y est au contraire plus faible. Quant au phosphore, les résultats sont restés négatifs.

CHAPITRE II

ÉLÉMENTS SYMPTOMATIQUES DE L'ALIÉNATION MENTALE

Avant d'entreprendre la description des diverses formes d'aliénation mentale, il est nécessaire d'étudier tout d'abord les éléments morbides qui la constituent.

Pour procéder d'une façon fructueuse à cette étude, il convient de se rappeler que la folie n'est pas une affection purement intellectuelle, mais une maladie de l'être tout entier, et que, par conséquent, les troubles qui la composent peuvent exister à la fois ou séparément dans la sphère psychique et dans la sphère somatique.

DIVISION DES ÉLÉMENTS SYMPTOMATIQUES. — Ceci posé, la division fondamentale des éléments symptomatiques de l'aliénation me paraît devoir être basée sur ce fait que certains portent uniquement sur le *fonctionnement* de l'être psycho-physique, tandis que les autres l'atteignent dans sa *constitution*. De là, deux groupes d'éléments bien distincts : 1° les éléments *fonctionnels* ou dynamiques; 2° les éléments *constitutionnels* ou organiques.

§ Ier. — ÉLÉMENTS FONCTIONNELS

Ces éléments se divisent en *troubles généraux* ou de l'activité générale, et en *troubles partiels*, ressortissant à la sphère psychique et à la sphère physique.

1° TROUBLES DE L'ACTIVITÉ GÉNÉRALE

L'activité générale est l'ensemble des réactions de l'organisme sous l'influence des impressions psychiques. Cette réaction peut être lésée de deux façons : par excès ou par défaut. Dans le premier cas, il y a *excitation;* dans le second, *dépression.*

EXCITATION. — L'excitation consiste dans l'exaltation de l'activité générale ou réaction fonctionnelle. Lorsqu'elle est très intense et absolument généralisée, elle se traduit par une activité désordonnée de l'intelligence, des sensations, des actes, véritablement incoercible. A un degré moindre, elle se borne à une simple exagération de l'activité normale et porte alors plus spécialement sur la sphère psychique ou sur la sphère physique. L'excitation est l'élément constitutif des *états de manie,* dont les variétés tirent leurs caractères de son degré d'intensité et de généralisation.

Dépression. — La dépression est l'état opposé à

l'excitation. Elle consiste dans un défaut d'expansion de l'activité générale qui peut aller depuis la simple concentration de la réaction de l'organisme jusqu'à son anéantissement complet. Elle se traduit alors, extérieurement, par l'immobilité absolue ou stupeur. A un degré moindre, elle peut porter plus spéciale- ment soit sur la sphère psychique, soit sur la sphère physique. La dépression, comme l'excitation, sert à caractériser une classe de folies généralisées, les *états de lypémanie ou mélancolie.*

2° TROUBLES DE LA SPHÈRE PSYCHIQUE

Les principaux éléments de la folie, dans la sphère psychique sont : 1° de l'ordre intellectuel; 2° de l'ordre passionnel; 3° de l'ordre moteur.

TROUBLES DE L'ORDRE INTELLECTUEL

Dans l'ordre intellectuel, nous décrirons : a, la *conception délirante*; b, l'*hallucination*; c, l'*illu- sion.*

a. — *Conception délirante.*

La conception délirante ou, ce qui revient au même, le délire, puisque le délire n'est autre chose, chez un individu, que l'ensemble de ses conceptions délirantes, est très difficile à définir. En effet, si, dans certains cas, les idées délirantes sont absurdes et impossibles, dans d'autres cas nombreux elles n'ont rien par elles-mêmes d'absurde ou d'incompatible avec l'ordre naturel des choses; elles sont seulement contraires à l'évidence des faits réels, et sans raison d'être dans la bouche de celui qui parle. Un homme se croit changé en beurre, c'est une conception délirante, et, en même temps, une absurdité; un autre se croit déshonoré, ruiné, damné; c'est là une idée qui repose sur une chose possible et qui n'est délirante que par rapport à celui qui l'émet. Leuret disait avec raison : « J'ai cherché soit à Charenton, soit à Bicêtre, soit à la Salpêtrière, l'idée qui me paraîtrait la plus folle; puis, quand je la comparais à bon nombre de celles qui ont cours dans le monde, j'étais tout surpris et presque honteux de n'y pas voir de différence. »

La conception délirante n'est pas seulement difficile à définir parce qu'elle est loin d'être toujours absurde par elle-même, mais aussi parce qu'il n'est pas aisé de la différencier de l'erreur. La différence ne consiste pas surtout, comme on l'a dit, dans ce fait que l'idée délirante ne se modifie pas malgré l'accumulation des preuves les plus péremptoires. Il est des erreurs, en effet, plus tenaces peut-être encore que le délire. La vérité est qu'il n'y a pas, à proprement parler, entre les deux de différence essentielle, et que l'idée délirante se sépare surtout de l'erreur par ses causes et ses conséquences, qui lui donnent un caractère pathologique que n'a jamais l'autre.

Les conceptions délirantes et, par suite, les divers délires sont aussi nombreux qu'il existe de modes dans les manifestations de la pensée humaine.

4.

Cependant, les principales catégories d'idées délirantes que l'on rencontre, dans la folie, sont les suivantes (Ball et Ritti) :

1° Les idées de satisfaction, de grandeur, de richesses ;

2° Les idées d'humilité, de désespoir, de ruine, de culpabilité ;

3° Les idées de persécution ;

4° Les idées hypocondriaques ;

5° Les idées religieuses ;

6° Les idées érotiques ;

7° Les idées de transformation corporelle.

L'idée délirante n'étant qu'un élément symptomatique de la folie, ne la constitue pas à elle seule et n'entre que pour une part dans sa constitution. De plus, il peut exister des folies sans délire, celles, par exemple, qui ont été appelées folies raisonnantes et impulsives.

b. — *Hallucinations.*

DÉFINITION. — « *Un homme*, dit Esquirol, *qui a la conviction intime d'une sensation actuellement perçue, alors que nul objet extérieur propre à exciter cette sensation n'est à la portée de ses sens, est dans un état d'hallucination.* » M. Ball abrège cette définition en disant : « *L'hallucination est une perception sans objet.* » Ainsi, un individu qui entend des voix alors que nul bruit n'a frappé son oreille, éprouve une hallucination. On dit aussi que l'hallucination est *une idée projetée au dehors, une perception extériorisée*.

DIVISION. — Les hallucinations se dénomment d'après la nature même de la sensation perçue, en sorte qu'il existe autant de genres d'hallucinations qu'il existe de sens. Dans les sens dont les organes sont doubles et symétriques, comme l'ouïe, la vue, le tact, l'hallucination peut occuper l'organe d'un seul côté : elle est alors *unilatérale*. Lorsque, étant double, l'hallucination se présente avec un caractère différent dans chaque côté du sens, elle pourrait porter, nous semble-t-il, le nom de *dédoublée*.

Il existe des hallucinations qui n'empruntent le secours d'aucun sens, celles, par exemple, dans lesquelles les malades disent qu'on leur parle d'âme à âme, sans langage d'aucune sorte. Ces hallucinations dans lesquelles l'élément sensoriel fait défaut, ont été désignées, par M. Baillarger, sous le nom d'*hallucinations psychiques*, et par M. Séglas sous celui d'*hallucinations psycho-motrices*.

NATURE. — La nature des hallucinations n'est pas encore très connue. Trois théories sont en présence : 1° La *théorie psychique* qui fait de l'hallucination un phénomène purement intellectuel, la réviviscence d'une idée ; 2° la *théorie somatique* ou *sensorielle*, qui en fait un phénomène purement physique, organique ; 3° enfin, la *théorie mixte* ou *psychosensorielle*, qui admet dans sa production à la fois un élément sensoriel et un élément psychique. C'est cette dernière qui compte le plus de partisans.

L'intervention de l'élément physique dans la genèse de l'hallucination a été mise hors de doute par la constatation de lésions diverses dans les organes des sens affectés, dans leurs nerfs d'origine, dans les couches optiques et les corps striés, dans les centres sensoriels de l'écorce ; par l'altération, dans l'hallucination unilatérale, de la partie périphérique ou centrale de l'organe du sens du côté affecté ; enfin, par les expériences sur les hallucinations provoquées chez les hystériques.

On tend de plus en plus, aujourd'hui, à localiser le siège de l'hallucination dans les centres perceptifs de l'écorce cérébrale. C'est l'opinion de Tamburini, de Féré et Binet, de Ballet, enfin de Séglas, qui, dans un travail récent, distingue les hallucinations en psycho-sensorielles et psycho-motrices (verbales, visuelles et auditives), suivant que les centres sensoriels ou les centres moteurs de l'écorce sont atteints. Un médecin russe, le Dr Kandinsky, qui atteint d'un accès de lypémanie, a analysé sur lui-même le mécanisme des hallucinations, les attribue également, conformément à la théorie de Meynert, à une stimulation subjective ou automatique de la couche corticale du lobe antérieur du cerveau.

HALLUCINATIONS SANS FOLIE. — Comme la conception délirante, l'hallucination n'est qu'un élément symptomatique de la folie qu'elle ne suffit pas, à elle seule, à constituer. Au reste, l'hallucination peut, dans certains cas, exister sans folie, et il est, dans le monde, des gens sensés qui sont sujets, surtout au

moment du passage de la veille au sommeil (*hallucinations hypnagogiques*) à des hallucinations qu'ils
apprécient très sainement. Toutefois, ces hallucinations ont été appelées, à tort : *hallucinations physiologiques*. L'hallucination est toujours un phénomène morbide ; c'est seulement l'interprétation qu'on
en fait qui peut être physiologique ou pathologique.

L'hallucination existe dans un grand nombre de
folies ; aussi, n'est-il pas possible de créer une catégorie d'aliénés à part sous le nom d'*hallucinés*. L'hallucination est surtout fréquente dans la mélancolie,
le délire de persécution, les folies toxiques, etc.

HALLUCINATIONS DE L'OUÏE. — L'hallucination de
l'ouïe est la plus fréquente, dans la folie. Elle représente un symptôme grave et pourrait également servir de critérium pour permettre de distinguer, d'une
façon générale, les aliénés dangereux. Tout halluciné de l'ouïe est, pourrait-on dire, un malade essentiellement dangereux. Elle existe fréquemment dans
la mélancolie, mais surtout dans le délire de persécution, dont elle est le symptôme caractéristique.

L'hallucination de l'ouïe *consiste essentiellement
dans la perception de sons flctifs*. Ces sons peuvent
être confus et inarticulés ; mais il est rare qu'ils se
maintiennent longtemps à cet état ; pour peu qu'elle
dure, l'hallucination s'organise, devient articulée, ou,
pour employer l'expression habituelle des malades
eux-mêmes, devient *voix*.

Ces voix peuvent être *inconnues* aux malades,
comme *timbre* et comme *intonation ;* mais il est fré-

quent de les entendre dire qu'ils les reconnaissent et qu'elles appartiennent à leurs parents, à leurs amis, à telle ou telle personne qu'ils désignent. Elles peuvent également appartenir à des personnages imaginaires, à des défunts, à Dieu, au Diable, à la Vierge, aux saints. etc... Les animaux et les objets eux-mêmes parlent quelquefois aux aliénés.

Les voix peuvent faire entendre aux malades des choses agréables. Le plus souvent, l'hallucination a un *caractère pénible*, et consiste dans des injures, des reproches, des menaces, des accusations, etc. Beaucoup d'aliénés, les persécutés surtout, se plaignent qu'on répète tout haut leurs pensées, de préférence celles qu'ils désirent cacher, ainsi que les actes les plus secrets de leur existence. Ce phénomène porte le nom d'*écho de la pensée*.

La *direction* des voix est très variable. Elles peuvent venir d'en haut ou d'en bas, d'un côté ou de l'autre, d'avant ou d'en arrière, enfin, sortir du corps même de l'aliéné. Dans ce dernier cas, elles finissent quelquefois par faire naître chez le malade la sensation et l'idée qu'il est *double*, et deviennent ainsi l'origine de cet état curieux qu'on désigne sous le nom de *dédoublement de la personnalité*. La *distance* d'où elles émanent est aussi très variable, et les hallucinés, qui ont souvent parfaitement conscience de leur degré d'éloignement, l'évaluent tantôt à un mètre à peine, tantôt au contraire, à plusieurs centaines de kilomètres.

La *perfection* de ces voix est telle et la *conviction* qu'elles entraînent si irrésistible et si profonde que

les hallucinés les plus intelligents, médecins et aliénistes eux-mêmes, ne songent pas un instant à les
révoquer en doute, et ont recours, pour expliquer
leur existence, à toutes sortes d'interprétations absurdes et incroyables : par exemple à l'intervention
de diverses forces, surtout de l'électricité, à l'action
de tuyaux acoustiques, du téléphone, du phonographe, etc., etc.

Le *langage* des voix est le plus ordinairement usuel,
et les mots qu'elles expriment, des mots du vocabulaire courant. Pourtant, elles peuvent faire entendre
aux malades une langue étrangère ou inconnue. On
connaît l'histoire de cet aliéné polyglotte, rapportée
par Esquirol, chez qui les voix parlaient plusieurs
langues, mais devenaient confuses lorsqu'elles s'ex-
primaient dans une langue que le malade connaissait
à peine. M. Ball a observé un fait analogue. Enfin,
les voix peuvent *fabriquer des mots*, prononcer des
néologismes qui, passant ensuite dans le langage du
malade, lui constituent peu à peu un vocabulaire à
part. C'est là un signe de chronicité. L'hallucination
de l'ouïe s'allie très souvent à d'autres hallucinations.

Les hallucinés actifs de l'ouïe, ceux qui sont en
conversation perpétuelle avec leurs voix, ont souvent
une physionomie spéciale qui permet, avec une certaine habitude, de les reconnaître. Le signe caractéristique est l'éclat de leurs yeux, grands ouverts,
fixes et brillants, et qu'on ne saurait mieux comparer qu'au regard de l'homme absorbé par sa pensée
et qui regarde sans voir. Au reste, en suivant de près
ces malades, on remarque en outre qu'ils sont en col-

loque avec des personnages imaginaires. Ainsi, ils
rient souvent de ce qu'ils viennent d'entendre, ou bien
répondent à leurs voix, soit tout haut, sous forme
d'exclamations plus ou moins brusques, soit tout
bas, en remuant simplement les lèvres. Enfin, ils se
livrent tout à coup à des actes bizarres ou dangereux
déterminés par leurs hallucinations.

Pour en terminer avec les hallucinations de l'ouïe,
il convient d'ajouter que la surdité n'est pas un obstacle à leur production. Au contraire, presque tous
les aliénés sourds ou durs d'oreille sont hallucinés de
l'ouïe. Il peut en être de même en ce qui concerne
les autres sens.

HALLUCINATIONS DE LA VUE. — L'hallucination de la
vue, moins commune que celle de l'ouïe, présente
des caractères analogues, et n'en diffère guère que
parce qu'elle constitue un symptôme moins grave, et
qu'elle est la caractéristique de certaines folies spéciales, telles que les folies toxiques, les folies névropathiques, etc. L'hallucination de la vue peut consister dans la vision de personnes et d'objets les plus
variés, de paysages, d'animaux, de fantômes, de
monstres, etc. Elle prend, dans certains cas, le caractère terrifiant.

HALLUCINATIONS DE L'ODORAT ET DU GOUT. — Les hallucinations de l'*odorat* et du *goût*, sont, de toutes,
les plus rares. Elles s'observent surtout dans certaines
formes de mélancolie, dans l'hypocondrie, quelquefois aussi dans le délire de persécution ; elles
coexistent fréquemment avec un état saburral des

voies digestives et entraînent ordinairement avec elles le refus d'aliments. Ces hallucinations font éprouver aux malades des odeurs et des goûts étranges, surtout d'arsenic, de cuivre, de soufre, d'ammoniaque, d'œufs pourris, etc., etc. Parfois, ils croient dégager eux-mêmes d'affreuses odeurs, et se condamnent, sous l'influence de cette idée, à vivre à l'écart.

HALLUCINATIONS DE LA SENSIBILITÉ GÉNÉRALE. HALLU-CINATIONS GÉNITALES. — Les hallucinations de la sensibilité générale sont assez fréquentes dans la folie, surtout dans le délire de persécution. Elles consistent dans la sensation de secousses, de commotions comme électriques, d'enlèvement dans les airs, que les malades interprètent dans le sens de leur délire. On peut y rapporter certaines hallucinations *génitales* qui déterminent toutes sortes de sensations voluptueuses ou pénibles du côté des organes génitaux.

e. — *Illusions.*

DÉFINITION. — L'illusion est un phénomène morbide assez fréquent dans la folie. Ce n'est plus, comme l'hallucination, une perception sans objet : c'est une perception avec objet, mais perception erronée ; c'est si l'on veut une définition : *la fausse interprétation d'une sensation perçue.* Ainsi un individu, avons-nous dit, qui entend des voix alors qu'aucun son n'a frappé son oreille, éprouve une hallucination. Un individu qui, entendant le son d'une cloche, par exemple, s'imagine que c'est une injure qui lui est adressée, éprouve une illusion. Lasègue a parfaitement fait ressortir cette différence entre l'hallucination et l'illusion, en disant : « L'illusion est à l'hallucination ce que la médisance est à la calomnie. L'illusion s'appuie sur la réalité, mais elle la brode ; l'hallucination invente de toutes pièces, elle ne dit pas un mot de vrai. »

CARACTÈRES. DIVISION. — L'illusion, plus encore que l'hallucination, est un phénomène psychique, car, chez elle, l'action du sens est habituellement tout à fait normale et c'est l'intelligence seule qui est lésée. Comme le dit fort bien M. Descourtis dans un travail encore inédit (*Les Hallucinations de l'ouïe*. Prix Civrieux, 1889), les illusions ne sont pas des erreurs des sens. Elles constituent simplement une forme de délire.

Au point de vue de sa valeur pronostique, l'illusion est un symptôme moins grave que l'hallucination. Aussi, est-elle surtout fréquente dans les folies curables, notamment dans la manie aiguë et les folies toxiques.

Les illusions, comme les hallucinations, se dénomment d'après la sensation qui est le point de départ du phénomène. Contrairement à ce qui a lieu pour les hallucinations, les illusions de la vue sont de toutes, les plus fréquentes. Elles peuvent être, elles aussi, *unilatérales*.

ILLUSIONS INTERNES. — Il existe une catégorie spéciale d'illusions qui ne se rapportent, à proprement parler, à aucun sens, et qu'on désigne sous le nom d'*illusions internes* ou *cénesthétiques*. Elles consistent dans la fausse interprétation de sensations organiques réelles. C'est ainsi que très souvent les affections de l'intestin, de l'estomac, de l'utérus, par les phénomènes réactionnels qu'elles provoquent, déterminent chez les malades l'idée qu'ils ont des animaux dans le ventre, qu'on les viole, etc., etc. Ces illusions internes sont surtout fréquentes dans les folies dites *sympathiques*.

ILLUSIONS MENTALES. — Une autre catégorie d'illusions non sensorielles, très fréquentes dans la manie aiguë, se compose des illusions de personnes, d'objets, de milieux, quelquefois éveillées par quelque vague ressemblance, mais plus souvent encore par une simple association d'idées. Ce sont des illusions purement mentales.

Scientifiquement, les illusions ne se séparent pas très nettement des hallucinations. et il est tel phénomène morbide qu'il est parfois difficile de classer dans l'un ou l'autre de ces symptômes. Mais, en clinique, la distinction est nécessaire et doit être conservée.

Il existe d'autres phénomènes intellectuels, par exemple les lésions de la mémoire, de l'attention, de la volonté, etc., qu'on rencontre souvent aussi dans la folie; mais ce ne sont pas là des éléments primaires, ce sont des phénomèmes complexes, et, le plus souvent, consécutifs, dont la description n'est réellement à sa place que dans les ouvrages de psychologie proprement dite. Th. Ribot les a savamment étudiés dans de remarquables monographies.

TROUBLES DE L'ORDRE PASSIONNEL

Les troubles de l'ordre passionnel sont pour ainsi dire constants dans la folie et ils forment un véritable délire moral, qui correspond au délire intellectuel.

Pas plus que le délire des pensées, le délire des sentiments et des affections n'est fatalement absurde par lui-même; son caractère pathologique provient uniquement de ce qu'il n'est pas en situation chez l'individu qui l'exprime. Aussi, y a-t-il autant de sentiments délirants qu'il existe de modes d'activité dans la sphère passionnelle chez l'homme. Les principaux sentiments délirants que l'on retrouve dans la folie sont, en dehors des troubles des *affections* proprement dites, qui s'y rencontrent à peu près constamment :

1° L'*égoïsme*, qui constitue souvent le fond du caractère chez les aliénés;

2° L'*orgueil*, que l'on observe surtout dans la folie ambitieuse;

3° La *méchanceté*, la *fourberie*, la *dissimulation*, le *mensonge*, dans la manie raisonnante;

4° La *révolte*, la *haine*, la *vengeance*, dans le délire de persécution;

5° La *générosité*, la *philanthropie*, la *prodigalité*, dans la paralysie générale avec délire expansif;

6° Le *découragement*, l'*impuissance*, dans l'hypocondrie intellectuelle et morale ;

7° L'*humilité*, la *contrition*, la *crainte*, la *terreur*, dans la mélancolie et ses diverses variétés ;

8° L'*anxiété*, également dans la mélancolie et dans les neurasthésies émotives.

Les sentiments maladifs, dont l'ensemble représente le délire moral, donnent aux malades, dans chaque genre de folie, un caractère spécial dont on néglige trop souvent l'étude pour ne s'attacher qu'aux troubles intellectuels. Il est même certaines formes de folie, les folies raisonnantes, par exemple, dans lesquelles le délire moral existe seul, sans coexistence marquée de délire intellectuel.

TROUBLES DE L'ORDRE MOTEUR

Dans l'ordre psycho-moteur, nous avons à considérer les troubles des instincts et les troubles des actes.

a. — *Délire des instincts.*

Les divers instincts subissent souvent, dans l'aliénation mentale, une altération analogue à celle des idées et des sentiments.

Ces altérations sont des plus variées. Les plus fréquentes sont celles qui portent sur *l'instinct génital*, et qui se traduisent par toutes sortes de dépravations génésiques, telles que la sodomie, le saphisme, la bestialité, les mutilations volontaires, l'instinct

sexuel interverti (conträre sexual Empfindung); la
violation des cadavres, etc., etc,

L'instinct de la conservation est également fréquemment lésé dans la folie, et il est, comme on sait,
un certain nombre de malades qui, sans avoir positivement une tendance au suicide, ne feraient pas un
mouvement pour se soustraire à une mort imminente. C'est ce qui est arrivé récemment, lors de l'incendie de l'asile de Montréal, au Canada (5 mai 1890).

b. — *Délire des actes.*

De même que le trouble des idées et celui des sentiments constituent le délire intellectuel et passionnel
proprement dit, de même le trouble des actes, en
aliénation mentale, constitue le *délire des actes.*

Parmi les actes délirants, il en est qui sont absurdes par eux-mêmes; d'autres n'ont rien d'illo-
gique, et sont seulement hors de propos avec la situation réelle de l'individu. Tous les actes possibles
peuvent donc devenir morbides dans un cas déterminé, en sorte que les actes délirants sont innombrables.

Ceux que l'on observe le plus fréquemment dans
la folie sont :

1° Les actes d'impolitesse, de malpropreté, les exhibitions obscènes, la tendance à manger des ordures
et des excréments (skatophagie), qui se rencontrent
surtout dans les états de démence;

2° Les actes de violence, de destruction, de fureur

aveugle et subite, plus spéciaux aux états maniaques
et à l'épilepsie ;

3° Le refus de nourriture, le suicide, presque constants dans la mélancolie ;

4° L'homicide, surtout fréquent dans le délire de
persécution, l'épilepsie, etc. ;

5° Le vol, l'incendie, dans les états de démence, de
fureur imbécile, d'épilepsie, etc.

Au point de vue de leurs conséquences, les actes
morbides se visent en *dangereux* et *non dangereux*.

Au point de vue de leur nature, ils se distinguent
en actes *réfléchis* et en actes *irrésistibles* ou *impulsifs*.

. IMPULSIONS. — L'impulsion morbide est une *tendance irrésistible à l'accomplissement d'un acte*.

A l'état normal, toute sensation tend à se traduire
en acte. Mais cette tendance est réfrénée par le *moi*
qui intervient, perçoit la sensation, l'analyse, et,
finalement, se décide pour ou contre l'accomplissement de l'acte. L'équilibre entre la tendance à l'acte
et le pouvoir refrénateur du *moi* (déterminisme)
constitue l'état normal à ce point de vue. L'impulsion
résulte de la rupture de cet équilibre.

Cet équilibre pouvant être rompu soit par affaiblissement du *moi*, soit par augmentation de la *tendance au réflexe*, soit enfin par ces deux altérations
simultanées, il s'ensuit que l'impulsion peut être la
conséquence de l'un ou l'autre de ces états et, dès
lors, se rencontrer dans les formes d'aliénation où on

les observe. Effectivement c'est surtout dans les neurasthénies émotives, les dégénérescences, l'imbécillité, la démence (affaiblissement du *moi*), la manie aiguë, les folies hallucinatoires (exagération de la tendance au réflexe), enfin dans l'épilepsie (état mixte), qu'on rencontre l'impulsion.

Les impulsions se divisent en *impulsions obsédantes* (obsessions) et en *impulsions réflexes* (impulsions proprement dites) suivant qu'elles s'accomplissent avec ou sans lutte et résistance de la part de l'individu. On pourrait également les diviser en *intellectuelles, émotives* et *motrices*, suivant la sphère de l'être qui se trouve atteinte.

Les impulsions motrices, celles qu'on a surtout en vue dans la clinique lorsqu'il s'agit d'impulsions, se dénomment de leur côté d'après la nature des actes morbides auxquels elles donnent lieu.

Ainsi on dit : impulsion au vol (kleptomanie), impulsion à l'incendie (pyromanie), impulsion à la boisson (dipsomanie), impulsion au meurtre, au suicide, etc., etc. A une époque, on a eu de la tendance à considérer chaque forme d'impulsion comme étant une folie, une monomanie spéciales ; aujourd'hui. cette doctrine est complètement abandonnée, et tout le monde admet que l'impulsion morbide n'es qu'un élément symptomatique de la folie, susceptible de se rencontrer, avec des caractères différents, dans les états les plus variés.

3° TROUBLES DE LA SPHÈRE PHYSIQUE[1]

Les éléments symptomatiques de la folie, dans la sphère physique, peuvent intéresser les fonctions nerveuses et les fonctions végétatives.

TROUBLES DES FONCTIONS NERVEUSES

Les principaux troubles des fonctions nerveuses sont ceux qui ont trait au *sommeil*, à la *sensibilité* et à la *motilité*.

a. — *Sommeil.*

Le sommeil est l'une des fonctions les plus constamment altérées dans la folie. Dans les accès aigus, l'insomnie est un des premiers symptômes qui apparaissent; elle se traduit surtout par de l'agitation, des rêves et des cauchemars. Par contre, le retour du sommeil, à la fin d'une manie ou d'une mélancolie, est d'un excellent augure et peut passer pour l'un des indices les plus certains des approches de la guérison, sauf le cas où ce retour, en rapport avec le rétablissement des processus d'assimilation, ne coïncide pas avec une amélioration parallèle de l'état

---

[1] Pour la rédaction de cette partie de chapitre, très écourtée dans la 1re édition, j'ai surtout mis à profit l'excellent *Manuel de séméiotique psychiatrique* du professeur Morselli, de Turin 1885).

mental. Dans les folies chroniques, l'insomnie est rare, excepté chez les aliénés atteints d'hallucinations ou illusions cénesthétiques.

Le pouvoir de résistance des aliénés à l'insomnie atteint quelquefois un degré surprenant; on en voit qui passent des semaines entières sans le moindre repos, quels que soient les moyens employés. Ce manque absolu et complet de sommeil qui peut dépendre de la perte du sens de la fatigue, est en général un signe pronostique grave, parce qu'il indique une altération profonde des centres nerveux.

On s'est demandé si les aliénés avaient des rêves en rapport avec leur délire. Le fait, déjà probable par lui-même, a été mis hors de doute par plusieurs observateurs.

Les rêves ont d'ailleurs les relations les plus étroites avec la folie. En dehors des hallucinations hypnagogiques, que nous avons signalées et qui naissent dans la demi-veille, on sait encore que le rêve et la folie prennent tous deux leur source dans l'exercice involontaire ou automatique des fonctions cérébrales. On a prouvé en outre que le délire de la folie pouvait succéder directement au délire du rêve, de façon à en être la continuation à la fois psychologique et chronologique. (Lasègue, Chaslin.)

Il existe enfin des observations qui tendraient à montrer que le rêve peut parfois devenir un signe précurseur et révéler plus ou moins longtemps à l'avance un mal imminent, tel qu'une névrose ou l'aliénation mentale.

b. — *Sensibilité*.

Les troubles de la sensibilité, par leur importance et leur fréquence, jouent dans la folie un rôle capital. On peut les diviser, pour la commodité de l'étude, en troubles de la *sensibilité spécifique* (sensations externes) et troubles de la *sensibilité organique* (sensations internes).

SENSIBILITÉ SPÉCIFIQUE. (Sensations externes.) — La *sensibilité cutanée* peut présenter, chez les aliénés, de notables altérations. Toutefois, il y a une distinction importante à faire à cet égard. Ce n'est pas habituellement la sensibilité tactile proprement dite qui est modifiée, celle qui nous donne les notions de forme, de direction, de consistance, de position, de résistance des objets : celle-là est ordinairement intacte. Celle qui est lésée, c'est la sensibilité aux agents physiques, à la chaleur, à la douleur, à l'électricité, etc. Ces diverses sensibilités, qui vraisemblablement ont toutes leurs conducteurs spéciaux et dont l'altération paraît avoir ici son siège dans l'écorce de l'encéphale, peuvent être simultanément ou isolément atteintes.

L'hyperesthésie cutanée est plus rare, dans la folie, que l'anesthésie. On peut la rencontrer cependant dans la manie, dans les délires toxiques où elle est souvent limitée à certaines parties du corps, mais surtout dans les folies partielles, où elle devient fréquemment le point de départ des hallucinations tégu-

mentaires qu'on désigne sous le nom de troubles de
la sensibilité générale.

L'anesthésie, beaucoup plus fréquente, peut être
générale ou locale, légère ou très marquée. Dans ce
cas, il y a insensibilité à peu près complète de toute la
surface externe, comme dans certaines formes de
stupeur. L'anesthésie peut porter sur la sensibilité au
contact, mais il est difficile de l'apprécier exactement
chez les aliénés, tout comme le retard des sensations,
qui paraît exister fréquemment chez eux. Ziehen a
signalé, chez les paralytiques généraux, une lésion de
la mémoire des sensations qui fait qu'au bout de quelques secondes, ils ne peuvent plus localiser exactement une sensation de piqûre. Ce trouble qui, pour
l'auteur, existe souvent dès le début de l'affection,
serait susceptible de devenir, dans certains cas, un
bon élément de diagnostic. L'anesthésie la plus ordinaire, chez les aliénés, est l'insensibilité à la température et à la douleur (analgésie). Rien n'est plus surprenant que la facilité, on pourrait dire l'indifférence
avec laquelle la plupart des fous supportent le froid
excessif, la chaleur, les brûlures, les blessures, les
opérations de tout genre : il en est qui paraissent ne
plus rien sentir. C'est ce qui explique, au moins en
partie, leur besoin de se dévêtir, la résistance qu'ils
opposent aux maladies à frigore, et le stoïcisme dont
ils ont parfois fait preuve au milieu des plus affreux
supplices. Chez certains la susceptibilité au froid qui
disparait au moment de l'invasion de la folie, repa-
rait le plus souvent au moment de la guérison. C'est
surtout dans la mélancolie torpide, la paralysie gé-

rale dépressive, les folies toxiques, les dégénérescences et infirmités mentales que l'on rencontre
l'anesthésie.

On a peu de données précises sur l'état de la *sensibilité électrique* chez les aliénés. Il est reconnu cependant qu'elle peut être augmentée ou diminuée et
que ses altérations marchent le plus souvent de pair
avec celles de la sensibilité tactile. Dans certains cas
cependant, on observe de l'hyperalgésie ou plutôt de
l'analgésie électrique sans modification correspondante de la sensibilité locale de la peau. M. Séglas a
signalé récemment, comme un symptôme spécial à
la lypémanie, une augmentation de la résistance
électrique qui peut atteindre parfois des chiffres considérables (70,000 ohms). Cette résistance serait plus
marquée dans les formes stuporeuses que dans les
formes anxieuses.

La *sensibilité magnétique* (action de l'aimant) a
été trouvée exagérée, comme on sait, dans l'hystérie
et d'une façon générale, dans les névropathies. Chez
les aliénés, il semble prouvé qu'elle est aussi le plus
souvent augmentée, surtout dans les formes mélancoliques. Il en est de même de la *sensibilité métallique* (métalloscopie).

La *sensibilité météorique* (action des variations
cosmiques et telluriques) qui a une influence très
évidente sur les névropathes, a une influence plus
évidente encore sur les aliénés, principalement en ce
qui concerne le retour des accès dans les folies périodiques et dans l'épilepsie.

Les *sens spéciaux*, indépendamment des hallucinations et des illusions que nous avons déjà décrites, peuvent être l'objet, dans la folie, d'altérations plus ou moins profondes.

La *sensibilité gustative* peut être augmentée (*hypergueusie*), diminuée (*hypogueusie*) ou abolie (*agueusie*), principalement dans les folies névropathiques, les folies toxiques, la mélancolie accompagnée de sitiophobie, les démences organique et tabétique. Elle peut être aussi pervertie (*paragueusie*). C'est ce qui arrive chez certains mélancoliques et chez un grand nombre d'hallucinés qui professent, par exemple, une grande horreur pour la viande et deviennent ainsi de véritables *végétariens*.

La *sensibilité olfactive* se trouve également exaltée (*hyperosmie*), diminuée (*hyposmie*), ou abolie (*anosmie*) dans certains états de folie, notamment dans l'hystérie, les maladies cérébrales en foyer, la démence paralytique, les folies systématisées, enfin la manie. Il n'est pas rare que la lésion de l'olfaction se localise à une seule narine (*hémianosmie*), par exemple dans la paralysie générale au début (Voisin). On observe enfin dans presque toutes les formes de folie des perversions de l'odorat (*paraosmie*) qui constituent fréquemment le substratum des hallucinations et des illusions de ce sens.

En ce qui concerne la *sensibilité auditive*, on constate aussi dans bon nombre de cas l'exaltation (*hyperacousie*), la diminution (*hypoacousie*), ou la perversion (*paracousie*). L'hystérie, l'extase, l'état hypnotique, le délire fébrile, la manie aiguë produisent le plus souvent l'hyperesthésie acoustique ; les mé-

lancolies dépressives et stupides, les encéphalites en
foyer déterminent plutôt l'hypoesthésie. La paracousie est caractéristique des folies hallucinatoire, congestive, de l'hypocondrie et de la neurasthénie.

Les anomalies de la *sensibilité visuelle* qui peuvent
se présenter chez les aliénés, sont de toutes, les plus
variables et les plus fréquentes. On y rencontre :
l'*hyperesthésie optique* (photopsie, chromopsie), dans
les encéphalites diffuses, les états d'excitation ; l'*hypoesthésie optique* (amblyopie, hémiopie, diplopie),
dans les formes compliquées ou secondaires de la folie, la paralysie générale, la démence tabétique, les
folies toxiques, l'hystérie, l'épilepsie, la neurasthénie ;
l'*anesthésie optique* (cécité, amaurose) dans la manie, la paralysie générale ; la *paresthésie optique*
(cécité des couleurs, daltonisme, nyctalopie, héméralopie) dans les délires sensoriels, la folie alcoolique,
la folie systématisée, l'épilepsie, l'hystérie.

Le *sens musculaire* et les *réflexes* ne font pas, à
proprement parler, partie de la sensibilité spécifique ;
nous pouvons toutefois, mentionner ici leurs altérations dans la folie.

Chez les aliénés, le sens musculaire est habituellement exalté dans les états d'excitation ou de manie,
et c'est sans doute en grande partie à cette exaltation
qu'est due la possibilité, pour certains malades, de
se livrer à une dépense continue et exagérée de
forces, sans en ressentir la moindre fatigue. Par
contre, le sens musculaire est toujours plus ou moins
anesthésié dans les états de dépression ou de mélancolie, ce qui explique le défaut d'action, les attitudes

prolongées, l'immobilité cataleptiforme de quelques-
uns d'entre eux qui paraissent changés en de véritables statues.

A côté de cette hyperesthésie et de cette anesthésie
du sens musculaire, on rencontre aussi la paresthésie ou perversion, qui indique un trouble plus ou
moins profond du sentiment de la personnalité. Les
malades croient avoir les membres ou le corps extra-
ordinairement grossis ou diminués, se disent trans-
formés en verre, en bois, en métal, et n'osent plus,
dès lors, faire un mouvement (états hallucinatoires
aigus, catatonie, stupeur hébéphrénique, etc.).

Le *sens d'équilibre* qu'on peut rapprocher du sens
musculaire, bien qu'il soit d'origine encore plus complexe, présente des altérations de deux ordres dans
la folie. Tantôt ces altérations sont des épiphénomènes passagers et accidentels des processus organiques du système nerveux (folie des traumatismes
cérébraux, périencéphalite, tabes dorsal, tumeurs et
syphilis cérébrales, intoxication chronique, épilepsie); tantôt elles constituent de véritables symptômes, de nature presque exclusivement psychique,
et se traduisent soit par la perte ou l'anesthésie du
sens de l'équilibre (mélancolie, stupidité, hébéphrénie, démence organique, folie sensorielle aiguë), soit
par la perversion ou la paresthésie du sens d'orientation dans l'espace (folie hallucinatoire, mélancolie
avec délire religieux et démoniaque, folie systématisée secondaire, paralysie générale).

Quant aux *réflexes*, on ne les a guère sérieusement
étudiés, jusqu'ici, que dans la paralysie générale, et

encore, les résultats sont-ils contradictoires. Pour Bianchi, il y aurait au début exagération, puis diminution progressive. Pour J. Mickle, l'exagération des réflexes serait la règle dans la paralysie générale syphilitique et leur diminution dans la paralysie générale alcoolique. Pour Bettencourt-Rodrigues, le début de la paralysie générale serait caractérisé par la diminution ou l'abolition des réflexes cutanés, avec exagération des réflexes tendineux, ce qui constituerait un bon élément de diagnostic. En revanche, on observe fréquemment dans la paralysie générale comme dans le tabes le signe d'Argyll Robertson (sensibilité de la pupille à l'accommodation et non à la lumière) et le signe de Pitres (diminution ou abolition du réflexe testiculaire).

Chez les aliénés proprement dits, il semble d'après les quelques essais qui ont été tentés à cet égard que dans les folies chroniques les réflexes de tout ordre, cutanés, sensoriels, tendineux, restent en général normaux, tandis qu'ils sont diminués dans les états de dépression et augmentés dans les états d'excitation. On constate aussi dans certains cas, notamment dans la mélancolie avec stupeur, l'existence de réflexes paradoxaux.

SENSIBILITÉ ORGANIQUE (sensations internes). — La sensibilité organique comprend toutes les sensations internes qui, partant des nerfs centripètes de chacun de nos organes, transmettent au cerveau les impressions produites par leur activité fonctionnelle, leur besoin, et leur condition de santé ou de maladie.

C'est d'elle, comme dit Morselli, que résulte en grande partie le sentiment collectif ou synthétique de l'individualité organique (cénesthésie). A l'état normal, la sensibilité organique se réduit à des sensations rudimentaires qui naissent dans la profondeur de l'inconscience. Mais ces sensations peuvent s'exalter, disparaitre ou se pervertir, et c'est principalement chez les aliénés que se rencontre ce genre d'altérations.

Tantôt, les malades ne sentent plus fonctionner leurs organes; il leur semble qu'il manque quelque chose à leur équilibre vital, qu'ils ne sont pas comme tout le monde, et c'est certainement là chez eux le point de départ de ces conceptions délirantes surtout fréquentes dans la paralysie générale, la syphilis cérébrale, la folie tabétique, la neurasthénie, la mélancolie, qui leur font dire qu'ils n'ont plus d'estomac, plus de cœur, plus de bouche, plus d'anus, que leurs aliments ne passent pas, qu'ils sont bouchés, qu'ils sentent mauvais, qu'ils sont morts. J'ai maintes fois, dans ces cas, trouvé une anesthésie absolue des voies digestives et le cathétérisme œsophagien s'exécutait sans réaction d'aucune sorte.

D'autres fois, au contraire, les sensations issues de l'activité organique s'exaltent. Les malades se sentent alors plus vivants, plus dispos; ils éprouvent un sentiment de bien-être extraordinaire, d'autant plus frappant quelquefois qu'il succède à un état de souffrance et de dépression. C'est ce qui arrive dans la période d'excitation de la folie à double forme et surtout dans la période de dynamie fonctionnelle de la paralysie générale où les sujets déclarent « ne s'être jamais mieux portés » juste au moment où la désorganisation s'empare de leur être. Il faut voir aussi sans doute dans cet état de la sensibilité organique sinon la raison absolue, au moins le point de départ des idées de force, de vigueur, de puissance qui s'observent dans la plupart des formes exaltées de la folie, et en particulier dans la paralysie générale à type expansif.

Quant à la sensation de besoin organique, elle peut être exaltée dans la folie, comme chez les maniaques, ou abolie, comme chez les mélancoliques. Cela se produit surtout pour le besoin de la faim et de la soif. De là, par suite, ces anorexies et ces boulimies, ces polydipsies et ces adypsies si communes chez les aliénés.

Les perversions de la sensibilité organique sont encore plus fréquentes et plus variées chez ces malades. Elles peuvent surgir de toutes les parties du corps et de tous les viscères, mais c'est la cavité abdominale qui est leur domaine de prédilection. Il en résulte des sensations étranges (organes qui remuent, animaux dans l'estomac et dans le ventre, viols nocturnes, grossesses subites, démon dans le cœur, etc., etc.) qui donnent naissance aux délires les plus extravagants. Ces perversions sont liées en général à des affections fonctionnelles ou organiques des viscères sur lesquelles nous reviendrons plus loin.

c. — *Troubles de la motilité.*

On observe dans les états d'aliénation mentale.

toutes les lésions possibles de la motilité. Nous examinerons successivement la condition anatomique des
muscles, les attitudes passives et actives du corps, la
contractilité aux stimulants mécaniques, l'excitabilité électro-musculaire, la mensuration dynamomé-
trique et dynamographique, enfin les lésions fonctionnelles proprement dites.

Les muscles sont le plus souvent flasques et relâchés, quelquefois même atrophiés, soit par l'effet de
l'inertie (mélancolie, stupeur, démence), soit par
trouble de la nutrition générale (marasme des paralytiques, des stupides et des déments), soit enfin directement par lésion des centres trophiques nerveux (démence paralytique).

Les *attitudes spontanées*, dans certaines formes
de psychoses, sont véritablement caractéristiques.
Tantôt, c'est un abandon complet avec résolution
de tout le système musculaire, comme si le malade
s'affaissait sur lui-même (paralysie générale) ; tantôt,
c'est une concentration de tout l'individu, comme
s'il cherchait à occuper le moins d'espace possible
(mélancoliques, hallucinés; déments) ; tantôt enfin
c'est une immobilité absolue, un défaut complet de
réaction aux stimulants et une indifférence inerte
aux modifications ambiantes (stupeur).

Parmi les altérations motrices liées aux *attitudes
volontaires*, il faut citer la perte de l'équilibre dans
la station debout, les yeux fermés (signe de Rom-
berg), qui est habituel dans la démence tabétique et
se rencontre aussi dans la démence paralytique. On
peut observer encore, dans certaines neurasthénies

délirantes l'astasie et l'abasie, signalées par Charcot et ses élèves chez les névropathes.

La *contractilité musculaire* aux agents mécaniques ou thermiques est ou augmentée (mélancolie stupide et cataleptiforme, hypocondrie, neurasthénie, manie), ou diminuée (paralysie générale, mélancolie simple et démence). Le plus souvent, elle reste normale.

L'excitabilité électro-musculaire se trouve habituellement accrue dans la manie, la mélancolie avec hallucinations cénesthétiques, la lypémanie simple. Dans les formes convulsives de la folie et aussi dans la paralysie générale, on constate parfois la réaction dite de *convulsibilité* (Bénédickt). En revanche, l'excitabilité électro-musculaire est diminuée et finalement abolie dans la démence profonde et la paralysie générale spécialement accompagnée de symptômes spinaux. La réaction d'*épuisement* (Bénédickt) est propre à beaucoup.de paralytiques.

En dehors de ces altérations quantitatives de l'excitabilité électrique, on note aussi des altérations qualitatives, mais elles sont très variables et encore peu connues. La mélancolie avec stupeur peut ainsi s'accompagner d'une réaction dégénérative partielle, consistant en ce que la réaction de fermeture de l'anode se présente avant celle de fermeture de la catode. De même, dans la paralysie progressive, l'excitabilité galvanique est ordinairement plus diminuée que l'excitabilité faradique. Enfin, chez les mélancoliques, il se produit parfois une différence d'excitabilité dans les deux côtés du corps et, lorsque

surviennent des phénomènes convulsifs, une con
traction trémulante du muscle durant le passage du
courant galvanique (hyperexcitabilité interpolaire).

La mesure de la force de contraction des différents
groupes musculaires est difficile à réaliser chez les
aliénés à l'aide du *dynamomètre* et ce procédé
d'exploration ne sert guère qu'à apprécier le degré
d'énergie volitive qu'ils possèdent (mélancolie passive, stupeur, démence apathique). La *dynamo-
graphie* est plus utile. Elle montre que la courbe
varie dans les diverses maladies mentales suivant
l'état des centres moteurs et des muscles (démence
hémiplégique, paralysie générale progressive, pseudo-
paralysie générale alcoolique, neurasthénie, etc.).

Parmi les lésions proprement dites de la motilité
qui peuvent s'observer chez les aliénés, nous signalerons : la *paralysie* et la *parésie*, générales ou
partielles (affections cérébro-spinales diffuses, paralysie générale, démence hémiplégique, folie épileptique, délire aigu fébrile, idiotie); les *spasmes et
crampes* (hypocondrie, manie aiguë, périodes
d'excitation de la folie à double forme, mélancolie
spasmodique, hystérie, épilepsie), parmi lesquels
une mention spéciale doit être réservée au spasme
pharyngien du délire hydrophobique et au grincement des dents des paralytiques généraux; les *contractures*, localisées ou étendues à tout un membre
(idiotie, hystérie, démence paralytique et hémiplégique); les *tremblements* et la *trémulation*, dépendant soit d'une lésion centrale (démence paralytique,
alcoolisme, épilepsie), soit de l'état psychique (mé-

lancolies anxieuses, neurasthéniques); l'*ataxie* ou in-
coordination motrice, qui s'observe dans toutes les
formes de paralysie, l'intoxication alcoolique, etc.,
tantôt diffuse, tantôt localisée; les *convulsions*, générales ou partielles, avec perte plus ou moins complète de la conscience (paralysie générale, syphilis
cérébrale, intoxication alcoolique et saturnine, démence sénile grave), à côté desquelles il faut ranger
cette excitabilité extraordinaire du système nerveux
n'allant pas jusqu'à la convulsion et qu'on désigne
sous le nom de *convulsibilité* (manie aiguë, mélancolie anxieuse, délire neurasthénique); la *tétanie*
des muscles qui présente de grandes analogies avec
la convulsibilité (mélancolie stupide); la *catalepsie*
et la *pseudo-catalepsie* (folie hystérique, extase mélancolique, stupidité, états hallucinatoires aigus), qui
s'accompagnent le plus souvent d'une profonde anesthésie cutanée et musculaire; la *parakinésie* ou distribution et transmission anormales de l'impulsion
motrice, consistant en contractures paradoxales et
raideur des muscles à mouvoir (stupidité, mélancolie catatonique, délire du doute et du toucher): la
paralysie psychique ou *imaginaire*, consistant en
phénomènes d'inhibition motrice (folie hystérique,
folie hypocondriaque, neurasthénies abouliques);
l'*altération du ton et du timbre de la voix*, des
mouvements de l'écriture, etc., qui est caractéristique de certaines folies avec agitation intense (manie
aiguë, mélancolie anxieuse, paralysie générale).
D'après Morselli, le changement de la voix serait
parfois un symptôme prodromique de la périencé-

phalite chronique. Il peut en être de même du changement de l'écriture.

TROUBLES DES FONCTIONS VÉGÉTATIVES

A l'exemple de Morselli, nous étudierons successivement sous ce titre : la *circulation*, la *respiration*, la *nutrition* et l'*assimilation*, les *sécrétions*, la *température*, les *fonctions trophiques et vaso-motrices*.

a. — *Circulation.*

Les affections du cœur sont, d'une façon générale, plus fréquentes chez les aliénés que chez les gens sains d'esprit. D'après le D\u02b3 Duncan Greenless, le chiffre des décès par affection cardiaque serait de 9,36 p. 100 chez les premiers et de 8,72 p. 100 chez les derniers. Le plus souvent, la lésion cardiaque préexiste à la folie et joue un rôle plus ou moins important dans sa production; dans certains cas, cependant, elle paraît être la conséquence d'une excessive agitation (manie, lypémanie, angoisse, épilepsie).

Beaucoup d'aliénés présentent tous les signes d'une dégénérescence athéromateuse précoce; chez d'autres, on observe l'atrophie, la dégénérescence graisseuse du cœur, sa rupture spontanée. La maladie la plus fréquente serait, d'après la majorité des auteurs, l'insuffisance mitrale avec hypertrophie du ventricule gauche. Comme troubles fonctionnels on note les bruits de souffle anémique, la fréquence, la faiblesse et l'intermittence de l'impulsion cardiaque.

En résumé, chez un grand nombre de fous, 30 p. 100 pour quelques-uns, jusqu'à 75 p. 100 pour d'autres, l'effet utile du travail cardiaque est diminué en sorte que la quantité de sang qui circule dans les organes décroît et sa distribution s'altère.

Le *pouls* ne présente pas, dans la folie, des altérations caractéristiques de quantité et de qualité. D'une façon générale, cependant, il est fréquent et élevé dans les états d'exaltation, tandis qu'il est lent, faible et concentré dans les états de dépression. Mais ce n'est pas là une règle absolue, car chez beaucoup de mélancoliques, même dans la stupeur, il peut atteindre 100 et 120 pulsations. Dans les formes chroniques, le pouls est habituellement normal, sauf chez les hallucinés et durant les paroxymes d'agitation. Les variations rapides, le dicrotisme et le polycrotisme sont très fréquents chez les aliénés.

Wolf, qui a fait de nombreuses recherches sphygmographiques sur le pouls dans les diverses psychoses, a insisté sur ce fait qu'on y rencontre plus souvent qu'ailleurs la perte du parallélisme qui existe à l'état normal entre la courbe des températures et les oscillations du pouls. Morselli affirme néanmoins que les dernières recherches de Claus ne justifient pas les résultats obtenus par Wolf. La sphygmographie serait surtout utile, d'après Shaffer, pour distinguer les diverses périodes de la folie circulaire.

Greenless (*Mental science*, 1887) a tiré de ses observations sphygmographiques les conclusions suivantes : Dans la manie aiguë on trouve les centres nerveux congestionnés, les parois artérielles relâchées, d'où diminution de la tension artérielle et tracé dicrotique du pouls. A l'état chronique, le tracé se rapproche de la normale.

Dans la mélancolie aiguë, systole cardiaque faible, réplétion incomplète des artères. A l'état chronique, le pouls recouvre sa force.

Dans la paralysie générale, pouls variable selon les périodes. Dans le premier stade, systole énergique, tension artérielle faible. Dans le deuxième, systole moins énergique, tension artérielle relevée. Dans le troisième, systole faible, mais l'ensemble du tracé se rapproche de celui du premier stade.

Chez les déments, le tracé montre une circulation torpide, due à une diminution du système vaso-moteur.

Chez les imbéciles, il y a toujours augmentation de la tension artérielle et de la systole.

b. — *Respiration.*

L'examen de la respiration est beaucoup moins significatif chez les aliénés que celui de la circulation. On y rencontre cependant les maladies chroniques de poitrine, la phtisie pulmonaire, les catarrhes bronchiques, les emphysèmes.

Chez les maniaques, la respiration, à part sa fréquence, n'offre en général rien de particulier. Chez les mélancoliques, les mouvements respiratoires sont tantôt superficiels et très fréquents, tantôt lents et profonds; on peut y constater aussi le type inverse de la respiration, c'est-à-dire l'expiration plus longue que l'inspiration. Marcé a signalé chez ces malades, le défaut de proportion entre le nombre des inspirations et celui des battements cardiaques. Ce rapport qui est de 1 à 4 dans l'état normal, descend plus bas chez les mélancoliques, où il atteint de 1 à 5 et 6 pulsations.

Dans certains états émotifs, les mouvements thoraciques s'accomplissent par saccades et reprises, quelquefois même avec des tremblements et des sursauts. Dans la paralysie générale avancée, spécialement au cours des accès apoplectiformes, on observe les respirations intermittentes, rémittentes et arythmiques, comme dans le phénomène de Cheyne-Stokes.

c. — *Nutrition et Assimilation.*

Le premier élément d'appréciation, pour juger de l'état de nutrition d'un individu, consiste à examiner le rapport du poids avec la stature.

A la période prodromique de beaucoup de folies, avant même que les troubles intellectuels éclatent, le poids du corps diminue d'une façon notable. Dans les états d'agitation et de manie, il y a en général dénutrition; au contraire, dans les formes apathiques, les malades peuvent devenir polysarciques. Dans les folies intermittentes et circulaires, on constate souvent des changements réguliers de poids à chaque période d'accès. Dans le marasme de la mélancolie, de la manie, de la paralysie générale, l'amaigrissement est progressif et peut atteindre parfois un degré extrême. Enfin au déclin des accès aigus, l'embonpoint se rétablit, et c'est là un indice favorable, à condition, qu'il coïncide avec une amélioration parallèle de l'état mental.

Les *affections des voies digestives* sont très fréquentes dans l'aliénation mentale. On y rencontre particulièrement : le cancer, l'ulcère, la dilatation de l'estomac, les dyspepsies, les gastrites ; la péritonite chronique, le catarrhe duodénal, le cancer du rectum, le déplacement du côlon transverse, la dysenterie, l'entérite ; la congestion et les abcès du foie, la néphrite, interstitielle et parenchymateuse ; le catarrhe de la vessie, la cystite, l'hypertrophie de la prostate, etc., etc.

Quant aux troubles fonctionnels, ils ne sont .pas moins nombreux et moins importants. Ce sont : l'état saburral, la fétidité de l'haleine, les régurgitations avec pyrosis, les vomissements et vomituritions, les gastrorrhagies et enterorrhagies, les coliques intestinales, le météorisme, la tympanite, surtout la constipation, la diarrhée et l'incontinence des urines et des matières fécales. On peut observer ces symptômes dans toutes les formes de folie, aiguës, chroniques, simples ou associées, mais ils sont plus spéciaux aux états mélancoliques, dans lesquels ils font rarement défaut. C'est à eux qu'est dû, en grande partie, le refus d'aliments ou *sitiophobie* qu'il ne faut pas confondre avec l'inappétence, bien que celle-ci l'accompagne dans beaucoup de cas.

d. — Sécrétions.

La *sécrétion salivaire* est le plus souvent altérée par excès dans les maladies mentales (ptyalisme, sialorrhée). Les aliénés qui présentent cette particularité peuvent se diviser en trois groupes, d'après Reinhardt : 1° les imbéciles, les idiots, les déments, les paralytiques, chez lesquels la salive est fluide et aqueuse (paralysie vaso-motrice); 2° les fous systématisés avec délire d'empoisonnement et sitiophobie, chez lesquels la salive, très abondante et d'abord aqueuse, devient ensuite épaisse et trouble par la chute irritative de l'épithélium glandulaire (réflexion consciente et processus morbide des centres psychiques); 3° les maniaques, les circulaires, les sexuels, chez lesquels la salive est vitrée, tenace, blanchâtre et visqueuse (excitation mécanique locale ou irritation du grand sympathique.

Dans certains cas, comme dans le délire aigu, le délirium tremens, l'expuition de la salive peut devenir, pour ainsi dire, incessante.

La *sécrétion gastrique* est à peu près constamment troublée dans les dyspepsies et la sitiophobie des mélancoliques et des délirants systématisés, dans la polyphagie des maniaques, des déments, dans les vertiges stomacaux des hypocondriaques, des épileptiques, dans l'anorexie des alcooliques, dans la dilatation stomacale des neurasthéniques, etc., etc.

Dans ces dernières années, l'analyse chimique du suc gastrique retiré par sondage pendant la digestion,

a fait diviser les dyspepsies en plusieurs catégories :
par excès de peptones; par dilution du suc gastrique;
par hyperchlorhydrie; par anachlorhydrie; par fermentation (Alb. Robin). Les mêmes procédés scientifiques d'expérimentation ont permis à Carl von
Noorden (1887) et Pachoud (1888) de constater que
chez les mélancoliques il y a le plus souvent accélération de la digestion et hyperacidité du suc gastrique, due presque exclusivement à la présence de
l'acide chlorhydrique libre.

L'analyse de la *sécrétion biliaire* n'a pas encore
été tentée chez les aliénés d'une façon aussi rigoureuse. On sait cependant que la bile se trouve en
excès dans beaucoup de cas (mélancolie, états chroniques, délires toxiques) et qu'elle donne lieu soit à des
poussées subaiguës d'ictère, soit à la formation plus
ou moins sourde de calculs qu'on retrouve en grand
nombre à l'autopsie. L'atonie intestinale de certains
lypémaniaques et fous systématisés peut se lier également à une sécrétion biliaire insuffisante.

La *sécrétion sudorale* est fréquemment altérée,
comme on sait, dans les états émotifs et dans les
maladies de la moelle épinière. Il en est de même chez
les aliénés. Beaucoup ont la peau sèche, les cheveux
hérissés et secs par suite d'une diminution de la
sueur (anidrose); tels sont les mélancoliques les
stupides, les paralytiques généraux. D'autres au contraire, transpirent d'une façon très abondante (hype-
ridrose) tellement parfois que leurs téguments deviennent froids et œdématiés (manie, neurasthénies
émotives). Le début de certaines maladies mentales

est marqué, dans certains cas, par la disparition de la sueur, ou, au contraire, par l'apparition de sueurs locales ou générales (paralysie générale, folie hypocondriaque). J'ai observé, dans quelques psychoses diathésiques, surtout dans l'arthritisme, un balancement très net entre l'état mental et la sécrétion de la sueur.

L'odeur nauséabonde que répandent beaucoup d'aliénés et que l'on a comparée depuis longtemps à l'odeur de souris, dépendrait plutôt d'après Morselli, de la saleté ou de l'haleine fétide des malades que de la modification chimique des exhalaisons cutanées. Toutefois, une acidité plus grande accompagne ordinairement les phases d'agitation dans les folies cycliques. Quelques idiots exhalent une odeur de musc (Frigerio).

La *sécrétion sébacée* n'a guère été étudiée chez les aliénés. On ne la connaît d'ailleurs que très imparfaitement, même à l'état physiologique. M. Arnozan, d'après quelques expériences tentées avec moi à cet égard, a constaté quelques particularités chez les aliénés, sans cependant observer encore rien de précis. A plusieurs reprises cependant, nous avons déterminé l'existence de matière sébacée, chez les paralytiques généraux, dans des points où il n'en existe pas habituellement, le creux axillaire, par exemple.

L'étude du *sang* aurait pu trouver sa place soit dans les fonctions de nutrition soit dans les fonctions trophiques. Nous la rangeons ici, parce qu'elle est inséparable de celle de l'urine.

On a observé que chez la plupart des aliénés, soit

au début, soit dans le cours des accès, le nombre des
globules rouges est notablement diminué (mélancoliques, stupides, déments), et que cette hypoglobulie
est surtout marquée chez les femmes. On a observé
aussi, peut-être plus fréquemment encore, une diminution de la quantité d'hémoglobine contenue dans
le sang (formes dépressives et stupides). Chez les
maniaques, la composition du liquide sanguin se rapproche de la normale. En tout cas, le rapport entre
les globules rouges et les globules blancs n'est pas
changé.

Dans un travail récent (*Mental science*, oct. 1890),
le Dr Johnson Smyth indique les résultats de nombreuses expériences faites par lui sur le sang des
aliénés.

Nous les résumons dans le tableau suivant :

	HÉMOGLOBINE.	GLOBULES ROUGES par mm. cube.	POIDS SPÉCI- FIQUE.
État de santé	93 %	5,106,000	1.056
Mélancolie..........	69,7 %	4,684,000	1.057
Épilepsie	62,8 %	4,520,800	1.059
Paralysie générale ..	68,7 %	4,700,250	1.060
Démence secondaire .	53,7 %	4,070,000	1.061

D'où il résulte nettement que chez les aliénés, il y

a, d'une façon générale, diminution de l'hémoglobine et des globules rouges du sang, tandis qu'au contraire, le poids spécifique de ce liquide s'y trouve augmenté. D'où il résulte aussi que les formes morbides dans lesquelles ces particularités se trouvent les plus marquées sont, par ordre décroissant : la démence secondaire, l'épilepsie, la mélancolie et la paralysie générale. Quant à la proportion comparative des globules blancs et des globules rouges, l'auteur affirme qu'il n'a pas trouvé de variation constante d'avec la normale.

La plus importante des sécrétions, chez les aliénés comme à l'état physiologique, est celle de l'*urine*.

L'*urine* peut être altérée, chez les aliénés, dans sa quantité et dans sa qualité.

Au point de vue quantitatif, ses altérations consistent en modifications des principes physiologiques ou introduction de principes pathologiques.

L'urée, les phosphates et les chlorures se retrouvent tantôt en excès (paralytiques et maniaques), tantôt au-dessous du chiffre normal (mélancoliques, déments).

Quant à l'acide phosphorique, il résulte des recherches de Mendel et de Mairet que dans la manie, la lypémanie et les périodes d'agitation de la folie, il y a augmentation des phosphates, surtout terreux, tandis que dans l'idiotie et la démence, où la nutrition générale est ralentie, il y a diminution de l'élimination de ces sels.

Le Dr Johnson Smyth, dans le travail cité plus

haut, résume ainsi qu'il suit la composition de l'urine dans diverses formes d'aliénation :

	QUANTITÉ D'URINE en c. c. par jour.	TOTAL DES SOLIDES en gr. par jour.	URÉE en grammes.	ACIDE URIQUE en grammes.	CRÉATININE en grammes.	CHLORURE DE SODIUM en grammes.	ACIDE PHOSPHORIQUE en grammes.
État de santé.	1356,2	37,8	23,2	0,9	1,3	9,0	1,2
Mélancolie ...	1295,8	38,87	25,91	1,8	»	»	1,65
Épilepsie	1526,8	36,8	25,17	2,1	»	»	2,19
Démence secondaire.	408	34,8	20	2,0	2,9	»	0,69
Paral. génér^{le}.	1578	47,0	26,0	3,1	3,3	»	1,6

D'où il suit : 1° que la quantité d'urine excrétée est supérieure à la normale dans la paralysie générale et dans l'épilepsie, inférieure dans la mélancolie et la démence secondaire; 2° que le total des solides est surtout augmenté dans la paralysie générale; 3° que le chiffre de l'urée est légèrement en excès dans les psychoses, excepté dans la démence; 4° que l'acide urique est notablement au-dessus de la moyenne physiologique d'abord dans la paralysie générale, puis dans l'épilepsie et dans la démence; 5° que la créatinine est également plus considérable dans la paralysie générale et la démence; 6° enfin, qu'il semble y avoir un léger excès d'acide phosphorique dans l'épilepsie.

mais que ce principe diffère très peu de la normale dans les autres affections.

Pour ce qui est des éléments pathologiques de l'urine, c'est surtout l'albumine et le sucre qu'il est nécessaire de rechercher. Le sucre peut se rencontrer en proportions variables chez les aliénés diabétiques, dans le délire aigu, le délirium tremens, l'alcoolisme chronique, l'épilepsie, la paralysie générale au début ou après des attaques congestives.

L'albumine, d'après Koppen (1888) serait surtout fréquente dans les délires liés à une néphrite-chronique, à l'artério-sclérose, dans le délire aigu, la paralysie générale, l'épilepsie. Elle se présenterait soit sous sa forme habituelle, soit sous la forme de propeptone (hémi-albuminose ou paralbumine). Dans certains cas de folie dite brightique (Dieulafoy, Raymond) l'état mental suit exactement les fluctuations de l'urémie.

Le D⟨r⟩ Marro (*Neurol. Centralblatt*, 1888) dit avoir constamment rencontré la peptonurie chez vingt-un déments paralytiques. La quantité de peptone était parfois minime et il fallait de 800 à 1,000 centimètres cubes d'urine pour obtenir la réaction de Hofmeister. Elle était plus considérable dans les cas à marche aiguë ou à complication. L'auteur est allé jusqu'à affirmer que l'absence de peptone pouvait exclure la paralysie générale.

Le même Marro (*Archiv. di. Freniatria*, 1889) a trouvé de l'acétone en quantité marquée dans l'urine de malades morts à la suite de délire aigu avec hallucinations terrifiantes. Il croit que la présence de cet élément morbide est en rapport avec l'existence de ce genre d'hallucinations.

On trouve aussi parfois, dans l'urine des aliénés des cylindres, le plus souvent mélangés avec de l'albumine (états aigus) et du mucus, du pus, des cellules épithéliales, des leucocytes, jusqu'à du sang (démences paralytiques). Il faut signaler enfin, pour mémoire, l'azoturie, l'urémie, avec ses formes convulsive et délirantes, l'ischurie, la strangurie par spasme du col ou paralysie, la rétention et l'incontinence, consciente ou inconsciente (Féré).

c. — *Température.*

La folie est presque toujours une maladie apyrétique qui, dans beaucoup de cas, n'altère pas l'équilibre entre les sources de la chaleur animale et ne s'accompagne pas, sauf dans des phases et des formes déterminées, d'une réaction de l'organisme. C'est pourquoi les recherches thermométriques restent chez elle d'une application limitée.

La température générale peut être augmentée dans les cas aigus de folie, mais seulement dans les types congestifs (manie, épilepsie, paralysie générale). La température diminue au contraire dans les formes dépressives et apathiques, dans les états de marasme et de mélancolie. On peut observer des élévations extraordinaires de température dans certains stades de la paralysie générale. On peut même y rencontrer une distribution irrégulière de chaleur dans les parties périphériques (asphyxies locales) mais il s'agit là plutôt de troubles vaso-moteurs.

La température cranio-cérébrale a été trouvée augmentée dans les formes exaltées et abaissée dans les formes dépressives. On aurait même constaté des différences notables entre les deux moitiés de la tête et jusque sur les divers lobes du cerveau. Mais il y a lieu de ne pas accepter ces résultats sans réserve.

f. — *Fonctions trophiques et vaso-motrices.*

Les troubles de ces fonctions sont très importants en psychiatrie. Nous signalerons parmi les troubles trophiques :

1° Les altérations du système cutané, soit dans la distribution du pigment ou les pigmentations anormales, soit dans la nutrition des diverses couches tégumentaires. Quelquefois, on observe de vraies dermatoses, telles que l'eczéma, le zona, l'herpès, l'ichthyose, la pythiriase, le myxœdème endémique ; d'autrefois, la peau offre les symptômes d'une intoxication générale de l'organisme, par exemple dans l'alcoolisme et dans la pellagre ;

2° La cicatrisation difficile des plaies, les escarres et les plaies du décubitus, le mal perforant, la chute spontanée des ongles et des dents, l'othématome, lésions dues, pour la plupart, à des névrites périphériques ;

3° La fragilité des os, les arthropathies trophiques, surtout dans les articulations chondro-sternales ;

4° L'atrophie et la dégénération musculaires qui

atteignent un degré élevé dans les formes paralytiques de la folie, le marasme de la démence, la
cachexie mélancolique ;

5° La kératite neuro-trophique, la diminution de
la sécrétion lacrymale, enfin la dégénérescence graisseuse des divers organes.

Parmi les troubles vaso-moteurs, on constate chez
les aliénés :

Des paralysies vaso-motrices des extrémités ou de
certaines parties des téguments, amenant la cyanose,
l'œdème (formes stupides et apathiques de la mélancolie, de la folie à double forme (Ritti) et de la démence);
des asphyxies dites locales, par contraction spas-
tique des capillaires ; des irrégularités dans la distribution sanguine ; des sensations subjectives de chaleur, de froid, de fourmillement, de frisson ; des
phénomènes angio-paralytiques et angio-cinétiques
bien localisés et pour ainsi dire alternant. (formes
cycliques et périodiques, mélancolies avec raptus).
On peut observer aussi, sous l'influence de légères
excitations mécaniques ou électriques, des rougeurs
partielles persistantes, quelquefois même le phénomène désigné sous le nom d'alphabet vaso-moteur
(dermographie).

Signalons enfin l'angoisse précordiale, si importante chez certains aliénés (mélancoliques, épileptiques, hypocondriaques, hystériques, alcooliques,
neurasthéniques) qui se traduit chez eux par des sensations de constriction pénible et donne naissance aux
conceptions délirantes les plus variées. Elle manque
rarement dans le stade mélancolique initial de la folie.

g. — *Appendice.*

ACTION DES TROUBLES DES FONCTIONS VÉGÉTATIVES SUR LA FOLIE :
SYMPATHIE. — THÉORIES DE BOUCHARD

On voit, d'après l'énumération d'ailleurs incomplète que nous venons de faire, que la folie est fréquemment liée à des troubles d'ordre physique, et qu'aucune des fonctions du corps n'échappe à ces altérations. C'est pourquoi, de tout temps, on a eu tendance à considérer certains désordres de l'esprit comme la conséquence prochaine ou lointaine d'une modification pathologique des viscères ou des humeurs. De là les noms de mélancolie, d'hypocondrie, de phrénitis, donnés dès l'origine aux diverses formes de folies connues. La mélancolie, pour sa part, a toujours été spécialement rattachée à une altération organique ou fonctionnelle des organes de l'abdomen, et Cœlius Aurelianus disait déjà du temps de Rome : « In melancholicis *stomachus*, in furiosis verò caput afficitur. »

Quant aux théories qui se sont succédé pour expliquer cette influence des viscères malades sur le cerveau, elles ont été ce que les ont faites successivement les époques et les milieux. L'une d'elles, la plus ancienne peut-être puisqu'elle date d'Hippocrate et de Galien, est la théorie de la *sympathie* qui a survécu, sauf des variations de détail, jusqu'à l'heure actuelle.

Il se pourrait cependant que nous touchions sur ce point à une phase critique et que l'antique conception de la sympathie morbide fit bientôt place à une conception nouvelle, plus en rapport avec les idées scientifiques modernes, celle de l'*auto-intoxication*.

Tout le monde connait les admirables travaux de Bouchard sur les troubles provoqués dans l'organisme par la formation exagérée ou la rétention morbide des poisons normaux, en particulier par ceux qui proviennent du tube digestif et de l'urine. Or, étant donnés les symptômes gastro-intestinaux qui accompagnent la plupart des formes aiguës de la folie, surtout la mélancolie, étant donnés les bons effets que l'on obtient maintenant du lavage de l'estomac non seulement contre la sitiophobie lypémaniaque, mais encore contre la lypémanie elle-même, il était logique de penser que, dans bien des cas, la folie devait être la conséquence d'une auto-intoxication.

Déjà, quelques travaux sont venus confirmer ces vues pathogéniques. Je citerai notamment : la communication de M. Bettencourt-Rodrigues au congrès international de médecine mentale (1889) sur « l'influence des phénomènes d'auto-intoxication et de la dilatation de l'estomac dans les formes dépressives et mélancoliques » ; la thèse de Chardon inspirée par M. le professeur Lemoine, sur l' « influence des maladies infectieuses sur le développement des maladies mentales (Lille, 1889-1890), et celle de Feyat sur « la constipation chez les aliénés (Lyon, 1889-1890). Je mentionnerai enfin la conférence d'ouverture de mon cours libre à la Faculté de Bordeaux

(1889-1890) : « La folie et les auto-intoxications » ; mais surtout l'excellente thèse d'un de mes élèves, le Dr Chevalier-Lavaure qui, analysant le pouvoir toxique de l'urine des aliénés dans les formes aiguës, d'après les procédés de Bouchard, est arrivé à démontrer que dans ces états, notamment dans la manie, l'urine perdait une grande partie de sa toxicité, sans doute par suite d'une rétention morbide des poisons normaux. Tandis, en effet, qu'il faut en moyenne 25 centimètres cubes d'urine normale de jour et 35 d'urine normale de nuit pour tuer un kilogramme d'animal, il a fallu chez les maniaques, 60 centimètres cubes d'urine de jour et 69 d'urine de nuit en moyenne, pour obtenir le même résultat. Dans un cas même, l'urine de jour a été impuissante à tuer le lapin en expérience. (*Des auto-intoxications dans les maladies mentales.* Bordeaux, juillet 1890.) Ces résultats sont à rapprocher de ceux obtenus par M. Féré sur l'urine des épileptiques, reconnue plus toxique avant qu'après l'accès convulsif.

On ne s'est guère occupé jusqu'ici, chez les aliénés, que des seules auto-intoxications, et en particulier de celles qui ont pour point de départ l'appareil digestif ou ses annexes. Mais les théories de Bouchard sur les maladies générales par ralentissement de la nutrition me paraissent également applicables à la pathogénie de certains états de folie dits diathésiques, notamment ceux qu'engendre parfois l'arthritisme. C'est l'avis du professeur Pierret (Congrès international 1889) et de M. Charpentier, qui, à côté des paralysies générales par congestion, admet un autre groupe de paralysies générales par intoxication, où il range celles dues à la goutte, au diabète, à l'arthritisme, à la suralimentation (*Annales méd. psychol.*, octobre 1890). Pour ma part, j'ai observé un cas bien net de folie arthritique héréditaire avec rétention urique, anidrose, et troubles nombreux des fonctions trophiques, dans lequel le délire, incontestablement dû aux effets de la nutrition retardante, a constamment suivi les oscillations de l'intoxication diathésique.

On voit quel horizon ouvrent pour l'avenir, en psychiatrie, les théories et les méthodes de l'heure présente. Assurément, il faut s'y attendre, les limites permises de déductions seront vite dépassées, comme cela a toujours lieu en pareil cas, et quelques esprits aventureux en arriveront sans doute à faire de toute folie le résultat d'un empoisonnement de l'organisme, d'une intoxication. Mais certaines données positives resteront et les découvertes de la chimie biologique, plus féconde en cela que l'histologie, amèneront nécessairement quelques progrès dans le traitement des maladies mentales. Déjà, nous l'avons vu, l'analyse expérimentale du suc gastrique a permis à Van Noorden et Pachoud de constater l'hyperchlorhydrie stomacale des mélancoliques et par suite de préconiser chez ces malades, l'usage des alcalins; une analyse encore plus minutieuse de ce liquide d'après les procédés récents (Voy. Gaston Lyon : *L'analyse du suc gastrique, sa technique, ses applications cliniques et thérapeutiques;* Th. de Paris, 1890) permettra sans nul doute d'instituer un

traitement rationnel des dyspepsies lypémaniaques,
on pourrait dire les lypémanies dyspeptiques, et surtout de transformer le lavage actuel de l'estomac en
méthode thérapeutique raisonnée, scientifiquement
basée sur l'état du suc gastrique et des organes de la
digestion. Il en sera de même de l'étude approfondie
du sang, de l'urine, et à des degrés divers, des autres
produits d'excrétion tels que la sueur, la salive et la
matière sébacée.

§ II. — ÉLÉMENTS CONSTITUTIONNELS
OU ORGANIQUES

Ces éléments se divisent en lésions d'*organisation
ou d'évolution*, et lésions de *désorganisation ou
d'involution*, suivant qu'elles atteignent l'individu
durant le temps de son développement ou après son
développement complet.

LÉSIONS D'ORGANISATION

Les lésions d'organisation caractérisent plus spécialement un groupe de maladies mentales que nous
étudierons plus loin sous le nom de *dégénérescences d'évolution* ou *vices d'organisation psychique*. Mais on peut les rencontrer, plus ou moins
isolées, chez un grand nombre de fous. Elles consistent en déviations, excès ou arrêts de développement,
qui frappent non seulement les fonctions cérébrales,
mais encore tous les appareils ou organes de l'éco-

nomie. Nous les passerons sommairement en revue, sous les dénominations actuelles de *stigmates psychiques* et de *stigmates physiques*.

a. — *Stigmates psychiques.*

La loi qui domine les altérations tératologiques de l'intelligence est, à l'opposé de l'état normal, la désharmonie ou défaut d'équilibre. Il en résulte que ce qui caractérise essentiellement les anomalies d'ordre psychique, c'est avant tout un manque de proportion entre certaines facultés avortées et d'autres normales ou en excès.

Dans la sphère intellectuelle proprement dite, ce sont surtout les facultés supérieures, le jugement, l'esprit de suite, l'attention, la volonté qui font défaut, tandis que d'autres facultés au contraire, telles que la mémoire, l'imagination, l'invention, l'expression ou des aptitudes artistiques diverses peuvent être très développées.

Dans la sphère morale ou passionnelle, l'arrêt de développement porte surtout sur les sentiments élevés et les hautes affections, alors que souvent, au contraire, il existe une véritable hypertrophie de passions, de sentiments inférieurs et d'instincts. C'est l'ensemble de cet état, plus spécial à certains dégénérés, qu'on désigne communément sous le nom d'absence du sens moral.

b. — *Stigmates physiques.*

La *taille* est assez fréquemment modifiée chez les

aliénés, en particulier dans les dégénérescences et les monstruosités. On peut y rencontrer le nanisme, le géantisme, le féminisme, ainsi que les diverses déformations du rachis et du thorax.

Les *membres* présentent des paralysies, des contractures, des tics, des hypertrophies, des atrophies générales ou partielles. Les extrémités sont quelquefois caractéristiques. On y observe la syndactilie, la polydactilie, les pieds bots, l'effacement de la voûte plantaire et ce qu'on a appelé la *main idiote* (main grêle et allongée, avec défaut de développement du pouce).

Le *crâne* offre les déformations les plus variées. Son volume est en général supérieur à la normale. Sur 475 crânes d'aliénés comparés à 212 autres crânes, Seppili a trouvé comme moyenne : hommes aliénés, 2,544 c. c., autres hommes, 2,474 c. c. ; femmes aliénées, 1,341 c. c., autres femmes, 1,316 c. c. La forme est des plus variables. A côté de l'orthocéphalie on rencontre la microcéphalie, la mégalocéphalie, la brachycéphalie (eurycéphalie et acrocéphalie), la dolicocéphalie (scaphocéphalie et plagiocéphalie), l'asymétrie générale ou partielle. Viennent ensuite l'hypertrophie ou l'atrophie des parois, la persistance des fontanelles et des sutures ou leur ossification prématurée, les exostoses, les méplats, les os womiens, etc., etc.

La *face* offre aussi l'asymétrie, les déformations de la voûte palatine qui peut être étroite, profonde, ogivale, la déviation de la cloison du nez, la saillie des zygomes, la proéminence des sinus frontaux, l'ampleur et l'écartement des cavités orbitaires, le prognathisme simple ou double, la saillie et la lourdeur de la mandibule, etc., etc.

Le Dr Cuylits prétend qu'une seule loi domine la dégénérescence, c'est la viciation des rapports entre diamètres. En sorte que la science anthropologique appliquée à l'étude des maladies mentales serait surtout la science des indices.

Peu importe pour lui que le cerveau ait pris plus d'expansion dans un sens que dans l'autre, ou également dans tous les sens, c'est-à-dire que l'individu soit dolicocéphale, brachycéphale ou orthocéphale. L'essentiel est que l'organe n'ait pas été gêné dans son développement par une résistance insolite, car, dans ce cas, il subit un tassement qui se traduit au dehors par la déformation de la voûte palatine.

« Depuis longtemps, dit M Cuylits (communication inédite), on avait reconnu qu'une voûte palatine ogivale, étroite et profonde était un indice d'infériorité mentale. On doit expliquer le phénomène de la manière suivante. Le cerveau tend à conquérir son développement transversal, mais il rencontre dans certains cas une résistance au niveau des pariétaux, qu'il refoule. Ce refoulement transmis par les apophyses zygomatiques, temporales et molaires, pousse au rapprochement des bords alvéolaires des maxillaires supérieurs, véritables tenailles où l'écartement des grandes branches, c'est-à-dire des pariétaux, amène le rapprochement des mors, la charnière étant représentée par le corps du sphénoïde et de l'occipital. Le rapprochement des bords alvéolaires ou le palais en ogive n'est donc que l'expression d'un tassement cérébral, d'un effort anormal qui, dans la vie psychique, se traduira par la dégénérescence. Il existe normalement, entre l'écart des rebords alvéolaires au niveau des dernières molaires du maxillaire supérieur et le diamètre interpariétal ou transverse maximum, un rapport assez constant de 1 à 3 1/2. Chez l'héréditaire, et partant chez l'aliéné, l'écart intermolaire et le diamètre interpariétal sont entre eux comme 1 est à 4 1/2, 5, et même chez l'idiot, comme 1 est à 6 et 6,8. Le rapport ou indice est donc, au point de vue de l'anthropologie des aliénés, d'une importance extrême et jusqu'ici il n'a pas encore été signalé. »

Les altérations *de l'encéphale* sont très communes chez les aliénés. Les méninges y sont souvent épaissies, adhérentes aux parois du crâne ou à la couche corticale, garnies de corpuscules osseux, parsemées de dépôts ou remplies de sérosité.

Pour le *cerveau*, on note l'hypertrophie et l'atrophie générales ou partielles, l'absence de certaines circonvolutions ou la présence de circonvolutions supplémentaires, l'élargissement des sillons et des scissures, les anomalies de différentes régions, en particulier de la région psycho-motrice, de la scissure de Sylvius, de la scissure calcarine, de la scissure perpendiculaire externe, du sillon de Rolando et des sillons frontaux.

Comme poids, on trouverait dans les folies simples aiguës un cerveau supérieur à la normale, et dans les folies chroniques, une atrophie plus ou moins marquée, ainsi du reste que dans l'imbécillité et l'idiotie. Au reste, rien n'est variable comme le poids du cerveau chez les aliénés, non seulement dans l'ensemble, mais pour chaque forme morbide. L'écart peut aller dans les folies simples de 1,200 à 1,580 grammes; dans les démences de 986 à 1,580; dans l'imbécillité de 1,040 à 1,575; dans l'idiotie de 566 à 1,710.

Plusieurs auteurs ont en outre noté cette particularité que, contrairement à la normale, l'hémisphère droit serait souvent plus lourd, chez les aliénés, que l'hémisphère gauche.

Le cervelet, la protubérance, les nerfs crâniens présentent des altérations morphologiques beaucoup plus rares.

Quant aux lésions de structure de la masse encéphalique, elles varient suivant la nature de l'affection. Nous nous bornerons à citer, parmi les plus fréquentes, l'hydrocéphalie, la porencéphalie, l'induration ou le ramollissement, les scléroses et les dégénérescences de toute espèce, portant sur les vaisseaux, la névroglie et les éléments nerveux.

Du côté *des yeux et de la vue*, on note la cécité, la myopie, l'hypermétropie, l'astigmatisme, le rétrécissement concentrique du champ visuel, le daltonisme, l'héméralopie, la rétinite pigmentaire, l'albinisme, l'épicanthis, la microphthalmie, l'exophthalmie, le coloboma de la choroïde et de l'iris, l'asymétrie chromatique de l'iris (stigmate irien de Féré), le strabisme, le nystagmus, le ptosis, les altérations de la papille, les déformations et l'inégalité de l'ouverture pupillaire, etc., etc.

Du côté *des oreilles et de l'ouïe*, les anomalies ont une fréquence et une importance plus considérables, et c'est à juste raison qu'on les considère comme de vrais stigmates de dégénérescence. Elles ont été spécialement étudiées, dans ces dernières années, par Giacchi, Féré, Lannois et Frigerio. En dehors de la surdité complète ou unilatérale qui est quelquefois héréditaire, et des otites de tout genre, on trouve chez les aliénés des oreilles mal implantées, asymétriques, énormes ou rudimentaires, plates, charnues, en pointe (oreilles de satyre de Schwalbe), écartées (en anse) ou appliquées contre la paroi crânienne. On y trouve aussi des déformations partielles, l'absence du tragus et de l'antitragus, l'arrêt de développement ou l'absence de l'hélix et de l'anthélix, le prolongement de la racine de l'hélix qui, rejoignant l'anthélix sépare la conque en deux parties (Féré), le déplissement et l'enroulement du pavillon, l'adhérence ou l'absence du lobule (oreille de Morel), la persistance du tubercule de Darwin, l'anomalie de la fossette scaphoïde qui peut manquer, être unique double ou triple et se continuer dans le lobule même indépendamment du renversement de l'antitragus, etc., etc. D'après Féré, les altérations morphologiques siégeraient surtout du côté gauche.

Frigerio qui a appliqué un instrument spécial, l'otomètre, à l'étude anthropologique de l'oreille externe (*Archives d'anthrop. criminelle*, 1888), signale en outre les particularités suivantes : 1° l'angle auriculo-temporal (écartement de l'oreille) qui est inférieur à 90° chez l'homme sain et n'atteint ce chiffre que chez 20 p. 100 des sujets, tend à augmenter chez les aliénés où on en trouve 39 p. 100 avec 90° et chez les criminels où il en existe 55 p. 100°; chez les singes, cet angle dépasse généralement 100; 2° l'indice moyen de la conque pour les deux oreilles, est supérieur chez les aliénés, à celui de l'individu normal, tandis que l'indice du pavillon lui est au contraire inférieur. Cependant chez les aliénés, la conque a un développement plus grand que le pavillon, surtout dans le sens transversal.

Du côté *de la bouche et des dents*, on note : la division congénitale du palais, de la luette, le bec de lièvre, la mégalo-glossie, la persistance indéfinie de la première dentition, l'absence ou la duplicité de certaines dents, leur petitesse (microdentisme) ou leur exagération (géantisme), les tubercules, les dentelures, les crénelures, la carie, les anomalies de direction portant surtout sur les incisives et les canines, la présence de sillons, les déformations de l'arcade dentaire, etc., etc. (Bourneville et Sollier).

Du côté *des organes génitaux*, également bien étudiés par Bourneville et Sollier (1888), on peut constater chez l'homme : les hernies, l'état rudimentaire ou la grosseur exagérée de la verge, la verge en massue, le phimosis, l'épispadias, l'hypospadias avec ses trois variétés balanique, pelvienne et scrotale, l'anorchidie, la monorchidie, la cryptorchidie, l'atrophie et l'asymétrie des testicules, le varicocèle, la rareté ou l'absence de spermatozoïdes, l'impuberté, la gynécomastie (Émile Laurent). Chez la femme : le rétrécissement, l'imperforation ou le cloi-

sonnement transversal ou longitudinal du vagin.
l'absence des ovaires et des trompes, surtout d'un
côté, l'utérus bicorne, la polymastie, l'aménorrhée,
etc.

Du côté *de la peau*, nous nous bornerons à signaler : l'albinisme, le vitiligo, les nævi pigmentaires,
les nævi érectiles, l'ichthyose, le myxœdème, la rareté
ou l'abondance du système pileux, l'existence de la
barbe et de la moustache chez les femmes, les touffes
de poils et le double tourbillon des cheveux, trace
d'une anomalie de développement de l'extrémité
céphalique du canal vertébral (Féré).

Notons enfin du côté *du larynx et de la voix*, l'hy-
pertrohie ou l'absence du corps thyroïde, la mutité,
la persistance de la voix d'enfant et les divers vices
de prononciation (bégayement, répétition ou suspension convulsive de certaines syllabes, bredouillement, grasseyement, zézaiement).

LÉSIONS DE DÉSORGANISATION

Les lésions de désorganisation caractérisent spécialement un groupe de maladies mentales que nous
étudierons plus loin sous le nom de *dégénérescences
d'involution ou désorganisations psychiques*. Elles
consistent essentiellement dans l'infirmité acquise,
c'est-à-dire dans la déchéance de l'être psycho-physique, et, comme les lésions d'organisation, elles
peuvent frapper non seulement les fonctions cérébrales, mais aussi tous les appareils et organes de
l'économie.

Il ne nous paraît pas nécessaire de nous étendre sur ces lésions et de les énumérer en détail, car nous les retrouverons dans la pathologie spéciale. Disons seulement que dans la sphère psychique, celles que l'on rencontre le plus fréquemment sont : l'affaiblissement de la mémoire des souvenirs récents, des idées, des mots (amnésie intellectuelle et verbale), la perte de l'attention volontaire (polyidéisme), l'obnubilation des affections, des sentiments, des habitudes d'éducation, etc, etc., avec persistance plus ou moins marquée de l'intelligence automatique et des instincts.

Dans la sphère physique, la déchéance peut atteindre tous les appareils. Elle porte surtout sur les centres nerveux, la fonction musculaire, les organes des sens, l'instinct génital, les excrétions.

CHAPITRE III

CLASSIFICATION

On sait de quelle importance est une classification, dans une science quelconque. En pathologie mentale, c'est un fil conducteur absolument nécessaire.

Aussi, un très grand nombre d'auteurs, depuis l'antiquité, ont-ils essayé de classer les maladies mentales. Buchez a dit malicieusement à ce propos : « Lorsqu'ils croient avoir fini leurs études, les rhétoriciens font une tragédie et les aliénistes une classification. »

Toutes les classifications proposées jusqu'à ce jour peuvent se ranger sous quatre chefs : 1° les *classifications psychologiques*, basées sur la nature des troubles intellectuels (Ex. : Hammond, de New-York) ; 2° les *classifications symptomatiques*, basées sur les manifestations extérieures de la maladie (Ex. : Esquirol, Marcé) ; 3° les *classifications pathogéniques* ou *étiologiques*, basées sur les causes et l'origine du développement de la folie (Ex. : Morel) ; 4° les *classifications anatomiques*, basées sur les caractères des lésions (Ex. : Voisin, Luys).

La plupart de ces classifications sont plutôt *mixtes* que véritablement *systématiques*, c'est-à-dire édifiées à la fois sur plusieurs des caractères que nous venons d'énumérer.

Je me bornerai à reproduire ici, à titre de document, et sans commentaires, les classifications de MM. Baillarger, Ball et Magnan, pour la France ; celle de Hack Tuke et Bucknill, pour l'Angleterre ; celle de Krafft-Ebing, pour l'Allemagne ; enfin, la *nomenclature* adoptée par le Congrès international de médecine mentale (1889), sur le rapport du Dr Morel, de Gand, et qui a simplement pour but de fournir aux aliénistes de tous les pays une série de dénominations ou rubriques, sous lesquelles ils puissent étiqueter désormais tous les cas cliniques, afin de les rendre comparables.

CLASSIFICATION DE M. BAILLARGER

LES FOLIES	LES DÉMENCES
PERVERSIONS FONCTIONNELLES	ABOLITIONS FONCTIONNELLES

I. Les Folies.

1. *Folies simples.*

(Celles qui, en cas de non guérison, se terminent le plus souvent par la démence simple.)

Délire partiel.
Manie.
Mélancolie.
Double forme.

II. *Folies paralytiques.*

(Celles qui, en cas de non guérison, se terminent le plus souvent par la démence paralytique.)

Manie ambitieuse.
Mélancolie hypocondriaque.

III. *Folies intermittentes.....* { Folie intermittente simple.
Folie à formes alternes.

IV. *Folies circulaires........* | Folie à double forme continue.

V. *Folies d'origine toxique..* { Folie alcoolique.
Folie pellagreuse.
Folie d'origine paludéenne, etc

VI. *Folies associées à diverses* { Folie épileptique.
névroses. Folie hystérique, etc.

II. *Les Démences.*

I. Paralysie générale (démence paralytique).

II. Démence sénile.

III. Démence symptomatique de diverses affections circonscrites du cerveau.

IV. Démence consécutive aux vésanies.

III. *Arrêts de développement.*

Idiotie. — Imbécillité. — Débilité mentale. — Crétinisme.

CLASSIFICATION DE M. LE PROFESSEUR BALL

1° *Vésaniques* ou essentielles (sans lésion). Types :
folie circulaire, délires systématisés.

FOLIES

2° *Névropathiques....* { Hystérique.
Épileptique.
Choréique, etc.

3° *Diathésiques.......* { Goutteuse.
Rhumatismale.
Tuberculeuse.
Cancéreuse.
Anémique, etc.

4° *Sympathiques*......
- Génitale.
- Cardiaque.
- Gastro-intestinale.
- Pulmonaire, etc.

5° *Toxiques*..........
- Alcoolique.
- Saturnine.
- Morphinique, etc.

FOLIES
(*Suite*)

6° *Organiques ou céré-bro-spinales*......
- Paralysie générale.
- Aphasie.
- Délire aigu.
- Démence hémiplégique, etc.

7° *Congénitales ou mor-phologiques*......
- Idiotie.
- Imbécillité.
- Crétinisme.

CLASSIFICATION DE M. MAGNAN

I. *États mixtes* tenant de la pathologie et de la psychiatrie :

Paralysie générale.
Démence sénile (athérome cérébral).

Lésions cérébrales circonscri-tes, aphasie, par exemple...
- Ramollissement.
- Hémorragie.
- Tumeurs, etc., etc.

Hystérie.
Épilepsie.

Alcoolisme et intoxications ...
- Absinthe.
- Morphine et opium.
- Verdet.
- Seigle ergoté.
- Plomb, etc.

II. — *Folies proprement dites. Psychoses.*

Manie....................
Mélancolie................
} Éléments simples.

Délire chronique............. $\begin{cases} \text{Incubation.} \\ \text{Persécution.} \\ \text{Ambition.} \\ \text{Démence.} \end{cases}$

Folies intermittentes .... $\begin{cases} \text{Simple.} \\ \text{Circulaire.} \\ \text{Double forme.} \\ \text{Alterne.} \end{cases}$

Folies des dégénérés, avec les syndromes épisodiques et les délires d'emblée (primaires).

Idiots. Imbéciles. Débiles. Déséquilibrés.

CLASSIFICATION DE HACK TUKE

I. Folie protopathique.

Idiotie.
Démence hémiplégique.
Paralysie générale.
Folie épileptique.
Folie sénile et folies idio-fonctionnelles.

II. Folie deutéropathique.

Folie de la puberté.
Folie utérine.
Folie climatérique.
Folie puerpérale.
Folie rhumatismale.
Folie syphilitique, etc.

III. Folie toxique.

Alcoolisme.
Folie pellagreuse, etc.

CLASSIFICATION DE KRAFFT-EBING

A. *Affections psychiques du cerveau normalement développé.*

I. *Psychonévroses.*

1° États primitifs curables....
- Mélancolie. { Mélancolie simple.
  { Mélancolie avec stupeur.
- Manie..... { Exaltation maniaque.
  { Manie aiguë.
- Stupeur ou démence curable.
- « Wahnsinn » vésanie à proprement parler en dehors de la mélancolie et de la manie.

2° Folie secondaire (verrückheit);

3° Démence (terminale) (avec agitation ou avec aphasie.)

II. *Dégénérescences psychiques.*

1° Folie raisonnante.

2° Folie morale.

3° Folie primitive (primare verrückheit)..........
{ Avec délire de persécution.
{ Avec délire érotique ou religieux.

4° Obsessions.

5° Folie causée par les névroses constitutionnelles.......
{ Folie épileptique.
{ Folie hystérique.
{ Folie hypocondriaque.
{ Folie périodique.

III. *Maladies cérébrales avec troubles mentaux prédominants.*

1° Démence paralytique.
2° Syphilis cérébrale.

3° Alcoolisme chronique.
4° Démence sénile.
5° Délire aigu.

B. Arrêts de développement.

Idiotie.
Crétinisme, etc., etc.

NOMENCLATURE INTERNATIONALE

ADOPTÉE PAR LE CONGRÈS DE PARIS (1889)

1° Manie (délire aigu);
2° Mélancolie;
3° Folie périodique (folie à double forme, etc.);
4° Folie systématisée progressive;
5° Démence vésanique;
6° Démence organique;
7° Folie paralytique;
8° Folies névrosiques (hypocondrie, hystérie, épilepsie, etc.);
9° Folies toxiques;
10° Folie morale et impulsive;
11° Idiotie.

J'arrive maintenant à ma propre classification, qui n'est autre, à part les variations successives apportées par le temps, que le classement méthodique que j'ai exposé à plusieurs reprises, notamment dans la première édition de cet ouvrage.

En la composant, je me suis proposé deux buts principaux : 1° grouper les formes morbides d'après leurs caractères nosologiques les plus importants, de façon à obtenir des divisions rationnelles et méthodiques ; 2° ne retenir que les états absolument primitifs et ranger à part les états secondaires qui encombrent la plupart des classifications, de façon à être en même temps simple et complet.

Voici d'abord comment j'ai procédé pour arriver au premier résultat :

I

L'intelligence, envisagée comme entité biologique, se présente à nous sous deux aspects : 1° sa *constitution*, c'est-à-dire sa composition, sa structure intime ; 2° son *fonctionnement*, c'est-à-dire sa vie proprement dite, son mode d'activité. En d'autres termes, on peut considérer en elle, comme dans tous les grands appareils de l'être vivant, l'*organe* et la *fonction*. Or, les affections de l'intelligence diffèrent essentiellement suivant que la lésion porte sur l'un ou sur l'autre de ces éléments, et c'est là que réside, à mon sens, la division fondamentale des états d'aliénation.

Nous diviserons donc tout d'abord ces états en deux grandes classes : 1° les *aliénations fonctionnelles* ou dynamiques (folies, vésanies, psychoses) ; 2° les *aliénations constitutionnelles* ou organiques (dégénérescences, déviations, infirmités mentales). Les premières représentent pour ainsi dire les maladies de qualité, les secondes les maladies de quantité de l'intelligence.

Ce premier jalon posé, poursuivons notre étude par la division dichotomique de ces deux classes d'aliénation.

ALIÉNATIONS FONCTIONNELLES OU FOLIES

La folie, cela résulte de ce que nous venons de dire, est un état d'aliénation mentale spécialement caractérisé par l'altération fonctionnelle de l'intelligence. Or, cette maladie n'est pas une ; elle constitue une classe comprenant plusieurs groupes distincts qu'il importe de spécifier.

De tout temps, on a été porté à diviser les folies en *générales* et *partielles*, suivant le plus ou moins d'extension du délire. On avait ainsi les délires généraux (manies et mélancolies) et les délires partiels (monomanies). C'est là, du reste, le principe de la classification si connue d'Esquirol. L'idée était assurément bonne, mais son application était mauvaise, car le délire n'est pas la folie, il n'en est qu'un des éléments et les termes délire général, délire partiel, ne correspondent pas aux termes folie générale, folie partielle. Outre, en effet, qu'il existe de véritables folies sans délire, il n'est pas rare non plus de voir des folies généralisées s'accompagner d'un délire partiel (mélancolie) et, inversement, des folies partielles présenter un délire très étendu (mégalomanie).

Ce n'est donc pas le degré d'extension du délire qui peut servir de base à la division des folies en générales et partielles ; cette base, il convient de la

chercher dans les caractères principaux de la folie
elle-même.

Ces caractères, quels sont-ils ?

Envisagés au point de vue biologique, les fous se
divisent en deux classes bien distinctes. Chez les uns,
l'être tout entier prend part à la maladie par suite
de la réaction permanente du trouble mental sur
l'ensemble de l'organisme : il y a, comme on dit,
lésion de l'activité générale. Chez les autres, l'affection reste limitée à la sphère psychique sans modifier
sérieusement les phénomènes ordinaires de la vie qui
continuent à s'accomplir d'une façon régulière et en
quelque sorte indépendante : *l'activité générale n'est
pas atteinte.*

C'est à ce point de vue qu'on peut, à mon sens,
considérer la folie comme *générale* ou *partielle :* ce
qui ne veut pas dire, on le voit, *complète* ou *incomplète* — la folie est toujours entière et irréductible
en tant que maladie — mais bien *généralisée* par
retentissement à l'ensemble de l'être, ou au contraire
spécialisée à la sphère intellectuelle, son domaine
propre.

Nous retiendrons donc comme divisions premières
des états de folie : 1° les *folies généralisées ;* 2° les
folies partielles.

FOLIES GÉNÉRALISÉES. — Il résulte de ce qui précède
que les folies généralisées sont celles dans lesquelles
l'activité générale, que nous avons considérée comme
l'ensemble des réactions de l'organisme sous l'influence des impressions psychiques, se trouve altérée.

Or, cette altération peut avoir lieu, nous l'avons dit, de deux façons : par excès ou par défaut. Dans le premier cas, il y a *excitation;* dans le second, *dépression.*

Cette excitation et cette dépression, qui constituent les deux modes d'altération de l'activité générale, caractérisent de même de la façon la plus nette les deux genres de folie généralisée qui sont : 1° la *manie* (folie généralisée avec excitation) ; 2° la *mélancolie* ou *lypémanie* (folie généralisée avec dépression). La plupart des auteurs admettent, en outre, un troisième genre, qui peut être considéré comme la réunion des deux précédents ; 3° la *folie à double forme* ou *folie à formes alternes* (folie généralisée avec excitation et dépression successives [1]).

Pour en finir avec les folies généralisées, nous noterons que les deux genres manie et mélancolie se subdivisent en fin de compte en plusieurs espèces parallèles ou correspondantes. Suivant le degré d'intensité de la maladie, on a : 1° l'*excitation maniaque* ou *manie subaiguë,* qui a son pendant dans la dé-

---

[1] D'autres auteurs considèrent la folie à double forme et, d'une façon générale, toutes les folies périodiques non comme des entités morbides, mais simplement comme des manifestations de l'état mental des dégénérés. Cette opinion ne me paraît pas encore assez fondée, dans l'état actuel de la science, pour que j'aie cru devoir l'accepter dans ma classification. Le jour où elle prévaudrait, c'est-à-dire le jour où il serait prouvé que l'élément dégénérescence prédomine dans la folie dite à double forme et dans les autres folies périodiques, il serait facile de les supprimer du groupe des folies généralisées pour les placer dans les dégénérescences-phrénopathies. (V. tableau *Classification.*)

pression mélancolique ou *mélancolie subaiguë*;
2° la *manie aiguë* ou manie typique, correspondant
à la *mélancolie aiguë* ou mélancolie typique; 3° le
délire aigu ou *manie suraiguë*, qui est la plus haute
expression, souvent fébrile et mortelle, de la manie,
comme la *mélancolie avec stupeur* ou *mélancolie
suraiguë* est la plus haute expression à peine moins
grave, de la mélancolie. Au point de vue de la
marche, on a aussi comme espèces spéciales : 4° la
manie et la *mélancolie chroniques;* 5° la *manie*
et la *mélancolie rémittentes* et *intermittentes.*

Quant à la folie à double forme, dont les accès
consistent essentiellement dans une période d'excitation ou de manie et une période de dépression ou de
mélancolie, elle ne comprend que deux espèces :
1° la folie à *double forme continue* ou *circulaire*,
dans laquelle les accès se suivent sans interruption;
2° la *folie à double forme à accès séparés* ou intermittente, dans laquelle les accès sont séparés par un
intervalle lucide plus ou moins long.

Nous arrivons maintenant à la division des folies
partielles.

FOLIES PARTIELLES. — La théorie des délires partiels ou monomanies a eu pendant longtemps une
influence fâcheuse sur les progrès de la médecine
mentale. Partant de ce principe que tous les délires,
toutes les aberrations, toutes les tendances anormales, si isolés qu'ils fussent, représentaient des entités distinctes, on avait fini par admettre autant de
délires partiels ou monomanies qu'il existe de mani-

festations morbides dans la sphère des idées, des sentiments et des actes. De là, la division des monomanies en monomanies intellectuelles, monomanies morales ou raisonnantes, monomanies impulsives et instinctives. De là aussi, une véritable invasion de folies soi-disant spéciales dans le cadre nosologique. Le délire ambitieux était devenu la mégalomanie ; le délire religieux, la théomanie ; le délire érotique, l'érotomanie ; l'impulsion au vol, la kleptomanie ; l'impulsion à boire, la dipsomanie, etc., etc. Le champ des monomanies n'avait plus de limites et les découvertes péniblement acquises dans le passé menaçaient d'être emportées par ce torrent de maladies nouvelles. Falret père s'éleva le premier contre cette funeste tendance que combattirent également ses successeurs et aujourd'hui, grâce surtout aux travaux de Morel, de Magnan et de plusieurs autres aliénistes français et étrangers, la plupart des monomanies, en particulier les monomanies raisonnantes et impulsives, redescendues à leur rang naturel, ne sont plus considérées que comme des épisodes plus ou moins saillants de l'état de dégénérescence. Il ne reste plus sous le nom, d'ailleurs inexact, de délires partiels, que quelques-unes des anciennes monomanies intellectuelles : le délire hypocondriaque, le délire de persécution, le délire ambitieux, le délire religieux, le délire érotique, etc. Encore certains de ces délires ont-ils eux-mêmes été l'objet d'un travail de synthèse qui les englobe, au point de vue de l'évolution, dans une même formule pathologique.

Il en résulte que les folies partielles actuellement

connues se résument, pour beaucoup d'auteurs en une seule vésanie qui, dans sa forme normale, présente une évolution typique en trois périodes : 1° une période d'analyse subjective (folie hypocondriaque) ; 2° une période d'explication délirante (délire de persécution, délire religieux, délire érotique, délire politique, délire jaloux, etc.) ; 3° une période de transformation de la personnalité (délire ambitieux). Nous l'appelons, pour ce motif, *folie systématisée progressive*[1]. (Délire chronique. Folie systématisée primitive. Paranoia primaria. Primäre Verrücktheit.)

Telle est la division des aliénations fonctionnelles ou folies qui me paraît la plus rationnelle et la plus conforme aux enseignements de la clinique. Il nous faut maintenant aborder l'étude des aliénations constitutionnelles, c'est-à-dire des dégénérescences, déviations et infirmités mentales.

ALIÉNATIONS CONSTITUTIONNELLES OU DÉGÉNÉRESCENCES

La seconde classe des états d'aliénation comprend, comme nous l'avons dit, les aliénations constitutionnelles ou dégénérescences. Elles représentent les altérations de l'intelligence au point de vue organique et, si l'on peut dire, quantitatif.

Or, l'intelligence, à ce point de vue, ne peut être

---

[1] Pour ceux qui n'admettent pas cette conception théorique, la folie partielle n'est plus une maladie à *périodes* ou *stades* mais une maladie à *variétés*. La simple substitution du mot « variété » au mot « stade » dans notre tableau synoptique, leur donne donc toute satisfaction.

lésée que de deux façons : ou bien elle a été atteinte dans le temps de son évolution, éprouvant ainsi une *déviation* ou un *arrêt de développement;* ou bien, après être arrivée à son développement complet, elle a subi un travail d'*involution régressive* ou de *déchéance.* De là, deux groupes d'aliénations constitutionnelles : 1º les *dégénérescences d'évolution* ou *vices d'organisation psychique;* 2º les *dégénérescences d'involution* ou *désorganisations psychiques.* Étudions chacun de ces groupes en particulier.

DÉGÉNÉRESCENCES D'ÉVOLUTION (VICES D'ORGANISATION). — Les vices d'organisation psychique se composent des anomalies et malformations de l'intelligence, absolument comparables aux anomalies et malformations du corps, avec lesquelles elles coexistent fréquemment, étant comme elles le produit habituel de la dégénérescence héréditaire.

Ces anomalies et malformations sont, il est vrai, variables à l'infini et, par cela même, elles échappent à une division rigoureuse; mais, envisagées dans leur ensemble, elles n'en représentent pas moins comme une gamme progressive de défectuosités mentales, susceptibles d'être classées par ordre croissant de gravité.

Au premier degré de l'échelle, imparfaitement séparées de l'état normal par des limites indécises, comme tout ce qui appartient à la zone dite neutre ou mitoyenne, on trouve les déséquilibrations cérébrales qui ont pour base un défaut d'unité dans l'organisation psychique et pour caractère prédominant l'instabilité morbide. Assurément, ce ne sont pas encore là de véritables infirmités ; mais ce sont déjà des déviations de structure, des anomalies d'origine qui, à ce titre, méritent de prendre rang au seuil des aliénations constitutionnelles sous le nom générique de : *désharmonies*.

Au degré le plus élevé, on trouve les infirmités mentales proprement dites, qui se traduisent par des arrêts de développement et des lacunes profondes de l'intelligence le plus souvent associés à des lésions analogues dans la sphère somatique, formant ainsi les plus graves des altérations morphologiques compatibles avec la vie. Nous les désignons sous le nom de : *Monstruosités*.

Entre ces deux sortes d'états, marquant les bornes extrêmes de l'anomalie cérébrale, se placent une foule d'états intermédiaires dans lesquels le vice d'organisation s'allie le plus souvent à des troubles neuropathiques ou psychopathiques extrêmement variés. De là des complexus morbides à identité douteuse qui, classés par les uns dans les névroses et les monomanies, sont considérés par les autres sous les noms d'*état mental des héréditaires*, de *syndromes épisodiques ou stigmates psychiques de l'hérédité*, de *folie des héréditaires* ou *des dégénérés*, de *paranoia primaire et dégénérative*, etc., comme de véritables dégénérescences dans lesquelles le vice du terrain est l'élément capital, le trouble neuropathique ou phrénopathique n'y étant qu'un élément accessoire et purement épisodique. C'est à cette manière de voir, la plus conforme aux données générales de la clinique, qu'il convient, dans l'état actuel des choses, de se ranger, tout en reconnaissant que, dans certains cas, ces mêmes troubles neuropathiques et phrénopathiques paraissent exister sans hérédité ni dégénérescence proprement dite. Nous admettons donc, ces réserves faites, dans les aliénations constitutionnelles, deux genres intermédiaires : les *Neurasthénies* et les *Phrénasthénies*, suivant la nature du syndrome existant.

Nous avons ainsi les quatre genres suivants, par ordre de gravité : 1° les *Désharmonies*; 2° les *Neurasthénies*; 3° les *Phrénasthénies* ; 4° les *Monstruosités*.

Ces quatre genres comprennent à leur tour plusieurs espèces et variétés cliniques.

Dans le premier, on peut admettre comme types habituels de Désharmonies avec leurs physionomies individuelles si diverses : le *défaut d'équilibre*, l'*originalité ou bizarrerie* et l'*excentricité*.

Dans le second, les variétés sont beaucoup plus nombreuses, au moins en apparence. Il est facile de voir, en effet, par le tableau de M. Magnan, combien le chiffre des neurasthénies cérébrales a pris en peu de temps de l'importance. Encore en est-il bien d'autres qui pourraient très facilement y trouver place, car il suffit, pour créer une variété nouvelle, de détacher chez un neurasthénique l'idée ou la tendance prédominante et de lui attribuer un vocable spécial, additionné du radical « phobie ou manie » suivant le cas. C'est, du reste, ce qui a été fait jusqu'ici pour la plupart d'entre elles. Bien loin de partager ce culte des infiniments petits qui n'a d'autre résultat que de fausser les idées et de compliquer inutilement l'étude déjà si difficile des dégénérescences psychiques, j'estime, pour ma part, qu'il est préférable de chercher à dégager les types spécifiques, autour desquels viendront peu à peu se ranger, dans un ordre accessible à l'esprit, toutes les variétés et sous-variétés possibles.

Or, en étudiant de près ce que nous avons appelé les neurasthénies de dégénérescence (syndromes épisodiques de Magnan) on voit que ce sont cliniquement des espèces d'états hystériformes, à crises paroxystiques parfois précédées d'auras, qui ont pour base une lésion de la volonté ou, pour parler le langage de la physiologie, une tendance plus ou moins marquée à l'acte réflexe, par dynamogénie ou inhibition. C'est donc là qu'il faut chercher le principe de leur division et, en procédant de la sorte, on ne fait qu'étendre à l'ensemble de ces états ce que Magnan, Morselli et Ribot ont tenté pour quelques-uns d'entre eux. En se plaçant à ce point de vue, on constate que la lésion de la volonté, dans les neurasthénies, peut se présenter sous trois aspects, constituant pour ainsi dire trois degrés successifs. Dans l'un, les suggestions morbides restent localisées à la sphère de la perception. Une idée ou un groupe d'idées, le plus souvent sous forme d'interrogations ou d'appréhensions métaphysiques, s'imposent à l'individu qui s'efforce péniblement de les chasser ou de les résoudre. C'est une espèce de « rumination psychologique », comme dit Legrand du Saulle à propos de

la « folie du doute », une anxiété mentale à laquelle
la volonté essaie en vain de se soustraire, mais qui
s'accompagne rarement d'une tendance irrésistible.
Ce sont les *neurasthénies psychiques* ou *idéatives*
(paranoia rudimentaria ideativa de Morselli) qui
comprennent tous les syndromes épisodiques, connus
ou inconnus, essentiellement caractérisés par des
idées fixes. Dans un second cas, le conflit entre la
suggestion et la volonté ne reste pas un phénomène
purement idéatif; il y a tendance à l'action, à la
répétition impulsive d'un mot, d'un geste, d'un acte
ridicule ou déraisonnable et c'est la lutte contre cette
tendance obsédante qui détermine encore une révolte
anxieuse de la volonté. Ce sont les *neurasthénies
psycho-motrices* (impulsions conscientes, paranoia
rudimentaria impulsiva de Morselli) comprenant tous
les syndromes morbides, connus ou inconnus, essentiellement caractérisés par une obsession impulsive
avec lutte anxieuse de la volonté. Enfin à un degré
plus marqué, la volonté est tellement affaiblie que
l'énergie potentielle n'existe plus et que l'état anxieux
résulte chez l'individu, non de la peur d'être entraîné
fatalement à un acte, mais au contraire du sentiment
angoissant de son impuissance à l'accomplir. Ce
sont les *neurasthénies abouliques* (aboulies) dont la
condition psychologique a été très bien mise en
lumière par Th. Ribot, dans son remarquable ouvrage sur les *Maladies de la volonté*, mais dont la
description clinique reste encore à faire. Elles comprennent tous les syndromes épisodiques connus ou
inconnus essentiellement caractérisés par l'abolition

du *pouvoir* avec persistance du *vouloir*, véritable phénomène d'arrêt ou d'inhibition.

Neurasthénies psychiques, psycho-motrices, abouliques, c'est-à-dire idées fixes, impulsions, aboulies, telles sont donc à mon sens, les subdivisions qu'on peut reconnaître aux neurasthénies de dégénérescence dont les diverses variétés peuvent d'ailleurs coexister ou se remplacer chez le même sujet.

En ce qui concerne également les phrénasthénies, j'ai cru devoir procéder de la sorte sous forme de synthèse et au lieu d'énumérer successivement chacune de leurs variétés, c'est-à-dire les nombreuses manifestations de la folie dite des dégénérés, j'ai mieux aimé les réunir sous trois chefs, suivant qu'elles se présentent : 1° sous la forme *délirante* ou *hallucinatoire;* 2° sous la forme *lucide* ou *raisonnante;* 3° sous la forme *impulsive* et *instinctive.*

Quant aux groupes des monstruosités, ses variétés : *imbécillité, idiotie, crétinisme* sont admises de tous et je me suis borné, comme Morselli, à en exclure la débilité mentale, espèce indéterminée qui se confond par ses formes extrêmes avec l'imbécillité et par ses formes légères avec les phrénasthénies.

En résumé, les dégénérescences d'évolution ou vices d'organisation psychique s'étagent pour nous en quatre genres principaux, qui sont, en allant du simple au composé : 1° les désharmonies; 2° les neurasthénies; 3° les phrénasthénies; 4° les monstruosités. Chacun de ces genres comprend à son tour comme espèces : 1° les désharmonies : le *défaut d'équilibre,* l'*originalité,* l'*excentricité;* 2° les neurasthénies : les *idées fixes*, les *impulsions*, les *aboulies; 3°* les phrénasthénies : les *phrénasthénies délirantes, raisonnantes, instinctives;* 4° enfin les monstruosités : l'*imbécillité*, l'*idiotie*, le *crétinisme*, auquel on peut ajouter le *myxœdème*.

Passons maintenant aux dégénérescences d'involution ou désorganisations psychiques.

DÉGÉNÉRESCENCES D'INVOLUTION OU DÉSORGANISATIONS PSYCHIQUES. — Tandis que les vices d'organisation psychique constituent un vaste ensemble d'états morbides dont le groupement offre, comme nous l'avons vu, de nombreuses difficultés, les désorganisations psychiques, elles, se présentent sous une forme plus simple et sans aucune complexité. Essentiellement basées, en effet, sur l'affaiblissement cérébral, c'est-à-dire sur la *déchéance* de l'individu, elles se résument en un genre unique, les *démences*. Certes, tous les cas de démence ne sont pas absolument identiques ; mais tous ont pour caractère commun, fondamental, la dissociation progressive des facultés suivant un ordre à peu près invariable. C'est pourquoi, au point de vue non pas étiologique mais clinique, il peut y avoir plusieurs sortes de démences ; il n'y a en réalité qu'un seul type, la démence simple.

Nous voici arrivés au terme de notre classement, dans lequel nous avons essayé, comme nous nous l'étions proposé, « de grouper les formes morbides d'après leurs caractères nosologiques les plus importants, de façon à obtenir des divisions rationnelles

I. — Aliénations fonctionnelle (FOLIES, VÉSANIES, PSYCHOSES)

FOLIES GÉNÉRALISÉES OU SYMPTOMATIQUES

1º *Manie*
- Manie subaiguë (excitation maniaque).
- Manie aiguë (manie typique).
- Manie suraiguë (délire aigu).
- Manie chronique.
- Manie rémittente et intermittente.

2º *Mélancolie ou lypémanie*
- Mélancolie subaiguë (dépression mélancolique).
- Mélancolie aiguë (mélancolie typique).
- Mélancolie suraiguë (mélancolie avec stupeur).
- Mélancolie chronique.
- Mélancolie rémittente et intermittente.

3º *Folie à double forme*
- Folie à double forme continue.
- Folie à double forme intermittente.

FOLIES PARTIELLES OU ESSENTIELLES.

Folie systématisée progressive..
- Premier stade (folie hypocondriaque).
- Deuxième stade (folie de persécution, religieuse, politique, érotique, etc.).
- Troisième stade (folie ambitieuse).

II. — Aliénations constitutionnelles (DÉGÉNÉRESCENCES, DÉVIATIONS, INFIRMITÉS MENTALES)

DÉGÉNÉRESCENCES D'ÉVOLUTION (Vices d'organisation.)

1º *Désharmonies* | Défaut d'équilibre. Originalité. Excentricité.

2º *Neurasthénies.* | Idées fixes. Impulsions. Aboulies.

3º *Phrénasthénies*
- Délirantes (délire multiple des dégénérés).
- Raisonnantes (folie raisonnante, folie morale).
- Instinctives (folie instinctive).

4º *Monstruosités*
- Imbécillité.
- Idiotie.
- Crétinisme. Myxœdème.

DÉGÉNÉRESCENCES D'INVOLUTION (Désorganisation.)

Démences | Démence simple.

et méthodiques. » L'exposition a pu en paraître quelque peu aride et diffuse, ce qu'il est bien difficile d'éviter en pareille matière, mais l'ensemble des données précédentes ne peut manquer de s'éclairer, pensons-nous, grâce au tableau ci-contre qui résume dans un cadre synthétique le groupement naturel en classes, groupes, genres, espèces et variétés que nous avons adopté.

II

Notre classement exposé, c'est-à-dire la première partie du problème résolue, il convient d'aborder la seconde que nous avons, si l'on s'en souvient, formulée ainsi : Ne retenir dans ce classement que les états absolument primitifs et ranger à part les états secondaires, qui encombrent inutilement la plupart des classifications.

Rien n'est plus facile que de réaliser cliniquement ce desideratum.

Si l'on veut bien, en effet, aller au fond des choses, on s'aperçoit que les innombrables folies existantes, en dehors des types primitifs que nous avons définis et dénommés plus haut, peuvent être raisonnablement considérées comme des associations morbides, composées de deux éléments : 1° un élément vésanique, représenté par une variété quelconque d'aliénation primitive (en général manie ou mélancolie), toujours identique au fond à elle-même ; 2° un élément physiologique ou pathologique qui sert pour ainsi dire de substratum et diffère suivant les cas.

Ainsi, la folie puerpérale n'est autre chose que l'association d'une manie ou d'une mélancolie avec l'état puerpéral; la folie utérine, l'association de cette manie ou mélancolie avec une affection de l'utérus; la folie paralytique, son association avec la paralysie générale, etc., etc. Ce qui diffère dans ces associations morbides, ce n'est donc pas la folie, qui est toujours la même, mais uniquement le processus coexistant; et ce qui le prouve, c'est qu'en l'absence de renseignements et de constatations susceptibles de mettre ce dernier en évidence, il est impossible de distinguer les unes des autres les différentes folies composées.

En fin de compte, les folies symptomatiques ne sont pas des folies spéciales et si elles présentent quelques particularités plus ou moins saillantes par le fait de l'état auquel elles se lient, elles ne diffèrent pas essentiellement de la folie simple, dont elles peuvent être considérées comme de véritables combinaisons.

Cette manière de voir, exacte en pratique, a de plus le mérite de simplifier la conception générale des maladies mentales, puisqu'elle montre que l'aliénation est au fond réductible à quelques types primitifs et que toutes les autres folies ne sont autre chose que l'association d'un de ces types, invariable et jouant le rôle de radical, avec un processus quelconque de l'organisme.

C'est ainsi que nous croyons avoir résolu le second terme du problème, en écartant de notre classement

« tous les états secondaires qui encombrent la plupart des classifications ».

Si maintenant nous jetons un coup d'œil d'ensemble sur le chemin que nous venons de parcourir, nous voyons que les données qui précèdent peuvent se résumer sommairement dans les quelques formules suivantes :

I.—Les états d'aliénation mentale sont susceptibles d'être divisés en deux grandes classes : 1° les aliénations fonctionnelles ou folies; 2° les aliénations constitutionnelles ou dégénérescences.

Les folies se subdivisent en deux groupes : 1° les folies généralisées; 2° les folies partielles. Les folies généralisées comprennent à leur tour trois genres : 1° la manie (espèces : manie subaiguë, aiguë, suraiguë, chronique, rémittente, intermittente); 2° la mélancolie (espèces : mélancolie subaiguë, aiguë, suraiguë, chronique, rémittente, intermittente); 3° la folie à double forme (espèces : folie à double forme continue, intermittente). Les folies partielles n'ont qu'un genre : la folie systématisée progressive, composée de trois stades ou espèces (1° folie hypocondriaque; 2° folie de persécution, religieuse, politique, érotique, jalouse, etc.; 3° folie ambitieuse).

Les dégénérescences se subdivisent, elles aussi, en deux groupes : 1° les dégénérescences d'évolution ou vices d'organisation psychique; 2° les dégénérescences d'involution ou désorganisations psychiques. Les vices d'organisation comprennent quatre genres : 1° les désharmonies (espèces : défaut d'équilibre, originalité, excentricité) ; 2° les neurasthénies (espèces : idées fixes, impulsions, aboulies) ; 3° les phrénasthénies (espèces : phrénasthénies délirantes, raisonnantes, instinctives) ; 4° les monstruosités (espèces : imbécillité, idiotie, crétinisme). Les désorganisations psychiques ne contiennent qu'un genre : les démences, se résumant également dans une seule espèce, la démence simple.

II. — Il n'y a d'états primitifs d'aliénation mentale que les précédents. Toutes les autres folies n'existent pas en tant qu'entités distinctes. Elles ne sont autre chose que l'association d'une folie simple généralisée, manie ou mélancolie, avec un processus quelconque de l'organisme, physiologique ou pathologique

Telle est, en résumé, la classification qui doit nous servir de fil conducteur. C'est, en effet, dans l'ordre indiqué sur le tableau qui la représente, que nous allons maintenant étudier, dans la pathologie spéciale, les différentes formes primitives d'aliénation mentale.

PATHOLOGIE SPÉCIALE

PREMIÈRE SECTION
ÉTATS PRIMITIFS D'ALIÉNATION MENTALE

PREMIÈRE CLASSSE
ALIÉNATIONS FONCTIONNELLES
(FOLIES, VÉSANIES, PSYCHOSES)

PREMIER GROUPE
Folies généralisées ou symptomatiques.

Les folies généralisées, appelées aussi, mais à tort, délires généraux, sont, comme nous l'avons dit, celles dans lesquelles il existe une réaction permanente du trouble mental sur l'ensemble de l'organisme, c'est-à-dire lésion de l'activité générale. En dehors de ce caractère fondamental, elles ont d'autres caractères communs, qui se résument en ceci : 1° l'hérédité y est moins habituelle et moins grave; 2° les causes occasionnelles y jouent un rôle plus important; 3° elles se présentent souvent à l'état aigu:

9.

4° elles sont essentiellement curables; 5° elles s'associent fréquemment à divers autres états, physiologiques ou morbides, pour former les folies composées
ou symptomatiques.

Les folies généralisées comprennent deux genres :
1° la manie; 2° la mélancolie ou lypémanie.

CHAPITRE IV

MANIE

§ I. — MANIE AIGUE (MANIE TYPIQUE)

DÉFINITION. — La manie aiguë est la forme typique ou franche de la manie. Elle a été définie par Esquirol : « Une affection cérébrale, chronique, ordinairement sans fièvre, caractérisée par la perturbation et l'exaltation de la sensibilité, de l'intelligence et de la volonté. » M. Ball la définit à son tour : « Une folie caractérisée par un délire généralisé avec une vive surexcitation de l'intelligence et un besoin tumultueux de mouvement. »

ÉTIOLOGIE. — La manie n'a pas, à proprement parler, d'étiologie spéciale, et elle peut reconnaître, isolées ou réunies, la plupart des causes que nous avons énumérées à l'étiologie de la folie. Il faut se borner à indiquer qu'elle atteint de préférence les sujets à tempérament expansif et excitable, les jeunes gens, le sexe féminin et qu'elle se manifeste surtout pendant le printemps et pendant l'été.

SYMPTOMATOLOGIE. — On peut reconnaître à la manie aiguë une période de début ou d'invasion, une période d'état, une période de terminaison.

1° *Période d'invasion*. — Le début de la manie aiguë est caractérisé en général par une phase de tristesse, de fatigue, de souffrance vague, de morosité, accompagnée de quelques troubles nerveux et organiques, tels que céphalalgie, insomnie, inappétence, constipation, etc. Ce stade prémonitoire dure plus ou moins longtemps, de quelques heures à quelques jours; puis, les malaises généraux se dissipent, et au fur et à mesure qu'ils disparaissent, les troubles psychiques surviennent, si bien qu'au moment où ils entrent dans la folie, les malades éprouvent souvent un sentiment de bien-être réellement surprenant. Petit à petit, l'excitation apparaît, s'accroit; un besoin impérieux d'activité et de mouvement se fait sentir; toutes les facultés et toutes les fonctions s'exaltent par degrés. Il en résulte une mobilité extrême dans les idées et dans les actes, des déplacements continuels, des conceptions et des projets multiples, de l'irritabilité de caractère, des emportements sans motif et, souvent aussi, une tendance plus ou moins marquée aux excès alcooliques et vénériens qu'il faut bien se garder, dans ce cas, de prendre pour une des causes de la maladie, car ils n'en sont qu'un des premiers effets.

Chez certains sujets, à la suite, par exemple, d'une suppression brusque des menstrues, ou dans les folies périodiques, le stade d'invasion peut être très court, au point que l'accès semble d'emblée se constituer; le plus souvent, l'excitation s'accroît d'une façon progressive; quelquefois enfin, il se produit une série d'oscillations très caractéristiques entre l'excitation et l'état normal, avant que le trouble psychique ait pris le caractère continu.

C'est ainsi que, rapidement ou lentement, survient la période d'état.

2° *Période d'état.* — L'accès de manie aiguë ne se prête pas à une description unique, invariable, et le tableau des symptômes, quoique essentiellement le même, au fond, varie plus ou moins suivant les sujets. Aussi, me semble-t-il préférable d'en étudier les principaux caractères successivement dans la sphère intellectuelle, dans la sphère morale ou passionnelle et dans la sphère physique.

A. — *Sphère intellectuelle.* — Le trait caractéristique de l'état de l'intelligence, dans la manie aiguë, est l'*excitation désordonnée* des facultés, dont le fonctionnement soustrait au contrôle de la volonté, s'opère au hasard et sans frein. Il en résulte : 1° un *défaut d'enchaînement dans les idées* qui, surgissant en foule et sans trêve, se pressent, s'accumulent, se confondent, chevauchent les unes sur les autres sans que le lien qui les unit, paraisse exister; 2° *une incohérence très grande* de langage (logorrhée) qui révèle cette confusion et ce désordre des idées et se tra-

duit par un flux de mots sans suite, par les phrases
les plus décousues, surtout par des propos obscènes
qu'on rencontre jusque dans la bouche des jeunes
filles dont l'éducation a été irréprochable. En raison
de cette mobilité extrême d'idées, il n'y a pas, à proprement parler, de *délire* chez les maniaques et si les
conceptions ambitieuses ou de persécution peuvent
se manifester chez eux, par exemple, ce n'est presque
jamais d'une façon suivie et systématique; 3° un autre symptôme très important consiste dans l'existence
à peu près constante d'*illusions* nombreuses et très
variées. Par contre, les *hallucinations* sont rares, si
elles existent véritablement. Les illusions, dans la
manie, sont *sensorielles* ou *mentales*. Les · *illusions
sensorielles*, liées à l'hyperesthésie des organes des
sens, et à la précipitation avec laquelle les malades
répondent à leurs sensations sans les analyser, portent surtout sur le *sens de la vue*, et consistent dans
des erreurs de forme, de volume, de position d'objets
ou de personnes, etc. Les *illusions mentales*, très
caractéristiques, sont également fréquentes. Conséquence aussi de l'activité automatique de l'esprit,
elles ont pour origine la rapidité des impressions et
surtout la *suractivité de l'association des idées*, qui
déterminent, chez les malades, des rapprochements
extraordinaires. Un mot prononcé devant eux, éveille
toute une scène à laquelle ce mot se rattache; la terminaison d'un autre mot les amène à prononcer
immédiatement un autre mot d'une terminaison
analogue, et ils construisent ainsi des phrases entières par *assonances* ou par *rimes*. De même, le

nom ou le visage des personnes étrangères qui les entourent leur rappellent des individus qu'ils ont autrefois connus, et éveillent en eux tout un monde de souvenirs du passé, qu'ils adaptent à leur vie présente. C'est ce qui explique pourquoi ils désignent ces individus sous des noms particuliers et les traitent en personnes de connaissance. Le moindre objet, la configuration d'une chambre, d'une fenêtre, la lecture d'un mot ou d'une seule lettre deviennent chez eux le point de départ des rêves les plus fantastiques, et ils se croient tour à tour et dans l'espace de quelques instants : papes, rois, médecins, cultivateurs, orateurs, femmes; dans un palais, dans une prison, un hôpital, un théâtre, etc., etc. Ils assistent en imagination aux scènes les plus étranges. Leur délire est un rêve en action. Les maniaques guéris qui, chose curieuse, se rappellent jour par jour et minute par minute ce qu'ils ont dit et fait dans le cours de leur accès, expliquent très bien comment le moindre mot, le moindre objet devenaient chez eux le point de départ des idées les plus extraordinaires. On peut dire que le maniaque, dans sa période aiguë, vit dans un état d'illusion perpétuelle.

Quant aux *écrits*, ils sont absolument analogues au langage, c'est-à-dire incohérents, sans suite, chargés de dessins et d'arabesques, de citations et de mots baroques, et écrits dans tous les sens.

SPHÈRE MORALE OU PASSIONNELLE. — Dans la sphère morale, le tableau est le même et se résume également dans une *activité désordonnée des sentiments, des instincts et des actes*. De là, une *mobilité*, une *incohérence*, un *changement incessant* de sentiments, d'affections, de passions. Les malades pleurent et rient : ils sont doux et tendres; un instant après ils s'emportent violemment et parfois se mettent en fureur (fureur maniaque). Au fond, les maniaques ne sont pas foncièrement méchants, car ils sont incapables de calculer le mal, en raison de la variabilité incessante de leurs impressions. Ils n'ont pas, à proprement parler, de *caractère*. Quant *aux instincts*, ils sont également exaltés d'une façon maladive, surtout l'*instinct génital*, et il n'arrive que trop fréquemment de voir ces malades se livrer avec fureur à la masturbation, ou, lorsqu'ils sont libres, accomplir jusqu'à épuisement complet l'acte du coït.

A cette excitation désordonnée des facultés intellectuelles et morales, correspond une *excitation analogue des actes*, qui se traduit par un besoin perpétuel de mouvement, des courses, des sauts, des danses, des gesticulations bizarres, des vociférations et des cris incessants. Par suite du tumulte des idées et des sentiments, les maniaques, obéissant en aveugles à leurs sensations, sont sujets à des *impulsions continuelles et instantanées*. Ils sont ainsi dangereux inconsciemment, sans le vouloir, mais ils sont plutôt portés à briser, à déchirer, à renverser par une sorte de besoin automatique ce qui leur tombe sous la main, qu'à combiner et à exécuter des actes d'homicide ou de suicide, qui nécessitent une réflexion dont ils sont incapables.

SPHÈRE PHYSIQUE (RÉACTION MORBIDE). — Ici encore,

nous retrouvons une *excitation désordonnée* qui se révèle dans la plupart des manifestations physiques.

L'*attitude générale* des maniaques est caractéristique. Ils sont dans un état perpétuel de mouvement et d'excitation et aucune partie de leur corps ne reste en repos. C'est un dévergondage incessant d'actes, de gestes, de chants, de cris, de rires, de contorsions; la voix présente une raucité particulière; le visage est animé, vultueux, les yeux brillants; la tenue désordonnée, les vêtements déchirés; les femmes, surtout, sont échevelées, demi-nues, prennent des poses et des attitudes lubriques, et ressemblent dans certains cas, à de véritables furies.

Le *sommeil* est nul ou presque nul, et les nuits sont souvent plus agitées encore que la journée. L'insomnie résiste à tous les calmants, et persiste quelquefois pendant plusieurs mois. La *sensibilité générale* est ordinairement très émoussée, et les malades, malgré le désordre de leur tenue, paraissent insensibles aux plus grandes modifications de température. Les *organes des sens*, au contraire, sont presque toujours le siège d'une *hyperesthésie* plus ou moins vive. La *force musculaire* paraît accrue; en tout cas, on voit des sujets, même de frêles jeunes filles, déployer une vigueur dont on ne les aurait pas crus capables; de plus, en dépit de la persistance de l'agitation et de l'effroyable dépense de forces à laquelle ils se livrent, les malades ne paraissent jamais lassés.

Quant aux *fonctions organiques*, elles subissent presque toujours le contre-coup de cette excitation. Le pouls est plus *fréquent;* la *température* souvent

élevée; le *rhythme respiratoire accéléré;* les *sécrétions augmentées*, surtout celle de la salive qui est
rejetée par une *sputation* parfois incessante, et celle
de la sueur, qui dégage, dit-on, comme une *odeur
de souris*. L'*appétit est exagéré* et va, dans certains
cas, jusqu'à la voracité et à la gloutonnerie les plus
révoltantes; la *constipation* peut être *opiniâtre*.
Quant au *poids du corps*, il est de beaucoup diminué
et le malade maigrit de plus en plus; ce n'est qu'au
moment de la convalescence, ou, au contraire du
passage à l'état chronique, que l'embonpoint commence à revenir. Chez les femmes, la *menstruation*
est habituellement supprimée; lorsqu'elle persiste,
son retour est presque toujours l'occasion d'une recrudescence dans l'état d'excitation.

3º *Période de terminaison.* — L'accès de manie
aiguë peut se terminer : 1º par la *guérison;* 2º par la
mort; 3º par le *passage à l'état chronique*.

GUÉRISON. — La guérison, dans la manie aiguë, a
lieu de plusieurs façons différentes.

L'excitation peut *tomber tout à coup*, du jour au
lendemain, et le malade, qu'on a laissé la veille en
état de manie aiguë, se réveille le lendemain dans un
état de calme parfait et dans la plénitude de sa raison. Souvent même, *il n'est jamais plus lucide qu'à
ce premier moment*. Ce mode de guérison, rare d'ailleurs, ne doit pas être considéré comme de bon aloi,
et il paraît plus spécial aux manies à type intermittent ou rémittent. Il faut donc s'en défier, et, lorsqu'il survient, se tenir en garde contre les rechutes.

Un second mode de guérison est celui qui s'opère par *oscillations progressives*. Lorsque l'accès doit finir, une lueur de calme apparait, qui se reproduit à intervalles de plus en plus rapprochés, devenant chaque fois plus longue et plus marquée, et alterne avec le retour de l'excitation qui devient au contraire de moins en moins intense et prolongée pour en arriver à disparaitre complètement.

Un dernier mode de guérison est la guérison par *diminution progressive* et ininterrompue des symptômes. Elle débute par un apaisement de l'excitation, le retour du sommeil et de l'embonpoint, et aboutit graduellement au rétablissement complet. Il est évident que cette amélioration des symptômes n'a de valeur que si elle porte à la fois sur l'état mental et sur l'état physique, car, ainsi que nous l'avons dit, le retour de l'embonpoint coïncidant avec la persistance des troubles intellectuels, est, au contraire, un signe de fâcheux augure. A part cette éventualité, le mode de guérison par amélioration progressive, comme d'ailleurs le précédent, est en général favorable.

Mort. — La manie aiguë se termine rarement par la mort. Celle-ci est due presque toujours, lorsqu'elle a lieu, à un délire aigu surajouté, ou à une complication organique, surtout à une affection pulmonaire.

Passage a l'état chronique. — Après la terminaison par guérison, la terminaison la plus fréquente de la manie aiguë est le passage à l'état chronique.

Ce moment capital où la maladie aiguë cesse d'être curable pour s'installer définitivement, est l'un des points les plus difficiles à préciser de la médecine mentale. Lorsqu'il doit avoir lieu, on voit l'excitation, après s'être légèrement *atténuée*, persister indéfiniment à ce degré nouveau, en s'accompagnant toujours d'incohérence et de confusion dans les idées, tandis qu'au contraire les forces reviennent et que l'embonpoint se rétablit. Rien n'est plus variable que l'époque où s'opère ce passage à l'état chronique. Chez certains sujets, il a lieu presque immédiatement, au bout du deuxième ou du troisième mois à dater du début de l'accès; chez d'autres, il n'est pas encore accompli après trois ou quatre ans.

MARCHE, DURÉE. — La manie franche, aiguë, a, en général, une *évolution régulière* comprenant une période d'augment, d'état et de déclin; mais elle peut présenter des irrégularités dans sa marche, des temps d'arrêt, des moments lucides, des rémittences. Sa *durée* est également variable, et si on peut la considérer comme étant, en moyenne, de deux à huit mois, elle peut se prolonger bien davantage et persister pendant plusieurs années.

ANATOMIE PATHOLOGIQUE. — Les autopsies de manie aiguë sont le plus souvent négatives; les lésions qu'on y rencontre se résument, en général, dans une *hypérémie généralisée* des centres nerveux.

PRONOSTIC. — Le pronostic de la manie aiguë est le plus souvent favorable, puisque, d'après la plupart des auteurs, elle guérit environ deux fois sur trois lorsqu'elle est *simple*.

Les chances de guérison sont surtout grandes dans les *six premiers mois;* elles diminuent de moitié dans le second semestre ; à dater de la troisième année, elles deviennent presque nulles. Les cas de guérison qu'on a cités après plusieurs années sont des cas exceptionnels, et qui n'infirment en rien la règle.

La *saison* influe sur le mode de terminaison. En général, les maniaques guérissent peu l'hiver ; les guérisons s'élèvent au printemps ; c'est pendant l'été et surtout pendant l'automne qu'on en observe le plus. De même, plus le sujet est *jeune,* et plus il a de chances de guérir. Un *premier accès* est plus curable qu'un second ou qu'un troisième accès. La curabilité varie également suivant les *causes* et suivant la marche même de la maladie.

DIAGNOSTIC. — La manie aiguë est. en général, des plus faciles à reconnaître. Tout au plus pourrait-on la confondre, dans les premiers jours, avec un *délire fébrile* masquant le début d'une affection aiguë. Mais l'évolution thermique est bien différente dans les deux cas.

Le diagnostic le plus important est celui de savoir si l'accès de manie aiguë est *simple* ou s'il n'est pas *symptomatique* d'un autre état morbide, paralysie générale, alcoolisme, épilepsie, état puerpéral, etc., etc. Ce point, parfois très difficile à élucider, ne peut être résolu que par une connaissance approfondie des symptômes propres à la maladie principale, et des particularités qu'elle imprime à l'accès de manie lui-même. Nous trouverons donc les éléments de ce diagnostic dans la suite de notre étude.

Il faut enfin se demander, en face d'un accès de manie aiguë, si ce n'est pas le premier anneau d'une chaîne pathologique c'est-à-dire le début d'une *manie intermittente* ou d'une *folie à double forme*. La succession des accès peut seule lever tous les doutes. Mais il faut se défier, en général, lorsque l'hérédité est très marquée, lorsque des cas de folie intermittente ou circulaire ont existé chez les ascendants, enfin, lorsque l'accès a eu un début brusque, qu'il s'est aussi terminé brusquement et que la guérison n'a jamais été plus parfaite qu'aux premiers jours.

TRAITEMENT. — Isolement, aussitôt que possible. Durant l'accès, emploi des calmants de toute sorte, surtout des bains prolongés pendant plusieurs heures. Contre l'agitation et l'insomnie, bromures, chloral, paraldéhyde, méthylal, sulfonal, hyoscyamine, hyoscine, etc., etc. Dérivatifs sur le tube intestinal. Lorsqu'on craint le passage à l'état chronique, on peut essayer une révulsion énergique et établir une suppuration artificielle. Traitement des symptômes. Suivant les cas, emploi de la camisole de force et alimentation forcée.

§ II. — MANIE SUBAIGUË (EXCITATION MANIAQUE)

La manie subaiguë ou excitation maniaque n'est pas seulement le premier degré de la manie. Elle forme dans le cadre nosologique, une variété à part, ayant ses symptômes et son existence propres.

ÉTIOLOGIE. — L'excitation maniaque reconnaît les mêmes causes que la manie aiguë et la folie en général ; elle relève plus souvent de l'*hérédité* que la manie franche, et on peut dire que la plupart des excités maniaques sont des héréditaires.

DESCRIPTION. — L'excitation maniaque présente une infinité de degrés, depuis la simple suractivité du fonctionnement physiologique de l'intelligence, jusqu'à l'excitation tumultueuse et délirante la plus complète.

Au degré le plus inférieur, elle n'est qu'une simple exagération de l'activité psychique, et, à ce titre, peut faire partie intégrante de la constitution de certains individus qui sont, toute leur vie, des *excités maniaques*.

A un degré plus élevé, l'excitation maniaque est franchement pathologique et s'accompagne de symptômes très nets.

Dans la sphère intellectuelle toutes les facultés sont dans un état d'exaltation extrême. L'*imagination surexcitée* fait concevoir aux malades mille projets, aussitôt abandonnés que conçus ; ce sont des combinaisons d'affaires, des projets politiques et sociaux, des inventions, des idées scientifiques, artistiques, littéraires qui surgissent en foule, mais qui diffèrent très nettement des idées délirantes de la manie aiguë en ce que, quoique pour la plupart ir-

réalisables, ils n'ont rien en eux-mêmes d'absurde
et se meuvent constamment dans la sphère des choses
possibles. Souvent même, en raison de l'état d'exaltation des facultés, ils offrent un cachet d'originalité, de nouveauté, de distinction et de supériorité
qui les rend véritablement remarquables. On a vu
des malades, dans cet état, réaliser des inventions
utiles, trouver des solutions importantes, mettre au
jour des productions d'une haute valeur, en un mot,
se montrer plus intelligents et plus féconds qu'ils ne
l'avaient jamais été.

La *mémoire* est non moins surexcitée (hyper-
mnésie); elle l'est quelquefois à tel point que tous
les souvenirs, même ceux qui paraissent les plus ou-
bliés, se reproduisent en foule, et qu'on voit les malades réciter de longues tirades d'auteurs classiques,
faire, dans toutes les langues et dans toutes les
sciences, les citations les plus exactes et les plus
justes, indiquer des noms, des dates et des chiffres
avec la précision la plus surprenante; en un mot,
étaler en détail, et sans en perdre aucune, toutes
les notions, petites ou grandes, qu'ils ont acquises
depuis leur naissance.

Le *langage* est à l'avenant, c'est-à-dire que la *verve*
des excités maniaques est intarissable, Loquaces au
plus haut degré, ils s'expriment avec une facilité extraordinaire, souvent même avec élégance et recherche; leurs discours sont émaillés de traits d'esprit,
de fines railleries, de plaisanteries caustiques, d'anec-
dotes pleines d'intérêt. Il en est de même de leurs
écrits et de leurs autres productions intellectuelles,

qui, toutes, portent la marque de cette exaltation brillante des facultés.

Quant à la nature des idées elles-mêmes, elle est extrêmement mobile et variable. Les conceptions qui prédominent sont les idées d'orgueil, d'ambition, de fortune, de persécution vague, etc.; mais elles se maintiennent en général dans les limites de la cohérence et il n'y a pas, à proprement parler, de délire.

Dans certains cas, toutefois, l'excitation des facultés devient plus grande encore, et il s'y joint un *véritable délire*, toujours à demi cohérent, qui revêt le plus souvent la *forme ambitieuse*, et se traduit par des idées d'invention, de haute politique, d'érotisme, etc., etc. C'est ce qui avait fait distinguer, autrefois, plusieurs variétés de manie intellectuelle, qu'on appelait, suivant la forme des idées prédominantes, *manie ambitieuse*, *manie des inventeurs*, *manie érotique*, etc. Lorsque l'excitation maniaque s'accompagne ainsi de délire, il s'y joint assez souvent, comme dans la manie aiguë, des illusions sensorielles et mentales, mais bien moins déraisonnables. Jamais il n'y a d'hallucinations, à moins qu'il n'existe, en même temps, un autre état morbide surajouté.

Dans la sphère morale ou *passionnelle*, la surexcitation se traduit, en général, par une exagération plus ou moins marquée des mauvais sentiments et des mauvais instincts. Les excités maniaques sont, pour la plupart méchants, orgueilleux, processifs, prodigues, obscènes, haineux, emportés, même violents. Ils se plaisent à tourner tout le monde en ridicule, à tramer des perfidies, et sont merveilleusement servis, dans ces tendances perverses, par la lucidité et l'excessive finesse de leur esprit. En même temps, ils ont une propension souvent très marquée au mouvement, au scandale, à la dipsomanie, à l'érotisme, surtout lorsque l'accès revêt une forme aiguë. Ce n'est guère que dans la paralysie générale que l'excitation maniaque peut se traduire par une surexcitation morale opposée, c'est-à-dire par des dispositions généreuses et par une excessive philanthropie.

L'excitation maniaque s'accompagne presque toujours d'une *suractivité physique*, mais modérée, cohérente et toujours bien différente de l'agitation incoercible de la manie aiguë. Il s'y joint parfois des phénomènes de congestion passagère, tels qu'inégalité pupillaire, tremblements, légère hésitation de la parole, qui compliquent d'autant plus le diagnostic que l'excitation maniaque est assez souvent symptomatique d'une paralysie générale au début.

MARCHE. DURÉE. TERMINAISON. — L'accès d'excitation maniaque affecte à peu près la même *marche* et la même *durée* que la manie aiguë. Sa *terminaison* la plus fréquente est la guérison; elle passe rarement à l'état chronique; quelquefois, elle peut être remplacée par un accès de manie aiguë.

PRONOSTIC. — Si l'on ne considère que l'accès en lui-même, le *pronostic* est des plus favorables; il faut se rappeler toutefois que l'excitation maniaque est très fréquemment la première étape d'une folie à double forme ou d'une manie intermittente, quand elle n'est pas symptomatique d'une paralysie générale commençante ou de l'hystérie, ce qui modifie sensiblement le pronostic.

ANATOMIE PATHOLOGIQUE. — Rien à signaler à ce point de vue, si ce n'est une hyperémie cérébrale plus *circonscrite* que dans la manie. Les autopsies, d'ailleurs, sont très rares dans cette affection.

DIAGNOSTIC. — L'excitation maniaque, avec ses symptômes pathognomoniques de suractivité intellectuelle, se reconnaît d'elle-même. Il n'est guère possible de la confondre avec la *manie aiguë*, dont elle se sépare par l'absence d'agitation désordonnée, ni avec le *délire ambitieux* (folie partielle) qui lui, en dehors de ses autres caractères, n'est presque jamais primitif. Il est bien plus difficile de distinguer l'état morbide auquel elle se rattache, surtout lorsqu'il s'agit d'une *folie à double forme* ou d'une *paralysie générale* commençante. Il faut se rappeler que dans la folie à double forme les signes physiques de congestion font plus souvent défaut, que les conceptions n'y sont jamais absurdes et démentes, enfin que les malades sont foncièrement méchants et dangereux.

TRAITEMENT. — Presque toujours, lorsque l'excitation maniaque atteint un certain degré d'acuité, on est obligé de recourir à la séquestration, en raison des dangers que les malades font courir à leurs familles et à la société. Pour le reste, même traitement que dans la manie aiguë.

§ III. — MANIE SURAIGUE (DÉLIRE AIGU)

Le délire aigu n'a pas de place bien définie dans le cadre des maladies mentales. Pour certains auteurs, c'est une entité morbide, pour d'autres, un simple symptôme ou une complication. En réalité, on peut le considérer comme la plus haute expression de la manie dont il constitue, par ses caractères, une variété à part.

ÉTIOLOGIE. — Le délire aigu est ordinairement consécutif à de grandes perturbations morales ou physiques. Il est surtout symptomatique, c'est-à-dire lié à différents états morbides, tels que la paralysie générale, l'alcoolisme, les affections puerpérales, etc.

DESCRIPTION. — Le début de la maladie est presque toujours caractérisé par une période de tristesse prémonitoire qui, dans certains cas, peut faire croire à un accès de mélancolie commençante. On a même décrit une *forme mélancolique* de délire aigu, mais elle semble appartenir plutôt à la mélancolie avec stupeur. Le plus souvent, après une phase dépressive plus ou moins longue l'agitation apparaît et, en peu de jours, en peu d'heures parfois, elle atteint son plus haut degré d'acuité. La langue devient sèche, la fièvre s'allume, le pouls dépasse 120 pulsations, la température s'élève rapidement à 40° et 41°, la tête est chaude, l'œil hagard, la peau couverte d'une sueur visqueuse. Les malades paraissent terrifiés; ils sont en proie à l'agitation la plus vive; ils poussent des cris incessants, rejettent constamment de la salive sous forme d'une pluie de crachats blancs, ont horreur des aliments et vont même, parfois, jusqu'à l'hydrophobie. Les réflexes sont exagérés et la moindre excitation détermine des attaques convulsives.

A ce moment, la guérison est encore possible, par défervescence graduelle, suivie en général d'une longue convalescence; mais la maladie se termine le plus souvent par la *mort*, qui survient du cinquième au dixième jour. Alors, la fièvre augmente; à l'agitation succède une espèce de *coma*; le pouls s'accélère et perd de sa force; la langue et les lèvres se couvrent de croûtes fuligineuses, l'haleine est fétide, la respiration haletante; l'excrétion des urines et des matières fécales s'opère involontairement, l'insomnie est persistante; il survient des soubresauts de tendons, des convulsions, générales ou partielles; des symptômes typhiques se manifestent; la diarrhée apparaît, le pouls est imperceptible, le coma devient de plus en plus profond; enfin les défaillances arrivent et le malade meurt, soit subitement, au milieu d'une *syncope*, soit lentement, par *épuisement nerveux*.

ANATOMIE PATHOLOGIQUE. — Dans la plupart des cas, lorsqu'il s'agit du délire aigu simple ou vésanique, on ne trouve aucune lésion apparente à l'autopsie (délire aigu sans lésions); ce n'est que lorsque le délire aigu est symptomatique d'une autre affection (paralysie générale, alcoolisme), qu'on constate des altérations évidentes, offrant surtout la forme congestive. Elles consistent en : stase veineuse et gonflement du cerveau avec saillie des circonvolutions, traînées blanchâtres sur les vaisseaux de la pie-mère, engorgement des lymphatiques, extravasations sanguines disséminées par ilots dans le parenchyme cérébral, injection des méninges avec adhérences à la couche corticale, teinte hortensia de la substance grise, œdème des circonvolutions, augmentation du liquide céphalo-rachidien, etc., et du côté des viscères, traces diverses de congestion.

Briand a rattaché le délire aigu aux maladies infectieuses. Il a trouvé des bactéries dans l'urine et dans le sang. Il est probable, en effet, que le délire aigu est le résultat d'une auto-intoxication ; en tout cas, les recherches méritent d'être poursuivies à cet égard.

DIAGNOSTIC. — Le délire aigu peut être confondu avec la fièvre typhoïde ou la pneumonie, et il est des cas où la distinction ne peut se faire réellement qu'à l'autopsie. Toutefois, l'évolution de la maladie, l'examen attentif des divers organes et surtout la courbe de la température fournissent en général des éléments suffisants de diagnostic.

TRAITEMENT. — Le traitement est essentiellement symptomatique. Il consiste à fortifier, à nourrir les malades, à les maintenir dans l'obscurité et le silence, à contenir leur agitation, à les calmer par les sédatifs et les hypnotiques habituels. On pourrait essayer, dès le début, de pratiquer l'antisepsie du tube digestif pour enrayer ou atténuer les phénomènes d'auto-intoxication.

§ IV. — MANIE CHRONIQUE

La manie chronique est rarement primitive. Elle succède habituellement à la manie aiguë, dont elle constitue, comme nous l'avons vu, l'un des modes de terminaison. Ce n'est donc pas à proprement parler une variété spéciale de folie.

Elle se caractérise essentiellement par la persistance indéfinie, et sous une forme atténuée, des symptômes de la manie. Il n'y a plus ici, excitation violente et incoercible de l'organisme, mais une excitation modérée, entrecoupée, à intervalles variables, par des phases de paroxysmes, rappelant l'ancien état aigu. Mais ce qui distingue surtout la manie chronique, c'est que les idées délirantes, si mobiles et si fugaces dans la manie aiguë, y prennent peu à peu de la fixité et de la consistance, de façon à représenter, dans certains cas, un véritable délire systématisé. Ce délire, qui n'a guère été étudié qu'à l'étranger, où on le désigne sous le nom de *délire systématisé secondaire* ou *paranoïa secondaria*, revêt le plus souvent la forme ambitieuse. Il n'est pas toujours facile de le différencier du délire systématisé primitif ou essentiel, et la connaissance des antécédents peut seule, dans certains cas, éclairer le diagnostic.

La manie chronique est incurable. Lorsque la mort ne survient pas par suite d'une complication viscérale ou cérébrale, elle se termine par la démence, qui porte alors le nom de *démence maniaque* en raison de son origine et de la persistance, au milieu de la ruine intellectuelle des malades, de certains symptômes rappelant l'état de manie ancien. La vie peut ainsi se prolonger pendant de longues années.

§ V. — MANIE RÉMITTENTE ET INTERMITTENTE

La manie rémittente est une variété de manie continue caractérisée par le retour plus ou moins régulier de crisesiaguës ou paroxysmes, séparés par des périodes d'atténuation ou rémissions.

A la rigueur, la manie chronique pourrait prendre place dans la manie rémittente, puisqu'elle est également formée, dans la plupart des cas, par des alternatives de rémissions et d'exacerbations. Mais chez elle, ces alternatives ne sont ni constantes, ni régulières, ni identiques comme dans la véritable manie rémittente, où l'alternance régulière, souvent même périodique, entre la rémission et l'exacerbation, constitue l'élément fondamental de la maladie.

En général, les choses se passent de la façon suivante : un accès aigu de manie éclate, évolue, puis s'apaise. On croit à une amélioration sérieuse, destinée à aboutir à la guérison, mais au bout d'un certain temps, c'est un nouvel accès aigu qui survient, suivi à son tour d'une nouvelle phase d'amélioration, et ainsi de suite pendant de longues années. La succession morbide est désormais définitive.

La *manie intermittente diffère de la manie rémit-*

*tente en ce que les accès n'y sont pas séparés par de
simples périodes d'amélioration ou rémissions, mais
par des intervalles de retour complet à l'état normal
ou intermissions.* La manie rémittente est donc une
folie continue à exacerbations, tandis que la manie
intermittente est une *folie par accès, alternant avec
l'état normal.* Cette distinction a surtout de l'importance au point de vue médico-légal.

La manie intermittente vraie est celle dans laquelle les accès et les intermissions se succèdent
d'une façon toujours régulière et identique. Le retour des diverses phases coïncide souvent alors avec
le retour de certaines saisons. Mais il est rare que la
folie réalise un isochronisme aussi parfait et la périodicité n'y est, le plus souvent, que relative. Tantôt
l'accès est plus court ou plus long, plus léger ou plus
intense; tantôt c'est l'intermission qui persiste plus ou
moins longtemps : elle se prolonge parfois pendant
plusieurs années.

La manie intermittente et la manie rémittente ne
constituent en aucune façon des variétés à part au
point de vue symptomatique, et les accès dont elles
sont formées, pris en eux-mêmes, ne sont autre chose
que des accès ordinaires de manie aiguë ou d'excitation maniaque.

Ce qui les distingue essentiellement et leur donne
une physionomie à part, c'est : 1° que les accès s'y
reproduisent d'une façon plus ou moins régulière;
2° qu'ils sont le plus souvent identiques les uns aux autres; 3° qu'ils débutent et se terminent ordinairement
d'une façon brusque; 4° qu'ils sont chaque fois sé-

parés par des rémissions ou des intermissions;
5° que la durée de cette alternance est indéfinie et
n'aboutit qu'à la longue à la manie chronique ou à
la démence.

Il faut ajouter, pour être complet, que la manie
intermittente et la manie rémittente, ainsi du reste
que la folie à double forme, sont plus spéciales aux
héréditaires, aux dégénérés. C'est pour ce motif que
plusieurs auteurs français et étrangers (Morselli,
Magnan) rangent ces folies, sous le nom générique
de *folie cyclique*, dans l'état mental des dégénérés.

Le retour des accès peut également être influencé
par diverses circonstances occasionnelles, les phases
des saisons, le retour des menstrues, etc. Suivant
Doutrebente, les folies intermittentes se rattache-
raient au fond à la grande névrose épilepsie. D'après
d'autres travaux tout récents, les aliénés intermittents seraient surtout des diathésiques dont les accès
vésaniques correspondraient chaque fois à des poussées aiguës d'auto-intoxication. (Mabille et Lalle-
mand, 1890.)

TRAITEMENT. On a préconisé les antipériodiques et
notamment le sulfate de quinine à haute dose pour
combattre l'intermittence, mais les résultats n'ont
guère été favorables. Les accès exigent en réalité le
même traitement que les accès ordinaires de manie.
Un certain nombre de malades viennent eux-mêmes
s'interner dans les asiles, dès qu'ils sentent l'approche
de leurs accès.

CHAPITRE V

MÉLANCOLIE OU LYPÉMANIE

I. Mélancolie aiguë (mélancolie typique). — II. Mélancolie subaiguë (dépression mélancolique). — III. Mélancolie suraiguë (mélancolie avec stupeur). — IV. Mélancolie chronique. — V. Mélancolie rémittente et intermittente.

§ 1er. — MÉLANCOLIE AIGUE (MÉLANCOLIE TYPIQUE)

DÉFINITION. — La mélancolie, dit Marcé, est une affection mentale caractérisée par un délire de nature triste et une dépression poussée parfois jusqu'à la stupeur.

Il serait plus exact de dire que *la mélancolie est une folie généralisée avec concentration délirante de l'esprit sur des idées tristes et réaction douloureuse de l'organisme.*

ÉTIOLOGIE. — A l'encontre de la manie, qui atteint de préférence les sujets expansifs, exubérants et naturellement excités, la mélancolie survient plutôt chez les individus timides, réservés, timorés et scrupuleux. C'est pourquoi elle est beaucoup plus fréquente chez la femme que chez l'homme. La proportion serait de 2,038 femmes pour 1,099 hommes, tandis qu'elle est pour la manie de 2,988 femmes pour 2,679 hommes (Planès). Les causes les plus ordinaires de la mélancolie, en dehors de l'hérédité, sont les émotions violentes, les chagrins prolongés, les fatigues corporelles, l'état puerpéral, les affections des viscères, c'est-à-dire, d'une façon générale, les causes débilitantes et dépressives. Plus souvent qu'on ne le croit, elle est le résultat immédiat d'une auto-intoxication, surtout gastro-intestinale.

SYMPTOMATOLOGIE. — La mélancolie aiguë présente une période d'invasion ou de début, une période d'état et une période de terminaison.

1° *Période d'invasion.* — L'invasion de la mélancolie est plus lente encore que celle de la manie. Elle peut débuter par des troubles gastro-intestinaux, tels qu'état saburral, constipation, anorexie, etc., ou même être consécutive à une dyspepsie plus ou moins ancienne. Il existe en même temps des malaises généraux, de l'abattement, de la tristesse, de l'insomnie, du dégoût de tout, de l'anxiété. Dès les premiers jours, quelquefois, on voit apparaître un retour obstiné de certaines préoccupations relatives à la santé, à la position de fortune, aux affaires, à la famille, à la conduite passée. Mais à part la fixité de ces idées et l'inquiétude outrée qu'elles provoquent, l'intégrité de la raison paraît encore complète, et ce n'est souvent que lorsque le malade en arrive à exécuter quelque tentative de suicide qu'on commence à croire, dans l'entourage, à l'existence de la folie.

Cette période prémonitoire dure plus ou moins longtemps, mais peu à peu les symptômes s'aggravent et la période d'état se trouve constituée.

2° *Période d'état.* — Nous décrirons, comme dans la manie, les troubles psychiques et les troubles physiques.

Troubles des fonctions psychiques. — *Dans la sphère intellectuelle proprement dite,* les symptômes principaux consistent dans : *une concentration pénible de l'esprit, un délire caractéristique* et des *hallucinations.*

La concentration pénible de l'esprit se traduit par la limitation et la fixité des idées, contrastant avec la mobilité et la diffusion que l'on trouve dans la manie. Ici, l'être tout entier se replie douloureusement sur une série de pensées et s'absorbe dans leur incessante méditation. « Animi angor in une cogitatione defixus atque inhærens, » avait déjà dit excellemment Arétée. Avec cela, lucidité plus ou moins complète sur tout ce qui n'est pas le délire, en sorte que l'intelligence ne paraît lésée que sur un point. C'est ce qui explique pourquoi la mélancolie a pu être rangée, jusqu'à M. Baillarger, parmi les folies partielles ou monomanies (lypémanie ou monomanie triste d'Esquirol).

Le délire de la mélancolie aiguë est caractéristique. Il peut être très variable comme expression, mais le fond en est toujours le même : c'est un composé d'idées tristes, telles qu'idées de ruine, d'impuissance, d'hypocondrie, de damnation, de

persécution vague, d'empoisonnement, de déshonneur, surtout de *culpabilité* et de *criminalité imaginaires*. Les malades se croient perdus, couverts
de honte; ils repassent les mille détails de leur vie et
y trouvent des forfaits impardonnables pour lesquels ils sont condamnés à de terribles supplices ou
à la mort; ils se reprochent tout ce qu'ils font et tout
ce qu'ils disent; ils s'accusent de manquer d'affection
pour leurs parents, d'être la cause de leur ruine, de
leur mort; ils ont offensé Dieu, fait de mauvaises
confessions, commis des sacrilèges, perdu le monde,
mérité l'enfer; ils sont, pour tous, un objet de ré-
probation. Pusillanimes et craintifs au plus haut
point, ils n'osent pas faire un pas tout seuls, redoutent constamment quelque chose, sans savoir quoi,
se croient mourants, en prison, entourés de geôliers,
de bourreaux, etc. Bien différents des persécutés, qui
rapportent leurs tourments au monde extérieur et
accusent les autres de tout ce qu'ils souffrent, les
mélancoliques rapportent à eux-mêmes ce qui se
passe de mal autour d'eux, et s'en accusent. La
distinction est caractéristique et permet, en dehors
de tout autre symptôme, d'établir un diagnostic qui
n'est pas sans présenter, parfois, certaines difficultés.

A ce délire correspond, dans la *sphère du langage*,
un trouble spécial. Les malades parlent peu, d'une
voix sourde, lente et dolente, et, en dehors des
plaintes et des gémissements qu'ils exhalent, il faut
leur arracher les paroles de force. Quelquefois
même, le *mutisme* est complet. De même, les écrits
sont nuls, ou presque nuls.

Les *hallucinations* sont à peu près constantes dans la mélancolie aiguë. Ces hallucinations peuvent être multiples et affectent divers sens; toutefois, celles de l'ouïe sont plus fréquentes. Les malades entendent nuit et jour, surtout la nuit, des voix qui les accusent, leur reprochent leur conduite, les menacent de divers supplices; ils voient des fantômes, des morts, des personnages célestes, l'enfer, des flammes, des scènes dramatiques ou terrifiantes, telles que batailles, egorgements, etc., etc. Ils disent respirer de mauvaises odeurs; leurs aliments ont goût de chair humaine : ils sentent mauvais, sont pourris, etc., etc. Parfois aussi, ils éprouvent les *illusions internes*, génitales ou intestinales, les plus variées.

Dans la sphère morale ou passionnelle, le trouble peut affecter deux formes différentes. Ou bien les malades sont apathiques, indifférents, non seulement à ce qui les regarde, mais à tout ce qui touche leur famille et les êtres qui leur sont le plus chers, allant même, parfois, jusqu'à les prendre en aversion, ou bien au contraire, leurs sentiments affectifs s'exaltent, et ils se préoccupent sans cesse et d'une façon maladive de leurs parents et de leurs amis. En même temps, ils se montrent anxieux, tourmentés, sans volonté, et vivent dans un état perpétuel d'appréhension.

Les *instincts* sont, pour la plupart, émoussés et sans réaction.

Quant aux *actes morbides*, ils sont caractéristiques. En effet il existe deux tendances presque fatalement liées à la mélancolie aiguë; ce sont : 1° le *refus d'aliments*; 2° la *tendance au suicide*.

Le *refus d'aliments*, à un degré quelconque, est presque la règle. Il prend sa source dans les idées délirantes des malades, qui se croient déshonorés, ruinés, dans l'impossibilité de payer leur nourriture, ou qui affirment n'avoir pas faim, être indignes de manger et veulent faire pénitence. Ce refus d'aliments est d'ailleurs entretenu par les troubles gastro-intestinaux qui existent presque toujours. La sitiophobie, chez les mélancoliques, présente des caractères spéciaux qu'il faut connaître. Les malades étant incapables de vouloir énergiquement, n'opposent pas, en général un refus obstiné et invincible, comme les persécutés, par exemple. C'est un refus inerte, passif, sans consistance, aussi en vient-on quelquefois à bout en faisant manger les malades comme des enfants ; on est souvent obligé, cependant, de recourir d'une façon continue à l'alimentation artificielle.

Quant à la *tendance au suicide*, elle existe, à des degrés divers, à peu près constamment dans la mélancolie aiguë, et elle s'y présente avec les mêmes caractères d'inertie et d'indécision que le refus de nourriture. Les mélancoliques voudraient bien mourir et, pour toutes les raisons morbides qui hantent leur cerveau, la vie leur est à charge ; mais ils sont, le plus souvent, incapables de faire un effort sérieux pour se tuer et de déployer, dans l'exécution de leur projet, la moindre énergie. Il faudrait, semble-t-il, que la mort leur arrivât toute seule. Aussi dans bien des cas, leurs tentatives sont-elles incomplètes et ridicules. Les uns se bornent à s'enfoncer des épingles

dans la peau, à avaler un corps étranger inoffensif ;
d'autres s'entourent le cou d'une corde ou d'un mou-
choir et les laissent là sans avoir la force de les serrer.
La plupart ruminent très longtemps leur projet ; ils
prennent et reprennent sans s'en servir l'arme ou le
poison qu'ils ont choisi ; en un mot, ils manifestent
un manque absolu d'initiative et de décision. Tels
sont les caractères habituels de la tendance au suicide
chez les mélancoliques ; mais il ne faut pas oublier
qu'on ne peut tracer à cet égard de règle absolue, et
qu'on peut voir ces malades sous l'influence d'une
impulsion subite ou d'un appel imprévu à l'énergie,
en finir brusquement et sans hésiter avec la vie
(raptus mélancolique).

Troubles des fonctions physiques. — Les aliénés,
comme les individus normaux, ne réagissent pas tous
de même façon sous l'influence des émotions tristes.
Les uns concentrent en eux-mêmes toute leur douleur
et rien n'en transpire au dehors, de sorte que leur
activité physique est en raison inverse de leur exaltation psychique. Chez les autres, au contraire, la souffrance s'extériorise sous forme d'agitation inquiète
ou anxieuse, et cette réaction physique est alors en
raison directe de l'exaltation délirante. De là deux
types bien distincts de mélancoliques au point de vue
de l'attitude et des manifestations extérieures : les
déprimés et les *exaltés*.

Les déprimés ont l'aspect triste, la tête baissée, les
bras pendants, les mouvements lents, les gestes rares,
la physionomie altérée, les traits tirés, le visage
amaigri et blafard, l'expression douloureuse, le re-

gard morne, éteint, le front ridé, la bouche contractée ; ils sont immobiles, inertes et passifs ; il faut les habiller, les faire lever, marcher, manger, sans cela, ils ne bougeraient pas. Ce n'est qu'à de rares moments qu'ils sont pris tout à coup d'une espèce de crise impulsive pendant laquelle ils se livrent à des violences automatiques (raptus).

Les exaltés, au contraire, ont le visage inquiet, le regard brillant, l'air anxieux ou terrifié. Leur émoi se traduit par des pleurs, des cris, des gémissements, des plaintes entrecoupées, des gestes saccadés, des actes purement mécaniques et constamment les mêmes. Ils se déshabillent, se déchirent, se tordent les doigts, les lèvres, s'écorchent les mains et la face sans rien sentir et sans y prêter, pour ainsi dire, attention.

Chez tous le *sommeil* est troublé, douloureux, pénible, coupé par des rêves, des cauchemars et des hallucinations.

La *sensibilité* est très obtuse, quelquefois pour ainsi dire abolie. Les *sens spéciaux* fonctionnent également avec plus de paresse et de lenteur.

La *respiration* est ralentie, incomplète et proportionnellement inférieure au rythme cardiaque. L'*hématose* se fait donc mal, ce qui explique la fréquence des congestions passives du poumon chez les mélancoliques.

Le *cœur* bat avec moins d'énergie et ses mouvements sont plus lents. Le pouls est variable ; tantôt il atteint 100 et 120 pulsations, tantôt il tombe à 35 et 40 pulsations. La *température* du corps est abaissée, surtout à la périphérie, où elle peut descendre de 3 à 4 degrés. Les *extrémités* (mains, nez, oreilles), sont refroidies, cyanosées, violacées.

Les *troubles gastro-intestinaux* sont presque constants. Ils consistent dans un état saburral des voies digestives, de la dyspepsie avec hyperchlorydrie, de la flatulence, de la constipation. Ces troubles contribuent en partie au refus de nourriture et sont une des causes de l'amaigrissement général qui se produit. L'*haleine* des mélancoliques est forte, mauvaise, surtout celle des malades qui ne mangent pas. Les *sécrétions* sont aussi diminuées. Il en est de même habituellement de l'*activité génitale*.

3° *Période de terminaison*. — La mélancolie aiguë peut se terminer comme la manie : 1° par la *guérison* ; 2° par la *mort* ; 3° par le *passage à l'état chronique*.

GUÉRISON. — La guérison est la terminaison la plus fréquente. Elle s'opère d'habitude, par un réveil progressif de l'activité, le retour du sommeil, la disparition graduelle des conceptions délirantes. Très souvent, il reste un état de dépression générale et d'obtusion des facultés qui persiste plus ou moins longtemps après la guérison.

MORT. — La terminaison par la mort n'est pas rare, surtout chez les sujets débilités. Elle a lieu soit par affaiblissement progressif des forces, résultat de l'inanition, de la déchéance physique, soit par une complication viscérale, diarrhée, congestion pulmonaire, etc. Enfin la mort peut être le résultat du suicide.

PASSAGE A L'ÉTAT CHRONIQUE. — Le passage à l'état chronique est moins commun que dans la manie. Lorsqu'il doit avoir lieu, la dépression diminue, mais persiste à l'état subaigu, les conceptions délirantes et les hallucinations deviennent fixes et permanentes, en même temps que la santé générale se rétablit en tout ou partie.

FORMES DE LA MÉLANCOLIE AIGUE. — Beaucoup d'auteurs admettent diverses formes de mélancolie aiguë et distinguent : les mélancolies religieuse, démoniaque, hypocondriaque, suicide; les mélancolies dépressive, anxieuse, gémisseuse, panophobique, etc., etc. Au fond, il n'y a là qu'une seule maladie, la mélancolie aiguë, variant seulement d'aspect suivant qu'on l'envisage au point de vue des idées et tendances prédominantes ou au point de vue de l'attitude générale et du mode de réaction extérieure.

MARCHE. DURÉE. — La mélancolie aiguë a d'habitude, comme la manie, une marche régulière, susceptible d'être divisée en périodes distinctes. Toutefois, elle est éminemment sujette, durant son cours, à des oscillations plus ou moins fréquentes et plus ou moins marquées. Sa durée est en général plus longue que celle de la manie. Il est rare qu'elle guérisse avant trois ou quatre mois. La guérison survient, en moyenne, du sixième au douzième mois.

ANATOMIE PATHOLOGIQUE. — Les lésions de la mélan-

colie aiguë ne sont guère connues. Elles consistent,
dit-on, dans l'*ischémie* de régions diverses du cerveau. Les *altérations viscérales*, surtout celles des
organes de l'abdomen, sont peut-être les plus constantes et les plus marquées. C'est pourquoi on leur a
attribué, de tout temps, une large part d'influence
sur la production de la mélancolie, quel qu'en puisse
être le mécanisme (sympathie, auto-intoxication).

Pronostic. — Le pronostic de la mélancolie aiguë
simple, dépourvue de toute complication, est presque
aussi favorable que celui de la manie aiguë. Lorsque
la mélancolie est symptomatique, le pronostic varie
suivant l'affection à laquelle elle est liée. Contrairement à la manie, la mélancolie s'aggrave dans les
saisons d'automne et d'hiver et guérit plus facilement
au printemps. Elle est surtout grave indirectement
par les actes morbides qu'elle détermine : refus d'a-
liments et tendance au suicide.

Diagnostic. — La mélancolie aiguë peut être confondue avec la fièvre typhoïde, surtout au début,
lorsqu'elle s'accompagne d'accélération du pouls et
d'état saburral des voies digestives. Les caractères du
délire et la marche de la température, suffisent, en
général, à lever bientôt tous les doutes.

La mélancolie avec prédominance d'idées de persécution pourrait être prise pour une folie systématisée progressive. La dépression générale, l'absence
de fixité dans le délire et les hallucinations, la tendance au suicide, enfin le caractère humble et contrit

11.

du malade, constituent les principaux signes différentiels.

Le diagnostic important consiste à établir si la
mélancolie aiguë est *simple* ou si elle est liée à
quelque état morbide, alcoolisme, paralysie générale,
affection viscérale. Il ne faut donc jamais négliger,
chez les mélancoliques, d'étudier les troubles somatiques et surtout d'interroger les divers viscères et
appareils de l'économie.

TRAITEMENT. — Au début, on peut essayer du traitement moral par les voyages et les distractions, aidé
d'agents généraux comme l'hydrothérapie et l'électricité. Mais ces moyens échouent le plus souvent.
On obtiendrait de meilleurs résultats pour atténuer
ou enrayer l'accès en instituant un traitement médical destiné à combattre les phénomènes d'auto-
intoxication (purgatifs répétés, antisepsie gastro-
intestinale, etc.).

A la période d'état, l'internement est presque toujours nécessaire au triple point de vue de l'isolement,
du traitement et de la surveillance du malade, dont
il faut toujours prévoir les tentatives possibles de
suicide. Suivant les cas : hydrothérapie, drap mouillé,
bains russes, bains turcs, bains sinapisés, frictions
sèches, électricité (courants galvaniques ou fara-
diques). Alimentation convenable, au besoin alimentation forcée. Sédatifs nerveux et hypnotiques (bromures, chloral, injections de cocaïne (Morselli et
Buccola), teinture de noix vomique et laudanum à
doses progressives combinés avec le repos au lit, les

purgatifs quotidiens et les douches (Belle et Lemoine).
Toniques (quinquina, fer, caféine, kola, peptones).
Purgations répétées. Lavage méthodique de l'estomac
(alcalin, acide ou antiseptique suivant les cas). Traitement des complications à mesure qu'elles se produisent.

§ II. — MÉLANCOLIE SUBAIGUE

(DÉPRESSION MÉLANCOLIQUE)

Cette mélancolie porte encore le nom de *mélancolie avec conscience*.

ÉTIOLOGIE. — Hérédité très fréquente. Arthritisme
(*Rouillard*). Prédominance marquée du sexe féminin. Influence de la menstruation et surtout de la
ménopause.

DESCRIPTION. — Le début des accès est habituellement plus brusque que dans la mélancolie aiguë.
Ils peuvent se présenter sous la forme non délirante
ou sous la forme délirante. Dans la première, tout
se borne à un état général de dépression, d'inaction,
d'impuissance. Les malades fuient tout travail, toute
occupation, toute société ; ils s'isolent dans leur
chambre où ils s'enferment quelquefois pendant des
semaines et des mois entiers, sans vouloir recevoir
personne, passant leur temps assis ou couchés,
incapables de vouloir se décider, de faire un effort
pour agir. C'est la dépression mélancolique simple

appelée encore suivant les cas, hypocondrie morale,
mélancolie misanthropique, mélancolie perplexe,
mélancolie aboulique. Il s'y joint, la plupart du
temps, de la constipation, du ralentissement de la
nutrition générale, de l'insomnie, et parfois aussi
une tendance consciente et raisonnée au suicide
(mélancolie suicide).

La forme délirante de la mélancolie subaiguë
peut se présenter sous divers types, suivant la nature des idées morbides. Les principaux sont : la
mélancolie hypocondriaque (nosomanie des anciens),
caractérisée par des appréhensions déraisonnables
relativement à la santé, au fonctionnement des organes. Elle est souvent liée à des troubles viscéraux
dont elle est, alors, la conséquence indirecte. La
mélancolie avec idées de persécution, caractérisée
comme son nom l'indique, par des idées variables
de persécution, non systématiques, sans hallucinations habituelles, et qu'il faut bien se garder de confondre avec le délire de persécution essentiel, que
nous décrirons plus loin. La *mélancolie religieuse*,
surtout fréquente à la puberté, à la ménopause,
chez les personnes pieuses, et qui est essentiellement caractérisée par des scrupules de conscience,
des idées de culpabilité religieuse, des craintes de
damnation, etc.

Quelle que soit la forme sous laquelle se présente
la mélancolie subaiguë, ce qui la caractérise essentiellement, c'est la lucidité du sujet, souvent accompagnée d'une véritable conscience de l'état, d'où le
nom de mélancolie avec conscience qui lui a été

donné. Les malades sont susceptibles d'apprécier leur affection sous son vrai jour et, parfois même, de résister à leurs tendances pathologiques, homicides ou suicides.

MARCHE. DURÉE. TERMINAISON. — La mélancolie subaiguë se manifeste le plus souvent sous forme d'accès plus ou moins longs, débutant et finissant d'une façon rapide, et se reproduisant ordinairement plusieurs fois chez le même malade. La terminaison habituelle est donc la guérison, mais une guérison précaire et sujette à récidives. Dans certains cas la mort peut survenir, presque toujours par suicide.

PRONOSTIC. — Le pronostic est plus grave que celui de la mélancolie aiguë.

ANATOMIE PATHOLOGIQUE. — Lésions variables et peu connues ; les mêmes, au fond, que celles de la mélancolie aiguë.

DIAGNOSTIC. — La mélancolie subaiguë, surtout dans sa forme délirante, peut être confondue avec certaines formes de folie partielle, notamment avec la folie hypocondriaque, la folie religieuse et la folie de persécution. Les éléments essentiels du diagnostic sont : la nature triste du délire, le fond de dépression générale et la tendance au suicide, qui font défaut dans la folie partielle. Nous établirons plus tard la distinction entre la mélancolie aboulique et la neurasthénie aboulique.

TRAITEMENT. — Même traitement que celui de la

mélancolie aiguë. Insister surtout sur le traitement moral. Médication appropriée dans le cas où la maladie est symptomatique d'une affection viscérale.

§ III. — MÉLANCOLIE SURAIGUE

(MÉLANCOLIE AVEC STUPEUR)

La stupeur ne fait partie du cadre des mélancolies que depuis que M. Baillarger a montré qu'elle en était la plus haute expression ; autrefois elle était regardée comme une variété de démence (démence aiguë d'Esquirol). En réalité, on peut la considérer comme une mélancolie suraiguë, c'est-à-dire comme étant à la mélancolie ce que le délire aigu est à la manie.

Étiologie. — La stupeur succède le plus souvent à une mélancolie aiguë ou la complique. Elle est surtout fréquente aux diverses étapes de la vie génitale : puberté, menstruation, état puerpéral, ménopause.

Description. — Au point de vue psychique on distingue les cas où le malade est plongé dans une stupeur véritable (stupeur simple, sans délire ou passive) et celui où la stupeur n'est qu'apparente et masque un travail intellectuel des plus actifs. Dans ce dernier état, mis en lumière par Baillarger, les stupides sont en proie au délire le plus terrible, à des hallucinations terrifiantes, ils assistent dans leur for intérieur à des drames épouvantables qui ont presque toujours pour objet des égorgements, des incendies, des scènes de l'enfer.

Au point de vue physique, la dépression est poussée à un tel point que l'activité générale de l'organisme se trouve complètement anéantie. Tout l'effort est concentré dans le domaine intellectuel, mais il n'existe aucune manifestation extérieure, et rien de ce qui se passe dans la pensée ne transpire au dehors. Les malades sont absolument inertes, immobiles; ils ne parlent pas, ne mangent pas, ne marchent pas, ne font ni un geste ni un mouvement; leurs membres à demi contracturés, gardent la position qu'on leur imprime, comme ceux des cataleptiques; leur figure est impassible et offre le masque de l'hébétude la plus profonde; leurs lèvres sont entr'ouvertes, et il s'en écoule de la salive; tout leur corps et surtout leurs extrémités sont froides et violacées; l'anesthésie et l'analgésie sont complètes, la température abaissée de plusieurs degrés; le pouls est d'une extrême lenteur, la sitiophobie invincible, l'état gâteux absolu. Ces malades restent ainsi pendant des mois entiers, tantôt couchés dans leur lit, tantôt debout ou assis dans quelque coin d'une salle, repliés sur eux-mêmes dans l'immobilité d'une statue. Parfois, sous l'influence d'une impulsion subite, ils sortent tout à coup de leur torpeur, ont un accès subit d'agitation ou se livrent à un acte de violence, puis tout s'éteint et ils retombent à nouveau dans leur inertie.

La plupart des auteurs étrangers admettent et dé-

crivent sous le nom *d'attonitât* et de *catatonie*
(Kalbaum) des états qui au fond, ainsi que Séglas et
Chaslin l'ont récemment démontré, ne sont autre
chose que la mélancolie avec stupeur sous ses divers
aspects, et dans lesquels prédominent soit les phénomènes d'hébétude, soit les phénomènes spasmodiques et cataleptiformes.

Marche. Durée. Terminaison.—La mélancolie avec
stupeur a une marche lente, chronique et une durée
variable. Elle est susceptible de *guérison* et dans ce
cas, les malades se rappellent en général toutes les
phases de leur délire; mais, le plus souvent, lorsque
l'affection se prolonge, ils tombent dans la cachexie
et le *marasme*, et finissent par être emportés par les
progrès de la déchéance physique ou une complication telle que la congestion passive et la gangrène du
poumon.

Anatomie pathologique. — Au point de vue physiologique, la stupeur serait, d'après M. Ball, un
phénomène d'arrêt. Quant aux altérations anatomiques auxquelles elle se lie, il faut signaler l'œdème
du cerveau, dont on a voulu faire sa lésion caractéristique, mais qui est loin d'être constante, et une
atrophie des circonvolutions qu'on a observé dans
certains cas.

Traitement. — Même traitement que celui de la
mélancolie aiguë. Insister sur les toniques et les excitants généraux, hydrothérapie, électricité. Alimentation forcée.

§ IV. — MÉLANCOLIE CHRONIQUE

La mélancolie chronique est, comme nous l'avons vu, un des modes de terminaison de la mélancolie aiguë. Elle peut succéder soit à la forme dépressive, soit à la forme anxieuse.

Dans le premier cas, elle consiste dans la persistance sous forme atténuée, des symptômes physiques et psychiques de la mélancolie aiguë. Toutefois, les idées délirantes se modifient peu à peu en même temps qu'elles prennent une fixité particulière. Ce sont des idées de persécution ou des idées religieuses, presque toujours accompagnées d'hallucinations multiples, qui en arrivent à constituer une espèce de délire systématisé, ne différant de la véritable folie systématisée progressive que par le mode de début et d'évolution, l'existence d'un certain degré de dépression générale et le retour à intervalles variables, de paroxysmes mélancoliques accompagnés de tendance au suicide, qui rappellent l'accès aigu antérieur. C'est ce que les étrangers appellent très exactement la *folie systématisée secondaire à type mélancolique* (paranoia secondaria melancolica).

Les choses se passent à peu près de même dans la mélancolie chronique consécutive à la forme anxieuse. Mais ici les idées délirantes revêtent un caractère spécial sur lequel Cotard a justement appelé l'attention. Elles consistent en conceptions hypocondriaques absurdes pouvant rappeler absolument le délire hypocondriaque de la paralysie générale dépressive. Les malades se croient morts, décomposés, bouchés, anéantis. D'autres disent qu'ils n'ont ni âge, ni sexe, ni nom, qu'ils n'existent pas, que rien n'existe (délire de négation et d'énormité de Cotard). Ce délire finit par aboutir à une véritable transformation ou dédoublement de la personnalité (Cotard, Séglas).

Dans toute mélancolie chronique, on peut voir survenir, soit passagèrement, soit d'une façon durable, des idées de grandeur dont l'existence n'est pas sans compliquer un diagnostic d'évolution déjà difficile. Toutefois ces idées de grandeur peuvent se manifester sous une forme mélancolique tout à fait caractéristique. Le malade dira, par exemple, non qu'il *possède* ou qu'on lui a *volé*, mais *qu'il doit* des millions et des milliards. Ces divers symptômes de la mélancolie chronique et d'une façon générale, les divers types de folie systématisée secondaire, n'ont pas encore été suffisamment étudiés.

La mélancolie chronique est incurable. Elle peut se prolonger indéfiniment et verser à la longue dans une démence spéciale (démence mélancolique) ou se terminer, à un moment quelconque de son cours, par la mort (suicide, maladie chronique des viscères, affection aiguë incidente).

§ V. — MÉLANCOLIE RÉMITTENTE ET INTERMITTENTE

Toutes les considérations que nous avons développées plus haut au sujet de la manie rémittente et intermittente, s'appliquent, sans exception, à la mélancolie rémittente et intermittente. Il n'est donc pas nécessaire de les reproduire ici.

Bornons-nous à dire que la folie cyclique est plus rare sous la forme mélancolique et que lorsqu'elle existe, c'est de préférence avec le type aigu ou subaigu qu'elle se manifeste.

CHAPITRE VI

FOLIE A DOUBLE FORME

*(Folie circulaire, Délire à formes alternes, Folie
à double phase, etc.)*

DÉFINITION. — La *folie à double forme* est une *folie
généralisée, caractérisée par la succession régulière
d'accès mélancolico-maniaques, c'est-à-dire d'accès
constitués par une période de mélancolie et une
période de manie, ou vice versâ.*

ÉTIOLOGIE. — La principale cause de la folie à
double forme est l'*hérédité*, qui revêt assez fréquemment, chez elle, le type *similaire*. Puis, viennent les
autres causes, physiques et morales, de la folie. La
maladie est plus commune chez les femmes que chez
les hommes. Elle débute en général de 20 à 30 ans,
soit à la suite d'une cause occasionnelle, soit même
sans cause apparente.

DESCRIPTION. — La folie à double forme vaguement
entrevue par les anciens, a été réellement découverte par M. Baillarger et par Falret père. M. Ritti en
a donné, en 1883, une description excellente et
complète.

Pour la bien connaître, nous devons étudier successivement : 1° la *composition des accès;* 2° la *façon dont ils s'enchaînent les uns aux autres.*

1° L'accès de folie à double forme se compose de deux périodes distinctes, l'une *de manie*, l'autre de *mélancolie.* Or, cette manie et cette mélancolie ne sont pas des états spéciaux à la folie circulaire; elles ne sont autre chose que la manie et la mélancolie simples, telles que nous les avons étudiées dans les chapitres précédents. Il n'y a donc pas lieu de décrire à la folie à double forme une symptomatologie spéciale; il suffit d'indiquer que l'accès qui la compose est constitué par une période de manie et une période de mélancolie, pour en savoir d'avance les symptômes.

Toutes les variétés de manie et de mélancolie que nous avons passées en revue peuvent se combiner pour composer l'accès de folie à double forme. Ainsi, l'accès peut être formé d'une période de *manie aiguë* et d'une période de *mélancolie avec stupeur*, d'une période d'*excitation maniaque* et d'une période de *dépression mélancolique*, etc., etc. Nous le répétons, toutes les combinaisons sont possibles, et il faut savoir qu'il n'y a pas une relation forcée entre le degré d'intensité de l'une et de l'autre période. Ainsi, une période d'*excitation maniaque* légère peut s'associer à une période de *mélancolie aiguë* ou de *stupeur* pour former l'accès, et réciproquement une période de *dépression mélancolique* simple peut se combiner avec une période de *manie aiguë.* Toutefois, la constitution la plus ordinaire de l'accès consiste dans la réunion d'une période d'*excitation maniaque* plus ou moins vive avec une période de *dépression mélancolique*.

Ce qu'il importe de savoir, c'est que lorsqu'un accès a eu lieu, il est habituel de voir les accès suivants lui ressembler exactement, et présenter la même physionomie symptomatique; en sorte que qui connaît un accès, les connaît tous.

La *transition* d'une période à l'autre ne s'opère pas toujours de la même façon. Tantôt, le changement est *brusque, instantané;* il peut alors s'opérer pendant le sommeil même, et l'individu qu'on a laissé la veille maniaque, par exemple, se réveille le lendemain mélancolique. C'est souvent le cas dans les variétés de folie à double forme à phases et à accès très courts. Il est plus ordinaire de voir le passage d'un état à l'autre se faire par *dégradations insensibles,* si bien qu'il arrive un moment où l'individu paraît ne plus être ni maniaque ni mélancolique, mais en état d'équilibre parfait. Ce moment d'équilibre avait été, dès l'abord, diversement interprété. Falret père le considérait comme une véritable intermittence de courte durée, de sorte que, pour lui, l'accès se composait de trois périodes : l'une de manie, la seconde d'intermittence, la troisième de mélancolie. Baillarger a montré, de son côté, que ce moment d'équilibre n'était pas une intermittence, mais un simple instant, difficile à saisir, que traversait le malade sans s'y arrêter, pour passer de la période de manie à la période de mélancolie et que, par conséquent, ces deux états se succédaient sans inter-

ruption, comme les divers stades de la fièvre intermittente. C'est là en effet, ce qui se passe le plus
habituellement ; mais l'intermittence admise par
Falret peut s'observer dans certains cas exceptionnels. Ritti les considère non plus comme des cas de
folie à double forme, mais comme des accès alter-
nants de manie et de mélancolie périodiques (folie
périodique à formes alternes). Un dernier mode de
transition, par *oscillations successives*, consiste dans
des alternatives rapprochées d'excitation et de dépression, servant d'intermédiaire entre la fin d'une
période et le commencement de la suivante.

Quelle que soit la façon dont les périodes s'enchaînent, ce qu'il y a de vraiment caractéristique,
dans la folie à double forme, c'est le *contraste frappant* qu'offrent les malades suivant qu'on les observe
dans une période ou dans l'autre. Dans leur état
d'*excitation maniaque*, ils sont rajeunis, engraissés,
vifs, alertes, vigoureux, la figure animée, le teint
coloré, loquaces, bavards, turbulents, sans cesse en
action et en mouvement. Ils sont prodigues, dissi-
pateurs, vaniteux, méchants, processifs, emportés,
violents, très enclins au mal, très souvent poussés
aux excès alcooliques et vénériens. S'ils ont des conceptions délirantes, ce sont des idées d'orgueil, de
fierté, d'ambition, de grandeur. Dans leur état de
dépression mélancolique, ils sont tellement différents qu'on croirait ne pas avoir affaire au même
individu. Dans cette période, ils sont vieillis, amai-
gris, cassés, ridés, sans force et sans énergie; leur
figure est abattue, hébétée, leur teint blafard; ils ne

disent pas un mot, ne bougent pas, et passent presque tout leur temps couchés, sans faire un seul mouvement. Ils sont avares, économes à l'excès, ne
boivent pas, ne mangent pas, n'ont aucun désir génésique, se montrent humbles, soumis, sans volonté,
obéissants et passifs. S'ils ont des conceptions délirantes, ce sont des idées de ruine, de culpabilité qui
les hantent, et qui très souvent les conduisent au
refus d'aliments et au suicide. Il n'est pas jusqu'aux
fonctions organiques qui ne subissent le contre-coup
de ces deux états si différents, et le pouls, actif et
précipité au delà des limites physiologiques dans la
période de manie, tombe à 40 et 50 pulsations pendant la période de mélancolie.

Il en est de même de la température, de la circulation périphérique, de l'appétit, des sécrétions et des
excrétions qui offrent dans l'une et dans l'autre période des différences remarquables; on a constaté
également que le poids du corps augmentait dans la
période de manie, pour diminuer, au contraire, pendant la phase de dépression.

Ce contraste si frappant présenté par les malades,
est en réalité l'une des particularités les plus curieuses
et les plus intéressantes de la médecine mentale.

2° La constitution de l'accès nous étant connue, il
nous reste à examiner comment *s'enchaînent* les uns
aux autres les divers accès. Nous laisserons de côté,
par conséquent, les faits, d'ailleurs absolument exceptionnels, où la maladie est composée d'un accès
unique.

Deux cas peuvent se présenter. Ou bien les accès

se succèdent sans interruption et sans être séparés par une intermittence, ce qui constitue la *folie à double forme continue;* ou bien ils sont séparés les uns des autres par une intermittence plus ou moins longue, par un retour plus ou moins prolongé à l'état normal, ce qui constitue la *folie à double forme à accès séparés* ou *intermittente.* Plusieurs auteurs désignent aussi la première sous le nom de *folie circulaire* et la seconde sous celui de *folie à double forme* proprement dite.

Ce sont là les deux seules variétés de la folie à double forme, si l'on admet avec M. Ritti, que *la folie périodique à formes alternes* ne rentre pas dans le cadre de la maladie, ce qui peut être discuté.

Marche. Durée. Terminaison. — La *marche* de la folie à double forme est essentiellement chronique et intermittente, ou plutôt *périodique.*

En ce qui concerne sa *durée,* il est nécessaire d'envisager séparément la durée de l'accès et de chacune des périodes qui le composent, et la durée de la maladie elle-même.

L'accès peut durer des mois et des années, ou, au contraire, être limité à quelques jours. Dans le premier cas, qui est le plus fréquent, l'accès a habituellement une longueur de six mois, un an, dix-huit mois, et il est constitué par une période d'excitation d'un mois, trois mois et d'une période de mélancolie en général plus longue. Bien que les accès aient à peu près toujours la même durée, cette égalité n'est qu'approximative; un accès peut être plus long, l'autre plus court, ainsi du reste que les périodes dont ils sont formés. Toutefois, on peut dire que les accès ont, en général, la même allure et la même durée.

Dans le second cas, les accès durent un jour, deux jours, trois jours, jusqu'à un mois. Le plus souvent, alors, les périodes ont à peu près la même durée et les accès sont plus réguliers.

La durée de l'intermittence est très variable. C'est dans la folie à double forme à accès très courts qu'elle manque le plus souvent. Au contraire elle existe presque toujours dans les folies à double forme à accès longs. Elle peut avoir une durée de quelques jours, de plusieurs mois et même de plusieurs années.

Quant à la durée de la maladie elle-même, elle est très longue. On peut même dire qu'elle est indéfinie, interminable, car une fois l'alternance constituée, les malades tournent dans le même cercle pathologique pendant de longues années, et, le plus souvent, jusqu'à leur mort.

La folie à double forme peut se terminer par la *guérison*, terminaison très rare, et pour ainsi dire exceptionnelle. Elle se termine habituellement par la démence, mais au bout d'un temps très long, car les malades ne cèdent que très tardivement à l'affaiblissement de l'intelligence. Elle peut se *transformer* en une autre forme de folie, manie ou mélancolie simple, par exemple, ce qui est encore un cas très rare. Enfin, elle peut se terminer par la *mort*, qui n'a lieu pour ainsi dire que par accident, ou par suite d'une affection intercurrente, c'est-à-dire par suicide, congestion cérébrale, attaques épileptiformes, pneumonie, etc., etc.

ANATOMIE PATHOLOGIQUE. — A part les cas où le malade étant mort d'apoplexie, on trouve à l'autopsie une altération matérielle évidente, la folie à double forme *n'a pas de lésion* qui lui soit propre. Au contraire, cette succession de deux états opposés, manie et mélancolie, qui se remplacent l'un l'autre et sont le plus souvent suivis d'un retour à l'état normal, prouve assez qu'il ne s'agit là que de troubles fonctionnels susceptibles non seulement de disparaître, mais d'être remplacés par des troubles de nature opposée. Il est probable que l'état d'excitation correspond à une *hypérémie* et l'état de dépression à une *ischémie* cérébrales, comme la manie et la mélancolie simples.

PRONOSTIC. — Le pronostic de la folie à double forme est *très grave*, puisque la maladie est à peu près toujours incurable, comme, du reste, la plupart des folies intermittentes ou périodiques. Falret père avait déjà fait ressortir cette particularité digne de remarque que la folie à double forme, qui est essentiellement constituée par les deux formes de folie les plus curables, la manie et la mélancolie, est au contraire, pour sa part, l'une des plus incurables.

DIAGNOSTIC. — Prise dans son ensemble, la folie à double forme, avec sa succession régulière d'états opposés, ne peut être confondue avec aucune autre. Pourtant, lorsque la période de dépression mélancolique est peu marquée, il peut arriver qu'elle passe inaperçue et que la maladie soit prise pour une *manie chronique* à forme *intermittente* ou *rémittente*, avec d'autant plus de raison que dans celle-ci, les accès de manie sont également suivis, parfois, d'une courte réaction dépressive.

Il arrive bien plus souvent qu'en face d'une période isolée de la folie à double forme, on croit avoir affaire à un simple accès de *manie* ou de *mélancolie* et que cette période terminée, on considère le malade comme guéri. Cette erreur a été commise, et, notamment, par M. Baillarger lui-même. Elle est la conséquence forcée de ce fait que la manie et la mélancolie de la folie à double forme ne diffèrent en rien de la manie et de la mélancolie simples et que, prises isolément, il est impossible de les en distinguer. Tout ce qu'on peut dire, c'est qu'en général, toutes les fois qu'on a affaire à un accès d'*excitation maniaque*, il faut se défier et songer soit à une paralysie générale commençante, soit à l'hystérie, soit surtout à la folie à double forme.

C'est dire assez que la folie à double forme peut être confondue, dans sa période d'excitation maniaque, avec la *période prodromique* d'une *paralysie générale* à forme expansive. L'erreur est d'autant plus possible que l'excitation peut faire apparaître, dans la folie à double forme, certains phénomènes congestifs tels qu'inégalité des pupilles, tremblement, hésitation de la parole, qui compliquent encore le diagnostic. La distinction s'établit surtout d'après ce fait que dans la paralysie générale, même dès ses premiers débuts, les conceptions ont un *cachet démentiel* qui n'existe pas dans la folie à double forme, et, d'autre part, que les fous circulaires excités sont foncièrement *méchants et malveillants*, tandis que les paralytiques généraux expansifs sont, au moins extérieurement et à la surface, bienveillants et généreux.

La folie à double forme une fois reconnue, il reste encore à déterminer si elle est *simple*, ce qui est le cas le plus fréquent, ou si elle est *liée* à un autre état morbide qui est presque toujours dans ce cas, la paralysie générale (paralysie générale à double forme ou circulaire), l'épilepsie ou l'hystérie.

TRAITEMENT. — Contre la maladie, en raison surtout de son caractère périodique, on a préconisé le *sulfate de quinine* à haute dose, 30 à 40 centigrammes, pour arriver à 2 grammes par jour. On emploie également le bromure de potassium, les injections sous-cutanées d'opium et de morphine. Le traitement des accès et celui de chaque période réclament le traitement ordinaire des accès de manie ou de mélancolie. Le Dr Hurd a préconisé l'hyoscyamine contre les périodes d'excitation et la codéine ou le citrate de caféine contre les périodes de dépression. La séquestration s'impose surtout pendant les périodes d'excitation, les malades étant alors habituellement dangereux. Elle est moins nécessaire pendant les périodes de dépression, surtout lorsque celle-ci est peu intense.

14.

APPENDICE

REPRÉSENTATION GRAPHIQUE

DES FOLIES GÉNÉRALISÉES

Pour donner une idée tout à fait nette des nombreuses particularités relatives à la constitution et à la marche des folies généralisées, je crois utile de les figurer ici sous forme de graphiques, à l'aide d'un tableau spécialement imaginé à cet effet.

Ce tableau, que j'ai présenté en 1883 à la société médico-psychologique et qui m'a constamment servi depuis, dans mon enseignement libre à la Faculté de Bordeaux, se compose essentiellement d'une ligne horizontale ponctuée représentant l'état normal. Au-dessus s'étagent, par ordre d'intensité, les diverses variétés d'excitation ou de manie ; au-dessous et dans un ordre inverse, les diverses variétés de dépression ou de lypémanie. Le cadre schématique ainsi formé est coupé par des lignes verticales indiquant, comme dans les feuilles de température, des divisions en journées.

Avec ce tableau, très simple, on peut reproduire exactement et dans leurs moindres traits tous les

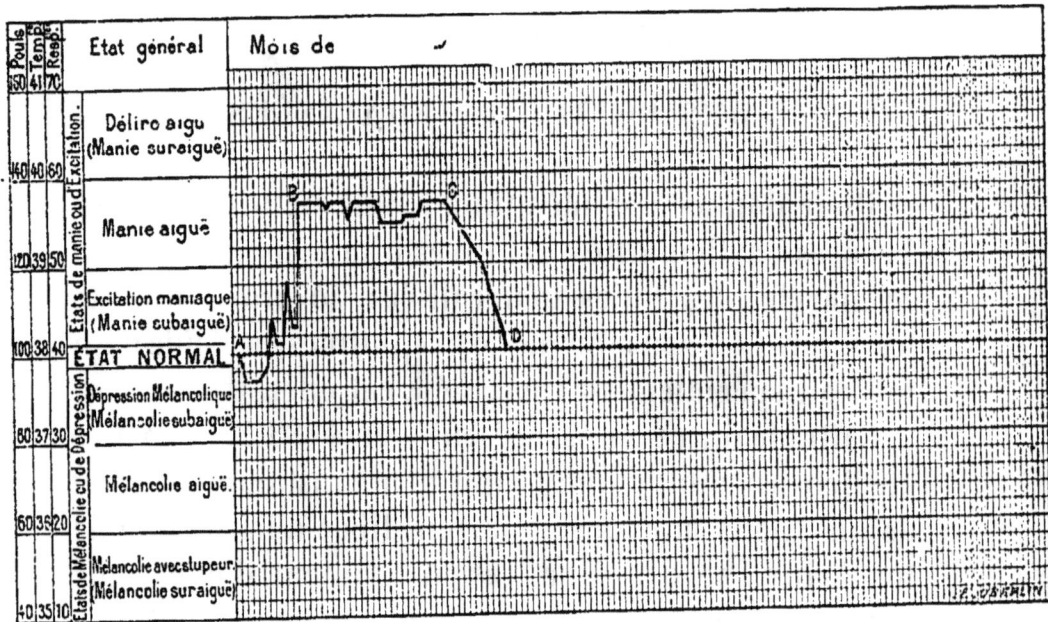

Fig. 1. — Manie aiguë.

types de folies généralisées que nous venons de passer en revue.

Voici par exemple (fig. 1), un accès de *manie aiguë*. On y voit : 1° *la période de début* (A B), caractérisée d'abord par de la dépression et de la tristesse, puis par une excitation progressive qui peut atteindre son apogée soit brusquement, soit insensiblement, soit, comme nous l'indiquons ici, par une série d'oscillations graduelles ;

2° La *période d'état* (BC) ou période de l'accès proprement dite, caractérisée par l'évolution aiguë de l'excitation, avec ses variations plus ou moins marquées :

3° La *période de terminaison* (CD) qui, dans le cas de guérison que nous choisissons ici, se caractérise par un retour soit brusque, soit par oscillations, soit par transitions insensibles, à l'état normal.

On comprend très bien que nous pourrions reproduire de même un accès de manie subaiguë et suraiguë, comme un accès quelconque de mélancolie, avec leurs variétés spéciales de début, d'intensité, d'évolution et de terminaison.

La figure 2 représente la *manie rémittente*. Cette variété de folie est constituée, comme nous savons, par le retour plus ou moins régulier de crises aiguës ou paroxysmes de manie, séparées par des périodes d'atténuation ou rémission. On voit ici, de la façon la plus nette, cette succession de phénomènes. A B C D nous donne l'image de l'accès aigu avec ses trois périodes de début, d'état et de déclin; D A nous montre la rémission dans son intensité et sa durée ; puis une

Pouls	Temp	Resp.	Etat général	Mois de
160	41	70		
140	40	60	Délire aigu (Manie suraiguë)	
120	39	50	Manie aiguë	
100	38	40	Excitation maniaque (Manie subaiguë) / ÉTAT NORMAL	
80	37	30	Dépression Mélancolique (Mélancolie subaiguë)	
60	36	20	Mélancolie aiguë.	
40	35	10	Mélancolie avec stupeur (Mélancolie suraiguë)	

Etats de manie ou d'Excitation.

Etats de Mélancolie ou de Dépression.

B C B C B
D A D A

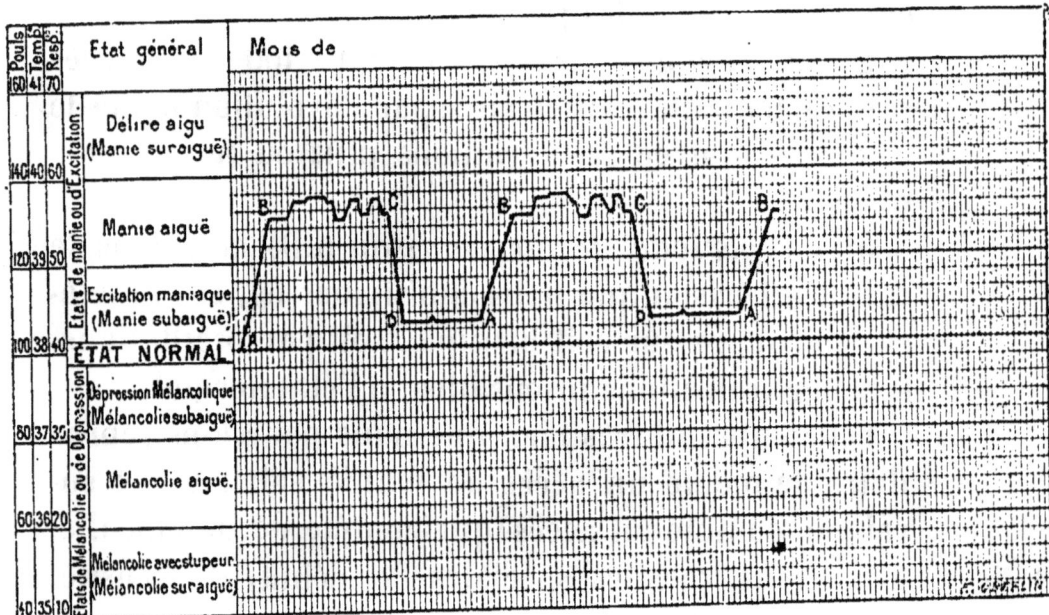

Fig. 2. — Manie rémittente.

nouvelle exacerbation A B C D se produit également suivie d'une nouvelle rémission D A, et ainsi de suite, indéfiniment.

Au lieu d'une manie rémittente, nous eussions pu prendre, bien entendu comme exemple, pour notre tracé, une lypémanie rémittente.

La figure 3 représente la *manie intermittente*. Cette variété de folie est constituée, comme nous savons, par une succession d'accès de manie séparés entre eux non plus par des phases d'atténuation, comme dans la manie rémittente, mais par des retours complets à l'état normal ou intermissions. A B C D figure l'accès avec son début, sa terminaison brusque et sa période d'état ; D A est le retour à l'état normal ou intermission, véritable guérison, comme on le voit, différant seulement de la guérison absolue en ce qu'elle est intermédiaire à deux accès. A sa suite, en effet, on voit un nouvel accès A B C D se produire, absolument identique au premier, puis une nouvelle intermission, et ainsi de suite.

Les figures 4, 5 et 6 sont consacrées à la représentation des divers types de *folie à double forme*. Dans la figure 4, il s'agit de la *folie à double forme continue* ou *circulaire*, dans laquelle les accès de folie s'enchainent bout à bout et se suivent sans interruption. A B C D A représente l'accès complet de folie à double forme, dans lequel on trouve le début brusque de la phase d'excitation (A B) ; sa période d'état (BC) ; le passage instantané de la phase d'excitation à la phase de dépression (C D) ; la période d'état de la phase de dépression (D A) ; le passage brusque de la

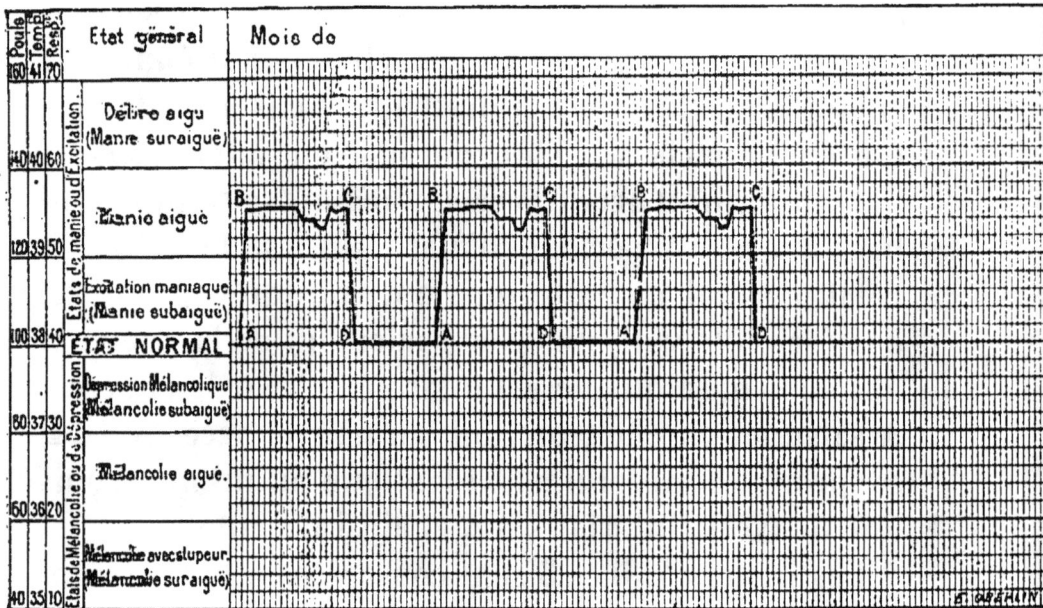

Fig. 3. — Manie intermittente.

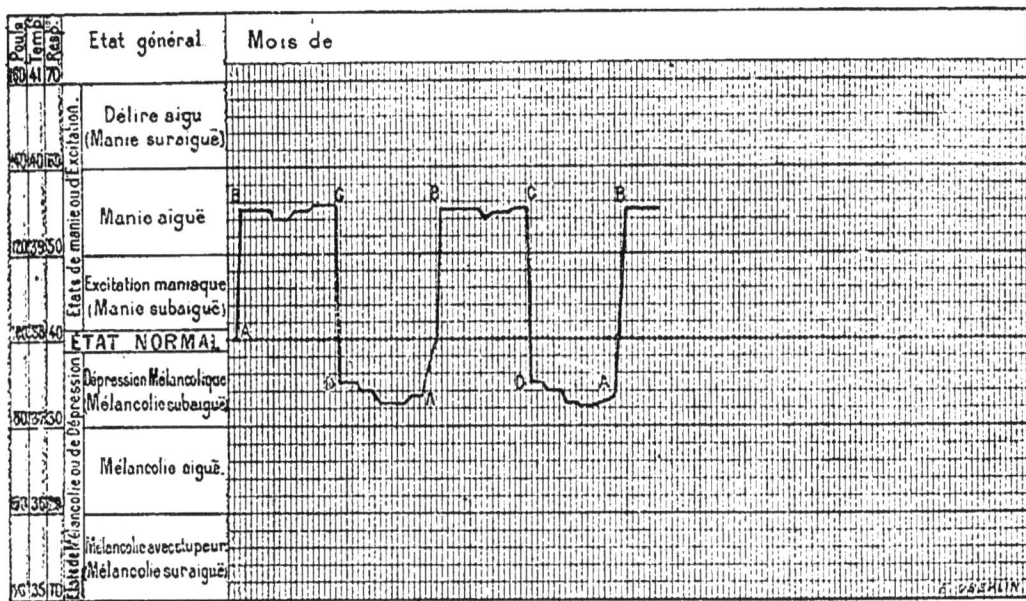

Poule Temp Resp	Etat général	Mois de
160 41 70		
	Délire aigu (Manie suraiguë)	
140 40 60		
120 39 50	Manie aiguë	
	Excitation maniaque (Manie subaiguë)	
100 38 40	ETAT NORMAL	
80 37 30	Dépression Mélancolique Mélancolie subaiguë	
60 36 20	Mélancolie aiguë	
40 35 10	Mélancolie avec stupeur Mélancolie suraiguë	

Fig. 4. — Folie à double forme continue.

phase de dépression à la phase d'excitation (A B).
Puis un nouvel accès se produit semblable de tous
points au premier, etc., etc.

Dans la figure 5, il s'agit de la *folie à double forme
intermittente ou à accès séparés*, dans laquelle les
accès au lieu de se suivre sans interruption, sont séparés entre eux par des retours plus ou moins longs
à l'état normal. A B C D E F représente encore ici
l'accès dans lequel on trouve : le début par oscillations
graduelles de la phase d'excitation (A B) ; sa période
d'état (B C) ; le passage par oscillations graduelles à
la phase de dépression (C D) ; la période d'état de la
phase de dépression (D E) ; le retour rapide à l'état
normal (E F). Cet état normal est figuré en F A. Puis
survient un nouvel accès A B C D E F, dans les mêmes
conditions que le premier et suivi, comme lui, d'un
retour à l'état normal F A, etc., etc.

Dans la figure 6, il s'agit de ce que M. Ritti appelle
la *folie périodique à formes alternes*, qu'il considère
comme la combinaison, chez le même individu, d'une
manie et d'une mélancolie intermittentes, tandis
que pour d'autres, ce serait une troisième variété de
folie à double forme, dans laquelle une intermittence ou retour à l'état normal se produirait non
plus seulement après chaque accès, comme dans le
précédent, mais après chaque phase d'accès. Quelle
que soit la conception théorique qu'on adopte, cette
variété de folie n'en est pas moint exactement représentée ici. A B C D est la phase de manie ; D E l'état
normal consécutif ; E F G H, la phase de mélancolie ;
H A, le second retour à l'état normal. Puis le même

Pouls	t° Temp.	Resp.	Etat général	Mois de
160	41	70		

Etat de manie ou d'Excitation.

140	40	60	Délire aigu (Manie suraiguë)	
120	39	50	Manie aiguë	
100	38	40	Excitation maniaque (Manie subaiguë)	

ETAT NORMAL

Etat de Mélancolie ou de Dépression

80	37	30	Dépression Mélancolique / Mélancolie subaiguë	
60	36	20	Mélancolie aiguë.	
40	35	10	Mélancolie avec stupeur / Mélancolie suraiguë	

E. GOEHLIN

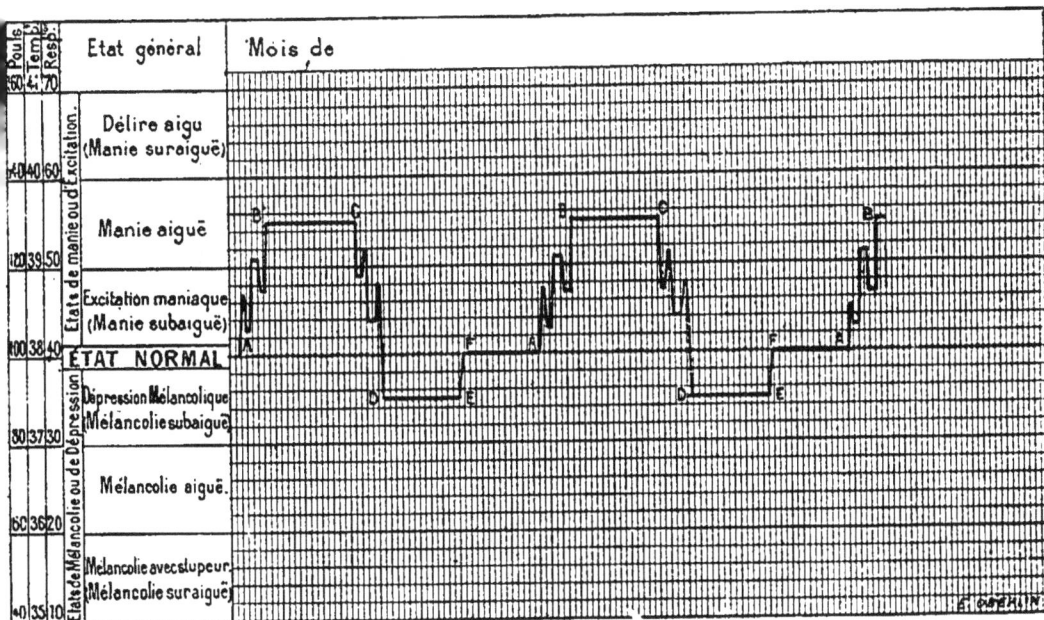

Fig. 5. — Folie à double forme intermittente.

Pouls	Temp	Resp.		Etat général	Mois de

Etats de manie ou d'Excitation.

| 160 | 41 | 70 |
| 140 | 40 | 60 |

Délire aigü
(Manie suraiguë)

Manie aiguë

| 120 | 39 | 50 |

Excitation maniaque
(Manie subaiguë)

| 100 | 38 | 40 |

ETAT NORMAL

Etats de Mélancolie ou de Dépression

Dépression Mélancolique
(Mélancolie subaiguë)

| 80 | 37 | 30 |

Mélancolie aiguë.

| 60 | 36 | 20 |

Mélancolie avec stupeur
(Mélancolie suraiguë)

| 40 | 35 | 10 |

E. CAEHLIN

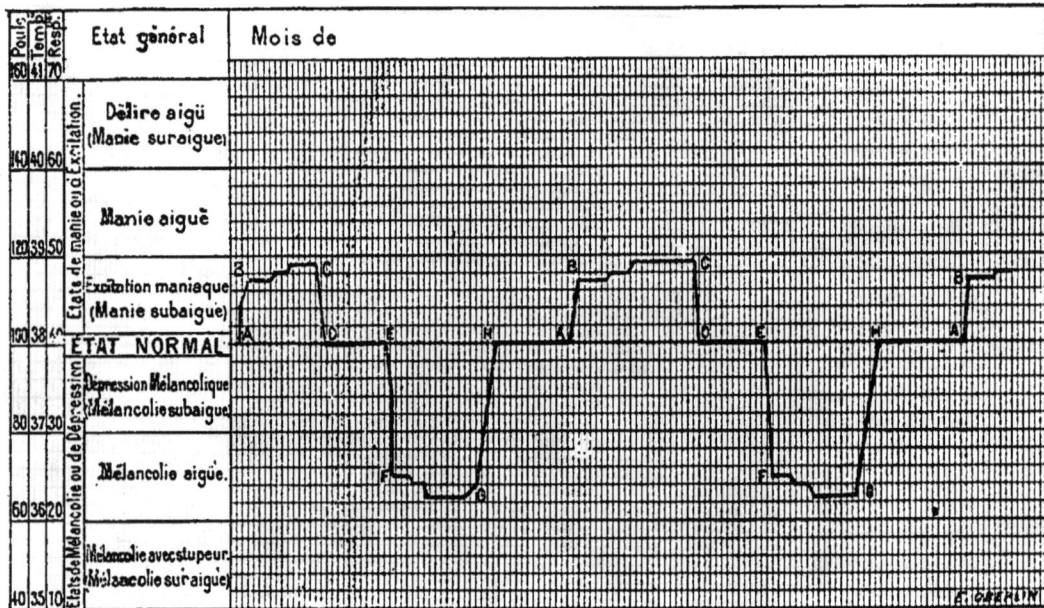

Fig. 6. — Folie périodique à formes alternes.

cycle se reproduit à nouveau et dans les mêmes conditions.

On voit combien s'éclairent et se simplifient, grâce à ce tableau, toutes les considérations techniques relatives aux diverses formes de folie généralisée. Grâce à lui, il est également facile de saisir et d'apprécier d'un coup d'œil les différences, si importantes au point de vue médico-légal, qui existent entre les divers états de lucidité ou intervalles lucides : *le moment lucide*, qui est un retour passager à l'état normal dans le cours d'un accès ; *la rémission*, qui est une simple atténuation des symptômes de l'accès ; *l'intermission* ou *intermittence* qui est une vraie guérison comprise entre deux accès.

Ce n'est pas uniquement d'ailleurs au point de vue théorique et pour figurer schématiquement les diverses formes de folies généralisés que ce tableau présente de l'utilité. Il peut encore servir dans la clinique comme une véritable feuille d'observation pour y inscrire au jour le jour l'état d'un malade, ce qui permet d'obtenir ainsi des tracés fidèles d'accès éminemment suggestifs. C'est dans ce but que j'y ai adapté, par une addition très facile, des lignes horizontales permettant d'établir la courbe du pouls, de la température et de la respiration, en même temps que celle de l'accès proprement dit.

CHAPITRE VII

FOLIES PARTIELLES OU ESSENTIELLES

§ I. — GÉNÉRALITÉS

Nous connaissons déjà les principaux caractères différentiels des folies généralisées et des folies partielles. Nous savons que les premières s'accompagnent d'une réaction morbide de l'activité générale, excitation ou dépression, qu'elles sont souvent curables et qu'elles constituent, par leur association avec d'autres états physiologiques ou pathologiques, les folies symptomatiques. Nous savons aussi que les folies partielles ne s'accompagnent pas de réaction morbide permanente, qu'elles guérissent rarement, enfin qu'elles sont idiopathiques ou essentielles, c'est-à-dire indépendantes et autonomes.

Envisagées au point de vue de la forme du délire, les folies partielles sont relativement nombreuses : elles comprennent en effet la folie hypocondriaque, la folie de persécution, la folie religieuse, la folie politique, la folie jalouse, la folie érotique, la folie ambitieuse, etc. Mais, ainsi qu'on l'a vu au chapitre

de la classification, toutes ces folies partielles ne représentent pas, à proprement parler, des entités distinctes ; ce sont des variétés ou plutôt des phases
d'une seule et même maladie.

Le sujet passe d'abord par un état d'inquiétude
pénible, pendant lequel éprouvant des troubles
étranges et sentant ses rapports avec le monde extérieur se modifier, il se replie sur lui-même et s'enfonce
dans une analyse douloureuse. D'une acuité psychique
d'autant plus vive que toutes ses facultés sont tendues
vers le même objet, il scrute attentivement tout ce
qui se dit, tout ce qui se fait, tout ce qui se passe autour de lui, et, dans toutes choses, par une série de
raisonnements plus ou moins logiques, il découvre
quelque ressort caché, quelque allusion à sa personne
ou à sa situation. C'est là la période hypocondriaque
de Morel, la période d'inquiétude de Magnan, que
j'ai appelée moi-même *période de concentration
analytique* ou d'*analyse subjective*, en raison de
cette tendance à l'analyse inductive qui prédomine
à ce moment chez le malade. Des hallucinations peuvent venir s'y joindre, mais c'est surtout dans la période suivante qu'on les observe d'une façon à peu
près constante.

Dans cette seconde période, le malade imagine une
explication rationnelle de ses souffrances, de ses inquiétudes, de l'attention véritablement surprenante
dont il se croit l'objet ; il trouve, comme on l'a dit si
heureusement, *la formule de son délire*. Si les incidents fâcheux se multiplient sur sa route ; s'il entend
des voix qui l'injurient et répondent à ses pensées

les plus secrètes ; s'il sent de mauvaises odeurs ; si ses aliments ont un goût étrange ; s'il éprouve dans le corps de véritables secousses électriques, c'est qu'il est en butte à la malveillance et à l'animosité des gens ou de certains hommes en particulier. Des ennemis puissants, acharnés à sa perte, ont organisé contre lui un véritable complot, et ils ont recours, pour le perdre, à des procédés mystérieux tels que le magnétisme, l'électricité, le téléphone, etc. C'est le *délire de persécution*, découvert et magistralement décrit par Ch. Lasègue. Une fois implanté dans l'esprit du malade, ce délire y prend corps peu à peu, s'y élabore, et par degrés insensibles, en arrive à former un thème invariable, une espèce de roman à clef dont le malade est à la fois l'auteur et le personnage principal. Cette seconde phase mérite bien, comme on le voit, le nom de *période d'explication délirante*.

Au bout d'un temps plus ou moins long, quelquefois seulement après bien des années, une modification importante a lieu dans l'état du sujet qui, de persécuté devient ambitieux, ou, comme on l'a dit, mégalomane. Il ne s'agit pas uniquement ici d'un changement de délire, d'une nouvelle explication substituée à l'ancienne ; c'est la personnalité tout entière de l'aliéné qui se trouve transformée : il est prince, il est roi, il est prophète, il est Dieu. Ainsi surviennent des idées ambitieuses qui se joignent aux idées de persécution non par simple association, mais par une combinaison des plus intimes, de manière à former un tout parfaitement homogène dans lequel les deux éléments délirants entrent pour une part plus ou moins grande, suivant les cas. Dès lors, le malade reste comme incrusté dans cet état qui persiste, on peut le dire, jusqu'à sa mort. C'est là le troisième et dernier stade, ou stade de *transformation de la personnalité.*

Quant à la quatrième période admise par M. Magnan sous le nom de période de démence, elle ne constitue pas, en réalité, une phase de la maladie, mais uniquement un de ses modes de terminaison, comme cela a lieu pour toutes les autres formes d'aliénation mentale. Beaucoup de fous partiels n'arrivent jamais d'ailleurs à la démence proprement dite, et alors même que leur intelligence vient à la longue à s'affaiblir, leur délire survit toujours avec ses caractères essentiels.

Cette conception de la folie partielle type est extrèmement juste et elle répond, sauf les exceptions dont nous aurons à parler plus tard, à la réalité des faits. Mais il y a plus : les autres folies partielles dont nous avons signalé l'existence peuvent rentrer également dans ce cadre synthétique. C'est ainsi que la folie religieuse n'est pas, en y regardant de près, une folie à part, mais simplement une variété d'explication délirante faisant pendant au délire de persécution. Il en est de même du délire érotique, du délire politique, du délire jaloux.

Les malades chez qui on les observe ont tous commencé par une période d'inquiétude ou d'analyse subjective absolument analogue à celle qui précède le délire de persécution. Ce n'est qu'au moment où ils ont cherché l'explication de leurs malaises qu'ils se sont séparés, les uns la trouvant dans l'intervention céleste ou diabolique (délire religieux), les autres dans l'amour d'une beauté idéale ou terrestre (délire érotique), d'autres enfin dans les agissements des partis dynastiques (délire politique), ou d'ennemis de leur bonheur conjugal (délire jaloux). Tous ces délires et d'autres analogues, s'il en existe, ne sont donc que de simples variétés d'explication délirante de la folie partielle, des expressions différentes d'une formule unique, et, à ce titre, ils rentrent tous dans la même maladie. Ce qui le prouve, c'est qu'ils s'associent très souvent au délire de persécution, et qu'il n'est pas rare de voir des malades dans ces conditions pathologiques, présenter à la fois du délire religieux, du délire érotique, du délire politique et même du délire jaloux, évoluant autour du délire de persécution comme autour d'un centre commun. Ce qui le prouve encore, c'est que tous ces délires qui ont eu le même point de départ, une phase hypocondriaque ou d'analyse subjective, aboutissent tous également à la même terminaison, la transformation de la personnalité ou mégalomanie.

Les folies partielles actuellement connues se résument donc en une seule et même vésanie qui, dans sa forme normale, présente une évolution typique en trois périodes : 1º une *période d'inquiétude ou d'analyse subjective* (folie hypocondriaque); 2º une *période d'explication délirante* (délire de persécution, délire religieux, délire érotique, délire politique, délire jaloux, etc.); 3º *une période de transformation de la personnalité* (délire ambitieux).

11.

Nous l'appelons, pour ce motif, *folie systématisée progressive*. Psychose systématique progressive (Garnier). Psychose systématique chronique progressive (Ballet). Délire chronique (Magnan). Paranoia primaria (italien). Primäre Verrücktheit (allemand).

Une longue discussion s'est élevée dans ces dernières années à la Société médico-psychologique de Paris au sujet des folies partielles. Les uns, avec M. Magnan, reconnaissent deux sortes de folies systématisées ou, comme ils les appellent à tort, de délire chronique : 1° la folie systématisée progressive, évoluant toujours en périodes distinctes ; 2° la folie systématisée des dégénérés, irrégulière et atypique. Les autres, avec M. Ball, refusent à la folie systématisée des dégénérés une existence propre et contestent que la folie systématisée progressive elle-même ait toujours l'évolution pathognomonique qu'on lui prête. Finalement, on n'a pu s'entendre.

Au fond, les deux opinions contiennent l'une et l'autre leur part de vérité, et on peut admettre, en fin de compte, qu'il existe une folie systématisée typique, caractérisée par une évolution habituelle en trois périodes, avec des formes anormales dont la principale est celle qui se rencontre chez les dégénérés.

Du reste, cette manière de voir n'est ni nouvelle ni spéciale à la France car on la trouve formulée depuis longtemps déjà dans la plupart des travaux étrangers. Les Italiens, notamment, qui englobent toutes les folies systématisées sous le nom générique de *paranoia*, les divisent en deux espèces bien distinctes : 1° la *paranoia dégénérative*, *originaire* ou *tardive*, suivant l'époque de son apparition ; 2° la *paranoia psycho-névrotique*, *primaire* ou *secondaire*, suivant qu'elle se montre d'emblée ou qu'elle succède à une folie généralisée. Ce groupement séméiologique des folies systématisées correspond, comme on le voit, à la division proposée en France : il est même plus complet. Les Italiens ont été jusqu'à formuler une théorie originale pour expliquer comment la folie systématisée était primitive chez certains sujets et secondaire chez les autres. Ils prétendent, en effet, que la folie systématisée est toujours consécutive à une folie généralisée, vis-à-vis de laquelle elle constitue une étape morbide plus avancée ; lorsqu'elle est primitive chez un individu, c'est qu'elle succède à une folie généralisée dans l'ascendance ; lorsqu'elle est secondaire, c'est que cette succession s'opère chez le même sujet.

Nous n'avons à nous occuper ici que de la folie systématisée primitive (paranoia primaria), puisque nous avons déjà parlé de la folie systématisée secondaire (paranoia secondaria) au chapitre de la manie et de la mélancolie. Quant à la folie systématisée des dégénérés (paranoia degenerativa), elle trouvera sa place naturelle dans la description consacrée à l'état mental des dégénérés.

§ II. — FOLIE SYSTÉMATISÉE PROGRESSIVE

DÉFINITION. — La folie systématisée progresssive peut être définie : *une folie chronique, essentielle, sans trouble de l'activité générale, caractérisée par des hallucinations, surtout de l'ouïe, par un délire tendant à la systématisation et aboutissant à la transformation de la personnalité.*

ÉTIOLOGIE. — La folie systématisée, nous l'avons dit, constitue la folie essentielle, la vraie folie. Aussi, son étiologie est-elle assez limitée. Chez elle, les causes adjuvantes n'interviennent guère, elle fait partie intégrante de l'individu. Les malades en ont reçu le germe en naissant, et elle se développe à l'heure dite, sous l'influence de la moindre occasion, par exemple de la misère, des difficultés de la vie sociale, des mécomptes, des déboires, des malheurs conjugaux, de la ménopause, etc., etc. C'est dire que la principale cause de la folie partielle est l'*hérédité*. On sait qu'elle est plus particulièrement fréquente chez la femme, les célibataires, et surtout chez les enfants naturels. Elle atteint de préférence les sujets à caractère sombre, défiant, ombrageux, enclins à la misanthropie et à l'orgueil.

1º *Période d'analyse subjective.*

FOLIE HYPOCONDRIAQUE

L'affection débute, le plus souvent, par des sensations maladives, des troubles fonctionnels ou organiques qui commencent par étonner l'individu, attirent son attention et le conduisent à s'analyser. Ce sont des phénomènes douloureux, par exemple des céphalalgies, des palpitations, des bourdonnements d'oreille, des éblouissements. Plus fréquemment encore, ce sont des malaises vagues ayant pour siège habituel les organes génitaux ou le tube digestif. Quelquefois enfin, ce sont des sensations anormales de constriction crânienne, de vide dans le cerveau, avec difficulté de travailler, de penser, etc. Le malade s'inquiète outre mesure de cet état de choses; il s'examine, scrute attentivement tout ce qu'il éprouve et constate en lui un changement qui va croissant. Ce qui lui paraît le plus étrange, c'est qu'en dehors des troubles physiques qui l'assaillent, il sent son intelligence se bouleverser; son esprit fonctionne malgré lui, il n'est plus maître de le diriger, et cette partie automatique de son être devient quelquefois si forte que la pensée s'extériorise et se trouve plus ou moins consciemment projetée au dehors. Il s'agit là, comme l'a montré M. Séglas, d'une véritable hallucination psycho-motrice, qui, chez ces malades, est souvent, malgré l'opinion reçue, l'un des premiers phénomènes à apparaître.

Jusqu'alors, le futur paranoïque ressemble plus ou moins à l'hypocondriaque simple avec lequel du reste, il peut être confondu; mais bientôt, par une pente naturelle de son esprit qui le différencie de tous les autres aliénés, il en arrive à chercher la cause de ses souffrances, non en lui mais en dehors de lui. C'est là pour ainsi dire, la première étape de son évolution psychique, qui, chez certains sujets, se manifeste d'emblée, sans hypocondrie antérieure.

A dater de ce moment, le malade étend à l'entourage la sphère de ses investigations, et il rapporte à sa propre personne (autophilie de Ball) tout ce qu'il voit et tout ce qu'il entend. Il lui semble que les êtres et les choses sont changés : on s'occupe de lui, on le regarde, on fait des signes et on chuchote sur son passage ; tout ce qu'on dit est à double entente ; il ne trouve plus ses objets à leur place ; il ne peut plus travailler ; ses affaires vont mal ; rien ne lui réussit.

Gardant toujours pour lui le résultat de ses pensées, il devient de plus en plus sombre et quelquefois se sent poussé vers le suicide ; mais ce ne sont là que des découragements passagers auxquels le paranoïaque cède rarement ; d'habitude il se redresse, et accepte la lutte contre le sort, cherchant à s'éclairer davantage, s'enfonçant de plus en plus dans ses sombres recherches.

Remontant alors le cours de son existence entière, il y retrouve des incidents futiles qui lui apparaissent comme des faits significatifs, et qui, groupés en faisceau, semblent lui démontrer qu'il est depuis longtemps l'objet d'une animosité cachée.

Mais déjà les troubles sensoriels ont fait leur apparition, quand ils ne sont pas survenus dès le début. Tantôt, ce sont de fausses sensations auditives, cris plaintifs, sons de cloches, détonations, voix confuses, pensée répétée ; tantôt de fausses sensations olfactives ou gustatives ; tantôt des troubles divers de la sensibilité tactile ou génitale.

Grâce à ces nouveaux éléments le délire fait de

rapides progrès, et c'est ainsi qu'apparait la deuxième période de l'affection.

2° Période d'explication délirante.

DÉLIRE DE PERSÉCUTION (MALADIE DE LASÈGUE)

Etudié pour la première fois en 1852 par Ch. Lasègue, dont la description est restée magistrale, ce délire consiste essentiellement dans le développement et la systématisation progressive de la tendance du malade à tout rapporter à l'hostilité et au mauvais vouloir des hommes. Bien que sa marche soit loin d'être toujours absolument identique, voici comment les choses se passent dans la majorité des cas.

Tout d'abord, le délire est confus. Les malades croient qu'on leur en veut, et voilà tout. Ils ne savent ni qui, ni pourquoi, ni comment. *On* est leur terme habituel. On m'en veut, on m'insulte, on me fait des misères, on m'électrise, on m'empoisonne, on me viole, on me jette de mauvaises odeurs, disent-ils. Puis, les uns plus rapidement, les autres plus lentement, ils choisissent dans leur vie passée, dans leurs occupations habituelles, dans leur mode d'existence, une particularité quelconque qui attire leur esprit sur tel ou tel groupe d'individus, ou même sur un seul individu. Ceux-ci, suivant qu'ils auront été plus ou moins frappés, antérieurement, de l'idée de la police, de la franc-maçonnerie, des Jésuites, etc., attribuent ce qu'ils appellent leurs *misères* à la police, aux francs-maçons, aux Jésuites. D'autres qui avaient déjà des ennemis, ou simplement des individus dont ils se défiaient, les érigent en auteurs responsables de ce qui leur arrive. Un complot se trame, dans lequel entrent les voisins, les concierges, les parents, les amis, souvent des inconnus ; quelquefois une ville entière est ameutée, et tout ce que voient ou entendent les malades leur semble dirigé contre eux, ils l'interprètent dans le sens de leurs idées. Voilà le premier pas fait vers *l'organisation du délire*. Quant à l'explication des procédés employés par les soi-disant ennemis pour agir, elle est presque toujours la même, au fond. Mis en face de phénomènes étranges et qui échappent pour lui à une interprétation naturelle, le persécuté cherche et trouve pour s'en rendre compte, les solutions les plus étranges. On a fait des trous dans le mur pour lui parler, lui adresser des injures, lui souffler des poudres brûlantes, de mauvaises odeurs, l'électriser ; on a installé, dans les environs et jusque dans sa chambre, des piles électriques, des tuyaux acoustiques, des téléphones à l'aide desquels on l'insulte et on lui procure toutes sortes de sensations désagréables.

Pendant ce temps, les hallucinations se sont multipliées et ont fait des progrès : si elles étaient restées jusque-là psychiques ou psycho-motrices, elles deviennent franchement psycho-sensorielles. Les *voix* sont précises, franchement insultantes; elles sont entendues non seulement la nuit et par instants,

comme au début, mais aussi le jour et presque sans
interruption, quelquefois d'une seule oreille (hallucinations unilatérales), le plus souvent des deux; elles
disent des mots grossiers, des épithètes injurieuses,
des locutions d'argot, des phrases entières, dans lesquelles dominent les accusations, les injures et les
menaces. Très souvent à ce moment, parfois même
comme nous l'avons vu, dès le début, il se produit
un phénomène hallucinatoire curieux, c'est *l'écho
de la pensée*. Le malade entend sa pensée distinctement formulée en lui, au fur à mesure qu'elle surgit,
non plus à haute et distincte voix, mais sous forme
de langage intérieur plus ou moins variable; puis
il croit que d'autres personnes l'entendent également, ce qui lui crée un supplice inimaginable,
d'autant que les pensées qu'il désire le plus cacher
sont précisément celles qui sont le mieux entendues.
Il s'aperçoit qu'on devine sa pensée parce qu'on y
répond sans qu'il l'ait articulée, parce qu'on lui
parle de faits de sa vie passée qu'il est seul à connaître, etc., etc. Ce phénomène, si merveilleux pour
lui, il l'explique encore par l'intervention de l'électricité, du téléphone, du phonographe; quelquefois
il en arrive à s'imaginer que cette voix qu'il entend
en lui appartient à une autre personne, et c'est là
je crois, le point de départ habituel, chez certains
malades, de ce curieux état pathologique qu'on désigne sous le nom de *dédoublement de la personnalité*.

En réalité, l'écho de la pensée n'est qu'une manifestation pathologique de ce que les psychologues

ont appelé *parole intérieure vive* (Egger, Stricker),
Ballet, *représentation motrice d'articulation*, ce que
Séglas enfin désigne sous le nom d'*hallucination
psycho-motrice verbale*. Les malades à leur insu parlent leur pensée et certains (Régis, Séglas) ont conscience des mouvements rudimentaires de la langue
et des lèvres qui accompagnent la production du
phénomène mental.

Dans certains cas, mais ordinairement beaucoup
plus tard, les persécutés entendent des voix différentes dans chacune des deux oreilles (hallucinations
dédoublées, Magnan). D'un côté, ce sont des choses
pénibles, des injures et des menaces; de l'autre, des
choses agréables, des encouragements et des conseils.
Ces deux ordres d'hallucinations constituent pour
eux, comme dit Séglas, l'*attaque* et la *défense*.

Ainsi que l'a justement fait observer Lasègue, les
hallucinations de la vue sont très rares dans le délire
de persécution. Le persécuté entend bien ses ennemis, il reconnait plus ou moins leurs voix, mais il
ne les voit généralement pas. Ses fausses sensations visuelles, lorsqu'il en éprouve, consistent surtout en apparitions hostiles, en figures grimaçantes,
en écrits pleins de menaces, en changements à vue
des personnes et des choses, qu'il accuse ses ennemis
de lui faire voir, par des moyens à eux. Mais il est
exceptionnel que des hallucinations de la vue aient
lieu d'une façon suivie, à moins qu'il ne se joigne à
la maladie un autre état pathologique, tel que l'alcoolisme ou l'hystérie.

En revanche, le *sens de l'odorat*, celui *du goût* et

surtout le *sens du tact*, ce qu'on appelle la *sensibilité générale*, interne ou externe, jouent un grand rôle dans le délire. Les malades sentent des odeurs de fumier, de soufre; ils ont dans la bouche un goût d'arsenic, de cuivre, de phosphore, d'où ils concluent qu'on cherche à *empoisonner leur nourriture*, ce qui les pousse parfois à la *sitiophobie*, ou tout au moins à ne manger que de certaines substances et de certains plats. Enfin ils éprouvent toutes sortes de *sensations extraordinaires*. On leur provoque des secousses dans tout le corps, des crampes, des coups, des torsions, des brûlures; on leur arrache l'estomac, le ventre; on leur souffle des gaz dans l'intestin; on leur introduit des corps étrangers dans les parties sexuelles, on les viole, on les sodomise, on les masturbe, on leur soutire le sperme, etc. (persécutés génitaux). Toutes ces sensations sont variables à l'infini, et les expressions par lesquelles les aliénés les traduisent aussi typiques qu'impossibles à reproduire.

A ce moment, le malade commence à *agir en persécuté*. Presque toujours, son premier acte est une *plainte*. Il s'adresse de vive voix, mais de préférence par écrit, à l'autorité publique pour faire cesser les persécutions dont il est l'objet, surtout au commissaire de police, au procureur de la République, quelquefois même au ministre de la justice ou au Président de la République. Il en est qui fatiguent ainsi tous les magistrats, grands et petits, de leurs réclamations, et les assaillent des dossiers les plus volumineux. En même temps, ils *changent fréquemment de domi-*

cile, pour échapper à leurs persécuteurs et essayer
de se soustraire à leur action (aliénés migrateurs,
l'oville). Mais ils ont beau se déplacer, se cacher, les
persécutions les suivent partout.

Après avoir fait de vains efforts pour obtenir justice
et avoir épuisé, pour ainsi dire, toutes les juridic-
tions, les malades songent à se faire justice eux-
mêmes. A ce moment, ils entrent dans une période
nouvelle; dans la période de lutte active, changement
que Lasègue a parfaitement défini en disant que de
persécutés, ils devenaient *persécuteurs*.

Le plus grand danger que puisse courir un individu
est d'être pris par un persécuté pour l'âme du complot qui l'entoure, pour le personnage contre lequel
il doit se venger; danger d'autant plus grand qu'il
est ignoré, et que le malade, en pleine possession de
ses moyens intellectuels, met au service de sa haine
une astuce et une cruauté véritablement machiavéliques. Cette situation n'est pas sans analogie avec la
légendaire *vendetta corse*, mais elle est pire encore.
C'est, en effet, au moment où il s'y attend le moins et
où il est parfaitement paisible et tranquille, qu'un
individu se trouve frappé tout à coup par un personnage qu'il ne connaît pas, souvent qu'il n'a jamais
vu, et à qui il n'a rien fait. Parfois même, le malade,
sans avoir de persécuteur attitré, frappe au hasard le
premier venu sous l'influence d'une hallucination de
l'ouïe ou d'une impulsion morbide. On ne saurait
trop le répéter : *avec les épileptiques et peut-être
plus encore que les épileptiques, les persécutés sont,
de tous les aliénés, les plus dangereux.* La plupart

des crimes pathologiques commis au dehors, et presque tous ceux commis dans les asiles par des malades, le sont par les persécutés. Au reste, ce n'est pas seulement à l'homicide qu'ils ont recours; ils peuvent encore se livrer à l'incendie, à l'empoisonnement, et quelquefois, mais exceptionnellement, en dépit de l'opinion reçue, au suicide. Quels qu'ils soient, leurs actes morbides revêtent très souvent le *caractère impulsif*.

Pendant ce temps, le persécuté s'enfonce de plus en plus dans son délire qui, ayant pris définitivement corps, se *systématise*, se *cristallise*, comme on l'a dit, et à part quelques nuances légères, reste désormais invariable. S'il n'a pas encore créé quelques *néologismes* pour traduire ses conceptions, il y arrive à ce moment, et en vient souvent à jeter dans ses phrases une quantité plus ou moins grande de mots bizarres, inconnus, par lesquels il exprime son délire ou désigne ses persécuteurs. Ce *langage pathologique* est le signe le plus évident de la chronicité du délire, et s'il restait encore quelques chances d'espoir, il faut les perdre à ce moment.

Le *caractère* des persécutés est habituellement mauvais. Ils sont défiants, ombrageux, froids et durs dans leur accueil, secs et menaçants dans leurs paroles; ils répondent impoliment aux questions qu'on leur adresse, et souvent, se bornent à prononcer ces phrases absolument caractéristiques : « *Je n'ai rien à vous dire; Vous le savez mieux que moi,* » qui paraissent trahir l'idée qu'ils ont qu'on communique avec eux d'une manière occulte et que leur pensée est entendue.

Au reste, la plupart des persécutés sont, au plus
haut point, des *réticents*, et s'il en est qui se com-
plaisent à exhaler leurs plaintes et à faire entendre
leurs protestations, verbalement ou par écrit, le plus
grand nombre se renferment en eux-mêmes, et ne
laissent rien percer au dehors de leurs hallucinations
et de leur délire. Il faut alors une grande habitude
et une certaine habileté de tactique pour venir à bout
de leur défiance obstinée et pénétrer le mystère de
leurs conceptions. Ils présentent au plus haut point
cette attitude générale, cette physionomie et ce regard spécial que nous avons décrits aux *hallucinés
de l'ouïe* dans le second chapitre de cet ouvrage. Très
souvent, on les surprend en conversation muette ou
même parlée avec leurs voix, souriant ou se fâchant de
ce qu'elles leur disent, leur répondant, ou se livrant,
sous leur influence, à quelque acte subit d'excentricité ou de violence. C'est surtout en raison de la persistance de ces hallucinations et de l'obéissance passive dans laquelle ils vivent vis-à-vis d'elles, que les
persécutés sont sujets à des *impulsions subites*, et
qu'ils sont, par conséquent, *essentiellement dangereux*.

Au bout d'un temps plus ou moins long, de quelques semaines ou de quelques mois, plus souvent
encore de plusieurs années, le paranoïque tend peu à
peu à en arriver à ce qui doit être le couronnement
de son état pathologique, c'est-à-dire à la *transformation de sa personnalité*. Cette transformation
s'opère de deux façons différentes; ou *brusquement*
sous l'influence d'une hallucination ou d'une sug-

gestion qui révèlent tout à coup au malade son origine royale, son titre nobiliaire, son caractère de
grand personnage, ou *lentement*, par le fait même
de l'évolution logique du délire qui finit par faire
croire au persécuté que, pour qu'on s'acharne ainsi
après lui, il faut qu'il soit quelque chose ou quelqu'un. Dans les deux cas, le résultat est le même,
c'est une personnalité nouvelle qui entre en scène et
dont l'intervention s'annonce par des idées ambitieuses qui commencent à se faire jour au milieu des
idées de persécution, jusque-là tout à fait exclusives.
A ce moment, le malade entre dans la troisième période de son affection.

DÉLIRE MYSTIQUE (FOLIE RELIGIEUSE)

Une seconde forme délirante par laquelle se traduit, avons-nous dit, à la deuxième période, l'état du
malade dans la folie partielle, est le délire mystique.
Au fond, cet état est le même, et les mêmes péripéties
se déroulent; l'explication délirante seule a changé.
Au lieu d'attribuer les sensations extraordinaires
qu'il éprouve à l'intervention humaine, l'aliéné les
attribue à l'intervention divine. Toute la différence
est là.

Quoi qu'il en soit, préparés par leur naissance,
leurs dispositions naturelles, leur éducation, leur
ignorance, leur profession à l'influence des idées religieuses ou superstitieuses, certains malades qui, pendant la première période de leur affection ont éprouvé
les mêmes phénomènes que ceux qui doivent deve-

nir des persécutés, sont peu à peu conduits à attribuer ces phénomènes soit à des sortilèges, soit à une
influence divine ou diabolique. Les *voix* qu'ils entendent leur semblent celle de Dieu ou du démon, les
sensations bizarres qu'ils ressentent des épreuves
que le ciel leur envoie ou des tourments que l'Enfer
ou les sorciers leur font subir. Presque toujours, et
c'est là une particularité presque constante dans le
délire mystique, les malades présentent des *illusions
internes* afférentes à la *sphère génitale*, qu'ils interprètent les uns et les autres de façon diverse, mais
toujours dans le sens de leur délire. Les hommes
croient qu'il s'agit là de tentations charnelles auxquelles Dieu les soumet pour éprouver leur vertu ; les
femmes s'imaginent qu'elles ont des rapports secrets
soit avec Dieu, soit avec le diable, et se disent enceintes
de l'un ou de l'autre. De là, des *idées délirantes mystiques* relatives à la divinité céleste ou à la divinité
infernale, idées qui, aux époques où la folie religieuse
sévissait avec force et d'une façon épidémique,
avaient donné naissance à toutes ces subdivisions et
à toutes ces désignations aujourd'hui surannées :
*théomanie, démonomanie, démonolâtrie, incubes,
succubes,* etc., etc.

Quoi qu'il en soit, le délire mystique marche et
progresse de la même façon que le délire de persécution. Il a comme lui pour base des sensations maladives, et surtout des hallucinations de l'ouïe et des
troubles de la sensibilité générale, interne ou externe.
Comme lui il évolue lentement, et tend peu à peu
à se *systématiser*, à se *cristalliser*, à se traduire

par des conceptions de plus en plus coordonnées, et un *langage pathologique* entrecoupé de *néologismes* et d'expressions singulières. Souvent même, le délire offre un mélange *d'idées mystiques* et de *persécution*, si bien que le malade est à la fois *mystique* et *persécuté*. C'est ce qui arrive chez certains aliénés partiels qui ayant des révélations divines, entretenant commerce avec Dieu ou la Vierge, et se croyant chargés de soutenir la vraie foi, considèrent comme des ennemis et comme des suppôts de l'enfer acharnés à leur perte, les sorciers, les francs-maçons, les Jésuites, les prêtres, leur famille, ou telle et telle personne vis-à-vis desquels ils se placent dès lors, en *persécuteurs*.

Le délire mystique s'accompagne plus fréquemment que le délire de persécution d'*hallucinations de la vue*, ce qui paraît tenir à ses relations assez étroites avec l'hystérie.

En dehors de ces particularités, l'état est le même, et sans être positivement aussi *dangereux* que les persécutés purs, les mystiques se livrent très fréquemment, par le fait de leur délire ou de leurs hallucinations, à des actes barbares ou criminels. Tantôt ils vont de ville en ville, catéchisant, prêchant la bonne parole, menaçant des foudres célestes et de la colère divine, usant même de violence contre les ennemis et les détracteurs de la religion; tantôt ils vantent les mortifications, les mutilations les plus épouvantables qu'ils accomplissent sur eux et poussent leurs fidèles à accomplir, fondant ainsi des sectes religieuses plus ou moins étendues (skopzy, etc.);

tantôt, obéissant à leurs voix, ils frappent tel ou tel
personnage en vue, qui leur semble représenter le
parti du démon; enfin ils en viennent fréquemment
à renouveler le sacrifice d'Abraham, et à immoler
en holocauste leurs propres enfants.

Peu à peu s'accomplit chez eux comme chez les
persécutés, et d'une façon analogue, la *transformation de leur personnalité*. Soit *brusquement*, par
le fait de leurs hallucinations, soit *lentement*, par les
progrès de leur délire, ils arrivent à se considérer,
dans le domaine religieux, comme des personnages
importants chargés d'une mission divine, destinés à
réformer la terre, à représenter Dieu; quelquefois
ils se croient le Christ, l'Antéchrist, la Vierge, Dieu
lui-même. Ils entrent alors, comme les persécutés,
dans la troisième période de leur maladie.

DÉLIRE ÉROTIQUE, POLITIQUE, JALOUX

Nous croyons inutile de faire ici une description
détaillée du délire érotique, du délire politique et
du délire jaloux. Il est rare en effet, qu'ils se présentent à l'état isolé, et comme formes distinctes de
la folie systématisée. Le plus souvent, ce ne sont
que des modalités psychologiques du délire de persécution. Telle persécutée par exemple, chez laquelle
prédominent les hallucinations génitales, est naturellement portée par ce fait, à édifier un délire
de persécution plus spécialement érotique, dans
lequel elle accuse un ou plusieurs ennemis d'atten-
ter à sa vertu, de la violer, de lui faire subir toutes

sortes d'outrages, sur lesquels elle s'étend avec la
plus grande complaisance. Tel autre, voit partout
des ennemis politiques: on le prend pour un con-
spirateur, on le surveille, on l'espionne, on le
moucharde, on veut l'arrêter et l'emprisonner. Tel
autre enfin s'imagine que chacun tourne autour
de sa femme pour la séduire ; il ne peut voir personne auprès d'elle sans croire qu'on va le trahir, le
tromper; il la suit, interprète en mal ses moindres
actions, la querelle, la menace et va souvent jusqu'à la frapper d'une façon plus ou moins violente.

Au fond ce ne sont là que des variétés de délire
de persécution qui, d'habitude, se combinent plus ou
moins intimement à lui soit isolément, soit simultanément, sauf toutefois chez les dégénérés où chacune d'elles peut constituer une espèce tout à fait à
part.

J'observe depuis cinq ans une malade qui est véritablement typique à ce point de vue, car sa folie
systématisée se compose tout à la fois d'hallucinations et d'idées délirantes de persécution, d'érotisme,
de politique et de religion. De la fusion de tous ces
éléments résulte chez elle un délire de persécution
protéique, mais ne différant en rien, comme caractères et comme évolution, du délire classique. J'étais
très curieux de savoir par quelle voie elle abouti-
rait au délire ambitieux terminal, si elle y arrivait,
et j'avais toujours pensé que ce serait par la voie
politique, en raison de la prédominance des conceptions de ce genre sur les autres. C'est en effet ce qui
est en train de se produire à l'heure actuelle, car la

malade, après s'être dite pendant des années « insul-
tée par la République », en est venue depuis quelques
mois à s'affilier à la famille royale sous le surnom
caractéristique de « Marie-Antoinette ».

3° Période de transformation de la personnalité.

DÉLIRE AMBITIEUX

Persécutés, mystiques, érotiques, politiques ou
jaloux, les fous partiels parviennent donc par des
voies en apparence différentes, à la troisième période de leur état pathologique, qui consiste, avons-
nous dit, dans la transformation de leur personnalité, et se traduit par un délire ambitieux caractéristique. Ce délire qui tout d'abord ne se compose que
de quelques idées d'orgueil, perdues au milieu des
idées de persécution, ne tarde pas à se développer, à
se condenser, en se mélangeant à ces dernières, de
façon qu'à un moment donné, le malade présente
une *coexistence manifeste* de *délire de persécution*
et de *délire ambitieux*, tournant dans ce cercle vi-
cieux pathologique qu'il est quelque chose par ce
qu'il a des ennemis, et qu'il a des ennemis parce
qu'il est quelqu'un. Mais bientôt, les conceptions orgueilleuses commencent à *prédominer*, elles refou-
lent et étouffent peu à peu les idées de persécution
qui subissent dès lors une marche régressive et deviennent plus ou moins confuses; si bien qu'il arrive
un moment où le malade, comme on le dit, de *persécuté* est devenu *mégalomane*, mot heureux et qui

exprime bien cet état nouveau, à condition toutefois qu'on n'attache aucune signification au terme *mane* ou *monomanie*, puisqu'il ne s'agit en rien, ici de manie.

Pendant ce temps, les *hallucinations persistent*; ce n'est que très longtemps après et au moment où la démence tend à apparaître, qu'elles diminuent et s'affaiblissent progressivement.

Les malades continuent, pour la plupart, à être égoïstes, orgueilleux et méchants. Mais ils ont, à ce moment, quelque chose de véritablement caractéris- que, c'est *qu'ils se composent, à leur façon, l'habi- tus du personnage qu'ils croient être*. Ce sont ces vieux aliénés qu'on voit dans les Asiles vêtus de cos- tumes si étranges, ornés de plumes, de lambeaux de drap de couleur voyante, de croix, de médailles, de chapelets, d'oripeaux de toutes sortes; souvent même ils se font une tête spéciale et se composent une coupe de cheveux et de barbe caractéristique. Rien n'est plus commun que d'en voir dont la tête et le visage rappellent par exemple, la tête et le visage du Christ. Tous ces malades sont fiers, dignes et majes- tueux dans leur attitude, et ils ne se départent pas un seul instant de leur sérieux et de leur solennité. On dirait des acteurs de tragédie chargés de quelque rôle royal, qui continueraient en public, et dans le costume de leur emploi, à jouer leur personnage.

Cette période de folie ambitieuse dure indéfini- ment, jusqu'au jour où survient la *démence* qui affaiblit et plonge peu à peu dans un néant confus toutes les conceptions vaniteuses de ces malades.

Marche. Durée. Terminaison. — La marche de la folie systématisée est essentiellement chronique avec ou sans rémissions, et sa durée couvre la vie tout entière du malade, à partir du moment où elle se développe.

Cependant les étrangers lui décrivent une *forme aiguë* (paranoia acuta) à laquelle ils paraissent attribuer une importance et une fréquence assez grandes. Chez nous, cette forme n'a jamais été décrite. Si elle existe réellement en tant que variété distincte, on peut dire qu'elle est assez rare.

La *durée* de chacune des périodes est éminemment variable suivant les sujets. Chez les uns, le stade hypocondriaque est très long ; chez d'autres, la mégalomanie survient presque au début du stade d'explication délirante, au point de paraître parfois primitive. Il peut arriver également que la première période, courte et peu saillante, passe inaperçue, ou bien que le malade s'éternise pour ainsi dire à la seconde période, dans son délire mystique ou de persécution, et meure sans avoir subi la transformation terminale de sa personnalité. Au fond, ce ne sont là que des variétés individuelles à évolution en apparence anormale, mais dans lesquelles on finit toujours par retrouver, plus ou moins distinctement, la marche typique que nous avons décrite à la maladie.

Quant à la *terminaison* habituelle de la folie systématisée, si l'on en excepte la forme aiguë qui est des plus curables, elle n'est autre que la *démence.* Mais la démence est très longue à venir le plus souvent, et les malades peuvent rester aliénés pendant

15, 20 et 30 ans, sans présenter un affaiblissement marqué de l'intelligence. Au reste, alors même qu'ils sont tombés dans la démence, ils conservent des traces évidentes de leur délire ainsi que des vestiges de leurs hallucinations, ce qui donne à leur démence un caractère particulier (démence ambitieuse).

La *mort* survient ordinairement par le fait d'une complication quelconque ou d'une maladie intercurrente, assez souvent sous l'influence d'une hémorrhagie cérébrale.

Pronostic. — Il n'est pas nécessaire de faire ressortir combien est grave le *pronostic* de la folie systématisée chronique ou typique. Lorsqu'elle est réellement constituée, elle est à peu près constamment incurable. Ce n'est que dans les premières périodes, alors que le délire n'est pas encore stéréotypé, qu'on peut voir survenir une guérison ou tout au moins une amélioration temporaire.

Anatomie pathologique. — L'anatomie pathologique reste ordinairement muette. Tout au plus constate-t-on, à la mort des malades, une atrophie cérébrale plus ou moins marquée. Mais ce n'est là qu'une lésion terminale, explicable par le fait de la longue durée de la maladie, et qui, d'ailleurs ne lui est pas spéciale, puisqu'on la retrouve dans la plupart des folies restées longtemps à l'état chronique.

Diagnostic. — Le *diagnostic* de la folie systématisée, assez facile à établir lorsque l'affection a atteint sa période d'état, peut présenter, dans certains cas, des difficultés. Il peut arriver, par exemple,

qu'en raison de la réticence des malades, de leur
habileté à dissimuler leurs conceptions délirantes,
et de l'absence chez eux, de toute réaction pathologique générale, on les prenne pour des *individus
sains d'esprit*. Cette erreur est assez fréquemment
commise par le public. qui se fait de la folie une
tout autre idée. Pour l'éviter, il faut avoir soin surtout de procéder avec toute l'habileté et toute la circonspection désirables à l'interrogatoire de ces malades.

Aux premiers temps de la folie partielle, alors
qu'elle se résume encore en hallucinations et en
idées vagues d'hypocondrie et de persécution, on
peut la prendre pour un accès de *mélancolie délirante*. Nous avons assez insisté déjà, sur les différences qui séparent la folie partielle de la folie généralisée, et notamment de la mélancolie avec idées
de persécution, pour n'avoir pas besoin d'y revenir.
Il faut se rappeler, principalement, que les mélancoliques sont des *contrits* et les persécutés des *révoltés*.
De même, on ne confondra pas le délire ambitieux qui
termine la folie partielle avec celui qui peut exister
dans l'*excitation maniaque*. Outre que le premier
ne s'accompagne d'aucun des symptômes généraux
qui caractérisent la manie, et que, de plus, il est coor-
donné et systématisé, on sait encore, ainsi que l'a
surtout fait ressortir Ach. Foville, qu'il n'est pas
primitif, et qu'il s'accompagne habituellement d'hallucinations, ce qui n'a pas lieu dans le délire ambitieux de l'excitation maniaque. A plus forte raison
ne confondra-t-on pas la mégalomanie de la folie

systématisée avec celle de la paralysie générale.
En dehors des antécédents, des caractères et de l'évolution du délire, si différents dans les deux cas, l'existence ou l'absence des signes physiques de la démence paralytique suffiraient à lever tous les doutes.

Il est des cas au début de la folie systématisée, où
les malades, sous l'influence des premiers troubles
qu'ils éprouvent, se mettent à boire, en sorte qu'un
délire alcoolique plus ou moins aigu peut venir voi-
ler ou tout au moins modifier les conceptions délirantes qui forment le fond de l'affection. Ces malades
sont communément pris pour de simples alcooliques,
et on est fort surpris, lorsque le délire toxique disparaît, de le voir démasquer un délire de persécution
qui dès lors progresse et suit ses étapes successives.
Aussi faut-il toujours réserver le pronostic et se défier dans les cas où un délire alcoolique s'accompagne
d'idées de persécution marquées et surtout, d'hallucinations de l'ouïe prédominantes.

Traitement. — Le *traitement* de la folie partielle
ne peut guère être que palliatif. Il se borne à l'*isolement,* qui s'impose dans presque tous les cas, en
raison du caractère essentiellement dangereux que
présente la maladie. Le traitement moral est nul ou
presque nul dans cette forme mentale. Il faut se
borner à traiter les complications, et surtout à surveiller de près les malades pour les empêcher, dans
la mesure du possible, de commettre les actes dangereux auxquels ils sont si souvent enclins.

DEUXIÈME CLASSE

ALIÉNATIONS CONSTITUTIONNELLES

(DÉGÉNÉRESCENCES, DÉVIATIONS, INFIRMITÉS MENTALES)

CHAPITRE VIII

PREMIER GROUPE

Dégénérescences d'évolution (Vices d'organisation)

I. Désharmonies (Défaut d'équilibre, originalité, excentricité). — II. Neurasthénies (Idées fixes, impulsions, aboulies). — III. Phrénasthénies (délirantes, raisonnantes, instinctives). — IV. Monstruosités (imbécillité, idiotie, crétinisme).

Les dégénérescences d'évolution ou vices d'organisation psychique diffèrent des folies en ce qu'elles affectent l'intelligence dans sa constitution même, et non plus seulement dans son mode d'activité. Elles représentent les anomalies de l'organe, les folies étant les maladies de la fonction.

De ce point fondamental, découlent tous les autres caractères différentiels qui se résument en ceci :

Les dégénérescences d'évolution ne sont pas de simples accidents de la vie psychique, mais de véritables tares originelles, pesant le plus souvent sur la race tout entière (folie héréditaire ou des dégénérés : Morel, Legrand du Saulle, Magnan). Elles se traduisent aussi bien dans l'ordre physique que dans l'ordre psychique, par des déviations embryogéniques ou malformations qui portent le nom de stigmates de dégénérescence (Morel, Magnan). Ces malformations ou stigmates, essentiellement indélébiles, peuvent s'accompagner de troubles névropathiques ou phrénopathiques variés et plus ou moins durables (syndromes épisodiques : Magnan).

Les dégénérescences d'évolution comprennent quatre genres ou degrés progressifs : 1° les Désharmonies (défaut d'équilibre, originalité, excentricité); 2° les Neurasthénies (idées fixes, impulsions, aboulies); 3° les Phrénasthénies (délirantes, raisonnantes, instinctives); 4° les Monstruosités (imbécillité idiotie, crétinisme).

Examinons successivement chacune de ces divisions.

§ I. — DÉSHARMONIES

(DÉFAUT D'ÉQUILIBRE, ORIGINALITÉ, EXCENTRICITÉ)

Les désharmonies forment pour ainsi dire la transition entre l'état normal et l'état pathologique. Ce sont de véritables frontières où vivent des individus intelligents, parfois même brillants, mais incomplets et déjà porteurs d'une tare qui se traduit par un défaut d'harmonie et de pondération entre les diverses facultés et les divers penchants. On peut y distinguer comme types : les déséquilibrés, les originaux et les excentriques.

DÉSÉQUILIBRÉS. — Les déséquilibrés sont des anormaux caractérisés par un assemblage inégal de lacunes et d'excès dans les éléments psychiques.

Dès l'enfance, ils se font remarquer par leur précocité, leur aptitude à tout saisir et à tout comprendre, en même temps que par leurs caprices, leur entêtement, leurs instincts cruels, leurs accès de colère violents et presque convulsifs. Au moment de la puberté, ils éprouvent des accidents nerveux, tels que troubles choréiques ou hystériformes, migraines, névralgies, tics convulsifs, en même temps que des crises passagères d'excitation ou de dépression avec exagération de certaines tendances psychiques ou passionnelles (mysticisme, onanisme, aspirations sexuelles vagues, désirs de voyages, recherches d'actions d'éclat, etc.).

Devenus hommes, ce sont des êtres complexes, hétérogènes, formés d'éléments disproportionnés, de qualités et de défauts contradictoires, aussi bien doués par certains côtés qu'ils sont insuffisants par d'autres. Dans l'ordre intellectuel, ils possèdent quelquefois à un très haut degré, les facultés d'imagination, d'invention et d'expression, c'est-à-dire les dons de la parole, des arts, de la poésie ; dans l'ordre moral, une émotivité ou plutôt une sensibilité singulière. Ce qui leur manque, d'une façon plus ou moins complète, c'est le jugement, la rectitude d'es-

prit, le sens moral et surtout la continuité, la logique, l'unité de direction dans les productions
intellectuelles et les actes de la vie. Il en résulte
qu'en dépit de leurs qualités souvent supérieures,
ces individus sont incapables de se conduire d'une
façon raisonnable, de poursuivre régulièrement
l'exercice d'une profession qui semble bien au-dessous de leurs capacités, de surveiller leurs intérêts
et ceux de leur famille, de faire prospérer leurs affaires, de diriger l'éducation de leurs enfants : si
bien que leur existence, sans cesse recommencée,
n'est pour ainsi dire qu'une longue contradiction
entre l'apparente richesse des moyens et la pauvreté
des résultats. Ce sont des utopistes, des théoriciens,
des rêveurs, qui s'éprennent des plus belles choses et
ne font rien.

Le public, qui ne voit d'eux que les dehors brillants, les apprécie et les admire souvent comme des
artistes, comme des hommes supérieurs. Mais la
médaille change de face pour ceux ... les suivent de
près et qui partagent leur existence ; ceux-là voient
les défectuosités, les incapacités, les mauvais penchants : ils en sont non seulement les témoins, mais
les victimes.

En dehors de leur impondération mentale, les
déséquilibrés offrent encore un excès de sensibilité
émotive, un affaiblissement de l'énergie psychique
qui se traduit par une prédominance visible de la
spontanéité sur la réflexion et la volition. De là leur
mobilité, leur instabilité, leur irrésolution ; de là
aussi leurs alternatives d'apathie et d'activité, d'ex-

citation et de torpeur, leurs accès d'emportements violents comme leurs crises de désespoir pour les motifs les plus futiles et les plus légers.

Dans certains cas enfin, on peut déjà constater chez eux l'existence de quelques-uns des stigmates physiques qui caractérisent l'état de dégénérescence.

Originaux, Excentriques. — A un degré plus marqué, les désharmonies se traduisent, outre le défaut d'équilibre que nous avons signalé, par certaines particularités morbides, désignées sous le nom de bizarreries ou d'excentricités. Ce sont des anomalies isolées, des manies, comme les appelle le public, qui portent soit dans une habitude extérieure, dans la façon de se vêtir, de se coiffer, de marcher, d'écrire, de parler, soit dans un geste bizarre, une locution, un tic, une grimace. Souvent aussi l'originalité se révèle par une tendance impérieuse, obsédante, qui pousse le sujet dans une direction intellectuelle ou morale déterminée à l'exclusion de toute occupation pratique et utile : par exemple à s'entourer d'oiseaux, de fleurs, de chats, à collectionner des objets insignifiants, à s'absorber dans des recherches, des calculs, des inventions ridicules. Ou bien, ce sont des émotivités singulières, des appréhensions ou des attractions invincibles pour tel ou tel animal ou tel ou tel objet. La prodigalité excessive, l'avarice sordide, l'exaltation religieuse et politique, l'érotisme, le mensonge spontané, l'esprit d'intrigue et de duplicité, la passion du jeu et de la boisson, l'hypocondrie et la misanthropie sont encore des tendances qui se retrouvent fréquemment chez ces individus, que le public désigne vulgairement sous le nom d'excentriques, de maniaques, de toqués.

Il est à peine besoin de dire que les désharmoniques étant, en somme, de simples anormaux, vivent au dehors de la vie de tous, et qu'on n'a jamais occasion de les observer dans les asiles, à moins qu'ils ne viennent à être atteints, accidentellement, d'un accès de folie.

§ II. — NEURASTHÉNIES

(IDÉES FIXES, IMPULSIONS, ABOULIES)

Le mot *neurasthénie* créé par Beard en 1868, et accepté aujourd'hui par la plupart des auteurs, est un terme générique qui s'applique à tous les états morbides essentiellement caractérisés par l'épuisement du système nerveux (*nervous exhaustion*). C'est ce qu'on a appelé suivant les époques et suivant les cas : nervosisme, faiblesse irritable, état spasmodique, asthénie nerveuse, névrose protéiforme, marasme nerveux, hystéricisme, irritation spinale, hypocondrie, névropathie cérébro-cardiaque, maladie cérébro-gastrique, etc., etc.

La neurasthénie n'est donc pas une maladie, mais un groupe de maladies, une sorte de diathèse à expression symptomatique des plus variées.

Suivant la nature des phénomènes qui prédominent on lui distingue en effet plusieurs formes dont les

principales sont : la forme cérébrale (cérébrasthénie);
la forme spinale (myélasthénie) ; la forme cardiaque
(névropathie cérébro-cardiaque) ; la forme gastro-
intestinale (neurasthénie cérébro-gastrique et intestinale); enfin la forme génitale (neurasthénie
sexuelle).

La cause essentielle de la neurasthénie est l'*hérédité*. Cette hérédité, qui prend sa source dans différentes diathèses notamment dans les névroses, les
psychoses, l'alcoolisme, l'*arthritisme*, la syphilis, le
tabes, détermine dès l'origine chez les sujets un état
de dégénerescence spécial du système nerveux sur
lequel, à l'occasion de circonstances favorables, se
développe la maladie. Parfois, il est vrai, la tare
héréditaire peut manquer et la neurasthénie semble
due à un accident purement fortuit, comme un choc
moral ou le traumatisme du *railway spine*, par
exemple ; mais, même dans ce cas, il est rare qu'il
n'existe pas une prédisposition originelle plus ou
moins latente.

Quant aux causes occasionnelles, ce sont toutes
les circonstances physiologiques ou pathologiques,
morales ou physiques, susceptibles d'amener brusquement ou lentement l'épuisement nerveux : puberté,
grossesses pénibles, maladies locales de l'utérus et de
l'intestin, fièvre typhoïde, hémorrhagies, affections
vénériennes, onanisme, continence et excès génésiques, surmenage intellectuel, grandes fatigues et
grands chagrins.

Bien que la neurasthénie soit essentiellement pro.
téique dans ses manifestations, elle offre certains

symptômes qui font rarement défaut et que Charcot désigne, pour ce motif, sous le nom de *stigmates neurasthéniques*. Ce sont : la céphalalgie spéciale (casque neurasthénique) et la sensation de vide dans la tête ; l'insomnie et les troubles du sommeil ; l'adynamie psychique ; l'affaiblissement de la motilité ; l'hyperesthésie spinale et la rachialgie avec points d'élection (plaque cervicale, plaque sacrée, coccydinie) ; l'atonie gastro-intestinale ; les troubles génitaux et les troubles vaso-moteurs.

NEURASTHÉNIE CÉRÉBRALE (OBSESSIONS)

La neurasthénie cérébrale, la seule dont nous ayons à nous occuper ici, est cette forme de neurasthénie dans laquelle prédominent les troubles psychiques. Essentiellement basée sur une impotence de la volonté, avec conservation de l'intelligence proprement dite, elle se traduit par des idées fixes, des obsessions, des impulsions actives ou négatives, toutes conscientes et raisonnées, mais irrésistibles et anxieuses. Elle comprend, par conséquent, une foule d'états disséminés un peu au hasard jusqu'ici dans le cadre nosologique sous les noms de folie lucide, folie avec conscience, monomanie raisonnante et impulsive, syndromes psychiques des dégénérés, paranoia rudimentaire, etc., etc.

Ces différences de dénomination trahissent au fond de sérieuses divergences de doctrine, et il s'en faut que la neurasthénie psychique soit acceptée aujourd'hui de tous sous l'étiquette et sous l'aspect que nous lui décrivons. Pour les uns, c'est encore une folie, ne différant des autres que par ses caractères de conscience et de lucidité (Ball) ; pour d'autres, c'est un symptôme intellectuel de la neurasthénie (Beard) ; pour certains, un trouble psychique élémentaire, analogue à l'hallucination et susceptible de s'observer comme elle dans toutes les névroses et toutes les folies (Pitres); pour quelques-uns enfin, c'est un stigmate de dégénérescence, n'entrant dans la neurasthénie qu'à titre de complication (Charcot, Magnan).

Pour nous, l'obsession émotive est surtout un symptôme de neurasthénie ayant, il est vrai, des rapports étroits avec la dégénérescence, mais seulement indirectement et par l'intermédiaire de la neurasthénie, lorsque celle-ci est de nature dégénérative, ce qui est le cas le plus fréquent.

Il est certain, en effet, que dans la grande majorité des cas, les neurasthéniques psychiques sont des dégénérés. Leur dégénérescence qui est, comme nous l'avons dit, le résultat à peu près constant de l'hérédité, se révèle non seulement par un défaut d'équilibre, mais souvent aussi par des signes plus graves, par de véritables stigmates. Au point de vue mental, ce sont pour la plupart des individus intelligents, vifs, primesautiers, mais timides, sans énergie, sans volonté et doués d'une sensibilité émotive des plus marquées. Dès le jeune âge, mais surtout à dater de la puberté, on voit naître chez eux des bizarreries, des tics, des idées fixes ; ils s'inquiètent et s'émeuvent pour des

riens. Physiquement, ils offrent certains vices de
conformation soit du côté des organes génitaux, soit
du côté de la tête, des oreilles, des yeux, de la voûte
du palais. Enfin, ils sont sujets aux troubles nerveux
les plus variés : névralgies, migraine, palpitations,
anémie, dyspepsie, goître exophtalmique, crampes,
convulsions, etc.

C'est sur ce terrain que vient se greffer, sous l'influence d'une cause occasionnelle favorable, la névrose émotive. Toutefois, la règle n'est pas absolue
et il serait exagéré de dire que tous les obsédés, tous
les neurasthéniques sont des dégénérés. Dans certains
cas, il n'existe pas trace d'hérédité dégénérative, au
moins apparente, et la neurasthénie semble être
alors une véritable maladie accidentelle. C'est pourquoi nous croyons qu'il existe deux formes bien distinctes de neurasthénies psychiques : la neurasthénie
chronique, constitutionnelle ou de dégénérescence,
la plus fréquente, et la neurasthénie aiguë, fonctionnelle et non dégénérative; toutes deux susceptibles de s'accompagner d'obsessions, mais d'obsessions ayant dans les deux cas des caractères bien
différents de gravité.

Quelle que soit la façon dont les neurasthénies psychiques aient été envisagées et dénommées (délire
avec conscience, délire émotif, idées fixes, zwangs-
vorstellungen, paranoia rudimentaire, obsessions
anxieuses, peurs morbides, syndromes épisodiques, etc.), les auteurs n'en sont pas moins d'accord,
au point de vue clinique, sur les caractères généraux
qu'elles présentent.

Ces caractères généraux ont été parfaitement indiqués par M. J. Falret, dans son rapport sur les Obsessions au Congrès international de médecine mentale de 1889.

Voici les conclusions de ce rapport, voté et adopté par le Congrès :

« Les diverses variétés d'obsessions intellectuelles, émotives et instinctives ont des caractères communs que l'on peut résumer ainsi :

1° Elles sont toutes accompagnées de la conscience de l'état de maladie.

2° Elles sont habituellement héréditaires.

3° Elles sont essentiellement rémittentes, périodiques et intermittentes.

4° Elles ne restent pas isolées dans l'esprit à l'état monomaniaque, mais elles se propagent à une sphère plus étendue de l'intelligence et du.moral, et sont toujours accompagnées d'angoisse et d'anxiété, de lutte intérieure, d'hésitation dans la pensée et dans les actes et de symptômes physiques de nature émotive plus ou moins prononcés.

5° Elles ne présentent jamais d'hallucinations.

6° Elles conservent les mêmes caractères psychiques pendant toute la vie des individus qui en sont atteints, malgré des alternatives fréquentes et souvent prolongées de paroxysme et de rémission, et ne se transforment pas en d'autres espèces de maladies mentales.

7° Elles n'aboutissent jamais à la démence.

8° Dans quelques cas rares, elles peuvent se compliquer de délire de persécution ou de délire mélancolique anxieux, à une période avancée de la maladie, tout en conservant toujours leurs caractères primitifs. »

Hérédité habituelle, conscience complète, anxiété concomitante, absence d'hallucinations, caractère rémittent et paroxystique, durée indéfinie, tels sont donc, avec une préoccupation de l'état qui va souvent jusqu'au désir de la mort, les caractères pathognomoniques des obsessions au point de vue mental.

Il faut y joindre, au point de vue physique, les symptômes neurasthéniques, épisodiques ou permanents, dont nous avons déjà parlé et dont les principaux sont : la céphalée, l'hyperhydrose palmaire et plantaire (hydropisie cutanée), les bouffées de chaleur à la face, la sensation d'un profond épuisement, les palpitations, l'anxiété précordiale, l'insomnie, les douleurs et névralgies diverses, les sensations de tiraillement aux extrémités, l'excès d'oxalates et d'urates dans l'urine, la pesanteur dans les reins et dans les membres, la dilatation des pupilles et l'expression hésitante du regard, les spasmes musculaires localisés, etc.

Si l'on est à peu près d'accord sur les principaux symptômes des neurasthénies psychiques, on n'est pas loin de s'entendre, non plus, sur leur division.

Beard s'est borné, pour sa part, à en énumérer quelques-unes sous le nom générique de peurs morbides (morbid fears), d'après leurs caractères objectifs.

Morselli, qui les range dans sa classification des maladies mentales sous l'étiquette de paranoia rudimentaire, les divise en deux espèces : 1° les idées fixes

simples ou avec principe d'action (paranoia rudimentaria ideativa), dans lesquelles l'obsession reste
purement psychique, sans tendance à l'acte impulsif ;
2° les idées impulsives (paranoia rudimentaria impulsiva), dans lesquelles l'obsession s'accompagne
d'une tendance irrésistible.

Tamburini, qui les décrit de même sous le nom
d'idées fixes, en reconnaît trois espèces : les idées fixes
simples, les idées émotives, les idées impulsives, suivant que l'obsession détermine une attention forcée,
un état angoissant, une action.

Luys, qui base son étude sur la physiologie cérébrale, divise les obsessions en psychiques, psycho-
émotives et psycho-motrices, suivant qu'elles inté-
ressent isolément les centres de l'idéation, les centres
émotifs ou les centres moteurs.

Falret, s'appuyant sur la clinique, les divise également, comme nous l'avons vu, en intellectuelles,
émotives et instinctives.

Magnan enfin qui, à propos des obsessions génitales, a formulé une conception anatomo-physiolo·
gique de ces syndromes, distingue lui aussi les
obsédés en cérébraux, spinaux-cérébraux et spinaux,
suivant que l'obsession provoque un réflexe purement
psychique, cortical supérieur ou médullaire, c'est-
à-dire une idée fixe, un acte irrésistible conscient,
ou un acte purement automatique.

Comme on le voit, ces divisions diffèrent en réalité
fort peu et elles aboutissent toutes à la distinction
fondamentale des obsessions en obsessions purement
psychiques et obsessions avec impulsion.

Cette manière de voir, bien que généralement adoptée, ne répond qu'imparfaitement pour nous à la vérité clinique. Il est impossible, en effet, d'établir symptomatiquement une différence aussi tranchée entre l'idée fixe et l'impulsion. Car l'idée fixe, à l'examiner de près, n'est qu'un commencement d'impulsion, si même elle n'est pas, comme l'admettent certains auteurs, une véritable impulsion intellectuelle (Ball). Et quant à l'impulsion proprement dite, consciente et raisonnée comme elle l'est dans la neurasthénie, c'est un syndrome plus complexe dans lequel l'acte irrésistible n'est que le dernier terme d'un processus morbide dont l'idée fixe est le point de départ et l'émotion anxieuse l'étape intermédiaire. C'est ainsi que le délire du doute, le type des idées fixes, consiste non seulement dans des interrogations mentales involontaires, mais encore dans des crises émotives souvent accompagnées d'actes automatiques. C'est ainsi encore que l'agoraphobie, ou peur des espaces, considérée comme une obsession émotive, s'accompagne presque toujours d'une idée fixe d'impuissance motrice et d'un acte morbide. C'est ainsi enfin que l'onomatomanie, la coprolalie, la rupophobie, l'impulsion au meurtre, etc., rangés dans les obsessions impulsives, comprennent à la fois l'idée fixe du mot, de la grossièreté, de la contamination, de l'homicide, l'émotion anxieuse de la résistance et finalement, la tendance à l'acte.

D'ailleurs, la division des obsessions en intellectuelles, émotives et impulsives a le défaut de ne pas tenir compte de toute une catégorie d'obsessions, cependant bien importantes : celles qui se caractérisent non plus par l'impossibilité de repousser une idée ou un acte qui s'imposent, mais au contraire, par l'impossibilité de fixer une idée ou d'accomplir un acte déterminés. Il est vrai que les obsessions de cette nature figurent sous le nom d'*aboulie* dans quelques-unes des nomenclatures en cours (Magnan, Saury, Legrain); mais elles n'y figurent qu'à titre accessoire, confondues avec toutes les autres, alors qu'elles constituent une forme particulière opposée à l'impulsion, dont elles sont pour ainsi dire la contre-partie.

La meilleure manière de comprendre les obsessions est encore de remonter à la source et de prendre pour base la pathogénie. Or, lorsqu'on analyse le mécanisme intime de ce phénomène, on s'aperçoit que ce qui est lésé en lui, c'est la *volonté*, prise en tant que fonction cérébrale. C'est là une vérité reconnue de tous, psychologues et cliniciens, depuis Billod qui l'a signalée le premier en décrivant quelques cas de ce genre sous le titre significatif de *lésions de la volonté*, jusqu'à Morel, Th. Ribot et Tamburini, qui ont achevé de la mettre en évidence.

Qu'est-ce donc que la volonté et comment s'exécute-t-elle à l'état normal?

Des incitations diverses, parties de la sensibilité, viennent stimuler les centres nerveux, où elles déterminent en fin de compte, après une série d'opérations plus ou moins compliquées, deux sortes de réactions: une réaction d'arrêt ou d'inhibition, qui repousse certaines d'entre elles ; une réaction de renforcement ou d'impulsion, qui transmet les autres aux organes moteurs, en les transformant en actes.

La volonté, d'après cette formule synthétique, est donc une fonction cérébrale composée de trois éléments : un élément centripète, l'excitation ; un double élément réactionnel, la fonction d'arrêt et la fonction motrice. L'état normal réside dans l'équilibre de ces trois forces et il y a évidemment lésion de la volonté toutes les fois que cet équilibre est détruit.

Plusieurs cas peuvent se présenter. Dans l'un, la lésion porte sur l'élément excitateur, les forces réactionnelles restant les mêmes, et alors, ou bien l'excitation est trop forte et il en résulte un acte irrésistible (impulsion), ou bien l'excitation est trop faible ou nulle et l'activité est suspendue (aboulie). Dans un autre cas, la lésion porte sur l'élément réactionnel, l'excitation restant normale, et alors c'est la force d'arrêt qui est atteinte, d'où résulte encore un acte irrésistible (impulsion), ou c'est la force motrice, et l'acte n'est plus possible (aboulie).

Les lésions de la volonté sont donc de deux ordres : 1° les lésions par trouble de l'excitation centripète (impulsion et aboulie par excès et par défaut d'excitation) ; 2° les lésions par trouble de la réaction centrale (impulsion et aboulie par défaut de force d'arrêt et défaut de force motrice.

Cette classification des maladies de la volonté, pour si psychologique et si théorique qu'elle paraisse, n'en est pas moins absolument clinique, et elle suffit à expliquer les différences observées dans les diverses sortes d'impulsions et d'aboulies. On se rend compte

en effet par là comment les lésions de la volonté par
trouble de l'excitation centripète se rencontrent dans
les folies caractérisées par l'exagération ou la diminution de la sensibilité (folies hallucinatoires, mélancolie), tandis que celles dues aux troubles de la
réaction centrale sont le propre des maladies à épui-
·sement nerveux (neurasthénie). Bien plus, on comprend de la sorte que l'impulsion des folies systématisées provoquée par une excitation sensorielle
intense, comme l'hallucination, revête des caractères
spéciaux de spontanéité et de soudaineté, la distin-
guant de l'impulsion de la neurasthénie par défaut
d'arrêt central, avec sa résistance plus ou moins longue et son angoisse concomitante. On saisit de même
les différences entre l'aboulie inerte, passive et indo-
lente du mélancolique, qui n'est pas sollicité à agir
faute d'excitation périphérique (non vouloir), et
l'aboulie émotive, douloureuse et angoissante du neurasthénique qui, sollicité d'agir par des incitations
normales, s'épuise pour le faire en efforts superflus,
ayant perdu sa force d'action (non pouvoir).

Nous pouvons donc admettre que les obsessions
neurasthéniques sont des lésions de la volonté par
trouble de la réaction centrale, différentes des lésions
similaires observées dans la folie, et qu'il est possible de les diviser en impulsions et aboulies, suivant
que c'est la force d'arrêt ou la force d'action qui est
plus particulièrement atteinte.

Ainsi, toute obsession neurasthénique caractérisée
par une idée, une émotion ou un acte irrésistibles,
par insuffisance d'action d'arrêt, est une impulsion :

par contre, toute obsession neurasthénique caractérisée par une idée, une émotion ou un acte impossibles, par insuffisance d'action motrice, est une
aboulie, quel que soit le résultat final du conflit
psychique qui s'opère.

Sur ces données, il nous est possible, maintenant,
de dresser un tableau à peu près exact des principales variétés aujourd'hui connues de neurasthénies
psychiques.

1° *Neurasthénies ou obsessions impulsives.*

Les neurasthénies ou obsessions impulsives sont,
comme nous l'avons dit, celles dans lesquelles la volonté est lésée dans sa force d'arrêt.

Pour bien comprendre leur mécanisme, il faut se
rappeler qu'à l'état normal l'automatisme cérébral
fait surgir dans notre esprit une foule d'idées que
l'attention volontaire fixe ou repousse à son choix,
en vertu de sa double force d'action et d'arrêt. C'est
le *polyidéisme physiologique* de Ribot. Chez le neurasthénique impulsif, les conditions de cérébration
sont changées : la volonté, amoindrie, essaie en vain
de chasser une idée imposée par l'automatisme et de
ce conflit entre l'énergie volontaire et la spontanéité
prépondérante naît une crise d'angoisse et d'anxiété
qui aboutit, en fin de compte, à un acte irrésistible
ou à une défaillance.

La neurasthénie impulsive n'est donc autre chose
qu'une sorte de *monoïdéisme* pathologique, consistant dans l'envahissement de l'esprit par une idée

automatique sous l'influence d'une diminution de la volonté d'arrêt. Quant à ses caractères fondamentaux, ils se résument : 1° dans l'idée fixe, qui est l'essence même de l'obsession impulsive ; 2° dans la crise anxieuse ou émotive, engendrée par les efforts de résistance de la volonté ; 3° dans le résultat final, variable suivant les cas et qui peut être aussi bien inhibitoire que dynamogénique, c'est-à-dire consister dans une paralysie psycho-motrice comme dans un acte irrésistible.

Il suit de là, comme nous l'avions déjà fait prévoir, que toutes les obsessions impulsives sont primitivement intellectuelles et que leur point de départ est toujours une idée fixe, les phénomènes d'émotion et d'action n'en étant que la suite et la conséquence. Il s'ensuit également que toute idée susceptible de surgir spontanément en nous, qu'elle se rapporte à des abstractions, à des mots, à des chiffres, à des êtres, à des choses ou à des objets quelconques, peut, chez un neurasthénique, se fixer dans l'esprit et, par conséquent, devenir la source d'une obsession.

Cette dernière particularité est confirmée par les faits qui nous montrent que les diverses espèces d'obsessions s'étendent et se multiplient davantage au fur et à mesure qu'elles sont mieux connues. En réalité, leur nombre est illimité, et on peut dire qu'il existe autant de variétés d'obsessions qu'il peut naître de pensées dans le cerveau humain.

Est-il logique, dans ces conditions, d'attribuer une dénomination et surtout une description spéciales à chacune de ces variétés, dont le nombre se recule et se reculera sans cesse avec les progrès de l'observation ? Personnellement, nous ne le pensons pas et voilà déjà longtemps que nous avons signalé cette tendance regrettable de la clinique moderne à individualiser les infiniment petits.

Tout le monde est d'accord, au fond, pour reconnaître non seulement que les obsessions neurasthéniques sont identiques dans leur essence et leurs caractères, quelle que soit la forme de l'idée fixe, mais encore qu'elles sont rarement isolées chez les malades, où on les trouve presque toujours combinées avec d'autres obsessions similaires. Dès lors, à quoi bon créer, pour chacune d'elles, et un état civil, ce qui à la rigueur se comprend encore pour la commodité de l'appellation et une symptomatologie à part, ce qui est parfaitement inutile et semble vouloir les ériger sinon en maladies, au moins en formes distinctes de maladies?

Et cependant, c'est ce qu'on a fait jusqu'à ce jour, au risque de compliquer inutilement l'étude déjà si difficile de ces syndromes. Prenons, par exemple, la crainte des objets ou des contacts, qui constitue une des espèces les plus fréquentes d'obsessions impulsives. Il devrait suffire, semble-t-il, de décrire ce genre d'obsession, en mentionnant à son sujet les principaux éléments sur lesquels peut porter la crainte morbide. Au lieu de cela, on tend à isoler chaque crainte d'objets et on a déjà de la sorte, en attendant mieux : la crainte de la saleté ou de la souillure (rupophobie ou misophobie); la crainte des virus et des poisons (iophobie); la crainte des pointes

(aichmophobie); la crainte des aiguilles (bélonéphobie); la crainte des verres et des morceaux de verre
(cristallophobie); la crainte d'objets de métal, boutons de porte, pièces de monnaie (métallophobie); la
crainte des poils, du duvet des fruits (trichophobie).
De même, l'obsession qui se traduit par la peur des
lieux et des éléments comprend : la peur des grands
espaces (agoraphobie); la peur des espaces clos
(claustrophobie); la peur des lieux élevés (acrophobie); la peur des précipices (cremnophobie); la peur
des orages et des éclairs (astraphobie); la peur de
l'eau et des rivières (potamophobie); la peur du feu
(pyrophobie), etc., etc.

Il est évident que, dans ces conditions, la subdivi-
sion morbide n'a plus de limites.

Pour nous, considérant que toutes les obsessions
impulsives, de quelque nature qu'elles soient, ont
exactement les mêmes caractères, et que la description isolée de chacune d'elles ne peut qu'aboutir au
désordre et à la confusion cliniques, nous nous sommes
efforcé de rapprocher les variétés similaires et de les
grouper en quelques catégories principales. Nous
avons admis ainsi, pour la commodité de l'étude :
1° les obsessions caractérisées par des *indécisions*,
dont la maladie du doute est le type; 2° les obsessions caractérisées par des *craintes*, savoir : crainte
d'objets (ex : rupophobie); crainte de lieux ou d'éléments (ex : agoraphobie); crainte d'êtres vivants
(ex: zoophobie); 3° les obsessions caractérisées par
des *propensions* ou tendances irrésistibles (ex: ono-

matomanie, kleptomanie, dipsomanie, impulsion au
meurtre ou au suicide).

Il nous suffira ainsi de décrire le ou les principaux
types de chaque catégorie pour donner une idée auss
complète que possible de toutes les variétés aujour-
d'hui connues d'obsessions impulsives.

Encore n'insisterons-nous que sur les particularités
surtout mentales qu'elles peuvent présenter, les phénomènes généraux, c'est-à-dire les stigmates de dégénérescence et les symptômes physiques des crises
neurasthéniques se retrouvant à peu près invariablement dans la plupart des cas.

Obsessions-Indécisions : *Maladie du doute.* — La
maladie du doute est le type des obsessions caractérisées par des indécisions. Décrite en 1866 par Jules
Falret, et après lui par Legrand du Saulle, Ritti et
divers auteurs étrangers, elle est généralement connue en Allemagne sous le nom de *Grübelsucht* et en
France sous le terme impropre de « folie du doute
avec délire du toucher ». Elle consiste dans des idées
fixes qui assiègent le malade sous forme d'interrogations, d'hésitations, d'indécisions de toute sorte et
dont il cherche anxieusement la solution.

D'après la nature des idées qui prédominent,
M. Ball a divisé les douteurs en cinq catégories : les
métaphysiciens, les réalistes, les scrupuleux, les
timorés, les compteurs. Ces divisions, bien entendu,
ne peuvent servir qu'à faciliter la description.

Les *métaphysiciens* sont ceux qui sont surtout
hantés par des questions abstraites. Leur rumination

psychologique, comme dit Legrand du Saulle, porte
sur Dieu, la Vierge, le ciel, l'enfer, l'âme, la vie future, le monde, les problèmes les plus obscurs de la
nature. Ils se demandent constamment le pourquoi
des êtres et des choses, sans pouvoir chasser de leur
esprit ces interrogations qui s'imposent irrésistible-
ment à eux et les plongent dans une torture inexprimable. M. J. Falret appelle spirituellement et exactement cet état : « le supplice de la question ».

Les *réalistes* sont ceux dont les idées, tout en ayant
le même caractère d'irrésistibilité et de ténacité,
affectent une nature plus ou moins triviale. Elles
roulent, par exemple, sur la conformation des organes génitaux, la copulation, la différence des sexes,
la couleur des yeux, la présence de la barbe, les détails les plus infimes et les plus grossiers des objets.

Les *scrupuleux* sont ceux dont le doute est relatif
aux choses de la religion. Dans leurs crises anxieuses,
ces malades sont tourmentés au plus haut point de
l'idée qu'ils ont pu rire à la messe, omettre une faute
en confession, offenser Dieu en pensées, en paroles
ou en actes. J'ai connu une dégénérée neurasthénique
qui, obsédée par une appréhension de cette espèce,
ne sortait de l'église qu'à reculons pour ne pas tourner le dos à l'autel, et qui, avant de se rendre aux
cabinets, lisait à plusieurs reprises les morceaux de
journaux dont elle se servait sans pouvoir s'assurer
qu'elle n'allait pas profaner, sans le vouloir, un mot
sacré.

Les *timorés* sont ceux qui appréhendent de commettre une action indélicate et particulièrement un vol.

Le type de ces malades est la jeune fille citée par Esquirol, qui craignait toujours d'emporter *quelque chose de valeur*, et, sous l'influence de cette obsession, passait tout son temps à se brosser, à secouer ses chaussures, à inspecter ses cheveux, ses mains, les parquets et les sièges sur lesquels elle s'asseyait, de peur que quelque chose de valeur ne restât fixé à sa personne ou à ses vêtements.

Les *compteurs*, enfin, sont ceux dont le doute se manifeste sous forme de numérations irrésistibles. Tel est obligé de compter les becs de gaz ou les arbres de sa route, et s'il croit avoir commis quelque erreur, il revient une fois, deux fois, dix fois sur ses pas, anxieux et tourmenté, pour refaire le même calcul. Tel autre (observation de Trélat) passe son temps à compter combien de fois les mêmes lettres sont répétées dans les livres saints; combien de pages, dans telle édition, commencent ou finissent par un P, par un B, par un A, etc. Tel autre, enfin, venu pour consulter Legrand du Saulle, s'écrie en sortant : « Vous avez quarante-quatre volumes sur votre table et vous portez un gilet à sept boutons. Excusez-moi, c'est involontaire, mais il faut que je compte. »

Toutes les formes du doute morbide ne sont pas d'ailleurs contenues dans cette énumération, car elles sont variables à l'infini. On peut y joindre, par exemple, les *superstitieux* et les *fatalistes*, qui subordonnent anxieusement les événements de leur vie à telle ou telle particularité insignifiante. Les personnes, les choses, les noms, les mots, les chiffres

prennent pour eux une signification heureuse ou
malheureuse, suivant leur nature ou leur apparence,
et ils passent ainsi subitement de la terreur à la joie
et inversement, suivant le présage rencontré. D'autres
sont poussés à accomplir un acte ridicule ou à répéter un nombre pair de fois la même action pour con-
jurer le sort, faute de quoi ils tombent dans une angoisse croissante jusqu'à ce qu'ils cèdent enfin à leur
obsession. Certains recommencent indéfiniment le
même travail sans pouvoir jamais s'assurer qu'il est
bien fait. S'habiller devient surtout pour eux une chose
des plus difficiles et ils passent des heures entières
à se chausser, à se boutonner, à se coiffer, toujours
en proie à quelque incertitude aussi torturante que
futile. Beaucoup ne peuvent mettre une lettre à la
poste sans hésiter dix fois et sans se demander après,
malgré tout, s'ils n'ont pas oublié l'adresse ou si elle
n'est pas tombée hors de la boîte ; ils craignent d'avoir
laissé une porte ouverte, une lumière allumée, un
robinet mal fermé, et quoi qu'ils fassent, quelque résistance qu'ils opposent à leur idée fixe, ils deviennent anxieux jusqu'au moment où ils se sont assurés
une ou plusieurs fois de suite, que leur appréhension
était vaine.

L'obsession du doute, comme la plupart des états
analogues, procède par crises, par poussées plus ou
moins aiguës et plus ou moins rapprochées. Comme
eux, elle est tenace, chronique, et, en général, incurable. Les malades en arrivent à solliciter une affir-
mation étrangère pour calmer leur indécision sans
cesse renaissante ; mais bientôt, cet appui moral ne

leur suffit plus et ils tombent dans une espèce d'automatisme mécanique, passant leur vie à répéter incessamment des actes infimes ou ridicules, en marmottant les mêmes phrases ou les mêmes interjections, quelquefois en s'invectivant au sujet de leur état dont ils gardent, pour leur malheur, la conscience indéfinie.

Nous n'avons insisté, dans cette description, que sur les phénomènes mentaux de l'obsession. Mais il est entendu, une fois pour toutes, comme nous l'avons dit, que les stigmates de dégénérescence se retrouvent dans la plupart des cas et que, presque toujours aussi, les crises émotives s'accompagnent des troubles physiques habituels (palpitations, angoisse précordiale, alternatives de rougeur et de pâleur, sueurs locales, surtout du visage et des mains, refroidissements, tremblements, défaillances, etc., etc.).

Obsessions-Craintes (Phobies) : 1° *Crainte des objets.* — Cette obsession, mentionnée par Morel en 1866 dans son *Délire émotif*, a été décrite la même année par J. Falret sous le titre d' « aliénation partielle avec prédominance de la crainte du contact des objets extérieurs ». Dans cette description, restée classique et à laquelle on a peu ajouté depuis, Falret avait compris à la fois la maladie du doute et celle du toucher. Les auteurs venus à la suite ont fait de même et Legrand du Saulle a nettement considéré la crainte des contacts non plus seulement comme une des manifestations, mais comme l'une des périodes de la maladie, dite pour ce motif « folie du doute avec délire du tou-

cher ». La plupart des aliénistes font aujourd'hui du
doute et de la crainte des contacts deux formes
d'obsessions distinctes. Il est certain en effet que les
deux syndromes ne sont pas indissolublement liés
et qu'on ne saurait faire de l'un une phase d'évolution de l'autre ; mais il n'en est pas moins vrai que la
crainte des contacts, comme du reste la plupart des
obsessions impulsives, n'est au fond qu'une sorte de
doute morbide.

La crainte des objets[1] a pour base une idée fixe et,
pour conséquence, une frayeur anxieuse. Son expression est des plus variables et elle peut porter sur toutes
sortes d'objets. J'ai relevé avec soin la totalité des observations de crainte des contacts publiées jusqu'à ce
jour, et j'ai trouvé que le plus souvent elle se manifestait
par la peur du virus rabique, du virus cancéreux, de
la morve, du phosphore, des poisons (iophobie) ; la
peur de la souillure (rupophobie ou misophobie) ; la
peur des épingles, des objets pointus, des os (aichmophobie, bélonéphobie) ; la peur des morceaux de
verre, du jais (cristallophobie) ; la peur des objets de
métal, des boutons de porte, des pièces de monnaie
(métallophobie) ; la peur des poils et principalement
du duvet des fruits (trichophobie) ; enfin la peur plus

---

[1] La crainte des contacts, qu'on a eu seule en vue jusqu'ici
dans les descriptions, n'est elle-même qu'une forme d'une
crainte plus générale : la crainte des objets, dont le point de
départ peut être non seulement le contact, mais aussi la vue,
le son, l'odeur et même le goût de certains objets. Il est donc
nécessaire, je crois, de réunir l'étude de ces diverses formes et
de les désigner collectivement sous le terme générique de
crainte des objets.

rare du suif, de la chaux vive, du mastic, etc., etc.

Les autres formes de crainte d'objets, moins fréquentes, mais surtout moins étudiées, ont pour motif: la vue du sang (*hématophobie* de Féré), des couteaux, des épées, des allumettes, le bruit des cloches, du tonnerre, des armes à feu, l'odeur des fleurs et parfums, le goût de certains aliments et boissons.

Quelle que soit la forme affectée par l'appréhension morbide, et souvent elle est multiple, elle se manifeste par crises angoissantes, accompagnées des symptômes neurasthéniques habituels. Et ce qui prouve que cette appréhension est d'origine réellement psychique, c'est qu'elle naît à la seule idée ou au souvenir de cet objet.

L'émotivité qui en résulte pousse à peu près invariablement les malades à se laver les mains, à ce point qu'on peut considérer les lavages réitérés et sans fin comme un des signes les plus constants de cette variété d'obsession. Et chose curieuse, ce n'est pas par horreur de la malpropreté et parce qu'ils se trouvent les mains sales que les misophobes se livrent à des ablutions, car ils supportent très bien de rester plusieurs jours et quelquefois même plusieurs semaines sans changer et sans se laver; en revanche, dès qu'ils ont touché l'eau, l'obsession apparaît, angoissante et irrésistible, et plus ils se lavent, plus ils sont poussés à se laver, par un besoin impulsif et pour ainsi dire automatique.

On ne saurait croire jusqu'où peut aller la tyrannie de l'idée fixe, quand on n'a pas observé de près ces malheureux. Voilà près d'un an que j'assiste quoti-

diennement et presque à toute heure à la vie de l'un
d'eux, et j'avoue que je ne connais rien de plus
extraordinaire et de plus attristant que ce mélange
de raison parfaite et d'extravagance, de conscience et
d'impulsivité. Je ne citerai qu'un détail entre mille.
Quand mon malade se rend aux cabinets pour uriner
il y reste des heures, à moins qu'on ne vienne l'en
arracher, car cet acte si simple devient pour lui,
comme tous les autres, d'une effrayante difficulté.
Pour éviter de le renouveler souvent, il cherche à
vider complètement sa vessie, et les dernières gouttes
sont taries qu'il fait encore de violents efforts d'expul-
sion et secoue sa verge à n'en plus finir, sans autre
résultat que de tomber de plus en plus dans l'anxiété,
la fatigue et la sueur. Alors, il se vêtit à nouveau,
mais c'est là le temps le plus difficile et le plus prolongé de l'opération, car hanté par l'idée qu'il peut
emprisonner dans sa chemise quelque saleté, surtout
une mouche ou une araignée, il la plie et la défait
une fois, deux fois, dix fois, rouge, haletant, obsédé,
jusqu'à ce qu'enfin il arrive à la serrer hermétique-
ment contre son corps en plis savants, toujours les
mêmes. Si on intervient, quel que soit le moment,
l'obsession cesse et le malade urine et se culotte le
plus naturellement et le plus rapidement du monde,
car on sait que les obsédés puisent dans la présence
des personnes étrangères, ou tout au moins de certaines personnes, un appui moral, c'est-à-dire l'ap-
point de volonté qui leur fait défaut quand ils sont
seuls.

Comme la maladie du doute, dont elle n'est la plupart du temps, ainsi que nous l'avons dit, qu'une des nombreuses modalités, se confondant même souvent avec elle, la crainte des objets est extrêmement tenace et, en dépit des accalmies plus ou moins longues qui peuvent survenir, elle tend à devenir chronique et à envahir peu à peu l'individu qu'elle réduit à l'état d'automate, tout en lui laissant la lucidité et la conscience les plus entières.

2° *Crainte des lieux, éléments et maladies.* — Le type de cette forme de crainte est l'*agoraphobie*, connue déjà depuis longtemps par les travaux de Cordes, de Westphal, de Legrand du Saulle, de Ritti, etc. Elle consiste dans une obsession qui a pour objet la peur des grands espaces. En présence d'une place déserte, d'une rue très large, sur un pont, à l'église, au théâtre, le malade est pris tout à coup de l'idée qu'il ne pourra franchir le vide béant devant lui, qu'il va mourir, se trouver mal. Une crise angoissante survient, accompagnée d'anxiété précordiale, de palpitations, d'oppression, de frissons, de bouffées de rougeur et de pâleur; les forces s'en vont, les jambes fléchissent, la sueur arrive, et l'obsédé se sent tomber en faiblesse. Mais qu'il soit au bras de quelqu'un, qu'il longe les murs, qu'il marche à l'abri d'une voiture, qu'il porte une épée ou une canne, cette aide suffit si minime qu'elle soit, pour vaincre ou empêcher l'obsession, et il franchit l'obstacle avec la plus grande facilité.

La *cremnophobie* ou peur des précipices, et l'*acrophobie* ou peur des sommets, décrite récemment par Verga, qui s'en donne lui-même comme l'une des victimes, sont des obsessions tout à fait analogues à l'agoraphobie, à cette différence près que les malades éprouvent leur angoisse, non plus en face des grands espaces, mais lorsqu'ils se trouvent devant un gouffre ou sur des hauteurs. Un aliéniste américain qui se reconnaît acrophobe, comme Verga, signale parmi les sensations qui l'envahissent au moment des crises une contraction vive et douloureuse du scrotum (*American Journal of insanity*, 1888).

La *potamophobie* est une peur angoissante de même nature, ayant pour objet les rivières, les lacs, etc. Elle porte surtout sur les grandes nappes d'eau.

La *claustrophobie*, signalée par Meschede et connue surtout par le mémoire de M. Ball (1879) est l'obsession opposée à l'agoraphobie, c'est-à-dire la peur des espaces étroits. Les malades ne peuvent rester enfermés, et à la seule idée qu'ils sont ou qu'ils peuvent être dans un endroit clos, ils tombent dans une angoisse paroxystique qui les fait se précipiter au dehors, malgré les obstacles qu'ils peuvent rencontrer. Ils éprouvent dans ces moments, dit M. Ball, un sentiment d'anxiété constrictive analogue à celui qu'on ressentirait en rampant à travers un boyau long et resserré.

L'*astraphobie*, décrite et dénommée par Beard, est une peur similaire qui a pour objet les orages et les éclairs. Elle ne présente par elle-même rien de spécial et qui mérite d'être signalé. Ses principaux symptômes d'après Beard, sont, en dehors de l'obsession, la douleur de tête, la nausée, les vomissements, et, dans quelques cas, les convulsions.

On peut rapprocher de ces craintes qui ont pour objet des choses intangibles, la peur des maladies, désignée sous le nom de *nosophobie* ou *pathophobie*. Les malades qui en sont atteints ne doivent pas être confondus avec les hypocondriaques vulgaires et surtout avec les hypocondriaques aliénés; car chez eux, l'hypocondrie se présente avec des caractères neurasthéniques bien tranchés, c'est-à-dire sous forme d'obsessions conscientes, angoissantes et paroxystiques. L'individu est seul, chez lui ou dans une rue; tout à coup l'idée fixe survient aussi subite que violente : il croit que son cœur va s'arrêter, que son cerveau se vide, que ses jambes se paralysent, qu'il va tomber, qu'il va mourir. Haletant, anxieux, pâle et plein de sueur, il s'affaisse ou bien il court chez un médecin, le suppliant de le sauver, ou bien encore, il se hâte d'avaler un médicament ou un cordial qu'il porte toujours sur lui en prévision de tout événement. L'accès passé, le calme se rétablit, tout rentre dans l'ordre et le malade peut reprendre ses occupations jusqu'au retour plus ou moins prochain d'une crise analogue. C'est là, comme on le voit, un état spécial, différant nettement par ses caractères de l'hypocondrie vésanique, essentiellement continue et uniforme dans ses manifestations. L'obsession nosophobique peut être relative à toutes les maladies et à tous les organes. Parfois même elle peut se fixer sur une simple particularité morbide comme un détail du nez ou de la langue (Pitres); cependant, l'idée hypocondriaque limitée et tenace est bien plutôt le fait des dégénérés non neurasthéniques.

16.

3º *Crainte des êtres vivants.* — Le type de cette variété d'obsession morbide est l'*anthropophobie*, désignée et décrite par Beard, qui la considère comme des plus communes. Elle consiste dans l'aversion de la société, la peur de voir la foule, de se mêler à elle, ou de voir du monde autour de soi. Dans un grand nombre de cas, dit l'auteur américain, cette obsession devient si grave qu'elle porte les malades à abandonner leurs occupations et leurs affaires, car ils ne peuvent regarder les hommes en face, ni traiter avec eux : ils redoutent le genre humain. Beard considère comme un signe important et constant chez ces neurasthéniques le fait qu'il leur est impossible de fixer leur regard sur quelqu'un et il affirme les reconnaître à première vue, rien qu'à la façon dont ils tiennent les yeux baissés et détournés. Dans certains cas la peur se limite à un seul sexe, surtout à la femme (gynéphobie) ou à certaines catégories d'individus, par exemple aux hommes ivres.

Chez d'autres sujets, l'obsession revêt une forme contraire : c'est la *monophobie* ou peur de la solitude. Les monophobes ne peuvent voyager seuls, se promener seuls, ni quitter leur maison sans être accompagnés. Beard cite un malade du Dr C.-L. Michell qui sous l'influence d'une idée fixe de ce genre, en était réduit à payer un homme 20,000 piastres pour l'accompagner constamment.

L'émotivité anormale vis-à-vis des êtres vivants peut enfin se porter sur les animaux. L'aversion de certains animaux, chiens, chats, crapauds, serpents, souris, araignées, etc., et la sympathie exagérée pour d'autres sont, comme on sait, très fréquentes chez beaucoup de personnes, surtout chez les femmes, en dehors même de la neurasthénie, et c'est le cas de faire remarquer que toutes les obsessions morbides ne sont autre chose que la reproduction poussée à l'état pathologique d'idées, de sentiments ou de tendances qui se retrouvent toutes, plus ou moins rudimentaires, chez des individus normaux. Chez les neurasthéniques, l'obsession se traduit ici soit par la crainte émotive de certains animaux (zoophobie), soit par l'impossibilité de les voir souffrir en quoi que ce soit (zoophilie, antivivisectionnistes de Magnan) ; dans les deux cas, elle donne lieu à des crises anxieuses analogues à celles que nous avons déjà décrites. Le contact, la vue, ou simplement le souvenir de certaines bêtes suffisent à provoquer ces crises.

OBSESSIONS-PROPENSIONS. — Les obsessions-propensions ou obsessions proprement dites sont celles dans lesquelles l'idée fixe a pour effet non plus une peur, mais une tendance irrésistible. De ce nombre sont : l'onomatomanie, la kleptomanie, la pyromanie, la dipsomanie, l'impulsion au meurtre et au suicide.

Onomatomanie. — C'est l'obsession du nom ou du mot, décrite en 1885 par Charcot et Magnan.

Il résulte de leurs observations que cette obsession peut se manifester : 1° par la recherche angoissante du nom ou du mot ; 2° par l'attribution à certains noms ou mots d'une influence funeste ou préservatrice ; 3° par l'impulsion à répéter un nom ou un mot

qui s'imposent; 4° par l'obligation de rejeter comme
à la suite d'efforts d'expectoration et de crache-
ment, un nom ou un mot devenus de véritables
corps étrangers chargeant l'estomac.

Les deux dernières formes constituent seules,
comme on voit, des tendances irrésistibles; les premières appartiennent plutôt à l'indécision psychique
ou maladie du doute, à propos de laquelle nous les
avons, du reste, déjà mentionnées.

L'*arithmomanie*, signalée par les mêmes auteurs,
n'est autre chose que l'*onomatomanie* portant plus
spécialement sur les nombres et les chiffres. Bien entendu, c'est le chiffre 13 qui joue le rôle capital dans
cette obsession.

La *manie blasphématoire*, indiquée anciennement
par Verga, est aussi une sorte d'onomatomanie dans
laquelle l'impulsion verbale se traduit par un juron
ou un blasphème.

Cette tendance irrésistible à répéter des mots
grossiers et orduriers est également la caractéristique
d'un état plus complexe, mais assurément similaire,
mis récemment en lumière par Charcot et ses élèves
sous le nom de *maladie des tics convulsifs* ou maladie de Gilles de la Tourette. Le docteur Catrou en a
donné, dans une thèse récente, l'histoire détaillée
(Paris, 1890).

Cette maladie se compose de deux ordres de symptômes : 1° les *tics*, mouvements brusques et violents
de certaines parties du corps, surtout des extrémités
supérieures, ayant pour caractère d'être systématiques et coordonnés et de reproduire comme sous

l'influence de décharges électriques, certains mouvements associés naturels, toujours les mêmes chez les mêmes individus (expiration brusque du nez, occlusion rapide et répétée des paupières, grattements subits et automatiques, reniflements, crachements, coups frappés sur la poitrine comme dans un acte de contrition, etc., etc.); 2° la *coprolalie*, terme créé par Gilles de la Tourette pour désigner l'éjaculation pour ainsi dire explosive et forcée de jurons ou de termes orduriers qui accompagne chaque fois les accès de tics Il s'y joint parfois une tendance irrésistible à l'imitation de paroles ou de gestes (echolalie, eckokinésie, échomatisme). Le symptôme capital et, comme le dit Catrou, pathognomonique, est la coprolalie.

La maladie des tics est chronique, rémittente, paroxystique et habituellement incurable. Elle se lie fréquemment à quelques-unes des obsessions déjà décrites.

Il s'agit là, à n'en pas douter, d'un état de dégénérescence à type neurasthénique, car les tics ne sont autre chose que des stigmates de névropathie héréditaire, analogues aux autres. Comme le dit fort bien M. Charcot (*Leçons du mardi*) : « Le tic, c'est une maladie qui n'est matérielle qu'en apparence; c'est, par un côté, une maladie psychique, parce qu'il y a des tics dans la pensée comme dans le corps. »

Kleptomanie. — C'est l'impulsion consciente et irrésistible au vol. La tendance au vol peut se rencontrer, à titre de symptôme, dans un certain nombre d'affections mentales, notamment dans la paralysie générale, l'imbécillité, la démence; mais ici, elle affecte les caractères particuliers de l'impulsion neurasthénique. C'est dire qu'elle se présente sous forme d'obsession, qu'elle s'accompagne de lutte et d'angoisse, et qu'elle détermine les phénomènes ordinaires des crises paroxystiques. Souvent, les objets volés sont insignifiants; quelquefois, il s'agit d'un seul objet, toujours le même, dont le malade accumule chez lui les plus invraisemblables collections.

Pyromanie. — La pyromanie est l'impulsion à l'incendie. Cette impulsion, comme toutes les autres, n'est pas spéciale aux neurasthéniques, et on l'observe notamment chez les épileptiques, les imbéciles et les déments. C'est alors un acte morbide irréfléchi, inconscient, sans lutte et sans anxiété concomitantes et qui, par conséquent, n'offre rien des caractères pathognomoniques de l'obsession. Elle est plus fréquente dans le sexe féminin, et les crises surviennent surtout à l'occasion des diverses étapes de la vie génitale, particulièrement à la puberté et pendant l'époque menstruelle.

Dipsomanie. — La dipsomanie est la tendance irrésistible à boire. Cette tendance est fréquente au début des psychoses à excitation, par exemple dans la manie et la paralysie générale, où elle représente une des manifestations de ce besoin morbide d'activité qui entraine les malades à tous les excès. Chez les dégénérés, et en particulier chez les neurasthéniques, elle constitue la véritable dipsomanie.

Magnan, qui en a donné une excellente description, a insisté sur les caractères des accès, intermittents et paroxystiques. Au début, le sujet est en proie à des

malaises physiques, à de l'anorexie, à des troubles
gastro-intestinaux, en même temps qu'à de la tristesse et de la dépression. Puis le désir de boire
s'éveille, désir irrésistible, qu'il faut satisfaire à tout
prix. Alors, rien n'arrête plus les malades, et malgré leur lucidité et leurs efforts de résistance, il faut
qu'ils cèdent à l'entraînement. Beaucoup fuient de
chez eux à ce moment pour se plonger, au dehors,
dans les excès et les débauches les plus déplorables,
allant même jusqu'à vendre leurs vêtements ou se
prostituer pour se procurer de quoi boire, et lorsqu'ils reviennent au bout de quelques jours, ils tombent dans un état de tristesse, de remords et de honte
qui marque la fin de l'accès.

Bien différent de l'alcoolique, qui s'intoxique plus
ou moins régulièrement avec sa liqueur de prédilection, le dipsomane est habituellement très sobre dans
ses intervalles d'accalmie. En revanche, durant sa
crise, toute boisson lui est bonne, pourvu qu'elle soit
forte, et il se jette aussi bien sur les médicaments et
les poisons que sur l'alcool proprement dit. Aussi,
peut-on considérer dans certains cas la passion de
l'éther, de la morphine, de la cocaïne, etc., etc.,
comme des variétés cliniques de la dipsomanie.

A côté des impulsions que nous venons de décrire,
il faut citer encore, comme impulsions analogues,
bien que moins fréquentes : l'*oniomanie*, ou impulsion irrésistible aux achats ; l'impulsion au jeu (cubo-
manie) ; l'impulsion à la marche (dromomanie). Plusieurs des cas décrits dans ces derniers temps sous le
terme générique d'*automatisme ambulatoire*, pa-

raissent pouvoir rentrer dans cette dernière variété.

Impulsion au suicide et à l'homicide. — Nous n'avons à parler ici que de l'impulsion par accès, consciente, irrésistible et anxieuse, car plus encore que les autres tendances morbides, la propension au suicide et à l'homicide peut se rencontrer dans la plupart des folies.

L'impulsion au suicide est, comme on sait, particulièrement héréditaire ; c'est surtout dans les cas que nous avons en vue ici, c'est-à-dire chez les dégénérés neurasthéniques, qu'on la voit se transmettre sous la même forme de l'ascendance à la descendance (hérédité homologue) et parfois se manifester dans l'une et dans l'autre à la même époque de la vie (hérédité homocrone).

L'impulsion à l'homicide procède d'une façon identique, par crises intermittentes et paroxystiques, précédées de prodromes mélancoliques. Les malades sont obsédés par l'idée fixe de tuer telle ou telle personne, par exemple un enfant qu'ils adorent ; la vue de cet enfant, d'une arme, d'un couteau, éveille leur obsession et les plonge dans une torture inexprimable ; ils sentent que leur volonté fléchit, qu'ils vont céder à l'entrainement, et pleins d'horreur, ils se lamentent, ils fuient, ils vont demander aide et protection aux médecins, n'hésitant pas, dans certains cas, à s'interner eux-mêmes pour se soustraire à leur penchant morbide.

Erotomanie. — Sous le nom générique d'*érotomanie*, on comprend les obsessions de nature sexuelle, décrites, à l'étranger, par Krafft-Ebing, et en France,

par Magnan. Chez certains sujets, l'idée fixe, consistant
en réminiscences lubriques ou baroques, a pour effet
soit d'exciter, soit d'anéantir le pouvoir génésique;
chez d'autres, elle détermine de véritables actes impulsifs tels que : exhibitions indécentes devant des femmes
et des enfants, parfois à heure fixe, dans un endroit
quelconque et jusque dans les églises; frottages du
pénis caché ou à découvert contre le bassin des
femmes dans les foules; vols d'objets féminins devenant des reliques amoureuses, tels que nattes,
mouchoirs, souliers, jupons, etc., etc. Dans certains
cas, l'impulsion, de nature plus grave, peut entraîner
à des actes de sodomie, de bestialité, ou même à des
actes sanglants et à des rapports avec les cadavres.

L'instinct sexuel interverti (conträre sexual Empfindung), caractérisé par l'affinité surtout psychique,
de certains individus pour les personnes, le costume,
les travaux et les habitudes de l'autre sexe, se rapproche, à beaucoup d'égards, des obsessions précédentes et s'observe surtout comme elles chez les
dégénérés.

2° *Neurasthénies ou obsessions abouliques.*

Les neurasthénies ou obsessions abouliques sont,
comme nous l'avons vu, celles dans lesquelles la
volonté est lésée dans sa force d'action.

Contrairement à ce qui a lieu dans les obsessions
impulsives, où le sujet lutte anxieusement pour chasser une idée qui s'impose, ici, il essaie vainement de

transformer une idée en acte; sa volonté n'est plus suffisante pour actionner son système moteur, et les efforts qu'il tente à cet égard n'aboutissent qu'à augmenter son trouble et son angoisse.

L'obsession aboulique, à part cette différence, est en réalité de même nature que l'obsession impulsive; elle se lie, comme elle, à la dégénérescence neurasthénique, et se traduit par des crises conscientes, obsédantes et paroxystiques, accompagnées des mêmes symptômes physiques et psychiques.

L'obsession impulsive, nous l'avons vu, peut avoir pour point de départ une idée quelconque; de même, l'obsession aboulique peut se traduire par l'impossibilité angoissante d'une idée ou d'un acte quelconques. On pourrait donc créer autant de variétés d'obsessions abouliques que d'obsessions impulsives. Heureusement, les recherches n'ont pas encore été poussées dans cette voie, et il n'existe, à ma connaissance, aucune description détaillée de ce genre de neurasthénies psychiques.

L'une des formes les plus fréquentes consiste dans l'impossibilité pour le malade de *se lever* d'un siège lorsqu'il est assis. Le désir de l'acte existe chez lui et il fait effort pour l'accomplir, mais sa force d'impulsion est insuffisante et ses tentatives, des plus angoissantes, n'aboutissent qu'à la crise émotive caractéristique de la neurasthénie. Dans un autre cas, le malade peut marcher, se lever, s'asseoir, mais ne peut *monter* sans éprouver la même obsession inhibitoire, comme ce prêtre que le docteur Lichtwitz a connu chez Krafft-Ebing, qui ne pouvait franchir

les marches de l'autel au moment de dire sa messe,
surtout lorsque l'église était pleine de monde. Mais il
lui suffisait de s'appuyer, même très légèrement, sur
l'enfant de chœur, pour vaincre son obsession. J'ai
donné au premier de ces états le nom d'*ananastasie*
de α privatif, et ανασταστις action de se lever, et au
second celui d'*ananabasie* (α-αναβασις, action de monter). On remarquera que les termes d'ananastasie
et d'ananabasie sont à peu près identiques à ceux
d'*astasie-abasie*, créés par M. Charcot pour désigner
une modalité névropathique spéciale, dont M. Blocq
a donné en 1888 une excellente description et qui
est caractérisée par l'impossibilité, chez certains hystériques, de se tenir debout ou de marcher.

Je dois dire qu'il s'agit là d'une pure coïncidence,
car c'est déjà en 1886 et sur l'indication d'élèves
d'agrégation en philosophie, présents à mon cours,
que j'employai, pour la première fois, ces néologismes
auxquels du reste je ne tiens en aucune façon, leur
utilité me paraissant ici, comme je l'ai dit maintes
fois, des plus contestables. Il est bon de remarquer
d'ailleurs que les états d'inhibition motrice auxquels
ils se rapportent, diffèrent sensiblement de ceux décrits par M. Charcot. Ananastasie et ananabasie signi-
fient en effet impossibilité de se lever et impossibilité
de monter, tandis que astasie-abasie signifie impossibilité de se tenir debout et de marcher (α-στασις,
action de stationner; α-βασις, action de marcher).
Mais il y a encore une autre distinction qui est capitale. L'impossibilité de se tenir debout et de marcher
dans l'astasie-abasie, est un symptôme continu, cons-

tant, dû sans doute à une impotence fonctionnelle,
à une dissociation des éléments constitutifs de la
marche, sous l'influence de la névrose ; dans l'ananastasie et dans l'ananabasie au contraire, l'impossi-
sibilité de se lever et de marcher ne survient que par
accès et uniquement lorsque se produit la crise
d'obsession ; dans l'intervalle, le sujet peut exécuter
tous les actes qu'il lui plaît. Il y a là évidemment,
en dehors des autres particularités qu'on pourrait
invoquer, une différence capitale qui montre que
l'ananastasie et l'ananabasie n'appartiennent pas
à la même catégorie de faits morbides que l'astasie-abasie. Les uns sont des phénomènes d'obsession
aboulique ; les autres paraissent être des symptômes
de paralysie fonctionnelle dissociée.

Quoi qu'il en soit, il m'a paru intéressant de rappro
cher, ne serait-ce que pour en établir la distinction,
des états pathologiques qui pourraient, à la rigueur,
prêter à la confusion.

A côté de l'impossibilité de se lever et de monter,
j'ai constaté encore, comme obsession aboulique,
l'impossibilité de se vêtir (anesthie, de α-εσθης, habit).
Cette impossibilité, comme toutes les autres inhi-
bitions du même genre, est intermittente et ne survient que par crises ; de plus, elle n'est pas absolue
et se borne le plus souvent à une ou plusieurs des
pièces de l'habillement, par exemple aux bas, aux
chaussures, au gilet, au corsage, au chapeau. Dans
les intervalles des crises, les malades peuvent s'habiller
sans difficulté ; lorsque l'obsession survient, ils ne
peuvent y parvenir, et ils en sont réduits soit à rester

chez eux jusqu'au retour de leur calme, soit à sortir à moitié vêtus.

Une autre impossibilité assez fréquente consiste pour les malades à ne pouvoir parler, écrire et surtout à ne pouvoir signer (anupographie). On trouve un exemple de ce genre dans le travail de Billod sur les maladies de la volonté, et un autre très remarquable dans celui de Morel sur le délire émotif. Dans ce dernier cas, il s'agissait d'un individu qui ne put ni écrire à sa fiancée, ni signer son nom, ni prononcer le oui sacramentel à l'église, au point que le chapelain dut se contenter de son assentiment par signes.

Il existe bien d'autres impossibilités émotives, par exemple l'impossibilité de fixer sa pensée, déjà décrite sous le nom d'*aprosexie*, l'impossibilité de se mettre à table, d'ouvrir, d'entrer, de sortir, et bien d'autres, encore que des observations ultérieures ne manqueront pas certainement de mettre en lumière. Je me suis borné ici à indiquer les principales, ayant voulu montrer surtout que l'aboulie neurasthénique est une obsession spéciale, différant de l'impulsion neurasthénique en ce que l'une a pour point de départ une lésion de la volonté d'action, et l'autre une lésion de la volonté d'arrêt.

Diagnostic. — Je ne m'étendrai pas sur le diagnostic des obsessions, qui constituent des syndromes de dégénérescence à caractères absolument pathognomoniques. Je me bornerai à appeler l'attention sur la possibilité de confondre l'obsession aboulique avec certaines formes de mélancolie dépressive. La distinction n'est pas toujours facile, car les deux états se caractérisent, à divers degrés, par l'inaction motrice ainsi que par du découragement et de la tristesse.

L'analogie toutefois, n'est qu'apparente, car la mélancolie est une maladie spéciale, dans laquelle les symptômes d'inaction sont continus, persistants et réguliers comme tous les autres, tandis que l'impuissance neurasthénique est un simple syndrôme intermittent et paroxystique. D'autre part, l'incapacité de la mélancolie ne pèse pas au malade, il n'en souffre pas et ne lutte en rien pour en triompher; le neurasthénique, au contraire, désire et fait effort pour agir, d'où son angoisse caractéristique. Nous avons expliqué cette différence, comme on sait, en montrant que l'aboulie du mélancolique est une aboulie par défaut d'excitation, par absence de sollicitation à agir, tandis que l'aboulie du neurasthénique est une aboulie par défaut d'impulsion centrale, avec conservation de l'excitation centripète.

Il faut reconnaître d'ailleurs que très souvent l'aboulie du mélancolique n'est qu'un phénomène accessoire de la maladie et qu'elle coexiste avec d'autres symptômes significatifs tels que délire triste, hallucinations, refus d'aliments et tendance au suicide qui ne peuvent laisser place au doute, car à l'exception du dernier, on ne les rencontre jamais dans l'obsession neurasthénique.

Pronostic. — Le pronostic des obsessions neurasthéniques est en général, comme on sait, des plus graves, et la plupart des auteurs ont insisté sur la ténacité, la chronicité et l'incurabilité de ces syndromes, très sujets aux rémissions mais non à la guérison.

Il est certain en effet que toutes les fois que l'obsession coïncide avec une dégénérescence réelle et grave, elle a une tendance naturelle à persister indéfiniment. En revanche, quand la dégénérescence est absente ou très légère, l'obsession est parfaitement susceptible de guérir. On pourrait à cet égard formuler en loi que la curabilité de l'obsession est en raison inverse du degré de dégénérescence et en raison directe du degré d'acuité de la neurasthénie. C'est donc surtout dans les neurasthénies aiguës, accidentelles, survenues à la suite de causes morales ou physiques intenses que s'observent les obsessions curables. Je dois signaler aussi que les obsessions abouliques m'ont paru moins graves que les obsessions impulsives et que je les ai rencontrées plus fréquemment dans les neurasthénies aiguës, à caractère dégénératif peu accentué.

Traitement. — Le traitement des obsessions se confond avec celui de la neurasthénie. On sait combien celui-ci est complexe et varié. Du reste, toutes les méthodes thérapeutiques proposées contre la neurasthénie ne conviennent pas contre les obsessions, et celle de Weir Mitchell en particulier ne peut être de quelque utilité que dans les cas de neurasthénie aiguë avec aboulie, sans contredit les plus rares. L'isolement et l'internement ne sont guère plus efficaces, et les obsédés assez nombreux qui s'internent d'eux-mêmes dans les asiles en vue d'obtenir la guérison n'en retirent généralement aucun bénéfice

sérieux. Les moyens qui m'ont paru les plus utiles en
dehors des médications pharmaceutiques appropriées
suivant les cas, (fer, phosphates, quinquinas, kola,
strychnine, bromures, hypnotiques, etc.), sont des
agents externes, l'hydrothérapie et les bains de toutes
sortes, le massage et surtout l'électricité, soit la galvanisation cérébrale à haute dose, comme l'indique
Beard, soit la franklinisation, comme le préfère Vigouroux. Il est rare qu'on n'obtienne pas par l'emploi
méthodique et éclairé de ce dernier agent sinon la
guérison, au moins un soulagement temporaire et
parfois durable.

On peut enfin, principalement lorsque tous ces
moyens ont échoué, recourir à l'hypnotisation, qui
donnerait peut-être ici d'excellents résultats si elle
était d'une application plus facile. Je sais bien qu'on
a cité dans ces dernières années plusieurs cas d'obsessions morbides guéries par la suggestion hypnotique, mais je suis fondé à croire que tous les malades
sont loin d'être hypnotisables malgré leur bon vouloir et que nombre d'entre eux ne peuvent être en-
dormis, quels que soient le soin et l'insistance qu'on
y mette. Peut-être convient-il encore à ce point de
vue de séparer les obsédés en deux catégories : ceux
de la neurasthénie accidentelle et aiguë, hypnotisables
et curables; ceux de la neurasthénie constitutionnelle et degénérative, non hypnotisables et condamnés à l'incurabilité absolue.

§ III. — PHRÉNASTHÉNIES

(FOLIE HÉRÉDITAIRE OU DES DÉGÉNÉRÉS)

Sous le nom de *phrénasthénies*, nous désignons les vices d'organisation ou dégénérescences qui s'accompagnent de folie. C'est ce que certains auteurs appellent la folie héréditaire ou des dégénérés.

Signalé par Morel, étudié successivement par J. Falret, Legrand du Saulle, Sander, Krafft-Ebing, Buccola, Morselli, Tonnini, Riva et divers savants étrangers, cet état morbide a surtout été mis en lumière en France, dans ces dernières années, par Magnan et ses élèves.

La folie héréditaire est loin d'être admise par tous à titre de folie spéciale et le Congrès international de médecine mentale de 1889 a repoussé cette appellation pour lui substituer celle, moins discutée, bien qu'aussi discutable, de folie morale. Il n'est pas possible, en effet, de donner le nom de folie héréditaire à une folie, quelle qu'elle soit, par la raison bien simple que toutes les folies peuvent être héréditaires. Mais il n'en est pas moins vrai que les dégénérés, c'est-à-dire les individus atteints de vice d'organisation, ne délirent pas comme tous les autres et que leur folie présente des caractères particuliers. C'est donc le mot bien plus que la chose qui est en discussion et le terme folie des dégénérés ou mieux phrénasthénie nous paraît de nature à concilier toutes les opinions.

17.

Le caractère principal de la folie, chez les dégénérés, c'est de dépendre d'un état constitutionnel plus grave, l'infirmité mentale. Chez les fous ordinaires, la folie est tout; ici, elle n'est qu'un phénomène secondaire, surajouté, et souvent épisodique. Il y a donc lieu de considérer dans la phrénasthénie deux éléments bien distincts : le vice d'organisation et la folie.

Le vice d'organisation ou terrain, nous le connaissons. C'est l'ensemble des stigmates physiques et psychiques sur lesquels nous avons insisté tant de fois déjà, et il suffit de dire que ces stigmates, essentiellement caractérisés par des déviations et malformations congénitales, sont ici plus marqués qu'ils ne le sont chez les désharmoniques et les neurasthéniques, les phrénasthéniques représentant un degré de plus dans l'échelle tératologique. C'est surtout chez ces malades que l'on trouve physiquement des anomalies du crâne, de la face, de l'oreille, de la voûte palatine, des organes génitaux et, mentalement, des lacunes intellectuelles et morales plus ou moins profondes coexistant avec des facultés et des aptitudes normales ou en excès.

La folie ou épiphénomène psychopathique a des caractères plus complexes et se présente sous les aspects les plus variés. Aussi convient-il de s'y arrêter plus longuement.

Tantôt, la folie des dégénérés consiste en un véritable délire intellectuel; tantôt, elle se traduit par des aberrations de l'ordre moral ou affectif, sans idées délirantes proprement dites; tantôt enfin, elle se ré-

vèle par des tendances purement instinctives. De là,
trois variétés différentes à examiner successivement :
les phrénasthénies *délirantes, raisonnantes, instinctives.*

PHRÉNASTHÉNIES DÉLIRANTES

(DÉLIRE DES DÉGÉNÉRÉS)

Les phrénasthénies délirantes représentent, à proprement parler, la véritable folie des dégénérés.

Les dégénérés peuvent être atteints d'une forme
quelconque des vésanies communes : manie, mélancolie, folie systématisée. Mais chacune d'elles offre
chez eux des caractères à part, soit dans la symptomatologie, soit surtout dans l'évolution. Les accès de
folie généralisée éclatent d'emblée ; le délire est plus
restreint et la lucidité plus grande ; les rémissions et
les intermittences sont presque la règle ; la guérison
s'opère brusquement, mais les récidives demeurent toujours menaçantes. De plus, la manie et la mélancolie
peuvent se mélanger, se succéder et alterner, ce qui
a fait considérer par certains auteurs les folies périodiques et circulaires comme appartenant en propre à
la folie des dégénérés. Quant à la psychose systématisée, elle se montre sous un aspect plus anormal encore. Ce n'est plus la psychose typique, évoluant
régulièrement et méthodiquement en périodes successives et distinctes. Ici, les diverses phases sont en-
chevêtrées et confondues : tantôt, les idées de persécution et de grandeur éclatent simultanément ; tantôt,
le délire ambitieux précède le délire de persécution ;

tantôt enfin, c'est un accès de manie ou de mélancolie qui devient le point de départ du délire systématisé, dans lequel prédominent souvent les conceptions mystiques ou génitales (persécutés génitaux). D'autre part, la maladie peut s'améliorer et même s'arrêter à un moment quelconque de son existence, ce qui n'a lieu pour ainsi dire jamais dans la folie sytématisée typique. En un mot, comme le dit Saury, « la marche de la folie héréditaire ne comporte aucune régularité ; le manque de méthode y remplace le plan ; l'absence de préparation y tient lieu de l'allure progressive. Les manifestations les plus diverses peuvent apparaître, se combiner, alterner sans évolution précise. Loin d'indiquer la systématisation et la chronicité, le délire ambitieux n'a plus de caractère et peut disparaître du jour au lendemain ».

C'est cette forme de folie systématisée, décrite pour la première fois par Sander sous le nom de *folie systématisée originaire*, en raison de sa nature et de sa précocité, que les étrangers appellent, comme nous l'avons dit dans un des précédents chapitres, *paranoia primaria*.

Mais la folie des dégénérés peut se manifester non seulement par une folie commune, mais sous un aspect qui lui appartient en propre. C'est alors une folie spéciale, variable comme expression délirante, mais à caractères généraux uniformes et pour ainsi dire pathognomoniques. Le délire est un thème suivi, cohérent, vraisemblable, à point de départ faux ou mal interprété, mais éminemment logique dans ses déductions ; il ne s'accompagne jamais d'hallucinations si ce n'est, exceptionnellement et dans certains cas, d'hallucinations hypnagogiques ou oniriques; il se développe par extension progressive de l'idée mère, mais sans subir de transformation et sans rien perdre de sa physionomie première; il se traduit, quelle qu'en soit la forme, par des revendications plus ou moins chimériques, mais tenaces, persistantes, le plus souvent agressives et dangereuses; il est incurable, malgré des rémissions fréquentes et se termine ordinairement par des complications cérébrales.

Les aliénés de cette espèce ont été rangés parmi les aliénés *raisonnants*, eu égard à la persistance de leur lucidité et au caractère logique de leur délire. On les appelle aussi les *persécuteurs*, en raison de leur tendance absolument caractéristique à poursuivre le triomphe de leur cause par les moyens les plus violents. Le public, facilement trompé par l'apparence, les prend souvent pour des victimes aigries par les injustices, et il n'est pas rare même que leurs conceptions délirantes se communiquent à une ou plusieurs personnes de leur entourage (folie à deux).

En réalité, ce sont des dégénérés héréditaires, porteurs de tares intellectuelles et physiques des plus manifestes; égoïstes, orgueilleux, méchants, avides de bruit et d'actions d'éclat, et que leur délire, d'autant plus dangereux qu'il est plus vraisemblable et plus méconnu, pousse aux aventures les plus bruyantes et aux plus graves attentats.

C'est surtout aux travaux de J. Falret, de son élève Pottier et de Krafft-Ebing, qu'est due la connaissance de ces aliénés.

Les caractères que nous venons d'indiquer suffiraient à donner une idée exacte des persécuteurs.
Nous dirons un mot, néanmoins, des principales variétés de leur délire qui les a fait distinguer en :
persécutés, ambitieux, processifs, érotiques et *jaloux, mystiques* et *politiques.* Mais, au fond, il s'agit
là de la même maladie et des mêmes malades, ne
différant que par la couleur de leurs idées prédominantes.

Persécutés. — Contrairement à ce qui se passe
dans le délire de persécution essentiel, ici, le délire
est immédiat, sans hallucinations, franchement logique et objectif. Un militaire, un prêtre, un employé
dans les conditions anormales d'hérédité et de tempérament que nous avons signalées, est l'objet d'une
réprimande ou d'une punition disciplinaire, par suite
de ses écarts de conduite ou de ses manquements pro-
fessionnels; au lieu d'accepter la peine, son orgueil
se révolte, il crie à l'injustice et se pose en victime.
Le voilà persécuté, mais dès l'abord il devient *persécuteur*. Il proteste, récrimine, réclame, si haut et si
fort qu'il est changé ou perd sa place. Il ne voit là
qu'un nouveau grief, et sa haine pathologique s'en
accroît. Désormais, il ne garde plus ni mesure ni retenue dans ses revendications; il fait démarches sur
démarches, adresse plaintes sur plaintes à l'autorité;
il rédige de longs mémoires justificatifs, écrit aux
journaux, placarde des affiches, en appelle au public
de la légitimité de sa cause. Souvent, l'administra-
tration, fatiguée de ses obsessions et touchée de sa
situation précaire, finit par lui accorder une com-

pensation ou quelque indemnité; mais cet acte de
bonté ne sert qu'à le rendre plus hautain et plus exi-
geant encore, car il le considère comme un aveu et
comme une reconnaissance de ses droits : tant qu'enfin, exaspéré de ses insuccès, traqué par la misère,
tourmenté par son idée fixe, il passe des plaintes aux
menaces et des menaces à l'attentat. Tantôt ces individus vont tirer un coup de revolver à la Chambre des
députés, sur le passage d'un ministre ou du chef de
l'Etat, déclarant qu'ils ont voulu « attirer l'attention sur eux et se faire rendre justice » (faux régicides de Régis); tantôt ils tuent quelqu'un, soit leur
ennemi supposé, soit même un inconnu, dans le but
d'être traduits devant les tribunaux, où ils pourront
enfin *exposer leur affaire au grand jour*. Internés
dans un asile d'aliénés, ils protestent énergiquement
contre leur séquestration arbitraire, qui n'est pour
eux qu'une insulte de plus, ils réclament une enquête,
cherchent à s'évader, à tuer quelqu'un, ou bien, au
contraire, ils ont l'air de renoncer à leurs idées et
font les plus belles promesses; mais, si d'une façon ou
d'une autre, ils recouvrent la liberté, c'est pour re-
commencer aussitôt la série de leurs réclamations et
de leurs attentats.

Telle est, en quelques mots, l'histoire des persécutés raisonnants ou persécutés-persécuteurs. Beaucoup sont devenus célèbres par le bruit fait autour
de leur nom, et l'avocat Sandon, le persécuteur du
ministre de l'Empire Busson-Billault, demeurera
éternellement, aux yeux de beaucoup, comme une
victime incontestée de l'erreur de la science, pour

avoir trouvé dans quelques écrivains, aveuglés par
la passion politique, de virulents défenseurs de ses
griefs pathologiques.

Ambitieux. — Les ambitieux-persécuteurs ne diffèrent en rien des persécutés-persécuteurs, si ce n'est
sur un point : c'est que leurs revendications ont pour
objet non la réparation d'une offense, mais la reconnaissance d'une invention, d'une fortune ou d'un titre
qui leur sont contestés. A part cela, leur délire évolue de même façon et leur manière d'agir est identique. Sans parler des individus de cette espèce qui
ont donné lieu, dans ces dernières années, à de curieux procès, je citerai le cas de cette femme de
Bordeaux qui, après avoir vainement revendiqué par
des plaintes et des réclamations sans nombre, mais
d'apparence logique, la propriété d'un banquier fort
connu, finit un beau jour par s'y installer de force
avec son fils, à qui elle avait fait partager ses convictions délirantes. J'observe en ce moment dans le service du professeur Pitres, à Bordeaux, un dégénéré
raisonnant qui se dit le fils de Jules Grévy. C'est sa
mère en mourant, dit-il, qui lui a révélé le secret de
sa naissance. Depuis cette époque, il n'a cessé d'ob-
séder l'ancien président de la République de ses
lettres et de ses visites, l'appelant « mon cher père »
et lui demandant de nombreux subsides. Interné il
y a deux ans à Sainte-Anne à la suite d'une démarche
sans doute un peu trop pressante auprès de l'auteur
supposé de ses jours, il n'a vu là évidemment qu'une
machination des individus intéressés à lui faire perdre
sa part d'héritage. Il ne manque jamais, à l'occasion

du jour de l'an, de la saint Jules et dans diverses autres circonstances, d'écrire une lettre affectueuse à M. Grévy et il montre triomphalement, comme une preuve à l'appui de sa filiation, les récépissés de la poste indiquant l'arrivée au destinataire, qu'il a toujours soin de réclamer. Je ne sais si cet individu qui est persécuteur à sa façon, puisqu'il obsède M. Grévy de ses tendresses et de ses démarches filiales, ne finira pas par hausser le ton et réclamer énergiquement ses droits de naissance, mais cette attitude est dans l'ordre et elle peut être considérée comme la conséquence naturelle de son délire.

Processifs. — Les persécuteurs-processifs ont été particulièrement étudiés en Allemagne par Brosius, Snell, Liebmann, et surtout Krafft-Ebing qui a décrit leur maladie sous le nom de *Querulanten Wahnsinn*, c'est-à-dire de *manie des querelles* ou *des procès*. Leur délire est une simple variété de délire raisonnant de persécution dont la caractéristique est de rouler sur des contestations judiciaires.

Une observation de Legrand du Saulle, malheureusement trop longue et à laquelle je renvoie (*Annales médico-psychologiques*, 1878), peut servir de la meilleure des descriptions. Je me contenterai de résumer ici un autre cas intéressant rapporté par M. Pottier dans sa thèse inaugurale. Il s'agit d'une femme, qui, ayant eu des démêlés avec la commission municipale de Saint-Ouen à l'occasion de travaux de voirie intéressant sa maison, intente un procès à la commune. En même temps, elle écrit à tous les ministres, fait imprimer ses réclamations pour les répandre et les adresser aux agents du pouvoir, accuse la justice, la police et la « coalition des malhonnêtes gens ligués contre elle ». Le 21 janvier 1886, elle entre à la Chambre des députés, pénètre dans un tribune publique, développe un drapeau en criant « Justice ! » et lance des imprimés au public, aux députés et au président. Sur son drapeau, fabriqué par elle-même et formé d'une pièce de calicot était représentée sa maison assiégée avec cette suscription : « Drame de Saint-Ouen, 7 juillet 1884. Appel à MM. les députés. Invasion de Ballerich et d'une bande d'assassins qui nous ont envahis ». Les huissiers l'arrêtent et la conduisent à la questure. Interrogée, elle répond qu'elle voulait « faire un éclat afin d'attirer l'attention sur elle et sur son affaire », et qu'elle avait d'avance prévenu par lettre M. Grévy, président de la République, de cette manifestation. Elle est remise en liberté. Un mois après, le 23 février, elle se fait arrêter chez elle pour avoir affiché sur sa maison : « Invasion de Ballerich, l'infâme ! justice ! » Elle est placée à la Salpêtrière. Une particularité intéressante de cette observation, c'est que le mari de la malade, partageant ses idées délirantes, avait signé avec elle ses réclamations imprimées.

Ce fait de délire processif à deux est du reste assez fréquent, et on le retrouve, d'une façon encore plus nette, dans une des observations de ma thèse sur la folie à deux.

Erotiques et jaloux. — Un cas typique, publié par M. Taguet, va nous permettre encore d'apprécier les persécuteurs-érotiques, et de montrer qu'ils sont ana-

logues à tous les aliénés raisonnants, à quelque catégorie qu'ils appartiennent.

« M. X... entre comme précepteur dans une des
grandes maisons de France. L'accueil bienveillant
dont il fut l'objet de la part de la princesse de... lui
fit espérer qu'il pouvait gagner son cœur. Un jour,
que la princesse était occupée à écrire, penchée sur
son bureau, X... s'oublia jusqu'à déposer un baiser
sur son cou. L'offense était grande, mais ne pouvait
monter jusqu'à elle. Le mari, informé, ne s'en in-
quiéta pas davantage.

M. de... meurt, le cœur de la princesse est libre.
A partir de ce moment, X... lui écrit des lettres
étranges, insensées, protestant de la pureté de ses
intentions et revenant sans cesse sur cette vieille histoire du baiser.

Enfin, il consent à s'éloigner de Paris, mais il y revient presque aussitôt. La princesse lui ayant fait
consigner sa porte, il s'installe dans une maison
qui lui permet d'épier ses moindres mouvements ; le
jour, il la suit dans les églises, dans les magasins,
dans les rues. Un soir, il pénètre dans sa voiture
et couvre de baisers brûlants les mains d'une
femme de chambre qu'il prend pour elle. La nuit, il
jette du sable, de petits cailloux contre les fenêtres
de son appartement.

Sur les plaintes de M. le duc de..., beau-frère de la
princesse, X... est séquestré d'office après examen
du professeur Lasègue. A l'asile, son délire continue,
et il cherche à prouver qu'il est aimé de la princesse.
Comment expliquer, sans cela, cet attrait invincible

qu'ils éprouvaient l'un pour l'autre, ces mouvements de projection du bassin en avant, ces spasmes nerveux que Mme de... éprouvait en sa présence, ces pressions du pied, ce fluide qui courait dans leurs doigts lorsqu'ils venaient à se rencontrer ?

Rendu à la liberté, le premier soin de X... est de poursuivre MM. le duc de..., les docteurs Lasègue et Girard de Cailleux pour séquestration illégale, réclamant 100,000 francs de dommages-intérêts. Il perd son procès.

Après la guerre, pendant laquelle il sert comme capitaine de mobilisés, X... fait appel du jugement qui l'a condamné, et demande à plaider lui-même sa propre cause. Il perd en appel, mais se pourvoit en cassation.

X... est, comme on le voit, non seulement un érotomane, mais encore un persécuté et un processif, ce qui prouve que les divers délires que nous décrivons ne sont pas des formes distinctes mais de simples variétés de phrénasthénie, pouvant coexister chez le même sujet.

Les *persécuteurs-jaloux* sont de tous points analogues. Voici un fait personnel, également intéressant à ce point de vue.

J'ai eu à examiner, il y a quelques années, une jeune dame dont le délire était le suivant.

Cette dame héréditaire et dégénérée, bien qu'intelligente, était devenue jalouse de son mari à qui elle reprochait de ne pas remplir ses devoirs conjugaux et de passer ses soirées hors de la maison, avec des amis. Ayant assisté à un procès en séparation dans

lequel il fut question de rapports contre nature entre
le mari et son domestique, elle fut très frappée par
la révélation de ces actes anormaux, dont elle ignorait jusqu'alors l'existence, et ce fut là pour elle un
trait de lumière. A partir de ce moment, elle s'ima-
gina que, si son mari la délaissait, c'est qu'il avait des
relations honteuses avec un de ses amis, M. X..., et
tous les soirs, quelquefois jusqu'à une heure très
avancée de la nuit, elle le suivait dans les rues et
l'épiait à travers les vitres du café où il allait faire sa
partie. Sa fille, une jeune personne de dix-huit ans,
très honnête et très distinguée, fut mise par elle au
courant de ses soupçons et les partagea entièrement,
l'accompagnant ou la remplaçant dans ses surveil-
lances nocturnes. Mme X..., hantée par son idée fixe,
cherchait et trouvait en tout les preuves les plus
péremptoires. Son mari rentrait tard, fatigué, les
yeux cernés, c'est qu'il s'était livré à son vice
infâme; il rêvait haut la nuit, c'est qu'il appelait
son sigisbée. La pauvre femme en vint à scruter
attentivement le linge sale de son mari, et dans sa
chemise et ses mouchoirs, découvrait des traces de
ses pollutions illicites. Elle nous montra, lors de
notre examen, une chemise de M. X..., tachée en divers
endroits du dos, par suite de boutons qui avaient
suppuré, et qu'elle gardait précieusement depuis des
mois comme pièce à conviction, en déduisant même
que son mari, dans les rapports contre nature qu'il
avait avec son complice, était l'agent *a posteriori*,
c'est-à-dire jouait le rôle passif,

Pleine de cette idée, et pendant que sa fille, excitée

par elle, insérait dans son « cahier bleu » des malédictions contre l'infamie de son père, elle devenait franchement persécutrice et faisait des scènes à l'ami de son mari, l'insultant et le menaçant en public au point de provoquer des attroupements.

La mère et la fille se sont heureusement décidées aujourd'hui à partir pour Paris où elles habitent, sans que j'aie pu savoir au juste ce que leur délire était devenu.

Mystiques. — Les mystiques sont, de tous les aliénés persécuteurs, ceux qui présentent la physionomie la plus particulière.

Mystiques de tempérament, souvent même par hérédité, ils ont une tendance instinctive à s'exalter les choses de la religion et, par une initiation plus ou moins lente, ils en viennent à concevoir un système religieux qu'ils cherchent à répandre et à faire prévaloir par tous les moyens possibles. Leur conviction profonde, leurs prédications ardentes, leurs écrits exaltés ont des résultats parfois surprenants, et il n'est pas rare qu'ils entraînent après eux une foule de prosélytes dévoués à leur cause jusqu'à la mort. Mais ce qui les distingue par-dessus tout, c'est qu'à l'encontre des autres aliénés raisonnants, ils ont fréquemment des hallucinations. Ces hallucinations revêtent chez eux des caractères tout à fait spéciaux. Elles consistent en révélations surnaturelles, sous forme d'apparitions de Dieu, de la Vierge ou des saints. Ces apparitions surviennent de préférence la nuit, par intervalles, et se confondent avec le sommeil, au point qu'il est difficile de distinguer s'il s'agit là de véritables hallucinations ou de phénomènes purement *oniriques*, c'est-à-dire relevant du rêve.

Quoi qu'il en soit, ces apparitions ont pour effet d'entretenir les convictions délirantes des malades et de les confirmer dans l'idée, chez eux prédominante, qu'ils ont une mission divine à remplir. Dieu, la Vierge ou les saints se présentent à eux sous des formes resplendissantes, quelquefois au son d'une musique céleste, et après leur avoir indiqué par quelques mots d'apparence sybilline ce qu'ils ont à faire pour l'humanité et les moyens d'y parvenir, ils s'évanouissent lentement, laissant après eux comme une trainée de lumière et d'harmonie. Soutenus par ces visions fantastiques qui leur donnent la plus haute idée de leur mission et qui leur attirent souvent la vénération de la foule, ils vont de l'avant hardiment, bravant les peines et la mort, entrainant des peuples et des armées sur leurs pas, et c'est ainsi que tant de fondateurs de religion ont pu accomplir des choses si surprenantes et remuer si profondément la foi de l'humanité. Pour ne parler que des aliénés de ce genre qui demeurent incontestés, je citerai le suédois Emmanuel Swedenborg, et Louis Riel, le célèbre agitateur canadien, pendu à Régina le 16 novembre 1885, après avoir été enfermé deux fois comme aliéné.

Les *politiques* ne sont autres que des mystiques chez lesquels les idées prédominantes ont trait aux affaires des gouvernements ou des Etats. Il n'est pas rare d'ailleurs que leur délire soit à la fois composé d'idées politiques et d'idées religieuses. Les politiques raisonnants peuvent se montrer sous divers aspects mais ils sont surtout représentés par les *régicides*, nom donné ici aux fanatiques qui, en dehors de toute secte et de toute conjuration, ont assassiné ou tenté d'assassiner un monarque ou un puissant du jour. Dans l'étude récente que j'ai consacrée aux régicides célèbres, passés ou présents, j'ai montré qu'identiques à travers les âges et les pays, malgré quelques dissemblances apparentes, ce sont des dégénérés héréditaires, à tempérament mystique qui, égarés par un délire politique ou religieux, compliqué parfois d'hallucinations oniriques, se croient appelés au double rôle de justiciers et de martyrs et, sous l'empire d'une obsession à laquelle ils ne sont pas libres de résister, en arrivent à tuer un grand de la terre au nom de Dieu ou de la patrie.

Ce qui domine essentiellement dans le délire des régicides, c'est l'idée de mission glorieuse à accomplir et, comme je l'indiquais à propos des mystiques purs, leurs hallucinations, quand ils en ont, consistent surtout en apparitions nocturnes, intermittentes, se confondant plus ou moins intimement avec le rêve et le sommeil.

Folie à deux. — Nous avons dit et nous avons vu, par quelques-uns des faits cités, que le délire raisonnant des dégénérés, quelle qu'en soit la forme, persécutée, ambitieuse, processive, érotique ou mystique, se communiquait assez fréquemment du malade à une ou plusieurs personnes de son entourage immédiat. C'est surtout en effet dans ces conditions que se développe la folie à deux ou folie communiquée, signalée incidemment par Baillarger et magistralement décrite par Lasègue et Falret et par Legrand du Saulle. D'autres fois, la folie à deux consiste non dans la communication du délire d'un individu à un autre, mais dans son éclosion simultanée et par influence réciproque chez deux prédisposés en contact. C'est ce que j'ai appelé la folie à deux *simultanée*. Il faut mentionner aussi la folie *imposée* de Marandon de Montyel, qui n'est qu'une variété de folie communiquée, et la *folie gémellaire* du professeur Ball et de certains auteurs anglais, caractérisée par l'apparition simultanée d'une folie similaire chez des jumeaux, même très éloignés. Quelques auteurs étrangers ont enfin indiqué, sous le nom de *folie induite*, l'addition d'idées délirantes nouvelles au délire primitif chez un aliéné sous l'influence de son contact avec d'autres malades.

PHRÉNASTHÉNIES RAISONNANTES

(FOLIE MORALE)

Sous le nom de phrénasthénies raisonnantes, nous désignons la folie morale de certains auteurs.

A la rigueur, il n'y aurait pas lieu de créer pour les malades de cette espèce une dénomination spéciale, car ils rentrent dans la catégorie des précédents. Comme eux, ce sont des héréditaires, essentiellement dégénérés et porteurs de tares physiques et mentales nettement accusées. Ils ne s'en séparent que par ce fait qu'ils n'ont qu'exceptionnellement des idées délirantes proprement dites et que leur vice d'organisation se traduit surtout par des perversions des sentiments et des affections. Ce sont des individus qui, avec toutes les apparences du jugement et de la raison, se laissent aller, d'une façon inconsciente et souvent paroxystique, à des écarts de conduite, à des inconséquences, à des excès, à des immoralités véritablement pathologiques, d'où le nom de folie morale qui leur a été attribué. Au fond, et bien que moins aliénés en apparence, ils sont plus profondément dégénérés que les délirants, et ils confinent à un degré plus marqué d'infirmité mentale, l'imbécillité.

PHRÉNASTHÉNIES INSTINCTIVES

(PSYCHOSE CRIMINELLE)

Il en est de même, et plus encore, des individus atteints de phrénasthénie instinctive, chez lesquels la dégénérescence se caractérise surtout par une tendance innée aux actes pervers ou criminels.

Les criminels-nés de Lombroso et de l'école italienne appartiennent incontestablement à cette variété de dégénérés. Ce serait en effet une erreur de penser qu'il existe une folie spéciale ayant pour symptôme la tendance au crime, c'est-à-dire une psychose criminelle pure. La proposition doit être renversée et il est plus juste de dire qu'il existe une catégorie de criminels présentant manifestement un vice d'organisation plus ou moins marqué. Mais, quoi qu'on ait voulu prétendre, les anomalies somatiques de ces êtres ne sauraient être considérées comme leur appartenant en propre. Il est possible, il est probable même que certains caractères de dégénérescence se retrouvent plus fréquemment dans une variété morbide déterminée, rapprochant entre eux ses divers membres, et que l'exagération de la grande envergure, l'asymétrie du visage, la saillie des pommettes et des arcades sourcilières, la grosseur de la mandibule, la présence de la fossette sous-occipitale et de l'appendice lémurien, pour ne citer que ceux-là, s'observent surtout chez les dégénérés criminels. Mais ce n'est pas une raison pour voir dans la dégénérescence des criminels un vice tératologique spécial relevant d'une cause à part, telle par exemple que le retour à l'état sauvage ancestral. La dégénérescence est une, et pour si variés que soient ses stigmates, elle n'en est pas moins identique dans son origine et dans ses conséquences.

Le criminel-né n'est donc qu'un dégénéré instinctif, comme l'aliéné persécuteur est le dégénéré intellectuel et raisonnant.

Il y aurait beaucoup à dire sur cette question si actuelle des dégénérés criminels qui, sous la magnifique influence de Lombroso, a donné lieu dans ces dernières années à de si nombreux et de si intéressants travaux dans les divers pays d'Europe, notamment en Italie, en France et en Russie. Mais, par une évolution scientifique assez curieuse, l'étude du criminel, d'abord purement anthropologique, a pris en peu de temps une orientation nouvelle, et s'élargissant par degrés, est devenue aujourd'hui franchement sociologique. Le criminel, en effet, comme l'a fort bien dit Lacassagne, est un microbe inséparable de son bouillon de culture, le milieu social. L'étude complète du criminel appartient donc, pour l'heure, bien plus à la sociologie qu'à la psychiatrie proprement dite, et dans la période de recherches que nous traversons, nous ne pouvons que renvoyer aux ouvrages si connus de Lombroso, Manouvrier, Sergi, Garofalo Tarde et Lacassagne, qui résument, sur ce point, les données actuelles de la science.

§ IV. — MONSTRUOSITÉS

(IMBÉCILLITÉ, IDIOTIE, CRÉTINISME)

Les monstruosités, qui représentent le degré le plus élevé des vices d'organisation ou infirmités mentales, comprennent : l'imbécillité, l'idiotie et le crétinisme.

IMBÉCILLITÉ

Les imbéciles peuvent être, dans certains cas, bien conformés, vigoureux et bien portants ; le plus souvent, cependant, ils présentent des anomalies physiques caractéristiques.

Leur crâne, petit ou volumineux, affecte les malformations et les asymétries les plus variées ; la physionomie dénote le défaut de l'intelligence et souvent, rappelle, par sa configuration générale, l'aspect d'un animal ; le front est bas et étroit, les oreilles mal conformées et mal implantées ; les yeux sont petits, sans expression, souvent atteints de strabisme ; il existe aussi de la blésité, du prognathisme, des ano-

malies du voile du palais, de la luette, et, presque
toujours aussi, des organes génitaux qui se font remarquer tantôt par leur état rudimentaire, tantôt
au contraire, par leur volume exagéré.

Au point de vue psychique, les imbéciles ne possèdent qu'une somme plus ou moins restreinte d'intelligence ; c'est à peine s'ils peuvent arriver à ap-
prendre à lire, à écrire, à compter ; susceptibles
d'acquérir une teinte légère et superficielle en toutes
choses, ils sont incapables d'une ligne de conduite
correcte et suivie, de rien faire de sérieux. Cependant, certains d'entre eux se font remarquer, comme
les faibles d'esprit, mais à un degré moindre, par des
aptitudes artistiques plus ou moins brillantes, de
grandes qualités de mémoire ou d'imitation et souvent aussi par une certaine vivacité d'esprit, une
promptitude et une finesse de répartie qui font qu'ils
ont toujours le dernier mot, et mettent les rieurs de
leur côté. Cette particularité qui étonne chez eux et
fait un contraste frappant avec les lacunes si profondes de leur intelligence, explique pourquoi ils
étaient choisis autrefois comme bouffons par les rois,
qu'ils égayaient par leurs saillies et leurs bons mots.

Au point de vue moral, les lacunes sont peut-être
plus profondes encore que dans le domaine de l'intelligence, et si ces malades sont susceptibles de présenter, à divers degrés, des sentiments et des affections
d'ordre un peu élevé, ce sont surtout les sentiments
inférieurs et les mauvais instincts qui dominent en
eux. La plupart sont vaniteux, gourmands, poltrons,
crédules, paresseux, irascibles, enclins aux excès

vénériens ou alcooliques, et aux actes de violence
(Marcé) ; presque tous se livrent à l'onanisme, quelques-uns même à des pratiques contre nature. A certains moments, ils peuvent être pris plus ou moins
brusquement d'accès de mélancolie ou de manie
pendant lesquels ils commettent surtout des actes
d'obscénité, ou même se livrent à l'incendie, au vol,
au suicide ou à l'homicide. Lorsque ces accès, qui
très souvent prennent chez eux le caractère intermittent ou circulaire, se reproduisent plusieurs fois, les
malades ne tardent pas à tomber dans la démence.

IDIOTIE

L'*Idiotie*, autrefois confondue avec toutes les infirmités de l'esprit et tous les états d'obtusion intellectuelle, a surtout été mise en lumière par Esquirol,
qui s'est attaché à la différencier de la démence. On
connaît la phrase classique de cet auteur : « *L'homme
en démence, dit-il, est privé des biens dont il jouis-
sait autrefois ; c'est un riche devenu pauvre : l'idiot
a toujours été dans l'infortune et dans la misère.* »

Esquirol reconnaissait trois degrés dans l'idiotie et
aujourd'hui encore, on admet généralement deux catégories dans cet état d'infirmité cérébrale : 1° les
idiots du deuxième degré ; 2° les *idiots du premier
degré* ou *idiots complets.*

1° Les *idiots du deuxième degré* tiennent le milieu
entre les imbéciles et les idiots complets.

Physiquement, ils présentent des vices de conformation très accusés dans les différentes parties du corps. Leur taille est en général petite ; leurs mains sont celles d'un enfant, et présentent souvent des particularités spéciales (main idiote). Leur tête est le plus souvent petite, irrégulière, quelquefois au contraire elle est énorme ; leur face est sans expression ; la surdi-mutité, le strabisme, les divisions congénitales du voile du palais, les anomalies de l'oreille, de la dentition, de la langue, des organes génitaux, les différentes déformations du corps sont chez eux des plus fréquentes ; ils sont sujets à des tics bizarres, à des mouvements choréiformes, à de la rumination (mérycisme) ; ils présentent souvent de la paralysie, surtout de la paraplégie ou de l'hémiplégie infantiles avec atrophie et contracture ; leur sensibilité est très obtuse et quelquefois presque nulle ; enfin, ils sont sujets à des complications névropathiques et surtout à l'épilepsie.

Intellectuellement, leurs facultés sont extrêmement bornées et pour ainsi dire à l'état rudimentaire. En général, ils ne prononcent que quelques mots ou quelques phrases, qui constituent leur seul vocabulaire ; ils mangent seuls, et savent choisir leurs aliments ; ils reconnaissent ceux qui vivent autour d'eux, et montrent quelque attachement pour ceux qui leur donnent des soins. Mais, à part quelques aptitudes artistiques isolées et non susceptibles de culture, ils n'ont aucune intelligence, à proprement parler; leur instruction est nulle; ils savent à peine leur nom et leur âge, et sont incapables de donner la moindre indication sur le cours des années et des mois, la valeur des pièces de monnaie, celle des différentes couleurs, etc., etc.

D'après Sollier (1891), la psychologie de l'idiot se résume dans l'absence plus ou moins complète de la faculté primordiale : la volonté.

Moralement, les sentiments et les affections sont complètement absents et sont remplacés par des *instincts*. L'instinct génital surtout est développé ; la plupart de ces malheureux se masturbent en public et devant leurs proches sans aucune apparence de pudeur ; d'autres se livrent à la pédérastie, courent après toutes les femmes ou exhibent leurs organes génitaux dans la rue. Enfin, ces idiots, comme les imbéciles et les idiots complets, sont très souvent atteints d'épilepsie. Très enclins à la colère, ils peuvent être pris d'accès d'agitation maniaque pendant lesquels ils poussent des cris sauvages et inarticulés et se livrent à des actes de violence absolument bestiale.

2° *Chez les idiots complets*, l'arrêt de développement physique et intellectuel atteint ses dernières limites, et se manifeste par l'absence complète d'intelligence, de sentiments, de sensibilité, et même de certains instincts. La plupart sont hideux à voir, rachitiques, couverts de scrofules, atteints de vices de conformation de toute nature, de paralysies partielles et de contractures, de mouvements choréiques et convulsifs, de tics automatiques et, très souvent aussi, d'épilepsie. Beaucoup sont aveugles, sourds, muets, dépourvus des sens du goût et de l'odorat, absolument incapables de marcher, de s'habiller, de manger seuls.

Leur physionomie est hébétée, sans expression; leurs lèvres entr'ouvertes laissent s'écouler constamment la salive ; les évacuations sont involontaires ; des cris rauques et inarticulés s'échappent de leur gorge ; la seconde dentition ne se fait pas, aucun signe de puberté ne se produit : à vingt ans, ces malheureux paraissent avoir quatre ans. Tout se réduit, chez eux, à l'accomplissement des dernières fonctions végétatives, et les seuls signes de vie qu'ils manifestent sont leurs balancements automatiques et les manœuvres inconscientes de masturbation auxquelles ils se livrent. Un tel état est incompatible avec une longue existence et les idiots, à ce degré, ne vivent guère au delà de vingt-cinq ou trente ans.

ÉTIOLOGIE. — L'idiotie et, par suite, les divers arrêts de développement que nous venons d'étudier, reconnaissent comme cause principale, l'*hérédité*, surtout l'aliénation mentale, l'épilepsie, l'hystérie, l'alcoolisme, la syphilis et la consanguinité chez les ascendants. Alors même que l'idiotie n'est pas congénitale mais, comme on le dit, acquise, c'est presque toujours l'hérédité qui en est la cause première, non plus directement, mais indirectement par les maladies infantiles telles que méningite, convulsions, hydrocéphalie, etc., qu'elle détermine. A côté de l'hérédité, on a noté, comme causes adjuvantes, les coups, les chutes sur la tête, la compression du crâne pendant l'accouchement, et, aussi, la compression en usage dans certains pays pour donner à la tête des enfants une forme déterminée.

ANATOMIE PATHOLOGIQUE. — Les lésions susceptibles
d'être observées dans les infirmités cérébrales, et notamment dans l'idiotie, portent surtout sur l'ensemble
de la tête et doivent être divisées en *externes* et *internes*.

1° Il n'existe pas, à proprement parler, de déformation du crâne spéciale à l'idiotie. Toutes les anomalies décrites peuvent se rencontrer, depuis les plus
simples, qui se manifestent par une diminution générale du volume du crâne sans altération de ses proportions respectives, jusqu'aux plus compliquées, qui
se traduisent par ces déformations diverses qu'on a
désignées sous le nom de scaphocéphalie, plagiocéphalie, etc., etc.

D'une façon générale, et à part les cas où l'idiotie
est liée à une hydrocéphalie chronique, la plus constante des déformations est la *microcéphalie*, à des
degrés divers, avec diminution correspondante de la
cavité cranienne. Les diamètres sur lesquels la diminution porte le plus fréquemment sont les diamètres
transversaux, en sorte que, contrairement à la grande
majorité des crétins, les idiots sont plutôt *dolicocé-
phales* que brachycéphales. Les sutures s'ossifient
tantôt prématurément, soit dans l'ensemble, soit de
préférence sur certains points; tantôt au contraire
elles ne s'ossifient que tardivement, ou même jamais.
Dans ce dernier cas, elles sont souvent remplies par
une grande quantité d'os wormiens.

2° Si l'on en exclut quelques cas exceptionnels dans
lesquels le cerveau a été trouvé plus volumineux et
plus lourd qu'à l'état normal, la *diminution du vo-*

lume et du poids de cet organe est l'altération la plus constante et la plus remarquable dans l'idiotie. Le poids du cerveau, chez les idiots, varie de 700 à 1,100 grammes.

A côté de cette altération, il en existe d'autres telles que l'inégalité très marquée des deux hémisphères, l'atrophie de l'un d'eux ; l'état rudimentaire de certaines régions, surtout des lobes antérieurs; l'absence de certaines parties telles que le corps calleux, les noyaux centraux, la voûte à trois piliers, etc. ; des lésions diverses telles que l'hydrocéphalie, la porencéphalie, les scléroses atrophique, tuberculeuse et hypertrophique, l'amincissement, la maigreur et même l'absence de certaines circonvolutions, surtout des circonvolutions frontales, avec élargissement plus ou moins marqué des sillons et des scissures, surtout de celle de Sylvius. Enfin, au point de vue histologique, on a observé diverses altérations de structure de la substance nerveuse, le ramollissement de la substance grise, la présence de nombreuses cellules idiotes, et aussi certaines anomalies de la circulation cérébrale, signalées récemment par M. Luys.

Bourneville distingue dans l'idiotie, au point de vue anatomo-pathologique, les formes suivantes : 1° idiotie symptomatique de l'hydrocéphalie (idiotie hydrocéphalique) ; 2° idiotie symptomatique de microcéphalie (idiotie microcéphalique); 3° idiotie symptomatique d'un arrêt de développement des circonvolutions ; 4° idiotie symptomatique d'une malformation congénitale du cerveau (porencéphalie,

absence du corps calleux, etc.); 5° idiotie symptomatique de sclérose hypertrophique ou tubéreuse) ;
6° idiotie symptomatique de sclérose atrophique :
a) sclérose d'un hémisphère ou de deux hémisphères;
b) sclérose d'un lobe du cerveau ; *c*) sclérose des circonvolutions isolées ; *d*) sclérose chagrinée du cerveau (?); 7° idiotie symptomatique de méningite ou
de méningo-encéphalite chronique (idiotie méningitique) ; 8° idiotie avec cachexie pachydermique ou
idiotie myxœdémateuse, liée à l'absence de glande
thyroïde. Cette dernière forme est encore appelée
idiotie crétinoïde, pachydermie crétinoïde et crétinisme sporadique. Nous en dirons un mot plus loin,
à l'article crétinisme.

DIAGNOSTIC. PRONOSTIC. — Le *diagnostic* de la
monstruosité est en général très facile, car elle ne
peut guère être confondue avec la démence. Le seul
point consiste à déterminer exactement le degré atteint par l'arrêt de développement, car, ainsi que
nous l'avons dit, les limites entre les diverses variétés adoptées d'infirmités cérébrales ne sont pas nettement tranchées.

Quant au *pronostic*, il n'est pas nécessaire d'en
faire ressortir la gravité. L'idiotie complète est incompatible avec une longue existence. L'idiotie incomplète et l'imbécillité sont seules susceptibles d'une
légère modification sous l'influence d'un traitement
spécial.

TRAITEMENT. — Grâce aux efforts de Belhomme,
Félix Voisin, Séguin, Delasiauve, Bourneville, etc.,

on a constitué peu à peu une thérapeutique et une pédagogie spéciales pour les idiots. Ce traitement, dont nous ne pouvons indiquer en détail ici les règles particulières, consiste dans l'emploi sagement combiné de moyens hygiéniques, moraux et intellectuels.

Quelques tentatives récentes de crâniectomie (Lannelongue, de Paris) chez les idiots avec synostose prématurée des os du crâne semblent devoir donner des résultats satisfaisants. Cette intervention de la chirurgie dans quelques cas spéciaux d'idiotie pourrait être appelée, peut-être, à un certain avenir.

CRÉTINISME

DÉFINITION. — On désigne sous le nom de crétinisme *un arrêt de développement de l'organisme à caractères particuliers portant surtout sur la constitution physique, d'origine endémique, et s'accompagnant habituellement de goitre.*

Les crétins sont divisés habituellement en trois classes qui représentent les trois degrés progressifs de la dégénérescence : 1° les *crétineux* ou *pesants ;* 2° les *semi-crétins ;* 3° les *crétins.*

1° Les *crétineux* sont essentiellement caractérisés : *intellectuellement*, par les symptômes d'une imbécillité plus ou moins complète; *physiquement*, par les signes du premier degré de la cachexie. Ces signes consistent surtout dans l'épatement du nez, la largeur de la bouche, la coloration terreuse de la peau, la bouffissure de la face, la mauvaise implantation et le mauvais état des dents, un arrêt de développement général de l'organisme plus ou moins accusé, enfin, dans l'existence presque constante d'un goitre de volume variable. La grosseur de la tête est, en général, considérable et le type *brachycéphale* évident, comme chez la plupart des crétins. Les crétineux présenteraient également toujours, d'après Cerise, une dépression fronto-occipitale assez prononcée. Ils sont aptes à la reproduction.

2° Les *semi-crétins* se différencient surtout des crétineux par un degré beaucoup plus accusé des signes de cachexie extérieure. La différence au point de vue intellectuel est moindre; au reste, la plupart des crétins ne sont pas, à proprement parler, des idiots, et, chez quelques-uns, la dégénérescence intellectuelle n'est nullement en rapport avec la dégénérescence physique. Les semi-crétins ont, en général, la taille ramassée, les membres trapus, les articulations volumineuses et engorgées, le cou gros et court; d'autres fois, au contraire, ils sont maigres et élancés ; leur tête est volumineuse, développée surtout en largeur; leurs yeux écartés, à demi recouverts par des paupières bouffies; leurs joues et leurs lèvres flasques et pendantes; leurs dents cariées et mal implantées; leur peau terreuse, leur goitre volumineux. Leur démarche est vacillante et désordonnée ; leurs sphincters relâchés; leur respiration stertoreuse et sifflante; leur langue pendante entre les lèvres écartées laisse s'écouler la salive. Leur sensibilité est très obtuse, leur intelligence très bornée, et leur langage, très imparfait, se réduit, le plus souvent, à quelques monosyllabes.

Bien différents des crétins complets, ils ont des organes génitaux volumineux, et font preuve, presque toujours, d'une grande salacité.

3° Les *crétins complets*, entièrement dépourvus de facultés intellectuelles et reproductrices ainsi que de langage articulé, doués uniquement de facultés végétatives, représentent le plus haut degré de la dégénérescence crétineuse (Marcé). Ils ressemblent à des enfants en bas âge, et ont, comme eux, la poitrine grêle, le ventre proéminent, leurs dents de lait. Le goitre, chez eux, est peu volumineux lorsqu'il existe, ce qui s'explique par l'absence de puberté. Leurs organes génitaux sont tout à fait rudimentaires. Ils peuvent à peine marcher, et restent quelquefois dans l'immobilité la plus absolue. Tous leurs sens sont obtus et quelquefois nuls; la voix est réduite à des cris rauques ou à des grognements qui n'ont rien d'humain.

ÉTIOLOGIE. — Il résulte des nombreux travaux dont le crétinisme a été l'objet que cette dégénérescence ne reconnaît pas une cause unique, mais qu'elle est la conséquence de plusieurs causes surajoutées.

Les unes tiennent à la constitution géologique du sol, à l'altitude, à la situation topographique, à la constitution chimique de l'air et des eaux. On sait, en effet, que le crétinisme s'observe surtout à l'état endémique dans certaines vallées resserrées entre les montagnes des Alpes, des Pyrénées, de l'Auvergne, de l'Écosse, du Tyrol, de la Nouvelle-Grenade, de l'Indoustan. En France, c'est le département de la Haute-Savoie qui fournit le plus de crétins. Ces vallées sont, pour la plupart, resserrées, humides, privées d'air, de lumière et de soleil, à une altitude égale ou à peine supérieure au niveau de la mer. Leurs villages sont adossés contre le flanc des montagnes, et les maisons basses et humides. Le terrain est un terrain magnésien; les eaux, provenant de la fonte des neiges sont crues, mal aérées, mêlées de silice, chargées de sels de chaux et dépourvues de brome et d'iode. De plus, dans les villages infestés, les conditions hygiéniques sont des plus mauvaises, et les malheureux habitants y vivent dans la malpropreté la plus repoussante.

A côté de ces causes, qui se retrouvent dans tous les pays où sévit la dégénérescence crétineuse et qui font d'elle une *affection endémique*, viennent se placer des causes individuelles consistant surtout dans l'hérédité, les mariages consanguins, etc. Que les cachexies goitreuse et crétineuse soient, ou non, les mêmes, il n'en est pas moins vrai que les crétins représentent les rejetons les plus dégradés d'une race qui a commencé par le goitre, et que les goitreux et les crétins s'engendrent mutuellement.

NATURE. — On n'est pas bien fixé sur la nature et la cause prochaine du crétinisme. Une des théories les plus admises, consiste à considérer le crétinisme comme une *hydrocéphalie œdémateuse diffuse*, produite par la compression qu'exerce la *glande thyroïde* ou le *thymus* sur les vaisseaux du cou. Cette théorie, cependant, est passible de plusieurs objections, dont la principale est que certains crétins, les crétins complets, surtout, ne sont pas ou sont peu goitreux. Il est plus probable que le crétinisme résulte non d'une simple compression mécanique, mais de l'abolition de la fonction physiologique du corps thyroïde.

Quoi qu'il en soit, ces théories, seraient-elles exactes, ne feraient que reculer la difficulté, car il faudrait toujours expliquer soit l'origine du goitre, soit la persistance de l'hypertrophie du thymus chez les crétins.

Quant à l'*anatomie pathologique* du crétinisme, elle n'a rien d'absolument spécial. Elle consiste, comme chez les idiots, dans la diminution du volume et du poids du cerveau, dans le rétrécissement des trous du crâne, surtout du trou occipital, et dans l'atrophie de plusieurs régions, notamment des circonvolutions cérébrales.

TRAITEMENT. — Le traitement le plus important du crétinisme est le traitement *prophylactique*. Il consiste dans l'application de mesures d'hygiène destinées à lutter contre les causes générales de cette dégénérescence. On sait que, depuis le percement des routes, l'assainissement des villages, la captation et l'aménagement de bonnes eaux potables, enfin la diminution de la misère dans les pays infectés, le goitre et le crétinisme y ont diminué de fréquence. Il en est de même des mariages assortis qui peuvent dans une certaine mesure, combattre efficacement le principe héréditaire.

Quant au *traitement curatif*, il consiste dans le déplacement des enfants crétins et leur transport dans des contrées saines, dans une éducation morale et physique appropriée, enfin dans l'usage de l'iode et des préparations iodurées.

— *Crétinisme sporadique. Idiotie crétinoïde. Idiotie avec cachexie pachydermique. Pachydermie crétinoïde. Idiotie myxœdémateuse.* — Sous ces diverses dénominations, on décrit un arrêt de développement physique et intellectuel de l'organisme, qui offre les caractères généraux du crétinisme, sans relever, comme lui, d'un vice endémique. Les seules particularités qui semblent appartenir réellement en propre à cet état consistent dans l'existence à peu près constante de masses pseudo-lipomateuses, siégeant surtout dans les creux sus-claviculaires, et dans l'aspect quasi pachydermique ou myxœdémateux des sujets.

M. Bourneville, qui, dans ces dernières années, a réuni sous le nom d'idiotie myxœdémateuse la plupart des cas connus de crétinisme sporadique, attribue cette dégénérescence à l'absence de la glande thyroïde. Cette opinion, qui a déjà été maintes fois soutenue en Angleterre, notamment par Curling en 1850 et par Hilton Fagge en 1871, n'est pas absolument exacte, car dans un cas cité par Bucknill et Tuke et dans un autre rapporté en 1888 par M. Arnozan et par moi, il existait une hypertrophie goitreuse manifeste. Au lieu de dire avec Hilton Fagge que « le goitre n'est jamais présent dans le crétinisme sporadique » et avec M. Bourneville que « les idiots myxœdémateux n'ont pas de glande thyroïde et partant pas de goitre », il vaut mieux conclure, comme l'a fait Robinson en 1886, que dans le crétinisme sporadique « la glande thyroïde est ou

absente ou affectée de quelque altération organique ».

Formulée en ces termes, l'opinion qui attribue une
origine thyroïdienne au crétinisme sporadique est
des plus plausibles, et elle trouve une confirmation
sérieuse dans la pathogénie probable de certains
états, tels que le *myxœdème,* la *cachexie strumiprive* et le *crétinisme expérimental,* regardés avec
raison par Ord et certains autres auteurs « comme
constituant avec le crétinisme une seule et même
maladie, dont la cause prochaine serait la perte des
fonctions du corps thyroïde ».

Les travaux les plus récents à cet égard permettent de penser que le corps thyroïde est une
glande vasculaire sanguine dont l'action sécrétoire
contribuerait à l'élimination ou à la neutralisation
de certains produits toxiques de dénutrition. Le crétinisme et les états similaires (crétinisme sporadique
et expérimental, cachexie strumiprive, myxœdème),
auraient donc une origine commune, et seraient dus
à une intoxication de l'organisme par absence ou
suppression de la fonction thyroïdienne.

C'est en se basant sur ces données que Horsley,
Lannelongue, Bettencourt-Rodrigues et quelques
autres expérimentateurs ont tenté récemment de
greffer une glande thyroïde de mouton chez des sujets
atteints de myxœdème et de cachexie strumiprive,
mais cette opération n'a encore donné aucun résultat
probant.

DEUXIÈME GROUPE

Dégénérescence d'involution (Désorganisation).

DÉMENCE SIMPLE

La *démence est une infirmité cérébrale acquise, caractérisée par la déchéance des facultés intellectuelles et morales.*

La démence a été longtemps confondue avec l'idiotie et avec la stupeur, qu'Esquirol considérait comme une *démence aiguë*. Il n'est pas nécessaire de rappeler que cette dernière est formée par l'obtusion et non par l'affaiblissement de l'intelligence.

ÉTIOLOGIE. — La démence est la conséquence d'une foule de causes diverses. On la divise en *primitive* et *consécutive*, suivant qu'elle apparait d'emblée ou à la suite d'une autre affection, dont elle n'est alors que l'étape terminale. Celle-ci est de beaucoup la plus fréquente, si bien que M. Ball a pu dire que la démence constituait un *point d'arrivée* et non pas un *point de départ*. La démence primitive est celle qui est due aux progrès de l'âge (démence sénile), ou à des altérations organiques du cerveau (démence apoplectique, paralytique, etc.); la démence consécutive est celle qui termine les diverses folies (démence vésanique), l'épilepsie, l'alcoolisme, les arrêts de développement, et, d'une façon générale, toutes les

affections qui aboutissent à l'usure des facultés intellectuelles et morales.

DESCRIPTION. — Nous devons nous borner à décrire
ici la *démence simple*, c'est-à-dire l'infirmité cérébrale acquise uniquement constituée par l'*affaiblissement intellectuel*. C'est là le squelette de la démence, le fond commun à toutes ses variétés. Quant
aux particularités, délirantes et autres, qu'elle présente dans certains cas, ce sont là des symptômes
surajoutés, que nous signalerons à l'occasion des
divers états pathologiques dont ils sont la conséquence. Le type de la démence simple est représenté
par la *démence sénile non délirante*.

On peut distinguer à la démence trois périodes :
1° une période initiale; 2° une période moyenne;
3° une période terminale.

1° *Période initiale*. Il est exceptionnel de voir la
démence éclater brusquement. Le plus souvent, son
début est insidieux, et l'affaiblissement intellectuel
est déjà plus ou moins profond, lorsqu'on le constate.
Tout d'abord, il survient une incapacité plus ou moins
grande de travail, un manque de précision et de lucidité dans les affaires, les idées, le jugement, des
erreurs de chiffres et de calculs. Bientôt, des lacunes
se manifestent dans la mémoire, qui est, en général,
la *première faculté atteinte*. L'amnésie porte d'abord
sur les souvenirs les plus récents et, par suite, les
moins *adhérents* (Kussmaül), tandis qu'au contraire
les souvenirs anciens reviennent en foule et s'illumi-
nent d'une reviviscence particulière. Les malades

19.

oublient ce qu'ils ont fait et dit la veille, ils perdent
leurs objets, et ne se rappellent pas ce qu'ils sont
venus faire lorsqu'ils arrivent quelque part. Lorsqu'ils parlent, ils *rabâchent* constamment, en oubliant
des noms et des mots, les mêmes histoires dans les
détails desquelles ils s'égarent, perdant à chaque instant le fil de leur discours. En même temps, leur
caractère change, et, sous ce rapport, on peut les
distinguer en deux classes : les *apathiques* et les *excités;* les uns placides et doux, les autres acariâtres
et irritables à l'excès. Le plus souvent, ils commencent à perdre, à ce moment, les bonnes manières,
l'usage et le bon ton, et à pécher dans leurs discours,
leurs gestes, leur tenue, leur façon de vivre, contre
les règles les plus élémentaires de la politesse et de
la bienséance.

2° *Période moyenne.* Au bout d'un temps plus ou
moins long, les malades deviennent absolument incapables d'un travail sérieux et soutenu, et leur démence fait des progrès évidents. Des faits récents,
l'amnésie s'étend aux idées, aux mots, aux notions
scientifiques ou professionnelles, aux langues apprises
n'épargnant que les premières acquisitions du premier âge, ce qui légitime parfaitement l'expression
populaire : « tomber en enfance ». Il en résulte une
puérilité d'idées et de langage, une diminution progressive des sentiments et des affections qui font du
dément un véritable enfant, crédule, sans volonté,
mobile à l'excès, oublieux des choses les plus simples et incapable de se conduire. Quant au langage,
il devient *incohérent,* non pas à la façon de celui des

maniaques, chez lesquels il résulte d'un excès d'activité intellectuelle et est purement elliptique, mais par suite de l'oubli des mots et des expressions à employer. C'est une *incohérence verbale*, une espèce d'aphasie caractéristique. Il en est de même pour l'écriture.

A un degré plus marqué, le dément *est réduit à l'état d'automate, et vit dans l'inconscience la plus complète.* Chose curieuse, cependant, bien qu'ayant tout oublié, jusqu'au nombre, à l'âge, au nom de ses enfants, jusqu'au sien propre, quelquefois, il peut encore se livrer d'une façon irréprochable et par une espèce d'habitude acquise, à des occupations ou à des distractions plus ou moins difficiles, telles que lecture de journaux, jeux de cartes, d'échecs, de billard, etc. A ce moment, son langage n'est plus qu'un *radotage* sans aucune signification.

Du côté physique, il existe également certaines particularités à signaler : ainsi, la plupart des déments prennent de l'embonpoint, et, chez eux, les fonctions organiques s'exécutent avec la plus grande régularité. Il semble que la vie intellectuelle et la vie physique soient devenues tout à fait indépendantes l'une de l'autre. En revanche, le sommeil est léger, court, souvent presque nul. Chez certains, surtout chez ceux dont la démence relève d'une affection cérébrale, organique, la parésie des sphincters ne tarde pas à survenir. Il s'y joint des signes évidents d'affaiblissement musculaire.

3° *Période terminale.* Cette période est constituée par l'*anéantissement* à peu près absolu de l'intelligence et par les progrès de la cachexie organique. Au point de vue intellectuel et moral, le dément se trouve, à ce moment, dans les mêmes conditions que l'idiot ; plus rien n'existe de ce qu'il a été autrefois. En même temps, il maigrit, perd l'appétit, devient complètement gâteux, et, réduit à un état de décrépitude plus ou moins complet, il finit par mourir, soit par suite d'une complication cérébrale ou viscérale, soit par suite de troubles trophiques ou des progrès de la cachexie.

DURÉE. ANATOMIE PATHOLOGIQUE. — La démence simple peut durer pluss ou moins longtemps ; en général, son évolution est très lente et s'étend à *plusieurs années*. Quant aux lésions auxquelles elle se lie, elles varient suivant la cause de la démence. On peut dire toutefois, d'une façon générale, que la démence correspond à l'atrophie cérébrale et à des altérations dégénératives des centres nerveux.

TRAITEMENT. — Le traitement de la démence ne peut être qu'un traitement palliatif. Quand la démence est simple, il se borne à des soins hygiéniques et moraux, à l'emploi d'une surveillance régulière, à l'usage de certains médicaments destinés à éviter les complications. Lorsque l'affaiblissement intellectuel s'accompagne de délire et surtout d'actes pathologiques, il est souvent nécessaire de recourir à la séquestration.

DEUXIÈME SECTION

ÉTATS SECONDAIRES D'ALIÉNATION MENTALE

(FOLIES ASSOCIÉES OU SYMPTOMATIQUES)

Les folies associées ou symptomatiques n'étant, comme nous l'avons établi dans notre classification, que le résultat de la combinaison d'une folie simple généralisée, manie ou mélancolie, avec un processus quelconque de l'organisme, physiologique ou pathologique, nous pourrions nous dispenser, à la rigueur, d'en faire une étude spéciale. Mais il convient, pour être complet, d'indiquer à grands traits leurs caractères principaux, en insistant particulièrement sur celles d'entre elles qui, par leur fréquence et leur importance, s'imposent le plus à l'attention du praticien.

Dans notre description, nous suivrons l'ordre adopté dans le tableau ci-contre, où les folies symptomatiques sont groupées par analogies d'associations, avec leurs dénominations usuelles. Mais il doit être entendu que ce tableau n'est qu'une annexe non indispensable de notre classification, un cadre synoptique destiné simplement à aider la mémoire et à recevoir à leur place toutes les variétés nouvelles de folies associées, au fur et à mesure de leur production.

I. — Etats physiologiques.
(FOLIES SYMPATHIQUES)

Enfance. Puberté.	(Hébéphrénie. Folie pubérale.)
Vieillesse.	(Folie sénile.)
Menstruation.	(Folie menstruelle.)
Grossesse.	(*Folie puerpérale.*)
Ménopause.	(Folie climatérique.)

II. — Maladies locales des Viscères.
(FOLIES SYMPATHIQUES)

1° Organes génito-urinaires. . .	Utérus et annexes.	(*Folie utéro-ovarienne.*)
	Reins et Vessie.	(Folie brightique.)
2° Appareil digestif.	Estomac et Intestins	(Folie gastro-intestinale.)
	Foie et canaux biliaires.	(Folie hépatique.)
	Vers intestinaux.	(Folie vermineuse.)
3° Appareil circulatoire. . . .	Maladies du cœur.	(Folie cardiaque.)
	Maladies des vaisseaux.	
4° Appareil respiratoire.	Maladies du poumon.	

III. — Maladies générales.
(FOLIES DES MALADIES AIGUES — FOLIES DIATHÉSIQUES)

1° Aiguës.	Variole. Erysipèle.	
	Fièvre typhoïde, Choléra, Grippe . .	
	Fièvre intermittente	(Folie paludéenne.)
	Rhumatisme.	(Folie rhumatismale.)
	Goutte.	(Folie goutteuse.)
2° Chroniques	Tuberculose	(Folie tuberculeuse.)
	Pellagre	(Folie pellagreuse.)
	Cancer.	(Folie cancéreuse.)
	Syphilis	(Folie syphilitique.)

IV. — Maladie du Système nerveux.
(FOLIES CÉRÉBRO-SPINALES — FOLIES NÉVROSIQUES)

1° Cérébrales.	Paralysie générale	(*Folie paralytique.*)
	Lésions locales du cerveau	
2° Médullaires	Ataxie locomotrice.	(Folie tabétique.)
	Sclérose en plaques	
	Epilepsie.	(*Folie épileptique.*)
	Hystérie. Somnambulisme	(*Folie hystérique.*)
	Chorée.	(Folie choréique.)
3° Névroses.	Paralysie agitante	
	Goitre exophtalmique.	
	Asthme.	

V. — Intoxications.
(FOLIES TOXIQUES)

Alcoolisme.	(*Folie alcoolique.*)
Saturnisme.	(Folie saturnine.)
Morphinisme.	(Folie morphinique.)
Haschischisme	(Folie haschischique.)
Ethérisme.	(Folie éthérique.)
Chloralisme	(Folie chloralique.)
Cocaïnisme.	(Folie cocaïnique.)
Oxy-carbonisme, etc., etc.	(Folie oxy-carbonée.)

CHAPITRE IX

FOLIES ASSOCIÉES AUX ÉTATS PHYSIOLOGIQUES

(FOLIES SYMPATHIQUES)

I. Folie de l'enfance et de la puberté. — II. Folie de la vieillesse. — III. Folie de la menstruation. — IV. Folie de la grossesse. — V. Folie de la ménopause.

§ I. — FOLIE DE L'ENFANCE ET DE LA PUBERTÉ

(HÉBÉPHRÉNIE, FOLIE PUBÉRALE)

Folie de l'enfance. — La folie est très rare dans la première enfance et ce n'est qu'exceptionnellement qu'on la rencontre avant la puberté. Dans ce cas, c'est ordinairement chez les enfants très héréditaires qu'on l'observe, et elle se traduit, chez eux, par des terreurs, des cauchemars, du délire nocturne, des hallucinations visuelles, surtout par des impulsions morbides plus ou moins dangereuses, rarement enfin par un *état maniaque* ou *mélancolique*.

Folie de la puberté. — La puberté est une époque critique dans la vie humaine, et beaucoup d'enfants *prédisposés et nerveux* présentent à ce moment des troubles variés de l'intelligence et des sentiments.

Les désordres psychiques liés à la puberté sont des

plus variables, et il est impossible de les englo-
ber dans une formule unique, comme les Allemands
ont tenté de le faire en les décrivant sous le nom
d'*hébéphrénie*.

Tantôt, il s'agit d'une simple *dépression* plus ou
moins vive, avec tendance à la solitude, à la morosité, à la timidité excessive, à la pudeur confuse, aux
aspirations vagues, aux larmes et à la tristesse ; tantôt, au contraire, on constate une *excitation* de degré
variable, se traduisant par une activité incessante,
de la turbulence, de l'insomnie, des espiègleries et
des taquineries continuelles, de la dissimulation et
du mensonge ; à un degré plus élevé, la dépression
se change en *lypémanie*, en *hypocondrie* ayant
pour objet les phénomènes nouveaux qui se passent du côté de la fonction génitale et qui éton-
nent, effraient, tourmentent les pubères, surtout les
jeunes garçons, parfois au point d'éveiller en eux
une propension très marquée au *suicide*. L'*excitation*, de son côté, peut devenir *agitation*, l'espièglerie
méchanceté véritable, avec orgueil, présomption,
tendances malfaisantes, cruauté, notamment envers
les animaux, impulsions au vol, à l'incendie, surtout
au meurtre. A côté de ces faits répréhensibles et criminels, on observe aussi des actes de bravoure extraordinaire, qui excitent au plus haut degré l'admiration
et ne reconnaissent pas d'autre motif que ce besoin
de faire quelque chose. Sous l'influence de cette impulsion temporaire, les jeunes gens montrent pour le
danger un dédain, un mépris, auxquels ils ne pensent
plus tard qu'avec épouvante.

Mais ce ne sont là que des troubles passagers et sans consistance, les simples oscillations d'un esprit en voie de formation et qui cherche son équilibre. D'autres phénomènes plus graves peuvent se joindre à ces symptômes et amener un véritable état d'aliénation mentale. Ce sont des *conceptions délirantes* qui prennent souvent, dans ce cas, le *type religieux* ou *érotico-mystique*, et se traduisent par la peur du diable, de l'enfer, de la possession démoniaque, de la damnation, des idées sexuelles bizarres, de l'amour platonique et mystique pour des beautés imaginaires conduisant très fréquemment aux habitudes de *masturbation*. On peut observer aussi la *maladie du doute*. Parfois, enfin, il existe des *terreurs nocturnes*, des *cauchemars*, et même de *véritables hallucinations*, portant surtout sur le sens de la vue.

La folie de la puberté paraît affecter plutôt la *forme dépressive* que la *forme maniaque*, et elle se manifeste de préférence, comme l'a fait remarquer Mairet (1889), par de la *stupeur mélancolique* avec crises d'agitation. En tout cas, elle se localise bien plus dans la *sphère morale* et dans *celle des actes* que dans la sphère purement intellectuelle, c'est-à-dire qu'elle se traduit bien plus par des *actes morbides* et des impulsions que par du délire. Les *impulsions morbides*, dans la folie pubérale, conduisent les malades à des actions dangereuses ou criminelles et beaucoup de délits et de crimes, commis par des adolescents à ce moment de leur vie, ne reconnaissent pas d'autre cause qu'un trouble mental lié au travail de la puberté.

Quoi qu'en pensent certains auteurs allemands, la folie de la puberté est en général *peu grave*, et elle disparait avec la cessation de la période critique qui lui a donné naissance, à moins d'avoir sa source dans une hérédité très marquée, auquel cas elle n'est que la première étape d'une dégénérescence intellectuelle ou d'une démence incurable.

Il n'est pas nécessaire de dire que les désordres psychiques développés sous l'influence de la puberté se manifestent bien plus fréquemment chez les jeunes filles que chez les jeunes garçons. On sait en effet que la nubilité, chez les premières, est une époque toujours difficile, et aussi que les diverses étapes de la vie génitale retentissent bien plus profondément chez la femme que chez l'homme. En revanche, il semble que l'hébéphrénie soit moins grave dans le sexe féminin, ce qui pourrait peut-être s'expliquer par ce fait qu'une fois la menstruation établie et régularisée, il s'établit chez la jeune fille une sorte de dérivation salutaire qui contribue puissamment à rétablir l'équilibre mental.

Mairet considère la *folie choréique* comme une simple variété de folie pubérale, dans laquelle le délire et la chorée seraient deux syndromes d'un même processus : la puberté. Cette manière de voir n'est certainement pas applicable à tous les cas ; aussi continuerons-nous, avec la plupart des auteurs, à décrire à part la folie choréique. Il serait plus légitime de rattacher la *folie de la masturbation* à la folie de la puberté. D'après Spitzka, qui en a fait une étude particulière (1888), la folie de la masturbation

⁓it cinq fois plus commune dans le sexe masculin et surviendrait ordinairement entre 13 et 20 ans. Elle se traduirait physiquement par un épuisement général de l'organisme avec anémie cérébrale, trouble des fonctions digestives et circulatoires et, mentalement, par de l'obtusion, des alternatives de dépression et d'exaltation avec un fond permanent de tristesse qui dégénère d'habitude en mélancolie profonde et, finalement, en démence.

Le *traitement* de la folie de la puberté doit être à la fois *prophylactique*, chez les enfants prédisposés, *moral, hygiénique* et *pharmaceutique*. Le calme d'esprit, l'éloignement de sujets religieux et de lectures excitantes susceptibles de frapper l'imagination, les voyages, les distractions, la gymnastique, l'hydrothérapie, les calmants, et au besoin les emménagogues, résument les principales ressources du·traitement, en pareil cas.

§ II. — FOLIE DE LA VIEILLESSE
(FOLIE SÉNILE)

La folie de la vieillesse ou folie sénile est celle qui survient à l'occasion des progrès de l'âge. Elle reconnait comme cause prédisposante essentielle l'hérédité, surtout l'hérédité cérébrale, et comme causes déterminantes principales, l'alcoolisme, la syphilis, les grands excès et les grands chagrins. Fürnster, qui a fait une étude spéciale des troubles psychiques de la vieillesse (1888), les a classés en trois groupes : 1° les

psychoses séniles simples; 2° les psychoses séniles
avec démence simple ; 3° les psychoses séniles avec
démence cérébrale.

Les psychoses séniles simples sont celles dans lesquelles la folie ne s'accompagne pas d'affaiblissement
intellectuel. Il s'agit alors d'un accès banal et plus
ou moins aigu de manie ou de mélancolie. La forme
maniaque, beaucoup plus rare, est essentiellement
curable ; la forme mélancolique, due souvent à une
hérédité homologue et homocrone (Régis) affecte de
préférence le type anxieux et se termine presque toujours par l'état chronique.

Les psychoses séniles avec démence simple sont
celles dans lesquelles la folie s'associe à un état
d'affaiblissement intellectuel sans lésions somatiques
correspondantes. C'est la combinaison d'un accès de
manie ou de mélancolie avec la démence simple, telle
que nous l'avons décrite plus haut. On a affaire, le
plus souvent, à une mélancolie subaiguë avec idées
de persécution. Les idées de persécution sont ici
nécessairement absurdes et puériles, en raison de
l'état de démence coexistant. Les malades s'imaginent
presque toujours qu'on leur en veut, mais surtout
qu'on veut les voler : c'est là leur idée prédominante. C'est sous l'influence de cette crainte du vol
qu'ils se *lèvent la nuit, cachent* tout ce qu'ils possèdent dans des endroits où, plus tard, ils ne les
retrouvent plus eux-mêmes, se barricadent dans
leur maison et dans leur chambre, et vont même,
pour ainsi dire automatiquement, jusqu'à accumuler
dans leurs seaux à toilette ou leurs vases de nuit,

leurs draps, leurs couvertures et leurs vêtements.

. Il peut exister, en même temps, des *hallucinations* de la vue ou de l'ouïe, mais confuses, rudimentaires, comme elles le sont toujours dans les états de démence.

Le sommeil est nul ou presque nul. La *turbulence* et l'*excitation nocturne* sont des symptômes à peu près constants chez ces malades.

Quant aux actes, ils portent le cachet de la démence. Ce sont des *vols* absurdes et enfantins, comme ceux des paralytiques généraux, mais plus niais encore ; des *emportements* subits et sans motif, des tentatives ridicules et irréfléchies de *suicide;* ce sont, surtout des *actes libidineux,* des *exhibitions* obscènes faites en public, des tentatives de viol, des actes contre nature, résultant du défaut de conscience et de la perte absolue du sentiment de la pudeur.

Les psychoses séniles avec démence cérébrale sont celles dans lesquelles la folie s'associe non plus au simple affaiblissement de l'intelligence, mais à des symptômes physiques et mentaux de débilitation, provenant d'une lésion plus ou moins diffuse des centres nerveux, c'est-à-dire à ce qu'on appelle la démence organique ou apoplectique. Nous aurons occasion d'y revenir en parlant de cette dernière, qui ne rentre pas d'une façon absolue dans le cadre de la démence sénile.

A l'exception des folies simples, celles de la première catégorie, qui sont curables, particulièrement sous la forme maniaque, les folies séniles ne guérissent qu'exceptionnellement. Presque toujours il

est nécessaire de recourir à l'isolement pour soustraire le malade aux dangers auxquels son délire ou
sa démence l'exposent. Le traitement proprement
dit se résume dans la médication des symptômes.
Il consiste surtout à faire de la dérivation intestinale
et à rétablir le sommeil à l'aide des moyens appropriés.

§ III. — FOLIE DE LA MENSTRUATION

(FOLIE MENSTRUELLE, CATAMÉSIALE, ETC.)

Chez la plupart des femmes, même à l'état physiologique, le retour des règles s'accompagne, chaque
fois, de troubles intellectuels et moraux dont la fréquence est tellement grande qu'ils attirent à peine
l'attention. C'est surtout une *excitation* plus ou moins
vive, une tendance à la loquacité, à la tracasserie, à
la susceptibilité, à l'emportement, aux caprices, ou,
au contraire, de la *dépression* avec indifférence et
apathie, que l'on observe.

Dans certains cas, ces changements dans le caractère, l'humeur, les penchants des femmes peuvent
acquérir une intensité plus grande et s'élever aux
proportions de la folie. L'aliénation, dans ces cas,
peut revêtir une forme quelconque. En général, il
s'agit d'un *accès passager* de *mélancolie* et surtout
de *manie aiguë*, n'ayant que la durée de la période
à laquelle il est lié, revenant d'habitude avec elle,
essentiellement éphémère, par conséquent, et susceptible d'être classé, à la rigueur, dans les folies tran-

sitoires et périodiques. Chez certains malades, dit
M. Ball, « les idées religieuses prédominent; chez
d'autres, c'est la démonomanie qui occupe la scène.
Enfin, il est des femmes qui, à chaque apparition des
règles, ont un accès de nymphomanie ».

Nous n'avons eu en vue, jusqu'ici, dans la description de ces phénomènes, que la menstruation normale. Quant aux troubles de cette fonction, et notamment à la *suppression des règles* ou *aménorrhée*,
et à la *dysménorrhée*, leur action sur l'intelligence
est plus évidente et plus fréquente encore, et elle
amène assez fréquemment la folie. Esquirol les faisait entrer pour un sixième dans l'ensemble des causes
physiques de l'aliénation, chez les femmes. Tout le
monde connaît l'observation citée par cet auteur,
d'une jeune fille devenue aliénée par la suppression
des règles qui, un matin, en se levant, alla se jeter
au cou de sa mère en s'écriant qu'elle était guérie;
ses menstrues avaient coulé abondamment et sa raison s'était rétablie aussitôt. J'ai vu, à plusieurs
reprises, à l'hôpital Saint-André de Bordeaux, dans
le service du Dr Lande, une jeune femme hystérique
qui, à la suite de la suppression de ses règles, présentait tous les mois de l'hématidrose palpébrale et,
concurremment, un accès de manie aiguë d'une durée
de deux à trois jours, avec exacerbations quotidiennes
à heure fixe. Dans l'intervalle, sa raison était parfaite.

Le trouble psychique se traduit fréquemment par
des *impulsions irrésistibles*, par une tendance quelquefois périodique à la *dipsomanie*, à l'*érotisme*, au

vol, à l'*incendie*, à l'*homicide*, mais surtout au *suicide*.

En raison de toutes ces impulsions qui peuvent la traverser, la folie menstruelle soulève un point important de médecine légale. Aussi, ne doit-on jamais perdre ce fait de vue, lorsqu'il s'agit de déterminer la part de responsabilité qui incombe à une femme, auteur d'un délit, d'un crime, ou même d'une action uniquement extraordinaire, accomplis au moment des règles ou pendant la suppression de cette fonction.

D'une façon générale, la folie de la menstruation se juge presque toujours par le retour du flux menstruel, et lorsque celui-ci revient sans que la santé psychique s'améliore parallèlement, l'incurabilité est à craindre. Dans la grande majorité des cas, le retour des époques est consécutif à l'amélioration intellectuelle, ce qui a conduit certains médecins à ne s'attacher qu'à traiter la maladie mentale. Il vaut mieux cependant, en principe, s'attaquer à la cause même du mal, c'est-à-dire au trouble menstruel. Il est rare que sa disparition n'amène pas une détente générale, et, par suite, la guérison de la folie.

§ IV.—FOLIE DE LA GROSSESSE, DE L'ACCOUCHEMENT, DE L'ÉTAT PUERPÉRAL ET DE LA LACTATION

(FOLIE PUERPÉRALE)

On désigne, sous le nom de folie puerpérale, la folie liée aux diverses périodes de la grossesse chez la femme, c'est-à-dire à la *Gestation*, à l'*Accouchement*, à l'*État puerpéral* et à la *Lactation*.

La folie puerpérale n'est pas très fréquente relativement au nombre des accouchées. Sa cause principale est l'*hérédité*, et c'est très souvent à l'occasion de l'acte si important de la grossesse que les filles d'aliénés deviennent elles-mêmes aliénées. Les causes adjuvantes sont la misère, la débilitation par anémie ou hémorragie, les angoisses et les tourments d'une faute, la difficulté du travail lors de l'accouchement, la suppression des lochies et du lait, enfin l'affaiblissement produit par une lactation prolongée. Il est évident que les accès antérieurs d'aliénation mentale, soit en dehors, soit pendant l'état de grossesse, prédisposent très activement à la folie puerpérale. On n'est point absolument d'accord sur la question de savoir si les primipares y sont plus exposées que les multipares, ou inversement.

Au point de vue de l'époque à laquelle se développe la folie puerpérale, certains auteurs en admettent deux variétés : l'une *avant l'accouchement* (folie ante partum), l'autre *après l'accouchement* (post partum). D'autres, avec M. Ball, divisent en quatre époques l'état de grossesse, et décrivent par conséquent, à ce point de vue, quatre variétés de folie puerpérale.

La forme clinique que peut revêtir la folie puerpérale est toujours la *manie* ou la *mélancolie*. Le plus souvent, c'est la *manie aiguë* ou la *mélancolie aiguë* qui se manifestent; parfois même l'état aigu devient suraigu, c'est-à-dire qu'on a affaire soit au *délire aigu* dans la forme maniaque, soit à la *stupeur* dans la forme mélancolique.

Quant à ce qui est des *caractères* de la manie et de la mélancolie liées à l'état puerpéral, ils sont évidemment les mêmes que ceux de la manie et de la mélancolie simples. Marcé, qui a fait une étude spéciale de la folie puerpérale, dit qu'elle ne diffère en rien, par ses symptômes, de la manie ordinaire. « J'ai prouvé dans un autre travail, dit-il, que les caractères qu'on a voulu lui assigner, comme l'aspect particulier de la figure, l'odeur de souris exhalée par les malades, tenaient uniquement à l'état puerpéral concomitant, et que les manifestations érotiques, dans cet état morbide, étaient loin d'avoir la valeur et la fréquence que quelques auteurs leur ont assignées. »

Pas n'est donc besoin de décrire en détail la manie et la mélancolie puerpérales. Il suffit d'indiquer à chaque époque du processus physiologique les formes de folie généralisée qui peuvent survenir, et les quelques particularités plus ou moins saillantes qu'elles empruntent à la coexistence de ce processus.

1° GROSSESSE. — Un très grand nombre de femmes, sans devenir positivement aliénées, présentent pendant la grossesse des troubles intellectuels et moraux plus ou moins marqués. Il est à peine besoin de rappeler ces *envies*, ces désirs extravagants, ces dépravations de l'appétit (pica et malacia), et aussi parfois cette *tendance au vol* qui se manifestent chez la femme pendant l'état de gestation.

Quant à la *Folie de la grossesse* proprement dite,

elle se déclare généralement dans les trois derniers mois, et revêt le plus habituellement la *forme mélancolique*, surtout la variété *subaiguë* (dépression mélancolique), ou *aiguë*.

Parfois, la folie de la grossesse cesse au moment de l'accouchement, mais, le plus souvent, elle se continue pendant l'état puerpéral.

2° ACCOUCHEMENT. — *La Folie de l'accouchement*, c'est-à-dire celle qui éclate au moment même du travail, est assez rare. Elle reconnaît pour cause, en dehors de l'hérédité, soit un travail difficile, soit les tourments d'un accouchement clandestin, soit des complications éclamptiques, et consiste dans un délire transitoire, passager, *de forme généralement maniaque*, avec *impulsions subites*, et surtout *tendance à l'infanticide*. On a cité quelques cas où chaque contraction utérine s'accompagnait, au lieu d'une douleur, d'une crise subite d'excitation qui cessait chaque fois avec elle. Ces cas sont très rares.

3° ÉTAT PUERPÉRAL. — La folie liée à l'état puerpéral ou *folie puerpérale proprement dite* est celle qui se développe après l'accouchement et avant le retour des règles, surtout du cinquième au dixième jour. C'est, avec la folie de la lactation, la plus fréquente de toutes.

D'habitude, elle est précédée de prodromes tels qu'irritabilité, malaise général, angoisse excessive, puis l'accès éclate, et trois fois sur quatre, dit-on, il prend la *forme de la manie*, surtout de la *manie aiguë*.

On prétend que l'*érotisme* et l'*obscénité* sont plus marqués dans la manie puerpérale que dans toute autre. Nous avons vu, avec Marcé, ce qu'il fallait penser de cette particularité, qui, au fond, n'est qu'une nuance difficile à apprécier.

Un signe qui paraît plus exact, c'est la fréquence, dans la folie puerpérale, soit à forme maniaque, soit à forme mélancolique, de la *perversion des sentiments affectifs*, surtout de l'aversion maladive et profonde pour le mari et les enfants.

Quant à la *mélancolie puerpérale*, elle affecte également la forme aiguë ou même la forme suraiguë, c'est-à-dire la stupeur. Elle ne présente, à part la perversion des sentiments affectifs, et peut-être une tendance un peu plus marquée au *suicide*, aucun caractère spécial.

4° LACTATION. — La folie liée à la lactation se manifeste, en général, vers le deuxième ou troisième mois de l'allaitement. Elle reconnaît principalement pour cause, en dehors des conditions étiologiques générales, l'anémie, la misère, et surtout la débilitation produite par l'allaitement. Elle affecte de préférence le type de la *mélancolie aiguë* ou *subaiguë* (dépression mélancolique).

PRONOSTIC. — D'une façon générale, la folie puerpérale est *assez curable*, surtout à son premier accès, moins cependant peut-être que la folie généralisée simple. Celle qui se manifeste pendant la gestation et la parturition est la plus curable; au contraire, celle qui survient pendant la lactation offre un pronostic plus sérieux. On peut dire également que la folie puerpérale à forme maniaque présente plus de chances de guérison.

Il n'est pas de folie plus sujette à la *récidive* que la folie puerpérale, et une première atteinte prédispose presque fatalement à une seconde. Il est ainsi des femmes qui ont, à chaque grossesse, un accès de folie puerpérale, tantôt à forme maniaque, tantôt à forme mélancolique. Toutefois, à chaque accès, le pronostic devient plus grave, et il est rare qu'à une seconde ou troisième atteinte, la folie ne passe pas à l'*état chronique*.

Le *traitement* n'est autre que le traitement habituel de la manie et de la mélancolie, avec les indications spéciales que réclame l'état de la femme, l'anémie, la suppression du lait, le retour des menstrues, etc., etc.

§ V. — FOLIE DE LA MÉNOPAUSE

(FOLIE CLIMATÉRIQUE)

La ménopause, si justement appelée époque critique, est une période dangereuse à traverser pour beaucoup de femmes, et elle est très fréquemment l'occasion de perturbations intellectuelles et morales, de modifications psychiques qui peuvent aller, quelquefois, jusqu'à la folie. Ce sont surtout les femmes nerveuses ou prédisposées à l'aliénation mentale qui courent risque, à ce moment, de perdre la raison. Il n'est pas rare d'en voir qui, atteintes d'une prédis-

position originelle qu'elles ont pu conserver à l'état
latent pendant toute la durée de leur vie active,
malgré les chocs physiques et moraux qu'elles ont
subis, deviennent aliénées à ce moment, sous la seule
influence de la suppression physiologique des mens·
trues. Chez d'autres, qui ont déjà eu antérieurement
un ou plusieurs accès de folie, l'époque du retour
d'âge est l'occasion d'un nouvel accès ou d'une rechute.
Cette perspective est surtout à craindre pour les
femmes dont les premières atteintes de délire ont été
liées soit à la puberté, soit à des troubles des règles,
soit à la grossesse, en un mot, à l'un des grands processus de la vie génitale dont nous venons d'étudier
l'influence. C'est pour elles, surtout, que la dernière
étape de cette vie est difficile à franchir.

Comme la folie de la puberté et la folie menstruelle,
la folie de la ménopause ne présente pas, à vrai dire,
une physionomie clinique spéciale, et le tableau symptomatique est susceptible de varier à l'infini ; toutefois, ici encore, c'est dans la *sphère impulsive* que
se manifestent les plus grands désordres, et c'est
la *tendance à la dipsomanie*, au *vol*, à l'*homicide*,
à l'*incendie*, mais bien plus encore au *suicide*, qui
constitue le côté saillant de l'affection, habituellement
de nature *mélancolique*. Quant au *délire*, il affecte
fréquemment la *forme érotique, mystique* ou de *persécution*, et s'accompagne, dans un grand nombre de
cas, de ces *hallucinations génitales bizarres* que
nous avons signalées en parlant des hallucinations.

L'âge critique, qui paraît avoir une influence si
active sur le développement de la folie, joue parfois,

chez certaines aliénées plus ou moins chroniques, le rôle de *crise*. C'est à ce moment, on peut le dire, que leur avenir se décide à tout jamais, lorsqu'il reste encore quelques chances de retour à la raison; passé cet âge, ou bien elles guérissent et sont désormais à l'abri des atteintes de la folie, ou bien elles s'enfoncent irrévocablement dans l'incurabilité et dans la démence.

La folie de l'âge critique est pour ainsi dire spéciale à la femme. Néanmoins, *les hommes* paraissent y être quelquefois sujets, car, suivant certains auteurs, ils ont aussi leur grande époque climatérique, entre cinquante et soixante ans. Chez eux, plus encore que chez la femme, les caractères de la maladie consistent surtout dans un état d'*appréhension constante avec peur d'un malheur quelconque, crainte de la damnation et tendance au suicide*, c'est-à-dire dans une mélancolie à forme anxieuse.

La folie de la ménopause est, en général, *curable* et sa *durée* limitée, d'habitude, à celle de la période critique. Nous ne signalerons que pour mémoire les cas absolument exceptionnels où la folie ne survient qu'après la ménopause, et se manifeste par des accès périodiques survenant aux époques où avaient lieu autrefois les règles.

Le *traitement* de la folie climatérique est souvent des plus difficiles, car il n'y a point ici de ligne de conduite absolue, comme dans les cas où l'aliénation est le résultat de l'aménorrhée. L'indication capitale en dehors du traitement hygiénique et moral, qu'il ne faut jamais négliger, est de diriger ses efforts contre la perturbation du système nerveux, les troubles vaso-moteurs et l'anémie concomitante. Les toniques et les agents modificateurs externes (bains, douches, massage, électricité) sont les moyens qui conviennent le mieux dans ce but.

CHAPITRE X

FOLIES LIÉES AUX MALADIES LOCALES DES VISCÈRES

(FOLIES SYMPATHIQUES)

§ I. — FOLIE LIÉE AUX MALADIES DES ORGANES GÉNITAUX ET GÉNITO-URINAIRES

A. — MALADIES DE L'UTÉRUS ET DE SES ANNEXES

(FOLIE UTÉRO-OVARIENNE)

Si les processus physiologiques qui ont pour point de départ les organes de la génération sont fréquemment l'objet de troubles intellectuels, les maladies de ces organes le sont peut-être plus fréquemment encore.

En raison des liens si étroits qui unissent la vie génitale à la vie cérébrale, il n'est pas une seule affection de l'appareil génito-urinaire qui ne puisse, à la longue, retentir sur le cerveau et amener l'aliénation mentale.

C'est ainsi que, chez l'homme, on voit souvent l'*onanisme*, les *pertes séminales*, les *maladies de l'urètre* et, en particulier, la *blennorragie* et la *blennorrée* affecter l'intelligence, déprimer l'individu, et

amener progressivement, soit de l'*hypocondrie*, soit
de la *neurasthénie*, soit même un *état mélancolique*
délirant avec tendance au suicide. Cependant, les
troubles psychiques liés aux affections des organes
de la génération sont relativement rares dans le sexe
masculin, tandis qu'au contraire ils sont assez fréquents dans le sexe féminin.

La plupart des femmes atteintes de *maladies organiques de l'utérus* tombent peu à peu, en effet, dans
la tristesse, la morosité, l'hystéricisme; elles changent de caractère et deviennent irritables à l'excès,
souvent même emportées et violentes; parfois, enfin,
elles franchissent un degré de plus et entrent de
plain-pied dans le domaine de l'aliénation mentale.

Il résulte de l'opinion générale des observateurs
que, le plus souvent, la forme que revêt l'aliénation
mentale dans ces cas est la *forme mélancolique* avec
tendance au suicide.

C'est surtout dans cette variété d'aliénation qu'on
voit survenir, en même temps que des *idées érotiques*
et *mystiques* plus ou moins marquées, ces *hallucinations bizarres du sens génital* qui font éprouver aux
malades des sensations extraordinaires ayant un
caractère de volupté pénible, et qui impriment une
forme spéciale à leur délire. Ce sont ces aliénées qui
prétendent qu'on se livre sur leur corps à des attou-
chements honteux, qu'on leur fait subir des épreuves
dégoûtantes, qu'on leur introduit dans les parties
toutes sortes d'objets, qu'on les viole la nuit en les
forçant d'éprouver elles-mêmes la sensation du coït,
qu'elles sont enceintes et sentent remuer leur enfant,

qu'elles ont des animaux dans le ventre, qu'elles vont accoucher, etc., etc. Ce sont elles encore qui, pour se soustraire de toutes leurs forces à ces soi-disant attentats, imaginent et inventent les procédés de protection les plus extravagants, s'attachent les jambes l'une sur l'autre pendant leur sommeil, se tamponnent la vulve à l'aide de vieux chiffons ou de serviettes, et même introduisent des corps étrangers profondément dans leur vagin. Parfois même il arrive que c'est le propre récit que font les malades de ces sensations extraordinaires qui attire l'attention sur leurs organes génitaux, et, en amenant la constatation d'une alté-ration quelconque, permet de rattacher l'aliénation mentale à sa véritable cause.

La plupart des affections utérines sont susceptibles d'engendrer, par sympathie, l'aliénation mentale, et il ne paraît pas y en avoir, dans le nombre, qui soient douées, à cet égard, d'une influence spéciale.

Le Dr Wiglesworth (1885), qui a pratiqué à ce point de vue l'autopsie de 109 femmes aliénées, a obtenu les résultats suivants : chez 42, les organes génitaux étaient sains ou sans lésion appréciable; chez 67, ils présentaient des anomalies plus ou moins graves. Dans 22 cas, la maladie ne paraissait pas avoir de rapport avec la folie. Dans les 45 autres, il s'agissait : une fois, d'absence de l'utérus; 4 fois, de conforma-tion conique du col avec ouverture en trou d'épingle; 4 fois de rétroversion; 5 fois de rétroflexion; une fois, de rétroversion et de rétroflexion combinées; une fois, de prolapsus; 6 fois, d'augmentation de vo-lume de l'utérus; 6 fois, de fibrome; 6 fois, de péri-

tonite chronique ; une fois, d'hypertrophie avec
induration des lèvres du col ; une fois, de cancer de
l'utérus ; 9 fois, d'affection des ovaires et des trompes.
Les tumeurs fibreuses et les déplacements de la
matrice semblent donc être avec les altérations des
ovaires ou leur ablation totale les lésions qui ont le
plus d'influence sur les troubles de l'esprit. Mais de
simples ulcérations ou granulations du col utérin,
avec ou sans leucorrhée, sont suffisantes pour déterminer ces mêmes troubles.

Très souvent, le plus souvent pourrait-on dire, les
désordres psychiques suivent exactement les phases
des symptômes utéro-ovariens, s'accentuant avec eux
ou, au contraire, s'améliorant et disparaissant lorsque ceux-ci s'améliorent et disparaissent. On a même
cité des faits de disparition de la folie aussitôt après
le redressement de la matrice par un pessaire, dans
le cas de prolapsus utérin.

Ces faits, qui sont très curieux, établissent péremp-
toirement la relation qui existe entre le trouble mental et la lésion utérine, et la subordination de la
marche du premier au processus de la dernière.

Toutefois, il n'en est pas toujours ainsi, et on peut
voir soit la lésion utérine disparaître, le trouble
intellectuel persistant, soit plutôt le trouble intellectuel se dissiper, l'affection utérine restant stationnaire.

Il n'en est pas moins vrai qu'il ne faut jamais perdre
de vue la fréquence de cette relation sympathique et
qu'on doit porter son attention sur les organes de
la génération non pas peut-être, comme le voulait

M. Azam, chez toutes les mélancoliques avec tendance au suicide, mais tout au moins chez les aliénées qui font intervenir l'appareil génital dans leur délire, et qui éprouvent ces hallucinations bizarres du sens génésique dont nous avons parlé plus haut.

B. — MALADIES DES REINS ET DE LA VESSIE

(FOLIE BRIGHTIQUE)

Les relations de la folie avec les *maladies des reins* ont été signalées depuis longtemps, notamment par Lasègue, Koppen, Raymond, Pierret, Bouvat. Mais c'est surtout dans ces dernières années que l'attention a été attirée sur cette question par plusieurs médecins français qui l'ont discutée à la société médicale des hôpitaux, et ont admis, avec Dieulafoy, une *folie brightique*. Sous ce nom, malheureusement, on a confondu un peu au hasard tous les états psychopathiques susceptibles de coexister avec l'albuminurie, quelle que fut leur forme et leur origine. Une aliéniste étrangère, Mme Alice Bennett, en est même venue récemment à considérer l'empoisonnement urémique comme une des causes les plus fréquentes d'aliénation mentale et comme le point de départ de presque tous les cas de mélancolie (*American Journal of insanity*, october 1890).

Il y a là une exagération évidente, contre laquelle il importe de réagir.

C'est ce que M. Joffroy vient de tenter de faire dans une intéressante leçon clinique qui résume exactement, à ce point de vue, l'état actuel de la science. (*Bulletin médical*, février 1891.)

Pour M. Joffroy, il y a d'abord une distinction capitale à établir entre les *accidents nerveux de l'urémie délirante aiguë* et la *folie brightique*.

La première est constituée par un délire aigu et passager ou, pour mieux dire, par un délire fébrile et non vésanique, survenant sous l'influence d'une maladie infectieuse accompagnée de néphrite et de fièvre.

Quant à la folie brightique, elle comprend les cas où l'albuminurie existante crée presque de toutes pièces les troubles mentaux, et ceux où, en éveillant une prédisposition vésanique, elle met simplement en activité une folie latente. De là, par suite, deux espèces de folie brightique.

Dans la première, l'albuminurie survient chez un sujet n'offrant aucun antécédent vésanique, soit héréditaire, soit personnel, mais présentant une prédisposition névropathique. Sous cette influence, le cerveau souffre d'une façon particulière de l'intoxication urémique ; la nutrition est viciée et insuffisante et un délire doux, tranquille, s'alliant à un degré notable de démence peut s'établir, durer autant que l'albuminurie, augmenter ou diminuer avec elle et même guérir ou à peu près si l'albuminurie guérit.

Dans d'autres cas appartenant toujours à la même espèce, il se produit, sous l'influence de l'albuminurie, des lésions vasculaires, des lésions hémorragiques ou nécrobiotiques du cerveau, et alors la démence se rattachant cette fois à une lésion organique profonde peut encore s'aggraver sous l'influence d'une aggravation de l'albuminurie, mais elle ne peut plus guérir si l'albuminurie vient à guérir.

C'est là, pour M. Joffroy, la véritable *folie brightique* développée non pas parce qu'il y avait une prédisposition vésanique, mais par ce que l'intoxication brightique a troublé pendant une longue période de temps la nutrition des centres nerveux, ou même a produit à leur niveau des lésions organiques. Mais ces cas sont rares; chez ces malades le délire est peu actif, et c'est la démence qui prédomine.

Dans la seconde variété, on voit au cours d'une albuminurie survenir une véritable folie, procédant avant tout d'une tare héréditaire vésanique et n'étant albuminurique que parce qu'en dernier lieu l'albuminurie l'a mise en évidence. Ce n'est pas là de la folie brightique, c'est de la folie à l'occasion du brightisme. Aussi, peut-elle revêtir les formes cliniques les plus diverses. Les malades ont les uns des hallucinations de la vue et de l'ouïe, les autres des idées de persécution et des idées érotiques, du délire religieux; d'autres font de la manie, de la mélancolie, de la folie du doute, etc.

La distinction entre ces divers états est importante à établir au point de vue du pronostic et du traitement. Dans l'urémie délirante aiguë le délire cède en général de lui-même au bout de peu de temps, et il ne peut être question d'interner le malade.

Dans la première variété de folie brightique, celle qui est la conséquence directe de l'intoxication, on ne doit également proposer cette mesure qu'avec une extrême réserve, la folie, non dangereuse, suivant assez exactement la marche de l'albuminurie, pouvant s'améliorer avec elle, parfois même guérissant . s'il ne s'est pas produit de lésions organiques profondes du cerveau.

Dans la seconde variété de folie brightique, celle où la folie est pour ainsi dire simplement mise en lumière par l'albuminurie, il n'y a pas, le plus souvent, de corrélation suivie entre l'évolution des troubles psychiques et celle des accidents rénaux. Aussi, cette folie relève-t-elle des moyens de traitement habituels et en particulier de l'isolement.

Il va sans dire que dans tous les cas, à quelque catégorie qu'ils appartiennent, le régime lacté, conduit avec discernement, constitue un des éléments importants de la médication.

De même que les maladies des reins, *les maladies de la vessie* et des *conduits urinaires* paraissent avoir une influence réelle sur le développement de la folie. Ce qu'il y a de certain, c'est que les individus affectés de *lithiase* et surtout de *cystite* et de *rétention d'urine*, sont pour la plupart *mélancoliques, déprimés, hypocondriaques*, sujets au découragement et à l'inertie, parfois même portés au *suicide*. Il est bien établi, en effet, que la fonction urinaire est très souvent le point de départ de préoccupations maladives et que les lésions chroniques de ses organes d'excrétion engendrent fréquemment un état plus ou moins profond de *tristesse*, qui peut, à la longue, aboutir à la folie proprement dite.

§ II. — FOLIES LIÉES AUX MALADIES DES VOIES DIGESTIVES, AUX MALADIES DU FOIE, AUX VERS INTESTINAUX.

A. — MALADIES DES VOIES DIGESTIVES

Il existe un rapport des plus étroits entre l'état intellectuel et l'état des fonctions digestives. Lorsque celles-ci sont troublées d'une façon quelconque, il est rare que ce trouble, s'il persiste, ne soit pas suivi d'un retentissement plus ou moins profond sur l'intelligence et sur le moral.

La *simple constipation*, l'*angine*, l'*embarras gastrique* suffisent parfois pour provoquer de la dépression, de la tristesse, de la mélancolie avec refus d'aliments, hallucinations du goût, délire et folie.

Quant *aux maladies de l'intestin*, elles ont aussi une action très puissante sur le développement de l'aliénation mentale. On sait qu'Esquirol a affirmé que la *mélancolie était due au déplacement du côlon transverse*. Wichmann, Hesselbach et Greding avaient déjà signalé le même fait. Bayle a également établi, dans sa thèse, que l'*entérite* et la *gastro-entérite* pouvaient amener, sympathiquement, des désordres cérébraux.

Le docteur Holthof, enfin, a montré que le *catarrhe duodénal*, surtout lorsqu'il est passé à l'état chronique, produit une *dépression* marquée chez les sujets qui en sont atteints; mais chez les individus déjà prédisposés aux névroses, il peut devenir la source d'affections mentales plus sérieuses. Dans presque tous les cas, les symptômes sont ceux de l'*hypocondrie;* d'autres fois, il se développe une *véritable mélancolie* avec des idées de persécution, d'indignité, exagération maladive de la conscience, etc., etc., ou bien les malades deviennent inquiets, chagrins, querelleurs, d'une irritabilité excessive.

Les *altérations du péritoine* et *de ses replis*, le *mésentère* et les *épiploons*, peuvent également entraîner des désordres psychiques.

La plupart des affections gastro-intestinales, si bénignes qu'elles soient en apparence, sont donc susceptibles d'engendrer l'aliénation mentale. Mais de toutes celles qu'on voit ainsi réagir sur l'intelligence, en dehors du cancer, qui est une maladie généralisée, la *dyspepsie* occupe certainement la première place.

Tous ou presque tous les dyspeptiques présentent, à un degré quelconque, soit des troubles nerveux (neurasthénie gastro-intestinale), soit des troubles intellectuels, des bizarreries de caractère, des *accès de dépression* ou une tendance marquée à l'*irritabilité* et à l'emportement, une propension souvent irrésistible *au suicide* et à la *dipsomanie*. Il n'est pas rare, non plus, de voir la dyspepsie conduire à l'aliénation mentale, et c'est particulièrement dans ces cas qu'on voit les troubles chroniques de l'estomac s'améliorer avec l'apparition de la folie, pour se manifester à nouveau quand celle-ci disparaît à son tour.

Il faut ajouter, pour être complet, que les troubles dyspeptiques, qu'ils soient la véritable cause de la folie ou qu'ils soient survenus chez des individus déjà aliénés, déterminent habituellement deux symptômes d'ordre psychique presque caractéristiques. Ces symptômes sont : en premier lieu le *refus d'aliments*, si intimement lié à la dyspepsie, qu'il n'est pas un seul sitiophobe qui ne présente, à un degré quelconque, des troubles gastriques. Le second symptôme consiste dans l'existence presque constante de ces troubles de la sensibilité, qui ont été désignés sous le nom d'*hallucinations ou illusions internes*, et qui font croire aux malades que leur estomac ou leur abdomen sont le siège de maladies extraordinaires, qu'ils sont empoisonnés, que leurs aliments sentent le phosphore ou l'arsenic, qu'ils ont des animaux vivants dans le ventre, qu'ils sentent mauvais, qu'ils sont pourris, etc., etc. La conséquence habituelle de cet état mental est la *tendance au suicide*, qui, en effet, est très marquée dans la folie d'origine gastrique.

Le *pronostic* de l'aliénation mentale, dans tous ces cas, est presque entièrement subordonné à la nature et à la gravité de la maladie organique qui lui a donné naissance. Il n'est donc réellement sérieux que dans celles qui, par essence, sont peu susceptibles d'amélioration. Quant aux autres troubles symptomatiques, ils cèdent facilement, et c'est le cas du refus d'aliments dont nous parlions plus haut, sous l'influence de la médication, qui fait disparaître le trouble viscéral lui-même.

B. — MALADIES DU FOIE ET DES CANAUX BILIAIRES

(FOLIE HÉPATIQUE)

Les *affections du foie et de ses annexes* jouent, dans la production de la folie sympathique, un rôle assez important ; de tout temps leur action a été admise, et la théorie ancienne qui fait du foie le point de départ exclusif de la mélancolie, n'est, au fond, que l'exagération de l'influence réelle de cet organe sur le fonctionnement de l'intelligence. De nos jours encore, un certain nombre d'auteurs, Burrow et Hammond entre autres, attribuent aux troubles hépatiques une des premières places dans le développement de l'aliénation mentale.

Parmi les affections du foie qui paraissent influer réellement sur l'état psychique, l'*hypertrophie* et surtout les *abcès* de cette glande viennent en première ligne.

Sans aller aussi loin que le professeur Hammond, qui attribue la presque totalité des cas d'hypocondrie et de mélancolie à un abcès du foie, on doit reconnaître que les affections de cet organe peuvent devenir, dans certaines conditions, le point de départ de troubles intellectuels qui prennent le plus souvent les caractères de la *mélancolie* et de l'*hypocondrie*.

En dehors de l'hypertrophie et des abcès, les principales lésions du foie qui ont été signalées chez les aliénés sont des *tubercules* de différente grosseur, disséminés dans le parenchyme de la glande, des

21.

dégénérescences graisseuses, des *kystes hydatiques*, des *adhérences* avec le diaphragme, enfin la *conformation vicieuse* et la *situation anormale* de l'organe.

Les *affections organiques de la vésicule du fiel* et des *conduits biliaires* agissent probablement de la même manière que les lésions du foie lui-même. Dans certains cas, on a trouvé des obstructions des canaux biliaires; dans d'autres, la vésicule était atrophiée et remplie d'un liquide légèrement visqueux et presque incolore.

Quant *aux calculs hépatiques*, ils sont extrêmement fréquents chez les aliénés, surtout chez les mélancoliques et les hypocondriaques, et il n'est pas d'observateur qui n'en ait trouvé, à l'autopsie de ces malades, souvent en quantité considérable, et d'un volume tel qu'on s'étonnait de leur peu de réaction pendant la vie.

C. — HELMINTHIASE (VERS INTESTINAUX)

(FOLIE VERMINEUSE)

Bien que les vers, dont la présence se manifeste assez fréquemment par des troubles variés du système nerveux, puissent siéger dans une partie quelconque du corps humain, les phénomènes psychiques qu'ils déterminent nous ont paru trouver naturellement leur place à la suite des folies sympathiques liées aux lésions des organes de l'abdomen, en raison de la prédilection marquée des entozoaires pour ces organes, et aussi en raison de leur retentissement plus marqué sur l'état de l'intelligence, lorsqu'ils occupent l'intestin. D'ailleurs, la présence des vers dans les diverses parties des voies digestives se lie le plus souvent à une altération plus ou moins grande de ces parties, ce qui rapproche davantage encore leur mode d'action sur le développement de la folie.

C'est surtout dans les premières années de ce siècle qu'imbus des idées de Pinel sur la folie par consensus certains auteurs songèrent à attribuer quelque importance aux vers intestinaux dans la production de la folie. Prost, dans son « coup d'œil physiologique sur la folie », a chaudement défendu cette thèse et, comme tout novateur, poussant les choses à l'excès, il a fait dépendre l'aliénation, dans la plupart des cas, de la présence de vers dans l'intestin. Généralisant les faits qu'il avait observés et les faisant servir à l'érection d'une théorie complète, Prost admit que, très souvent, les humeurs et en particulier la bile s'altéraient, et que c'était dans la bile, ainsi altérée, que naissaient les vers dont la présence développait ultérieurement les troubles de l'intelligence. Cette subordination de l'origine des vers à un état morbide des organes splanchniques ramenait presque, comme on le voit, à la théorie de la folie par altération du foie ou du tube digestif.

Les idées de Prost, trop exclusives, ne furent acceptées, même de son temps, qu'avec une certaine réserve. Depuis cette époque, l'attention s'est plusieurs fois reportée sur la question; quelques cas ont été publiés, et il est généralement admis aujourd'hui

que les vers intestinaux peuvent, dans certaines
conditions, développer la folie par réaction sympathique.

Le Dʳ Vix, qui a fait une étude spéciale de l'helminthiase chez les aliénés, a constaté que les *affections nerveuses convulsives*, l'*éclampsie*, l'*hystérie,*
etc., étaient de tous les désordres du système nerveux les plus fréquents dans cette maladie. Lorsqu'il se produit un trouble mental, c'est surtout à
l'*hypocondrie* et à la *manie* qu'on a affaire. D'après
le même auteur, *certaines dispositions psychiques*
et *certaines impulsions* seraient de plus, pour ainsi
dire, spéciales dans la folie liée à l'helminthiase, et
ces dispositions et impulsions varieraient suivant
l'organe où siègent les vers, l'incitation réflexe produite par eux sur le cerveau variant, en effet, d'après
le point du corps qu'ils occupent. Ainsi, parmi les
aliénés qui offrent des particularités psychiques,
8 p. 100 sont atteints, d'après Vix, d'une affection
vermineuse, et, parmi les autres, on ne rencontre ni
tendance marquée aux instincts animaux, ni *propension à la skatophagie*, c'est-à-dire à se nourrir
d'excréments et d'ordures, ce qui semblerait indiquer
que ces symptômes sont beaucoup plus fréquents
dans la folie liée à l'helminthiase.

Du côté de la sensibilité, on remarquerait, le plus
souvent, chez les malades, une perturbation quelconque, surtout l'*hyperesthésie*, et, chez quelques-
uns, des *perversions variées du goût*. L'*excitation
génitale* serait également fréquente dans le cours de
l'affection, ainsi que l'*héméralopie*, dont l'existence

serait liée plus particulièrement à la présence des oxyures.

L'helminthiase s'accompagnerait en outre, parfois, de troubles du système nerveux ou de phénomènes généraux tels que : *convulsions, dilatation pupillaire, palpitations, bourdonnements, faiblesse des extrémités, pâleur cachectique,* etc. De plus, toujours d'après le Dr Vix, l'helminthiase serait plus souvent suivie d'aliénation chez la femme que chez l'homme. Enfin, chez la première, c'est le trichocéphale qui dominerait, tandis qu'on trouverait plutôt l'oxyure chez le second.

La *folie vermineuse* n'est pas en général tenace, et elle cède facilement aux anti-helmintiques. On sait cependant que certains vers sont quelquefois très difficiles à expulser, et qu'en outre, ils ont de la tendance à se reproduire, ce qui, dans une certaine mesure, complique le pronostic et rend possibles les rechutes.

§ III. — MALADIES DE L'APPAREIL CIRCULATOIRE

A. — MALADIES DU CŒUR
(FOLIE CARDIAQUE)

Les affections du cœur exercent assez fréquemment une action funeste sur l'intelligence, et elles sont susceptibles de déterminer des troubles variés des sentiments et des idées, depuis le simple changement de caractère et les conceptions maladives rudimentaires jusqu'à la folie confirmée.

La *folie dite cardiaque* n'est pas, à proprement parler, une folie sympathique, du moins si l'on s'en tient rigoureusement à l'acception du mot sympathique. Toutefois, comme il n'est guère possible de préciser les troubles circulatoires du cerveau qui se produisent dans les affections du cœur, comme, d'autre part, ces troubles circulatoires qui sont constants, étant des symptômes de la lésion cardiaque, sont loin de déterminer des troubles délirants et vésaniques chez tous les malades, il faut reconnaitre que le système nerveux est un agent puissant, sinon le plus actif dans la production de la folie cardiaque, ce qui permet de continuer à considérer cette variété d'aliénation comme une *folie sympathique*, au sens large où nous avons entendu ce mot.

Toutes les maladies du cœur peuvent produire l'aliénation mentale; mais celles dont l'action parait la plus fréquente sont les *lésions mitrales* et les *lésions aortiques*. Cependant les lésions des autres orifices peuvent aussi jouer un certain rôle, et M. Duplaix a rapporté dans l'*Encéphale* un cas de folie avec agitation, hallucinations de la vue et de l'ouïe et idées de persécution, manifestement liée à une *insuffisance tricuspide*.

La *folie cardiaque* affecte le plus souvent la forme *mélancolique*, au moins dans les cas d'affections mitrales, car, d'après certains auteurs et notamment M. d'Astros, qui a défendu cette thèse, les *aortiques* seraient des excités et les *mitraux des déprimés ;* en sorte que les premiers aboutiraient plutôt à la *manie*, sous toutes ses formes, et les seconds à la *lypémanie*.

La *dépression*, chez ces malades, va quelquefois jusqu'à la *stupeur*; la *tendance au suicide*, déjà signalée par Corvisart, est fréquente chez eux; enfin, ils ont également une propension marquée aux *impulsions* et aux *actes morbides*, surtout à l'*emportement* et à la *violence*.

Les *conceptions délirantes*, très variables, ne se présentent pas, ici, avec un type unique; il semble cependant que les *idées de persécution* soient particulièrement fréquentes dans la folie cardiaque où elles forment souvent la base même du délire. Quant aux *hallucinations*, elles viennent très souvent se joindre à cet état mental, et, dans ce cas, elles peuvent avoir quelque rapport de nature et de caractère avec la maladie organique, comme chez cette cardiaque dont j'ai cité l'histoire autre part, qui entendait une voix lui parler dans le cœur. Deventer (*Centralblatt*, 1888) a également signalé chez les cardiaques l'existence d'hallucinations auditives synchrones avec les bruits du cœur.

La folie cardiaque est une folie à *oscillations brusques*, à *ressauts*, *intermittente* ou plutôt *rémittente* dans ses allures et dans ses manifestations. Les troubles délirants subissent d'habitude l'influence de la maladie cardiaque. C'est au moment des recrudescences de cette maladie qu'ils sont le plus prononcés. Quelquefois, au contraire, on observe une sorte de balancement contradictoire entre les troubles somatiques cardiaques et les troubles intellectuels.

La *folie cardiaque est grave*, parce que la cause, la maladie du cœur, est permanente et incurable.

Les accès de folie, qui le plus souvent affectent, comme nous l'avons dit, le type intermittent ou rémittent, guérissent d'ordinaire, mais le plus souvent ils se reproduisent et sont particulièrement sujets aux récidives.

Nous n'avons pas à parler ici des troubles intellectuels qui accompagnent parfois les derniers temps de l'*asystolie*. Il ne s'agit plus dans ce cas, en effet, d'une véritable folie, mais d'une espèce de *délire toxique*, analogue à celui des dernières périodes de la phtisie.

Dans une récente leçon clinique (*Bulletin médical*, mars 1891) M. Huchard a montré que la véritable folie cardiaque, qu'il distingue suivant qu'elle survient en dehors ou au moment de l'asystolie, était relativement rare et qu'il importait de ne pas confondre avec elle un certain nombre de délires survenant chez les cardiaques tels que le délire *cardio-rénal*, résultant tout à la fois de l'asystolie et de l'urémie, les délires *médicamenteux* (digitalique, belladoné, etc.), les délires *arthritique*, *alcoolique*, *hystérique* et *puerpéral*. Ces divers délires ont d'ailleurs une physionomie propre qui permet, si l'on y porte attention, de les distinguer.

B. — MALADIES DES VAISSEAUX

Les maladies des vaisseaux donnent rarement lieu à la folie proprement dite. Il s'agit plutôt, dans ce cas, de troubles dyscrasiques retentissant sur l'intelligence, ou plus fréquemment encore, comme dans

l'artério-sclérose, de lésions cérébrales directes déterminant des symptômes plus ou moins accusés de
démence. Parfois cependant, on peut observer un
véritable délire, composé le plus souvent d'idées
hypocondriaques, d'idées de persécution et accompagné {d'hallucinations internes. C'est surtout dans
l'anévrysme aortique que le fait se produit, comme
l'a récemment établi le docteur Mickle (Brain, 1889).

§ IV. — MALADIES DES POUMONS

En dehors de la *tuberculose*, dont nous étudierons
les troubles psychiques avec les folies des maladies
infectieuses, les affections locales des poumons ne
s'accompagnent qu'exceptionnellement de folie, et
on ne constate guère, chez elles, que des accès plus
ou moins passagers de délire fébrile ou de délire
alcoolique.

CHAPITRE XI

FOLIES ASSOCIÉES AUX MALADIES GÉNÉRALES

(Maladies infectieuses aiguës et chroniques. Diathèses.)

§ I. — FOLIES DES MALADIES INFECTIEUSES

Les maladies infectieuses peuvent concourir au développement de la folie par un triple mécanisme récemment exposé par M. Chardon dans une étude intéressante (Thèse de Lille, 1889). Elles peuvent agir : 1° par l'action directe des microbes, localisés dans les centres nerveux ; 2° par l'action des produits sécrétés par les microbes ; 3° par auto-intoxication causée par des produits que le malade n'élimine pas.

Au point de vue de leurs rapports avec l'aliénation mentale, il y a lieu de distinguer les maladies infectieuses en aiguës et chroniques.

MALADIES INFECTIEUSES AIGUES

(VARIOLE, ROUGEOLE, SCARLATINE, DIPHTÉRIE, SUETTE MILIAIRE, ÉRYSIPÈLE, CHOLÉRA, FIÈVRE TYPHOÏDE, RAGE, INFLUENZA)

1° *Variole.*

La fièvre éruptive qui se complique le plus fréquemment de folie est la variole. Les moments où

cette complication apparaît de préférence sont le
moment de l'éruption et celui de la convalescence.
Elle peut cependant éclater aussi pendant l'incubation et pendant la suppuration.

La forme clinique la plus habituelle, au moment
de l'éruption, est la *manie aiguë* avec agitation violente, incohérence, actes désordonnés, fièvre très
vive ; au moment de la convalescence, au contraire,
c'est la *forme mélancolique* que l'on observe, de
préférence la *mélancolie aiguë* ou *subaiguë*, avec
dépression profonde, et presque toujours idées de
suicide. La fréquence du *suicide* a été souvent signalée chez les varioleux délirants.

Les accès de folie liés à la convalescence de la variole ont quelque analogie avec ceux qu'on observe
au déclin de la fièvre typhoïde et comme eux, mais
d'une façon moins marquée, ils présentent, au point
de vue des conceptions délirantes et des hallucinations
qui les accompagnent, ce *cachet d'absurdité* et de
niaiserie avec *obtusion intellectuelle* qui leur imprime une physionomie tout à fait caractéristique.
Quant à ceux qui surviennent dans le cours de la
maladie, il n'est pas rare de les voir s'annoncer par
une diminution des symptômes fébriles, qui peuvent
en imposer pour une amélioration réelle.

Le *pronostic* de la folie liée à la variole est en général peu grave, et l'accès guérit habituellement.
Toutefois, au moment de l'éruption, il peut survenir
un *délire aigu* mortel ; dans la convalescence, l'accès
peut tourner à l'état chronique et se terminer plus
ou moins rapidement par la *démence*. Nous n'avons

pas à parler ici de l'influence de la variole sur la
marche d'une folie déjà existante ; ce sujet rentre
dans la pathologie générale, à l'article des affections
incidentes. Nous nous bornons à rappeler que la variole et, d'une façon générale, les maladies fébriles
aiguës peuvent, dans certains cas, jouer le rôle de
crise, et déterminer la guérison ou l'amélioration
de la folie.

La *rougeole*, la *scarlatine* et la *diphtérie* ne provoquent que rarement des accès de folie, et lorsqu'elles s'accompagnent de troubles intellectuels
c'est, dans les premières surtout d'un délire fébrile,
et dans la dernière, d'un délire pour ainsi dire as-
phyxique qu'il s'agit. Nous ne citerons également que
pour mémoire la *suette miliaire* dans laquelle
Brouardel a signalé la possibilité de troubles maniaques ou mélancoliques. (Épidémie du Poitou de 1887.)

2° *Erysipèle.*

On sait que l'érysipèle, en particulier l'érysipèle
de la face et du cuir chevelu, s'accompagne presque
constamment de *délire fébrile* ou, chez les buveurs,
alcoolique. Dans certains cas, assez rares cependant,
il peut être l'occasion d'un accès de *folie véritable*.

Comme dans la variole, l'accès de folie, dans l'érysipèle, survient de préférence pendant la période
aiguë de la maladie, presque toujours alors sous la
forme de *manie aiguë* ou de *délire aigu ;* ou pendant la convalescence, sous forme de *mélancolie*
avec dépression, hébétude, hallucinations diverses,

en particulier de l'ouïe, idées de suicide, etc., etc.
La paralysie générale elle-même parait s'être développée, dans certains cas, à la suite de l'érysipèle de
la face.

La seule particularité à signaler au sujet de la folie
liée à l'érysipèle, c'est que par ce fait que l'érysipèle
est une maladie à récidive, un accès de folie à l'occasion d'un érysipèle crée un précédent fâcheux qui
permet de prévoir de nouveaux accès de folie dans le
cas de récidive de l'érysipèle. On a même cité quelques cas d'accès de manie consécutifs à un érysipèle
de la face, guéris par l'apparition d'un nouvel érysipèle.

3° *Choléra.*

On a souvent signalé la possibilité de complications vésaniques dans le choléra, surtout au moment
de la convalescence. Les formes cliniques les plus
fréquentes sont : la *manie aiguë* avec ou sans conceptions délirantes ambitieuses, la *mélancolie*, accompagnée d'idées vagues de persécution et de tendance au suicide, enfin la *stupeur*.

Bien que la folie constitue, dans le choléra, une
complication, elle guérit le plus souvent ; on a même
remarqué qu'elle survenait d'habitude dans les cas
de choléra qui doivent se terminer par la guérison.

4° *Fièvre typhoïde.*

La folie de la fièvre typhoïde est le type des folies
liées aux maladies infectieuses aiguës. Par son im-

portance, sa fréquence relative, et le nombre de travaux qu'a provoqués son étude, elle mérite de nous arrêter un instant.

Disons tout d'abord que le *délire fébrile*, non vésanique, est très commun dans la fièvre typhoïde, et qu'il ne fait presque jamais défaut dans les cas graves. Il est, en général, facile de le reconnaître, en raison des caractères de délire fébrile qu'il présente; cependant, on a cité des cas, et ce fait semble assez spécial à la fièvre typhoïde, où ce délire se systématisait pour ainsi dire ou consistait uniquement en hallucinations, de manière à offrir quelques analogies avec le délire des aliénés.

Quant à la véritable folie, elle n'est pas absolument rare (43 cas sur 2,000 aliénés (Nasse); 22 cas sur 500 (Schlager); 11 cas sur 2,000 (Christian), et, comme dans la plupart des maladies fébriles, elle peut survenir soit pendant le cours de l'affection, soit à son déclin.

Marandon de Montyel, dans une étude d'ailleurs intéressante, a composé une véritable classification des délires de la fièvre typhoïde qu'il a distingués en *délires pertyphiques*, comprenant ceux de la période initiale, de la période d'état et de la convalescence, et *délires postyphiques*, immédiats ou médiats. Toutes ces divisions, adoptées cependant par quelques auteurs, ne nous semblent pas nécessaires, et nous nous bornons à admettre une folie liée au cours de la dothiénentérie ou *folie pertyphique* et une folie de la convalescence, ou *folie postyphique*.

La folie pertyphique est assez rare. Elle consiste

presque toujours en accès de manie aiguë ou suraiguë, combinés à des phénomènes d'excitation et
de dépression. Ces accès peuvent, comme nous l'a-
vons fait remarquer à propos des fièvres éruptives,
s'annoncer par des symptômes d'amélioration trompeurs. Ils sont suivis de mort, d'après Krœpelin, au
moins dans un quart des cas.

La folie postyphique ou folie de la convalescence
est la plus commune. Le moment de son apparition
est variable. Elle peut survenir, soit au déclin de la
maladie, alors que le mouvement fébrile a perdu de
son intensité, soit plus tard, pendant toute la durée
de la convalescence. Elle peut même ne se déclarer
que lorsque le retour à la santé paraît complet, et
que le malade a déjà fait plusieurs sorties.

L'apparition de la folie, au décours de la fièvre typhoïde, ne suppose pas nécessairement que l'affection
a été très intense ou ait revêtu une forme adyna-
mique ; elle peut survenir même dans les cas de dothiénentérie légère et de courte durée. Comme on
l'a fait remarquer récemment avec raison, la folie
est plus fréquente dans certaines épidémies de fièvre
typhoïde que dans d'autres, ce qui semblerait indiquer qu'en dehors des prédispositions individuelles,
certaines épidémies prédisposent plus particulièrement à cette complication.

Les trois états d'aliénation susceptibles de se montrer au déclin de la fièvre typhoïde sont : *l'obtusion
intellectuelle* ou *pseudo-démence*, la *manie* et la *mélancolie.*

L'obtusion intellectuelle n'est que l'exagération

morbide de cette obnubilation plus ou moins marquée et plus ou moins persistante des facultés et surtout de la mémoire, que la fièvre typhoïde laisse habituellement après elle. Ici, elle se présente avec tous les caractères de la *démence*, et peut aller, dans certains cas, jusqu'à l'*annihilation presque complète de l'intelligence.*

Mais ce n'est point là une véritable démence, ce n'est qu'une pseudo-démence, un obscurcissement de l'esprit causé par la débilitation profonde de l'encéphale; car, presque toujours, les facultés se réveillent peu à peu pour reprendre plus ou moins complètement leur activité normale, tandis que les *altérations de la démence sont irréparables.*

Cette obtusion intellectuelle, cette pseudo-démence peut à elle seule constituer tout le trouble mental, mais lorsqu'il survient un accès de manie ou de mélancolie, elle existe quand même, et c'est elle qui imprime à l'accès de folie un de ses principaux caractères.

La *manie*, dans la fièvre typhoïde, s'observe sous la *forme aiguë* et plus souvent encore sous la *forme subaiguë.*

On a signalé depuis longtemps la fréquence d'*idées ambitieuses* plus ou moins limitées, fixes, dans ces cas.

Mais, ce qui donne à cet état et à ce délire une physionomie spéciale, c'est l'*obtusion intellectuelle* qui existe constamment. Cette obtusion détermine en effet un état d'hébétude et de faiblesse intellectuelle qui imprime à la physionomie générale, aux idées et aux actes des malades un *cachet d'absurdité* et de *niaiserie* caractéristique.

Cette particularité, jointe à ce que nous avons dit de la fréquence relative, dans ces cas, de conceptions ambitieuses et absurdes, et aussi de troubles physiques tels que faiblesse musculaire, tremblements, lenteur de la parole, qui peuvent exister concurremment, n'est pas sans occasionner parfois quelques difficultés au point de vue du diagnostic avec la *paralysie générale*.

La *mélancolie* est la forme de folie la plus fréquente dans la convalescence de la fièvre typhoïde. Elle se caractérise habituellement par une *dépression* plus ou moins profonde, et qui, dans certains cas, peut aller jusqu'à la stupeur; par des *hallucinations* confuses, surtout de l'ouïe; par des *idées délirantes*, principalement des idées vagues de persécution ou de mysticisme; enfin, par des *actes absurdes* et quelquefois une tendance marquée à la *sitiophobie* et au *suicide*.

Comme pour la manie, ce qui lui donne sa note spéciale, c'est le *cachet démentiel* qu'elle présente dans tous ses symptômes et dans toutes ses manifestations.

En somme, les troubles d'aliénation dans la convalescence de la fièvre typhoïde, se résument dans un état constant de *pseudo-démence*, qui constitue le fond de l'état intellectuel, et sur lequel vient s'enter parfois un *accès de manie* ou de *mélancolie plus ou moins aigu*.

PRONOSTIC. — Malgré la débilitation physique qui

accompagne cet état, malgré l'apparente gravité de ces accès, ils sont le plus souvent suivis de *guérison*, et il est habituel de voir disparaitre la folie consécutive à la fièvre typhoïde. Ce n'est que dans des cas très rares qu'ils persistent et passent à l'état chronique.

PATHOGÉNIE. — Bien qu'on ne soit pas fixé sur ce point d'une manière certaine, il est probable que la pseudo-démence et les accès de folie dans la convalescence de la fièvre typhoïde sont liés à des troubles dynamiques et de nutrition de la substance nerveuse du cerveau.

DIAGNOSTIC. — La folie de la convalescence de la fièvre typhoïde est assez facile à reconnaitre, en raison de ce cachet démentiel qu'elle présente, de cette obtusion générale répandue sur toute la personne du malade et qui est assez caractéristique. Il est donc relativement aisé d'établir le *diagnostic* précis, même en l'absence de renseignements exacts. Un diagnostic important, c'est celui qui se pose parfois entre la folie de la fièvre typhoïde et une *paralysie générale* à forme maniaque ou mélancolique, d'autant que la paralysie générale peut succéder à la fièvre typhoïde. La difficulté est quelquefois assez grande pour provoquer l'hésitation. Pourtant, en général, on peut s'appuyer sur ce fait, que l'embarras de la parole et l'inégalité des pupilles font habituellement défaut dans la fièvre typhoïde, et que les conceptions délirantes y sont plus limitées, moins mobiles et aussi plus enfantines et plus niaises que dans la paralysie générale. Quant au délire qui marque parfois le début de la fièvre typhoïde, il peut être pris pour un *accès de folie*, et l'erreur a été commise. Il faut, en règle générale, se défier des délires à apparition très brusque et complication de fièvre, surtout de fièvre à exacerbation vespéral à courbe thermique régulièrement ascendante, qui sont le plus souvent des délires fébriles. Pour Marandon de Montyel, la sputation avec horreur des liquides est le meilleur signe différentiel du délire aigu d'avec la fièvre typhoïde à délire maniaque initial.

Le *traitement* varie suivant les cas; l'indication capitale consiste d'habitude à tonifier les malades sous toutes les formes, toniques amers, hydrothérapie, exercices, etc.

5° *Rage.*

Les troubles intellectuels liés à la rage, décrits par Brierre de Boismont, ont été plus particulièrement étudiés, dans ces dernières années, par Pierret, Belous et Chardon.

Au début, on a noté de l'insomnie, une céphalalgie particulière (sensation d'étau), des cauchemars, une excitation générale de l'organisme avec besoin de locomotion, des troubles des sécrétions et en particulier du crachotement.

Puis, éclatent des phénomènes d'agitation avec hallucinations, illusions et délire rappelant la folie alcoolique. C'est un état maniaque franc; le malade casse, brise tout; fait des gestes et pousse des cris en rapport avec ses illusions et ses hallucinations.

A cette période d'excitation générale de tout le système nerveux succède une période de dépression et de paralysie. Des phénomènes typhoïdes surviennent et la mort termine la scène.

M. le professeur Pierret insiste beaucoup sur les paralysies multiples, notamment sur celle des mâchoires et du pharynx comme caractéristiques du délire rabique.

6° *Grippe ou influenza.*

Les rapports de la folie avec l'influenza avaient été peu étudiés avant la dernière *pandémie*, et quelques auteurs comme Rush (1790) et Bonnet, de Bordeaux (1837), s'étaient bornés à signaler l'apparition possible de l'aliénation mentale au décours de la grippe.

L'épidémie de 1889-1890, soit qu'elle ait revêtu un génie spécial, soit que les faits aient été mieux observés, s'est accompagnée dans un très grand nombre de cas de troubles névropathiques ou psychopathiques. Il résulte des travaux publiés à cet égard par les auteurs français et étrangers, notamment par Huchard, Joffroy, Kræpelin, Metz, Bartels, Pick, Mairet, Ladame, etc., que la folie dans l'influenza s'est exactement comportée comme dans la fièvre typhoïde. Tantôt elle est apparue avec la fièvre, dès le début ou avant même les symptômes de la grippe ; tantôt au contraire, et le plus souvent, dans la période de convalescence. Dans le premier cas, il s'est agi surtout de délire maniaque violent avec agitation automatique, ordinairement de courte durée. Dans le second cas, dans ce que Ladame a étudié d'une façon spéciale sous le nom de *psychose post-grippale*, on a eu affaire soit à des phénomènes de neurasthénie cérébrale caractérisés par de l'hébétude et de la torpeur, soit à de véritables accès de mélancolie et d'hypocondrie, avec obtusion plus ou moins marquée de l'intelligence.

Presque toujours, l'influence de la grippe s'est combinée à la prédisposition héréditaire. Presque toujours aussi, les troubles intellectuels, pour si graves qu'ils aient paru, ont guéri plus ou moins rapidement à la suite d'une médication appropriée et particulièrement roborante.

Quant à l'action de l'influenza sur les aliénés, elle a été variable. Dans certains asiles, les malades se sont montrés absolument réfractaires à l'épidémie, alors même qu'elle sévissait sur le personnel ; dans d'autres, ils ont été atteints en très grand nombre, sans que, le plus souvent, la grippe ait exercé une action quelconque sur le délire existant.

MALADIES INFECTIEUSES CHRONIQUES
(FIÈVRE INTERMITTENTE, TUBERCULOSE, PELLAGRE, SYPHILIS)

1° *Fièvre intermittente.*
(FOLIE PALUDÉENNE)

Sydenham a, le premier, signalé la possibilité de la folie liée à la fièvre intermittente. Depuis, un grand nombre d'observateurs (Sébastian, Baillarger,

Billod, Griesinger, Kræpelin, Laveran, Bard, etc.) se
sont occupés de la question, mais c'est surtout M. le
professeur Lemoine qui, dans ces dernières années,
en a fait l'étude la plus complète (Lemoine et Chau-
mier, *Annal. méd. psychol.*, 1887).

Nous distinguerons avec lui : 1° les troubles psychiques de l'accès fébrile ; 2° ceux de la convalescence de la fièvre intermittente ; 3° ceux de l'impaludisme chronique.

1° L'accès fébrile intermittent, même le plus léger,
peut chez les sujets entachés de nervosisme ou débilités s'accompagner de folie. Il s'agit alors d'un
délire plus ou moins bruyant, mais essentiellement
fugace et parfois périodique. C'est dans les accès
pernicieux que les troubles psychiques sont les plus
intenses et dominent tous les autres symptômes au
point de les effacer et de rendre le diagnostic hésitant. Après deux ou trois accès fébriles, accompagnés d'excitation générale, de maux de tête, de
cris de souffrance, la folie éclate sous forme de
manie aiguë. L'agitation est extrême, la face rouge,
les pupilles dilatées, les artères battent avec force et
l'intensité de ces phénomènes augmente jusqu'à ce
que le coma ou des convulsions surviennent. Quelquefois on observe une série de phases alternantes
d'excitation et de stupeur. Quand la terminaison de
l'accès doit être favorable, des sueurs générales couvrent le corps, le malade s'assoupit et s'endort ;
quand elle doit être funeste, le coma survient et
conduit à la mort.

Au lieu de s'établir progressivement, le délire peut

éclater d'emblée, très bruyant et très brutal, surtout
la nuit. Il peut enfin s'accompagner de convulsions, de
paralysies transitoires, d'aphasie, et être suivi, lorsqu'il guérit, d'une hébétude plus ou moins persistante.

2° Les troubles psychiques survenant pendant la
convalescence des fièvres paludéennes sont les mieux
connus. Quelquefois, ils se montrent immédiatement ·
après la disparition des accès intermittents ou même
quand ceux-ci existent encore, mais le plus souvent,
ils n'apparaissent que pendant cette période de durée
indéterminée où le malade anémié, affaibli, sans
appétit, est toujours sous l'imminence d'une rechute.

La *stupeur* serait, d'après Sébastian et Baillarger,
la forme la plus commune. Elle dure plus ou moins
longtemps, mais la guérison a lieu presque toujours
quand le malade a repris ses forces et qu'il est sorti
de l'anémie où l'avait jeté la fièvre.

On a également observé la *manie* à cette période
et Kræpelin n'a rencontré qu'elle, fréquemment
accompagnée de délire ambitieux. Le pronostic ici,
est plus sombre, et la guérison, quand elle se produit, se fait toujours attendre.

Sébastian a enfin signalé une forme caractérisée
par des accès de folie survenant tous les jours ou tous
les deux jours, à l'heure précise et avec le type de la
fièvre qui les a précédés. La manie en particulier
présente un caractère de périodicité, et elle est
guérie par le sulfate de quinine. Depuis Sébastian,
aucune observation n'a été publiée dans laquelle un
délire intermittent ait remplacé les accès fébriles,
mais, ainsi que le fait remarquer M. Lemoine, un

certain nombre de cas où des malades non palu-
déens présentaient des hallucinations ou du délire
avec des intermittences régulières, guéries par le sulfate de quinine, pourraient être considérées comme
des accidents larvés spéciaux d'un type sensoriel.

3° Les troubles psychiques liés à l'impaludisme
chronique n'ont guère été étudiés que par Kræpelin
et Lemoine. Ce dernier a appelé l'attention sur des
faits où l'aliénation, bien que survenant chez des
individus non cachectiques, est reliée aux accès
passés de fièvre intermittente par une série de phénomènes larvés qui ne permettent pas de m ttre en
doute sa nature paludéenne. Dans quelques cas d'ailleurs, comme pour affirmer le diagnostic, les accès
fébriles qui se cachaient reparaissent et entraînent
avec eux une exacerbation du délire. La folie de ces
malades, de forme variable, est chronique, résiste à
la quinine et n'a aucune tendance à la guérison.

M. Lemoine pense que l'impaludisme, lorsqu'il
survient sur un terrain arthritique, peut amener à
la longue les lésions et par suite les symptômes de
la paralysie générale, mais les faits observés sont
encore trop rares pour qu'il soit permis de trancher
la question.

2° *Tuberculose.*

(FOLIE DE LA TUBERCULOSE)

Esquirol et Georget ont mentionné depuis longtemps la fréquence des affections de poitrine chez les
insensés.

Depuis cette époque, cette intéressante question a sollicité de nombreux travaux, notamment ceux de Burrows et Ellis, Friedreich, Schrœder van der Kolk, Skaë, Clouston, Biaute Ball, etc., desquels il ressort clairement que les affections pulmonaires et en particulier la tuberculose ont une influence marquée sur les troubles de l'esprit.

Chez beaucoup de phtisiques, l'intelligence et le caractère s'affectent plus ou moins. On voit survenir une tendance anormale à l'*hypocondrie*, à la tristesse, ou, au contraire, à la satisfaction, à l'optimisme, au bien-être, à l'*euphorie*, comme on l'a dit. Les malades deviennent irritables, mobiles à l'excès ; souvent aussi, ils font preuve d'une *excitation génésique* remarquable. Enfin, ils peuvent se laisser aller à des actes morbides et à de véritables *impulsions*, par exemple, à la *dipsomanie*.

Quant à la folie véritable, elle peut survenir chez les tuberculeux de plusieurs façons différentes. Tantôt la tuberculisation précède manifestement la vésanie, qui, une fois constituée, subit les vicissitudes de l'affection pulmonaire et suit une marche parallèle. D'autres fois, l'apparition des désordres psychiques coïncide avec l'amendement ou la disparition des phénomènes pulmonaires, et c'est alors qu'on voit les deux ordres de symptômes alterner et se remplacer tour à tour. Dans certains cas, enfin, la folie éclate sans que rien jusqu'alors ait attiré l'attention du côté de la poitrine, la phtisie ayant revêtu jusqu'à ce moment cette forme latente qu'elle affecte si fréquemment chez les aliénés, et à laquelle les Anglais

ont donné le nom de *Florid consumption*, en raison
de l'aspect extérieur du malade et de la coloration
du visage, qui offrent un contraste frappant avec les
renseignements fournis par l'auscultation.

Il faut signaler, enfin, les accès de délire ou de
folie plus ou moins passagers qui surviennent chez
les tuberculeux, à la période ultime de la maladie,
et dont MM. Peter, Lucien Leudet, B. Ball, ont cité
d'intéressants exemples. Mais il s'agit uniquement
ici, comme ces auteurs l'ont établi, de *phénomènes
toxiques* dus au défaut d'hématose et à la saturation
du sang par l'acide carbonique, c'est-à-dire d'un délire qui n'a rien à voir avec la folie proprement dite.

Quel que soit son mode de début, l'accès d'aliénation lié à la phtisie pulmonaire peut présenter des
caractères variés. On s'accorde à reconnaitre, cependant, que la *lypémanie* est la forme la plus fréquente
de folie de la tuberculose.

Le Dr Clouston, poussant plus loin son analyse, a
constaté que de toutes les variétés d'aliénation la
plus fréquente, on pourrait dire la plus spéciale aux
phtisiques, était la *manie du soupçon* (il vaudrait
mieux dire la *mélancolie du soupçon*). Il ajoute
même que cette monomanie de défiance ou de suspicion est plus commune dans les cas de tuberculisation du péritoine que dans la tuberculose pulmonaire. M. Ball a cité, dans ses *Leçons*, un exemple
remarquable de ce genre de délire.

Après la mélancolie du soupçon qui se présente
fréquemment sous forme de folie *lucide* ou *consciente*,
la forme la plus commune, dans la phtisie pulmo-

naire, est la *mélancolie aiguë*, surtout la mélancolie
très profonde, accompagnée de tendances au *suicide*
longtemps persistantes et de *refus d'aliments*. La
manie et la *démence* viennent après, et, enfin, au
bas de l'échelle, la *paralysie générale*.

Sans discuter la question de savoir si la tuberculose peut créer de toutes pièces cette maladie, il est
certain que, latente ou non, et elle est dans ce cas
le plus souvent latente, l'affection pulmonaire influe
sur l'aspect mental de la paralysie générale. Clouston
a remarqué que tous les paralytiques tuberculeux
avaient commencé par un *stade de mélancolie*, et
que c'était particulièrement chez eux qu'on rencon-
trait ces idées hypocondriaques extravagantes, signalées par M. Baillarger.

Dans le cas où la folie se présente chez les phtisiques avec la forme la plus fréquente, voici, suivant
Clouston, résumé par M. Ball, comment les choses
se passent habituellement.

Le début de la maladie s'annonce comme une
manie ou une *mélancolie*. On observe de l'*excitation*
ou de la *dépression*, mais bientôt la période aiguë
s'éteint et le malade tombe dans l'*état chronique*. Il
présente une disposition d'esprit toute spéciale. Il
est en proie à une irritabilité morbide, à une mauvaise humeur continuelle. Il est atteint de la *manie
du soupçon (mania of suspicion)*. Il présente, pour
ainsi dire, un *faux délire de persécution*. Il existe
en même temps une sorte de paresse intellectuelle,
une aversion profonde pour le travail, une horreur
du mouvement.

Cet état de dépression est souvent traversé par des accès d'emportement. Sans aucun motif, le malade se met en colère, mais son irritation ne dure pas longtemps.

Peu à peu le sujet verse dans la *demi-démence*, coupée quelquefois par des intermittences périodiques ; des éclairs d'intelligence viennent parfois traverser l'obscurité, et c'est surtout chez les aliénés phtisiques que l'on constate ce singulier retour à la raison aux approches de la mort, qui a été indiqué par tant d'observateurs.

Les *lésions cérébrales*, dans la folie des phtisiques, ne présentent rien de bien particulier. D'après Schüle, il existerait souvent une hypérémie veineuse des méninges avec anémie de la substance corticale sous-jacente. Le cerveau est pâle, œdématié, et présente par places une vascularisation irrégulière. Au microscope, on constate l'infiltration graisseuse et la rupture de quelques fibres corticales. Suivant Clouston, le poids spécifique de la substance grise serait, en outre, extrêmement amoindri.

La folie des phtisiques est *incurable* en général. La moitié des tuberculeux succombent en moins de trois années après le début de la folie. Enfin, la folie n'agit que très rarement d'une façon favorable sur la phtisie, et, dans l'immense majorité des cas, bien que les symptômes de la phtisie restent masqués, l'évolution bacillaire n'en poursuit pas moins son œuvre.

Le *traitement* est celui de la phtisie pulmonaire. Il faut savoir toutefois que la folie peut alterner avec les symptômes pulmonaires, et que faire disparaitre la première, c'est souvent faire revenir les seconds, ce qui impose une grande prudence.

3° Pellagre

(FOLIE PELLAGREUSE. PARALYSIE GÉNÉRALE PELLAGREUSE)

On sait que la pellagre est une maladie infectieuse chronique, essentiellement caractérisée par un érythème squammeux borné aux parties les plus exposées à l'action de la chaleur et de la lumière, une phlegmasie chronique des voies digestives, dont l'indice le plus ordinaire est une diarrhée opiniâtre, enfin par une lésion plus ou moins grave du système nerveux aboutissant parfois à l'aliénation mentale et à la paralysie (Henri Gintrac).

Nous n'avons pas ici à développer la question étiologique qui a donné lieu à de si vives et de si longues discussions, tant en France qu'en Italie. Rappelons seulement qu'on a incriminé tour à tour les influences atmosphériques et géologiques, l'hérédité, surtout l'usage du maïs altéré par un parasite appelé *Verderame* ou *Verdet*. En fin de compte, on admet avec Lombroso que la pellagre est le résultat d'un empoisonnement spécial de l'organisme par certains alcaloïdes du maïs altéré (maïsme).

FOLIE PELLAGREUSE. — En ce qui concerne les troubles intellectuels, il est reconnu que la forme d'aliénation la plus fréquente dans la pellagre est la *mélancolie*. Elle existe, plus ou moins marquée, dans la

plupart des cas. Elle se traduit par une *inertie*,
une passivité, une indifférence, une torpeur assez
grandes; par de l'*insomnie*, des *hallucinations*, souvent terrifiantes, de la vue, et aussi de l'ouïe; par
des *conceptions délirantes* tristes avec idées fixes de
désespoir, de damnation, de crainte, d'anxiété, et en
particulier, une tendance tellement marquée au *suicide* et au suicide par submersion, que Strambio
avait désigné la maladie sous le nom d'*hydromanie*.
En parcourant les contrées à pellagre, on peut se
convaincre encore que chaque année plusieurs pella-
greux sont trouvés noyés dans les étangs. Cette
dépression mélancolique qui peut aller, dans certains cas, jusqu'à la *stupeur*, est toujours basée sur
un fond d'*obtusion*, d'hébétude intellectuelle, qui
finit par devenir permanent, et aboutit, par degrés,
à la *démence*, à mesure que la cachexie pellagreuse
fait de nouveaux progrès.

PARALYSIE GÉNÉRALE PELLAGREUSE. — M. Baillarger
et certains auteurs italiens ont signalé l'existence
d'une forme particulière de *paralysie générale* consécutive à la cachexie pellagreuse, et dont les symptômes prédominants, au point de vue des troubles
intellectuels, sont la *démence* et les idées *dépressives*.
Après des études et des discussions nombreuses sur
ce point, on s'accorde assez à admettre aujourd'hui
qu'il s'agit là non pas d'une véritable paralysie générale, mais d'une *pseudo-paralysie générale* avec embarras plus rare de la parole, dans le genre de celles
qu'on observe dans le cours de la syphilis ou de cer-

taines intoxications chroniques telles que le saturnisme et l'alcoolisme (Baillarger, *Annal. méd. psychol.*, 1888).

PELLAGRE CHEZ LES ALIÉNÉS. — M. Billod, en 1855, a signalé une endémie de pellagre chez les aliénés des asiles d'Ille-et-Vilaine et de Maine-et-Loire, et depuis, dans un nombre considérable de travaux, il n'a cessé de soutenir la possibilité du développement de la pellagre dans le cours de l'aliénation mentale. On s'accorde généralement à ne voir dans l'érythème et les troubles divers que présentent les aliénés à cet égard que de la *pseudo-pellagre* et non de la pellagre vraie.

La folie pellagreuse est des *plus graves*, non par elle-même, mais parce qu'elle est l'expression, dans la sphère de l'intelligence, d'une maladie générale, à marche progressive, et qui aboutit fatalement à la cachexie et à la mort.

Le *diagnostic* de la folie pellagreuse ne peut laisser aucun doute en raison des autres symptômes de l'affection générale. Quant à son *traitement*, il ne présente pas d'indication spéciale, et se confond avec celui de la pellagre elle-même.

4° *Syphilis.*

(FOLIE SYPHILITIQUE. PSEUDO-PARALYSIE GÉNÉRALE SYPHILITIQUE)

La question des rapports de la syphilis et de l'aliénation mentale comprend deux termes : 1° *syphilis et folie;* 2° *syphilis et paralysie générale.* Ces deux parties du problème sont depuis longtemps à l'étude à l'étranger; en France, on ne s'est guère occupé, plus récemment d'ailleurs, que de la dernière.

1° *Syphilis et folie*. — Chez un nombre assez grand de syphilitiques, le moral s'altère plus ou moins profondément : il y a de la dépression, de la morosité, de l'hypocondrie, des préoccupations mélancoliques, du dégoût de l'existence, quelquefois même de la tendance au suicide. C'est là ce qu'on pourrait appeler, par analogie avec les troubles psychiques rudimentaires de certaines diathèses, l'*état mental dans la syphilis*.

La folie de la syphilis, comme cela résulte des intéressants historiques de Morel-Lavallée et Bélières et de Parant, a surtout été étudiée, depuis une vingtaine d'années, par J.-F. Duncan, Grainger Stewart, Wille, Skae et Clouston, Hayes Newington, Julius Mickle, Alf. Fournier, Kiernam, Goldsmith, Savage, Wiglesworth, Kinnier, et, plus récemment, par les aliénistes anglais et américains, au Congrès de Washington (1887). L'opinion prédominante est que la syphilis peut, dans certains cas, provoquer ou favoriser la folie, mais que cette folie ne présente pas de caractères spéciaux, en un mot, qu'il n'existe pas de « folie syphilitique » proprement dite. Le plus souvent d'ailleurs, l'action de la syphilis n'est pas seule en jeu dans ces circonstances, et il s'y joint presque toujours une prédisposition héréditaire et même d'autres causes occasionnelles.

La folie peut apparaître dans la syphilis soit au

début, soit de préférence au cours de la période secondaire ou de la période tertiaire.

Celle qui survient durant l'époque de l'infection est très rare. Goldsmith et Savage, qui en ont cité quelques exemples, l'attribuent bien plutôt à l'influence morale qu'à l'action spécifique de la maladie.

La folie de la période secondaire est plus fréquente. Elle se déclare surtout à l'occasion d'accidents accompagnés de fièvre, principalement au moment de l'éruption cutanée. Il s'agit alors d'un accès aigu ou subaigu de manie ou de mélancolie, en général de courte durée, et qui cède facilement à un traitement spécifique. Son mécanisme étiologique a été attribué à des causes multiples : état cachectique, mercurialisation, empoisonnement, hyperthermie, etc.

La folie liée à la période tertiaire ou folie tardive de la syphilis a été bien mise en lumière par le professeur A. Fournier, sous le nom de forme mentale de la syphilis cérébrale. C'est celle que l'on observe le plus fréquemment.

Elle consiste d'ordinaire dans un état mélancolique plus ou moins aigu, avec dépression générale, délire variable à prédominance d'idées d'hypocondrie, de persécution ou d'empoisonnement, hallucinations confuses du goût, de l'odorat, de l'ouïe, refus d'aliments, tendance au suicide. C'est la forme dépressive de Fournier. D'autres fois (forme expansive), il s'agit d'un état maniaque qui peut aller depuis la simple excitation cérébrale jusqu'à la manie aiguë avec agitation automatique, incohérence, violences. Pres-

que toujours une torpeur et une obtusion marquées
des facultés se joignent à l'état vésanique, quel qu'il
soit, imprimant ainsi aux manifestations délirantes
un cachet d'hébétude caractéristique. Souvent même,
le trouble psychique se borne à peu près uniquement à cette obtusion caractérisée par une espèce de
stupidité extérieure avec perte apparente des idées,
des souvenirs et des sentiments et qui mériterait, par
son importance et sa fréquence, de constituer une
troisième forme de syphilis mentale sous le nom de
forme *pseudo-démente* ou torpide.

La folie de la syphilis tertiaire est habituellement
due à l'action sur le cerveau de lésions spécifiques
plus ou moins circonscrites telles que gommes, artérites, méningo-encéphalites, etc. Cependant, et Mickle
a beaucoup insisté sur ce point, elle peut se développer sans que les centres nerveux aient subi la
moindre altération, et alors que d'autres organes
sont atteints très gravement par la syphilis.

Dans la grande majorité des cas, la folie tardive
de la syphilis guérit, mais il reste souvent un degré
plus ou moins marqué d'hébétude intellectuelle.

Le *diagnostic*, difficile lorsqu'il n'existe pas de
manifestations extérieures de syphilis concomitante,
se tire surtout des antécédents, qu'il faut rechercher
avec le plus grand soin. Dans les cas douteux, on
doit avoir recours au traitement spécifique, qui est
parfois une véritable pierre de touche.

C'est dire que la folie de la syphilis tertiaire,
malgré sa gravité apparente, est très accessible au
traitement spécifique qui doit essentiellement con-

sister en frictions mercurielles répétées et en iodure
à haute dose (4 à 8 gr.).

2° *Syphilis et paralysie générale.* — Il s'agit ici
de la partie la plus importante de la question des
rapports de la syphilis avec l'aliénation mentale.
Deux points sont à considérer : 1° *La syphilis est-elle
une cause de paralysie générale ? 2° La syphilis dé-
termine-t-elle des états cérébraux semblables à la
paralysie générale, mais autres qu'elle, c'est-à-dire
une pseudo-paralysie générale?*

Nous laisserons de côté le premier point, qui sera
mieux à sa place dans l'étude des causes de la paralysie générale et nous nous bornerons à dire, pour
l'instant, que, malgré la persistance d'un certain
désaccord à cet égard, la syphilis tend à prendre à
l'heure actuelle une place de plus en plus prépondérante dans l'étiologie de la paralysie générale.

Pseudo-paralysie générale syphilitique. — Si l'accord est loin d'être établi sur le rôle que joue la
syphilis vis-à-vis de la paralysie générale vraie, en
revanche on est à peu près unanime à admettre
qu'elle peut, dans certains cas, produire des états
morbides se rapprochant de la paralysie générale.
Ceux même, comme M. Magnan, qui rejettent l'existence des pseudo-paralysies générales, reconnaissent
parfaitement que certaines infections, comme la
syphilis, ou certaines intoxications, comme l'alcoolisme, sont susceptibles de réaliser des complexus
symptomatiques plus ou moins analogues à celui de
la maladie de Bayle, mais qu'il n'y a pas là de quoi

nécessiter la création du terme « pseudo-paralysie
générale ». C'est donc le mot bien plus que la chose
qui est en discussion et comme ce mot est commode
et déjà passé dans le langage scientifique courant, il
nous paraît utile de le conserver.

L'expression de « pseudo-paralysie générale syphilitique » a été proposée en 1879 par M. le professeur
Fournier, mais le fait morbide auquel elle se rapporte
était connu antérieurement. Déjà en 1862, Zambaco
laissait entendre que « la syphilis du cerveau peut
déterminer une paralysie générale du mouvement,
avec aliénation même de l'intelligence, *paralysie
ressemblant à s'y méprendre à la folie paralytique* ». Plus tard, en 1873, Lancereaux disait à son
tour : « Certaines lésions syphilitiques de l'encéphale
peuvent produire *un ensemble symptomatique ayant
une grande ressemblance avec les états morbides
connus sous le nom de paralysie générale et de
démence paralytique.* » En 1877 enfin, Julius Mickle,
dans un important article intitulé : « Syphilis et aliénation », affirmait que la syphilis cérébrale et la
paralysie générale sont deux affections distinctes,
indépendantes, que l'anatomie pathologique suffit à
le prouver, mais que les différences sont plus importantes encore au point de vue clinique. Et il signalait
surtout, comme particularités distinctives de la
syphilis cérébrale dans ses formes mentales : existence habituelle d'idées hypocondriaques au début;
rareté des délires exaltés; démence moins marquée;
absence du tremblement des lèvres et de la face et
légèreté de celui de la langue quand il existe; carac-

tère plutôt paralytique qu'ataxique de l'embarras de
la parole; ténacité de la céphalalgie nocturne; fréquence des paralysies oculaires se joignant à l'inégalité des pupilles (névrite optique double, atrophie
des papilles, choroïdite, cécité, strabisme, ptosis) et
aussi de parésies unilatérales ou localisées; cachexie
physique souvent très prononcée; irrégularité de
l'évolution. Dans son intéressant *Traité de la paralysie générale des aliénés* (2ᵉ édition, Londres, 1886),
Mickle a reproduit et développé les caractères de ce
diagnostic différentiel.

Mais c'est surtout le distingué professeur de Saint-
Louis qui en mettant au jour la *pseudo-paralysie
générale syphilitique* et en cherchant à la différencier de la véritable paralysie générale, a attiré
l'attention sur cette question, devenue depuis d'ac-
tualité. Pour lui, les principaux éléments de distinction sont les suivants : presque toujours sinon toujours, le délire dans la syphilis est absolument exempt
des divagations ambitieuses propres à la paralysie
générale; le tremblement y est moins commun, surtout celui de la langue et de la lèvre supérieure, et
aussi moins délicat; les troubles moteurs d'ordre
paralytique (hémiplégie, monoplégie, hémiplégie
faciale, paralysies oculaires) sont plus fréquents et
plus marqués; les ictus apoplectiques et les paralysies soudaines, attestant une lésion localisée, ouvrent
souvent la scène, tandis que, contrairement à ce qui
se passe dans la paralysie générale, les troubles intellectuels ne surviennent que plus tard; l'altération de
l'état général, quelquefois très précoce, avec amai-

23.

grissement, cachexie, faciès spécial (syphilitic appea-
rance), est plus particulière à la pseudo-paralysie
générale; celle-ci, de plus, n'a pas d'évolution définie,
méthodique; sa marche est irrégulière; ses manifestations symptomatiques et leur succession sont des
plus variables; sa durée est impossible à déterminer,
même d'une façon approximative; enfin sa curabilité
est non pas habituelle, non pas fréquente, mais possible.

Quant aux lésions anatomiques, elles sont également différentes dans les deux maladies et leur différence consiste surtout dans ce fait que dans la
pseudo-paralysie générale syphilitique, les altérations, au lieu de prédominer dans la substance grise,
occupent essentiellement les méninges, qui par le fait
d'une inflammation adhésive, deviennent adhérentes
entre elles et adhérentes au cerveau (symphyso
méningo-cérébrale, méningite hyperplasique, sclérose méningée).

Depuis Fournier, d'autres auteurs ont insisté sur
le diagnostic différentiel de la paralysie générale et
des syphilis cérébrales pseudo-paralytiques, notamment Savages et Hurd (Congrès de Washington, 1877)
et Motet (in Morel-Lavallée et Bélières, 1889). Ils n'ont
fait d'ailleurs que confirmer les caractères distinctifs
indiqués, et notamment l'irrégularité de la marche
et la curabilité possible de la paralysie syphilitique.

Il résulte de ces données que la plupart des auteurs
admettent, sous une étiquette ou sous une autre, une
pseudo-paralysie générale spécifique se séparant de
la vraie paralysie générale par des différences surtout

cliniques qui peuvent se résumer ainsi : démence
moins accusée; délire mélancolique habituel; délire
des grandeurs plus rare, plus cohérent; embarras
de la parole moindre, plutôt paralytique qu'ataxique;
tremblement de la lèvre et de la langue souvent
absent; phénomènes moteurs d'ordre paralytique
plus fréquents; marche plus .irrégulière; durée plus
longue; curabilité. Si l'on fait abstraction des particularités relatives à la marche, à la durée et à la
terminaison, qui, elles, sont pathognomoniques, nous
ne croyons pas qu'il existe, entre les deux états, de
différences bien évidentes au point de vue des phénomènes morbides. En tout cas, ces différences ne
sont ni assez importantes ni assez constantes pour
légitimer le diagnostic différentiel essentiellement
symptomatique qu'on s'est évertué à établir et nous
sommes, sur ce point, de l'avis du regretté A. Foville
qui pensait que le terme de pseudo-paralysie générale syphilitique devait être réservé aux cas où des
lésions différentes ont donné lieu à des symptômes
semblables. Pour qu'on puisse dire « pseudo-paralysie
générale », il faut en effet qu'il y ait similitude des
symptômes, tout au moins des symptômes essentiels;
faute de quoi le terme pseudo-paralysie générale
n'aurait plus sa raison d'être.

Sans nous embarrasser des nuances plus ou moins
problématiques qui peuvent séparer les deux maladies
au point de vue symptomatique, nous réservons
donc le nom de pseudo-paralysie générale syphilitique aux cérébropathies spécifiques qui, analogues
cliniquement à la paralysie générale, en diffèrent

absolument au point de vue de la marche et du pronostic, et par suite des lésions. La vraie paralysie générale a une *marche progressive*, un *pronostic fatal* et des *lésions irrémédiables*. La pseudo-paralysie générale, elle, qu'elle soit d'ailleurs infectieuse, comme dans la syphilis, ou toxique, comme dans l'alcoolisme, a une *marche régressive*, un *pronostic relativement favorable* et des *lésions curables*. Et toutes les fois que cette triple condition d'évolution régressive, de pronostic favorable et de lésions curables se trouve réalisé par un état morbide symptomatiquement identique à la paralysie générale, on peut lui appliquer l'épithète de pseudo-paralysie générale. C'est ainsi que nous comprenons pour notre part les pseudo-paralysies générales en général et la pseudo-paralysie générale syphilitique en particulier. Que si c'est le mot même de pseudo-paralysie générale qui paraît choquant, rien n'est plus simple que de considérer ces états comme des paralysies générales, mais alors des paralysies générales spéciales, auxquelles on pourrait appliquer l'épithète de *régressives* par opposition à la paralysie générale ordinaire qui, elle, est essentiellement *progressive*.

Quoi qu'il en soit, la pseudo-paralysie générale syphilitique peut se présenter sous une forme quelconque, démente, dépressive ou expansive. Ce qui la caractérise surtout, quel qu'en soit l'aspect, c'est que les symptômes atteignent très rapidement leur maximum d'intensité, et que, dès le début quelquefois, les malades paraissent plongés dans la démence et la cachexie gâteuse les plus complètes. Puis, au bout de quelque temps, surtout lorsque le traitement spécifique a été institué, on voit les symptômes s'amender par degrés et survenir soit une amélioration évidente, soit même une véritable guérison. Lors donc qu'on verra se produire chez un syphilitique, avec ou sans ictus prodromique, une démence et une parésie très rapides et très profondes, accompagnées ou non d'idées délirantes, on devra songer à la possibilité d'une pseudo-paralysie générale spécifique et établir un traitement approprié qui, souvent, sera suivi de succès. Quant aux lésions de la pseudo-paralysie générale syphilitique, elles ne peuvent pas toujours être précisées, en raison même de la curabilité relative de l'affection; mais, par cela même, il va de soi qu'elles ne sont pas irrémédiables et on peut dire que le plus souvent, on a affaire à des néoplasmes à évolution rapide, ayant agi par compression sur la masse du cerveau.

§ II. — DIATHÈSES

(FOLIES DIATHÉSIQUES)

La conception scientifique de la *diathèse* s'est beaucoup modifiée dans ces dernières années et, sous l'influence de remarquables travaux au premier rang desquels il convient de citer ceux de M. le professeur Ch. Bouchard, son domaine s'est précisé en même temps qu'amoindri.

Ch. Bouchard définit la diathèse : « un trouble permanent des mutations nutritives qui prépare, provoque et entretient des maladies différentes comme formes symptomatiques, comme siège anatomique, comme processus pathologique. Le lien commun de ces maladies différentes, mais de même famille, la cause commune qui les engendre et qui les associe, c'est le trouble nutritif général, c'e⸱ᵗ la diathèse caractérisée par la nutrition retarda⸱⸱⸱. La diathèse est un tempérament morbide ».

Nous parlerons uniquement ici des troubles intellectuels liés à l'arthritisme en général et à ses principales manifestations (rhumatisme, goutte, diabète) et de ceux plus rares qui s'associent au cancer. Nous avons mis à profit, pour la rédaction de cet article, la magistrale publication de MM. le professeur Lemoine et Huyghes sur « l'Arthritisme dans ses rapports avec le Nervosisme » (*Gazette médicale de Paris*, fév., mars et avril 1891) ainsi que le mémoire encore inédit de MM. Mabille et Lallement sur « Les Folies diathésiques », couronné récemment par l'Académie de médecine, et que nous avons pu consulter, grâce à l'obligeance de ses auteurs.

ARTHRITISME

L'arthritisme est un vice général caractérisé par un ralentissement de la nutrition (Bouchard). « Il est constitué par la somme d'une foule de manifestations qui toutes appartiennent à un cycle arthritico-nerveux dans lequel se trouvent côte à côte la migraine, l'épilepsie, la goutte, l'hystérie, le rhumatisme, le diabète, etc. Il comprend aussi l'athéromasie pré-

coco, les artérites avec angine de poitrine, le tout
en raison d'inflammations de nature et de siège particuliers. » (Pierret.)

L'arthritisme est caractérisé surtout par une tendance aux congestions (diathèse congestive de Cazalis
et Sénac). Par suite de ces congestions si fréquentes
ou en vertu d'une cause générale encore ignorée, la
nutrition générale y est profondément altérée. Les
combustions organiques se font mal, d'où, le plus
souvent, passage dans le sang de matières acides
telles que l'acide urique dans la goutte, l'acide lactique dans le rhumatisme, qui agissent sur l'économie à la façon des produits toxiques étrangers. C'est
ainsi que s'opère à la longue un travail de sclérose,
d'abord vasculaire, puis parenchymateux, portant
plus spécialement sur tel ou tel organe, suivant son
degré de résistance.

D'autre part, les arthritiques sont bien souvent
des dyspeptiques; beaucoup ont de la dilatation de
l'estomac et du trouble des fonctions intestinales.
C'est encore là chez eux une source d'empoisonnement, par voie d'auto-intoxication, à laquelle il
faut ajouter celle qui résulte de la non-rétention de
certains poisons physiologiques dans le foie sclé-
rosé.

C'est dans la fréquence des bouffées congestives
vers le cerveau et dans l'intensité de cette double
auto-intoxication qu'il faut rechercher l'origine des
troubles nerveux si fréquents chez les arthritiques.

Nous dirons un mot d'abord de l'état mental dans
l'arthritisme en général, puis des troubles intellec-

tuels spéciaux au rhumatisme, à la goutte et au diabète.

1° *Arthritisme en général.*

Les arthritiques présentent le plus souvent un
caractère spécial. D'après M. Lemoine, ce qui domine chez eux, c'est d'une part l'*inquiétude* qui
se traduit par de la mobilité, un besoin de remuer
et de changer de place, une grande sensibilité psychique avec indécision, anxiété, tristesse, d'autre
part la tendance à l'*hypocondrie* qui peut se présenter ici soit sous la forme *nosophobique* (souci
de la santé, maladies imaginaires), soit sous la
forme dite *morale* (découragement, pessimisme, vie
sans but, etc.).

A côté de ces marques pour ainsi dire distinctives
du caractère des arthritiques, il faut noter l'instabilité mentale, l'action excessive des objets ou circonstances extérieures sur l'humeur du moment, enfin,
les modifications de l'état psychique sous l'influence
du temps, de la température, des saisons, etc.

Les arthritiques sont parfois sujets à des *illusions*,
le plus souvent visuelles, consistant dans la transformation d'une ombre en objet animé et mobile, tel
que souris, chat, chien, etc. Ces illusions, fugitives
et peu durables, semblent en rapport avec les troubles de la circulation cérébrale, et coïncident avec
des bouffées d'hypocondrie. M. Lemoine les rapproche des accidents oculaires de la migraine (sco-
tome scintillant, hémiopie, mouches volantes), à cette
différence près que ceux-ci sont des phénomènes

purement sensoriels et non plus psycho-sensoriels.

Le besoin d'air et d'espace qu'éprouvent les arthritiques détermine chez eux de l'*oppression* et de la *gêne respiratoire* dans des conditions déterminées, par exemple, dans les églises, les salles de spectacle, les chambres fermées, dans les foules, dans l'obscurité, dans l'eau, etc. Cette anxiété, à la fois physique et morale, prend dans certains cas les proportions de la claustrophobie.

Le sommeil des malades est habituellement inquiet, peuplé de *rêves pénibles*, impressionnants, d'un souvenir intensif, quelquefois à répétition plus ou moins périodique, ayant pour point de départ des sensations organiques. Ou bien, c'est un demi-sommeil avec appréhensions vagues, tressaillements, crampes, contractures involontaires. A certains moments, il survient de véritables crises d'insomnie.

Les troubles mentaux des arthritiques, quels qu'ils soient, sont essentiellement mobiles et paroxystiques et soumis aux fluctuations de l'état physique. Ils peuvent s'aggraver ou au contraire s'atténuer et même disparaître sous l'influence de dérivations diverses, telles que les flux hémorroïdal ou menstruel, les crises de diarrhée, de polyurie, de glycosurie, d'hyperhydrose, les accès d'asthme ou de migraine, les poussées d'exanthèmes cutanés ou de fluxion articulaire, etc.

On observe souvent un balancement très net entre les accidents psychiques et les autres manifestations diathésiques, et cette loi s'applique non seulement aux simples modifications de l'état mental et moral,

mais encore et surtout aux accidents névrosiques ou
vésaniques plus graves, qu'on appelait autrefois à
tort pour ce motif : folie herpétique, dartreuse,
migraineuse, hémorroïdaire, asthmatique, etc.

Parmi les névroses liées à l'arthritisme, l'une des
plus fréquentes est sans contredit la *neurasthénie*.
Certains auteurs, comme Axenfeld et Huchard, considèrent cette affection comme se développant de
préférence sur un fond arthritique, et M. Lemoine,
allant plus loin, n'hésite pas à déclarer que dans la
plupart des cas, la neurasthénie est une *névrose
arthritique*. C'est aussi l'opinion de M. Bordaries
(Th. de Bordeaux, 1890). Cette conception pathogé-
nique paraît d'autant plus vraisemblable que l'arthritique, ainsi que nous l'avons vu, est avant tout un
inquiet et un anxieux, de sorte qu'il porte en lui, à
l'état de germe, au point de vue mental, les éléments
de l'émotivité neurasthénique.

Nous n'avons pas à décrire ici les symptômes et
variétés de la neurasthénie, à laquelle nous avons
consacré plus haut un chapitre spécial. Disons seulement que dans l'arthritisme, la névrose s'observe
sous toutes ses formes, viscérales ou cérébrales, et
que la plupart du temps elle s'y présente à l'état
simple et à tout âge, sans complication de dégénérescence.

L'hystérie (Huchard, Charcot), la chorée (chorée
rhumatismale), l'épilepsie (B. Teissier), l'angine de
poitrine (Landouzy), la paralysie agitante (Pierret,
Vaisselle) peuvent également avoir l'arthritisme pour
origine.

Il en est de même de la *folie* proprement dite. Le plus souvent, il s'agit dans ce cas, comme l'ont établi Rouillard, Mabille et Lallement, Lemoine et Huyghes, d'accès intermittents et quelquefois périodiques de mélancolie, surtout de mélancolie avec conscience, caractérisés par de la torpeur physique et intellectuelle, de l'inquiétude, des idées fixes, de l'hypocondrie, du découragement, de la tendance au suicide et des troubles gastro-intestinaux, avec des stigmates de neurasthénie plus ou moins marqués (céphalalgie, rachialgie, faiblesse des jambes, impuissance génitale, crises d'obsession, sueurs locales, etc., etc.), qui donnent fréquemment à la maladie l'aspect d'une névrose plutôt que d'une vésanie. Mais on peut observer aussi, croyons-nous, de l'excitation maniaque ou de la folie à double forme. Ces accès de folie accompagnent les diverses poussées de congestions locales ou, au contraire, alternent avec elles. Mabille et Lallement insistent beaucoup sur l'intermittence et la périodicité des troubles mentaux dans l'arthritisme, signes pour eux caractéristiques, à ce point qu'ils conseillent de rechercher l'existence de la diathèse dans l'ascendance et dans les antécédents personnels de tout malade chez lequel on voit l'aliénation et particulièrement la mélancolie survenir par accès. Les travaux de MM. Mabille et Lallement paraissent établir, en outre, et c'est là un point des plus intéressants, que les accès de folie chez les arthritiques, coïncident avec des modifications chimiques de l'organisme, notamment avec de l'hypoazoturie, de l'hypophosphaturie, de l'oxalurie, des variations notables dans le chiffre de l'urée, et en particulier avec de véritables *décharges d'acide urique*, qui annonceraient généralement la fin de l'accès. Les expériences des mêmes auteurs sur la toxicité comparative de l'urine dans l'intervalle et durant les accès à peine ébauchées, d'ailleurs, n'ont pas donné de résultats positifs. Ils ont constaté cependant, qu'à certains moments, cette toxicité tombe au-dessous de la normale, ce qui semblerait indiquer qu'à ces périodes il y a, chez les arthritiques, rétention de produits toxiques dans l'organisme.

Quant à la *paralysie générale*, elle paraît avoir des rapports étroits avec l'arthritisme. Bien des auteurs ont insisté déjà sur la fréquence de l'hérédité des tendances congestives dans la méningo-encéphalite chronique (Lunier, Doutrebente, Baillarger, Ball et Régis, etc.), et d'autres ont appelé l'attention sur l'existence, chez les paralytiques généraux, de quelques-uns des stigmates de l'arthritisme, tels que hémorroïdes, migraines, exanthèmes, diabète, fluxions articulaires, sueurs locales, etc. (Charcot, Charpentier, Lemoine). J'ai cité à cet égard, un cas assez curieux de rétraction de l'aponévrose palmaire (maladie de Dupuytren) chez un paralytique général, atteint d'arthritisme héréditaire.

Il y a donc des rapports évidents et fréquents entre l'arthritisme et la paralysie générale progressive. Quant à la nature de ces rapports, ils sont loin d'être éclaircis, et nous ne pouvons que signaler sur ce point l'opinion de M. Lemoine, pour lequel l'arthritisme serait la cause prédisposante de la paralysie générale, à laquelle elle préparerait le terrain par les congestions répétées et la surproduction de produits de désassimilation, et que développerait ensuite une cause occasionnelle, intoxication (alcoolisme, saturnisme) ou infection (syphilis, impaludisme).

Le *diagnostic* des troubles psychiques liés à l'arthritisme ne présente généralement pas de difficultés. Rappelons seulement que dans la majorité des cas de neurasthénie émotive et de folie intermittente, surtout de mélancolie avec conscience, on doit songer à cette diathèse et en rechercher la filiation et les stigmates chez le malade, sans omettre les renseignements précieux fournis par l'analyse complète et fréquente de l'urine.

Le *pronostic* de l'aliénation d'origine arthritique, si l'on excepte toutefois la paralysie générale, n'est pas grave à proprement parler et la guérison est à peu près constante. Mais il ne faut pas oublier que le propre des manifestations diathésiques, mentales ou physiques, c'est l'intermittence, et qu'on se trouve souvent ainsi en face d'une folie en apparence curable, mais en réalité désespérante par le retour périodiquement fatal de ses accès.

Le *traitement* doit s'adresser avant tout à la diathèse. L'état général du malade et de ses fonctions organiques, en particulier de la fonction gastro-intestinale et hépatique et de la fonction circulatoire; la composition du sang, de la sueur, surtout de l'urine; l'apparition ou la disparition d'un flux habituel (hémorroïdes), d'un exanthème, d'une crise d'asthme, d'une migraine, constituent autant d'indi-

cations précieuses pour le traitement. Il m'est arrivé
à plusieurs reprises, depuis que la pathogénie des
psychoses arthritiques est mieux établie, d'améliorer rapidement et sérieusement leurs manifestations par les alcalins à haute dose, la médication
salicylée et lithinée, les antiseptiques, les purgations
répétées, le lavage de l'estomac, etc., et, à l'heure
actuelle, j'essaie, chez un arthritique avéré et héréditaire, de rompre la périodicité jusqu'ici fatale
d'accès de manie suivis de dépression, c'est-à-dire
d'accès de folie à double forme revenant deux fois
l'année, par un traitement anti-arthritique préventif.

2° *Rhumatisme.*

(FOLIE RHUMATISMALE)

On sait que le rhumatisme articulaire, dans ses
manifestations aiguës, peut provoquer des accidents
méningitiques ou apoplectiques qui ont reçu le nom
de rhumatisme cérébral. Ces accidents peuvent à
leur tour s'accompagner de troubles délirants qui se
manifestent le plus souvent sous la forme aiguë ou
suraiguë avec incohérence, loquacité, excitation très
vive, etc. Mais ce n'est point là, à proprement parler,
de la vésanie ; c'est uniquement *du délire fébrile*,
méningitique, poussé au plus haut degré.

Les troubles vésaniques du rhumatisme, ceux qui
constituent ce qu'on a appelé la *folie rhumatismale*,
sont de deux ordres. Les uns existent dans le rhumatisme chronique ancien, en dehors des épisodes aigus

de la maladie ; les autres se lient intimement aux accès aigus du rhumatisme.

Signalés pour la première fois par Leuret en 1845, ils ont été surtout étudiés depuis par Mesnet, Griesinger, Morel, Fleming, Fraser, Simson, Simon, Maréchal, Ball et Faure, etc.

Les troubles intellectuels liés au *rhumatisme chronique*, consistant le plus souvent en *modifications du caractère*, rentrent dans ce que nous avons décrit plus haut sous le nom d'état mental de l'arthritisme. Nous n'avons donc pas à y revenir ici.

La véritable folie rhumatismale est celle qui survient à l'occasion des *épisodes aigus* du rhumatisme.

Le plus souvent, elle éclate pendant la convalescence ; parfois aussi, elle survient pendant le cours même de l'accès de rhumatisme, et dans ce cas, elle se substitue ordinairement aux accidents articulaires, qui peuvent reparaître une fois encore avec la disparition de l'accès de folie.

Presque toujours, la folie rhumatismale affecte la *forme mélancolique*, surtout lorsqu'elle survient au moment de la convalescence. Ce n'est que lorsqu'elle éclate au moment des symptômes articulaires qu'elle peut se traduire par un accès de *manie aiguë*.

Toutes les variétés de mélancolie peuvent s'observer dans le rhumatisme, depuis la simple dépression mélancolique jusqu'à la stupeur. Le plus souvent, il existe une torpeur plus ou moins profonde avec délire et hallucinations caractéristiques. Les malades ont des visions terrifiantes ; ils voient tout en feu (Mesnet) ; ils sont poursuivis par des bêtes féroces (Vaillard); ils voient des vers ramper sur leur lit (Burrows); ils se croient morts. Les hallucinations de l'ouïe, plus rares, revêtent le même caractère effrayant et consistent habituellement en des malédictions et des injures. Il s'y joint presque toujours de la sitiophobie, de la tendance au suicide et parfois des impulsions subites et violentes. Cet état n'est pas sans analogie, comme on le voit, avec la folie alcoolique, ce qui semble venir à l'appui des théories nouvelles qui font des manifestations rhumatismales le résultat d'une véritable auto-intoxication.

Quelle que soit la forme de folie qui se manifeste, le fond de l'état mental est souvent constitué par une *obtusion intellectuelle* plus ou moins grande, et même, quelquefois, par une diminution des facultés qui peut persister et devenir permanente.

Les accès d'aliénation, dans le rhumatisme, peuvent s'accompagner de mouvements choréiformes, et coexistent fréquemment avec les maladies du cœur et du péricarde.

Enfin, ils peuvent alterner, une ou plusieurs fois, avec les accidents articulaires, apparaissant quand ceux-ci disparaissent, et réciproquement.

PRONOSTIC. — La folie rhumatismale *guérit* dans la plupart des cas, trois fois sur cinq environ. Toutefois la guérison est rarement complète, absolue, en ce sens qu'il reste très souvent une certaine obnubilation de l'intelligence, et parfois même, de l'affaiblissement intellectuel.

Les *récidives* sont fréquentes, et un accès de folie

dans le cours d'une attaque de rhumatisme, prédispose à d'autres atteintes, dans des conditions analogues.

La *mort* est rare, et elle n'est presque jamais due à la folie elle-même, mais bien au rhumatisme, à ses complications et à l'état général qui l'accompagne.

Pas plus que la manie et la mélancolie simples, la folie rhumatismale n'est liée à des *lésions cérébrales* fixes, invariables ; le plus souvent, on ne trouve aucune lésion dans le cerveau, ou seulement les altérations habituelles de la folie aiguë généralisée.

Le *traitement* de la folie rhumatismale ne comporte pas d'indication spéciale, si ce n'est peut-être l'avantage qu'il y a, dans beaucoup de cas, à rappeler la fluxion articulaire, dont le retour suffit parfois pour faire disparaître les accidents intellectuels.

3° *Goutte.*

(FOLIE GOUTTEUSE)

Un grand nombre d'auteurs, tels que Sydenham, Todd, Garrod, Gairdner, Lorry, Clouston, Besnier, Lécorché, Sénac, Ball, Bouchard, Charcot, etc., ont signalé et décrit les troubles intellectuels qui peuvent survenir chez les goutteux. Ces troubles ne sont autres que ceux que nous avons indiqués à propos de l'état mental et des névroses des arthritiques. Quant à la folie de la goutte proprement dite, elle est assez rare, et il en a été peu question jusqu'à ce jour.

La plupart des cas cités, soigneusement relevés par MM. Mabille et Lallement, se rapportent à des accès de folie survenant durant l'accès de goutte ou alternant au contraire avec des manifestations goutteuses.

Lorsque la folie éclate à l'occasion d'un accès de goutte, il s'agit presque toujours de manie aiguë. Lorsque, au contraire, la folie alterne avec les symptômes de la diathèse, elle revêt ordinairement la forme mélancolique, avec torpeur intellectuelle et physique, dépression, hébétude, délire hypocondriaque, tendance au suicide. C'est alors surtout qu'on peut voir se produire un balancement plus ou moins périodique entre les manifestations vésaniques et les accidents articulaires, les dermatoses, les crises d'asthme, etc.

4° Diabète.

(FOLIE DIABÉTIQUE)

Les troubles psychiques du diabète ont été parfaitement mis en lumière par Marchal de Calvi, Legrand du Saulle, de Santos, Cotard, Lécorché, Fassy, Mabille et Lallement, etc. Ils se bornent presque toujours à des modifications plus ou moins profondes de l'intelligence et du moral et n'aboutissent que rarement à la folie confirmée.

L'état mental des diabétiques se traduit en général par de l'hypocondrie, de la torpeur, une somnolence quelquefois invincible, des craintes de ruine ou de malheur, des préoccupations sans motif, de la tendance au suicide. L'hypocondrie affecte nécessairement ici un caractère particulier : elle a pour objet la présence du sucre dans l'urine et pousse les malades à l'examiner, à la goûter, à multiplier les analyses, à disserter sur le chiffre de la glycose et la composition du régime alimentaire à l'exclusion de tout autre sujet. Il est à remarquer que cette hypocondrie est en raison directe de la quantité de sucre excrétée, car elle s'améliore dès que la dose de sucre diminue. Alors les malades redeviennent gais, dispos, confiants, moins soucieux d'eux-mêmes et plus accessibles aux préoccupations d'autrui. Quant aux craintes de ruine, elles ont pour effet de rendre les malades avares, parcimonieux à l'excès, obsédés par l'idée de faillite inévitable et par le désir de la mort qui peut seule les soustraire au déshonneur. La torpeur, elle, se caractérise par la fatigue intellectuelle, la crainte de l'effort psychique, « la perte d'appétit pour la pensée » (Lasègue). Ce qu'il y a de caractéristique dans l'état mental des diabétiques, c'est la concordance des fluctuations de l'état mental avec celles du sucre de l'organisme et l'influence pour ainsi dire barométrique de la composition de l'urine sur les dispositions intellectuelles et morales.

La folie proprement dite est rare, comme nous l'avons dit, dans le diabète. Lorsqu'elle survient, c'est habituellement sous forme de mélancolie, rémittente ou intermittente.

En général, c'est au début même du diabète que se déclarent les troubles psychiques. Quelquefois, cependant, ils n'apparaissent que tardivement. Dans certains cas, ils précèdent de plus ou moins longtemps la glycosurie et ils peuvent alors soit s'aggraver avec elle, soit au contraire, comme dans l'observation de Cotard, disparaître lorsque celle-ci se manifeste.

5° *Cancer.*

(FOLIE CANCÉREUSE)

Le cancer, on le sait, a des parentés qui tendent à devenir de plus en plus établies avec l'arthritisme. Bazin, et plus récemment le professeur Verneuil, se sont faits les défenseurs de cette idée. Guislain, Decorse, Sauze et Aubanel, Auzouy, Dagonet, Griesinger, Trousseau, Geoffroy et Berthier ont démontré que les cas de folie liée à une affection cancéreuse sont assez rares si l'on en excepte les cancers du cerveau qui eux agissent par un mécanisme différent, à titre d'affection locale au moins autant que comme diathèse.

Les cancers qui influent le plus sur le développement de la folie sont le cancer de l'utérus et celui de l'estomac. Ce qui est hors de doute, c'est que le cancer, chez la plupart des malades, détermine des *modifications du caractère*, de l'irritabilité, de la tristesse, du découragement, parfois aussi des idées de *suicide*.

Ce n'est que chez des prédisposés que peut survenir une *folie véritable*.

La folie liée au cancer est presque toujours la *mélancolie*, avec hallucinations, idées hypocondriaques ou de persécution. Comme dans la plupart des folies liées à des affections viscérales qui s'accompagnent de douleurs et de sensations morbides, la folie

liée au cancer se fait remarquer surtout par ces interprétations délirantes de sensations réelles qu'on
désigne sous le nom d'*illusions internes*. Les femmes
malades se prétendent enceintes, violées ; elles ont
des crapauds ou des serpents dans le ventre, etc., etc.

En dehors de cette particularité, la folie liée au
cancer n'a pas de signes caractéristiques qui méritent d'être signalés.

Son *diagnostic* peut présenter souvent des difficultés, car elle ressemble de tout point à la véritable
mélancolie, et le cancer reste souvent latent, comme
bon nombre d'affections organiques chez les aliénés.

Quant à son *pronostic*, il est grave, car l'accès de
mélancolie n'est jamais franchement aigu ; c'est un
accès subaigu, ou plutôt un accès de mélancolie délirante à marche lente et progressive, qui peut aboutir
à la démence, lorsque la mort ne survient pas par
suite des progrès de la cachexie cancéreuse.

CHAPITRE XII

FOLIES ASSOCIÉES AUX MALADIES DU SYSTÈME NERVEUX

(Maladies du cerveau. Maladies de la moelle. Névroses)

§ I. — FOLIES LIÉES AUX MALADIES DU CERVEAU

(PARALYSIE GÉNÉRALE, DÉMENCE APOPLECTIQUE)

PARALYSIE GÉNÉRALE

DÉFINITION. — La paralysie générale *est une affection cérébrale*, quelquefois *cérébro-spinale* (méningo-myélo-encéphalite chronique interstitielle diffuse), *essentiellement caractérisée par des symptômes progressifs de démence et de paralysie (démence paralytique), auxquels viennent fréquemment s'associer des symptômes accessoires divers, et notamment une folie de forme maniaque, mélancolique ou circulaire* (folie paralytique).

HISTORIQUE. — La découverte de la paralysie générale, dont Baillarger a pu dire avec raison qu'elle était le plus grand progrès que l'on puisse signaler dans l'histoire des maladies mentales, ne remonte pas à plus de soixante ans, bien qu'on ait essayé de démontrer qu'elle était autrefois connue et qu'Haslam et Perfect notamment en avaient rapporté des exemples à la fin du siècle dernier.

Esquirol commença le premier le mouvement, en signalant, d'une manière générale, l'extrême gravité des cas dans lesquels la paralysie complique la démence et la signification fâcheuse qu'il faut attribuer à l'embarras de la parole comme élément de pronostic.

Mais c'est à ses élèves qu'était réservé l'honneur de mettre la maladie véritablement en lumière. Georget la décrit, en 1820, sous le nom de *paralysie musculaire chronique;* Delaye, en 1824, sous celui de *paralysie générale incomplète,* qu'elle a conservé depuis ; Calmeil enfin, en 1826, sous celui de *paralysie considérée chez les aliénés.*

Tous regardent la maladie comme une forme spéciale de paralysie venant s'ajouter à la folie, c'est-à-dire *comme la complication d'une maladie mentale déjà existante.*

Mais déjà Bayle, en 1822, dans sa thèse inaugurale, avait formulé une opinion nouvelle, et changé la face des choses. Pour lui, la paralysie générale n'est pas une simple complication de la folie, mais une véritable *entité morbide.* Il la désigne sous le nom d'*arachnitis* ou *méningite chronique,* en raison de sa lésion prédominante, fait du délire ambitieux son symptôme nécessaire, caractéristique, et lui assigne une marche constante, divisée en trois périodes successives : l'une de *monomanie,* l'autre de *manie,* la troisième de *démence.* Comme Calmeil, il insiste sur ses caractères anatomo-pathologiques, et considère comme pathognomoniques les adhérences existant entre les méninges et les circonvolutions.

Les idées de Bayle sont acceptées peu à peu, et Parchappe, en 1838, va jusqu'à regarder la paralysie générale comme une folie spéciale, qu'il désigne sous le nom de FOLIE PARALYTIQUE.

Requin en 1846 fait une restriction à cette manière de voir, et, considérant que la paralysie générale, à laquelle il ajoute l'épithète de *progressive*, peut exister sans folie, il en admet deux formes : l'*une avec troubles intellectuels*, *l'autre sans aucun trouble de ce genre*. Cette distinction est confirmée et précisée par plusieurs auteurs, notamment par MM. Sandras, Lunier et Baillarger. Ce dernier même fait ressortir qu'au point de vue psychique, c'est la *démence* et non le *délire* qui constitue le symptôme essentiel de la maladie. Aussi, propose-t-il de l'appeler DÉMENCE PARALYTIQUE (1846).

A dater de ce moment, les recherches se multiplient et il paraît, sur la matière, une série de travaux importants parmi lesquels il faut citer surtout ceux de Ch. Lasègue, J. Falret, A. Linas.

En 1858, a lieu à la Société médico-psychologique, une longue et intéressante discussion qui consacre, malgré les objections de certains opposants, et notamment de Baillarger, les idées de Bayle, c'est-à-dire *le principe de l'essentialité de la paralysie générale*.

Depuis ce moment, jusqu'à l'époque actuelle, la théorie de la paralysie générale n'a plus été mise en cause.

L'idée d'entité morbide acceptée, on s'appliqua plus particulièrement à poursuivre l'étude des caractères de la maladie.

Dans une première période, remplie surtout par les travaux de Baillarger, on *s'attache à l'analyse clinique* et on perfectionne sa description.

Dans une seconde, on reprend l'*étude des lésions anatomo-pathologiques,* en lui appliquant le microscope. Ce n'est plus une méningite ou une méningo-encéphalite chronique qui constitue l'altération capitale de l'affection. C'est, pour les uns, une sclérose du tissu conjonctif interstitiel du cerveau, pour les autres une lésion dégénérative du grand sympathique, pour certains enfin, une myélite plutôt qu'une encéphalite.

Puis, l'attention est de nouveau reportée sur les altérations des méninges et de la couche corticale. La *théorie des localisations* fait son application à l'étude des symptômes de la paralysie générale, et on cherche à trouver dans ces localisations la raison des différences symptomatiques de la maladie (Foville).

Mais déjà, des faits cliniques nouveaux, tels que les *rémissions,* les *paralysies générales latentes,* les *paralysies générales à double forme,* et surtout les *pseudo-paralysies générales* syphilitique, saturnine, alcoolique ébranlent peu à peu la *théorie unitaire,* qui ne peut les expliquer, et M. J. Falret en vient jusqu'à dire en 1877 que l'*histoire de la paralysie générale est à refaire.*

Aussi, Baillarger (1882-1883) propose-t-il, avec raison, d'en revenir à *la théorie dualiste,* soutenue par lui en 1858, théorie qui admet, dans ce qu'on appelle la paralysie générale, deux affections bien distinctes susceptibles d'être associées comme d'exister l'une sans l'autre : 1° la DÉMENCE PARALYTIQUE, maladie principale ; 2° la FOLIE PARALYTIQUE, maladie accessoire.

Cette théorie dualiste sur laquelle Baillarger n'a cessé de revenir jusqu'aux derniers jours de sa vie, compte aujourd'hui de nombreux partisans. Certains aliénistes tendent même, à l'heure actuelle, à considérer la paralysie générale non plus comme une maladie unique, mais comme un groupe de maladies plus ou moins distinctes suivant ses causes ou ses lésions, « comme un genre comprenant plusieurs espèces » (Ball).

Là s'arrête l'histoire de la paralysie générale. En résumé, quand on embrasse d'un coup d'œil d'ensemble l'évolution scientifique de cette maladie, on remarque qu'elle a passé surtout par trois phases principales : 1° dans la première, elle est considérée *comme une complication de la folie ;* 2° dans la seconde, elle représente une *unité morbide* ayant, entre autres, la folie pour symptôme ; 3° dans la troisième enfin, qui est la période actuelle, elle tend déjà à être regardée sinon comme un groupe d'*affections cérébrales* ou *cérébro-spinales*, tout au moins comme une DÉMENCE PARALYTIQUE à laquelle vient s'associer, plus ou moins fréquemment et dans des conditions variables, la folie.

Ces diverses fluctuations et ces façons différentes de concevoir la paralysie générale n'ont en rien influé, du reste, sur les progrès de son étude clinique, qui, aujourd'hui, est l'une des plus avancées de la médecine mentale tout entière.

DESCRIPTION. — Partisan, avec M. Baillarger, de la théorie dualiste de la paralysie générale, qui me parait le mieux répondre à la nature des faits, je crois que la maladie dans sa forme la plus exacte, la plus simple et la plus vraie, est représentée cliniquement, non par telle ou telle forme délirante, mais au contraire par la paralysie générale sans délire, par la DÉMENCE PARALYTIQUE, essentiellement constituée par une démence et une paralysie progressives.

Contrairement à ce qui se fait d'habitude, il me parait donc rationnel, et, en même temps, plus fructueux pour l'étude, de décrire d'abord le type de la maladie, c'est-à-dire la démence paralytique. Ce type connu, nous pourrons examiner, dans la sphère de la folie proprement dite, les divers phénomènes qui se surajoutent plus ou moins habituellement à la démence paralytique et leurs divers modes d'association.

DÉMENCE PARALYTIQUE

(PÉRIODE PRODROMIQUE OU PRÉPARALYTIQUE)

Il n'est peut-être pas de maladie qui s'établisse avec plus de lenteur que la paralysie générale. A moins que son début n'ait coïncidé avec un ictus congestif, *son invasion est tellement lente et insensible* qu'il

est presque toujours impossible de lui assigner son
véritable début et que son origine se perd, pour ainsi
dire, dans la nuit du passé. Quand on scrute attentivement la vie des paralytiques, et qu'on insiste auprès
de leurs familles, on en arrive à découvrir que les
premières altérations de l'intelligence, du moral et
des fonctions organiques qui ont marqué l'éclosion
de la maladie remontent souvent à plusieurs années
avant son apparition évidente. Il y a là une véritable période prodromique, appelée encore période
prédélirante (Christian) ou *préparalytique* (Régis)
par analogie avec la période préataxique du tabes.

Cette période, dont quelques symptômes seulement
sont connus, mériterait une étude particulière. Je
me borne à énumérer sommairement ici ses principales manifestations, qui sont surtout d'ordre physique et organique.

L'aspect général des futurs paralytiques se modifie très souvent longtemps à l'avance. Leur physionomie change : ils ont le teint mat, les chairs flasques
et pâles, les traits tirés et moins expressifs, les cheveux et les sourcils ordinairement secs et raréfiés,
les yeux dépourvus d'éclat et d'humidité. Leurs dents
cariées, incomplètes, se détachent quelquefois spontanément, tandis que le bord libre des gencives devient
le siège d'une exulcération quasi scorbutique.

Du côté de la motilité et de la sensibilité on peut
rencontrer : des spasmes, des convulsions (épilepsie
jacksonnienne), des paralysies, presque toujours sous
forme de paralysies oculaires (strabisme, diplopie,
ptosis, inégalité et immobilité des pupilles), qui sont

relativement très fréquentes dans les années qui précèdent la paralysie générale. On constate encore : des hyperesthésies ou des anesthésies des organes des sens et de la surface cutanée, la perte de la mémoire de localisation des sensations tactiles (Ziehen), des troubles variés des réflexes, surtout la perte du réflexe crémastérien avec insensibilité testiculaire et atrophie de l'organe. Il n'est pas rare non plus, d'observer certains troubles nerveux tels que céphalalgie, névralgies, migraine ophthalmique (Charcot), crises gastriques et vésicales analogues à celles du tabes (Hurd), symptômes de neurasthénie cérébrale ou spinale, d'épilepsie partielle et même d'hystérie.

Le sommeil est une des premières fonctions troublées et il est rare qu'il reste tout à fait indemne. Il est léger, pénible, coupé de rêves et de cauchemars, de crampes, de soubresauts, quelquefois même de convulsions épileptiformes. Très souvent, la respiration y affecte un type particulier. Elle s'exécute sous forme de courtes inspirations qui soulèvent à peine la poitrine et que coupent des temps d'arrêt, suivis de distance en distance d'expirations prolongées et plaintives. Il y a là un mode de respiration somniaque caractéristique, que j'ai rencontré bien des fois dans la paralysie générale, à toutes ses périodes.

Un autre signe non décrit et qui, tant par sa fréquence que par sa facilité de constatation me parait mériter une mention spéciale, c'est l'état du sternum, qui, sous l'influence d'un lent travail de périostose, finit par amoindrir l'élasticité de la cage thoracique, en même temps que l'appendice xyphoïde s'ossifie, se déprime, s'allonge et se recourbe vers l'abdomen en provoquant parfois de sourdes douleurs. Dans certains cas, la poitrine tend véritablement à s'immobiliser et la respiration devient presque exclusivement ventrale, surtout pendant le sommeil.

Du côté des fonctions organiques et trophiques, les altérations ne sont pas moins fréquentes et moins nombreuses. Je signale : les caprices de l'appétit, la tendance à la dilatation de l'estomac et de l'intestin, les douleurs et vomissements gastriques simulant une maladie grave de l'estomac, la constipation habituelle alternant avec des coliques et des diarrhées subites, des palpitations et de la faiblesse du cœur, une grande sensibilité au froid, des troubles vasomoteurs en particulier des bouffées d'hypérémie céphalique, des accidents trophiques tels que dystrophie et chute spontanée des ongles, mal perforant, arthralgies, etc., des alternatives de suppression et d'exagération de la sueur ou de flux périodiques, menstrues, hémorroïdes, des modifications plus ou moins passagères dans la quantité et la qualité de l'urine (polyurie, glycosurie, peptonurie), enfin des altérations en divers sens de la puissance génésique.

Psychiquement, le futur paralytique conserve toutes les apparences de l'intégrité intellectuelle la plus complète. Mais il sent lui, que son énergie mentale diminue et décline lentement, que le travail lui est pénible, que sa mémoire a des défaillances, et que c'est de plus en plus par une espèce d'automatisme professionnel qu'il accomplit à peu près correctement sa tâche de chaque jour. Certains suivent avec anxiété le lent travail de désorganisation physique et psychique qui s'opère en eux, et c'est ainsi qu'absolument conscients de leur état et parfois même prescients de leur avenir, ils peuvent à ce moment annoncer leur paralysie générale future ou essayer de s'y soustraire par la mort. Enfin, le caractère s'altère peu à peu ; les malades sont sombres, préoccupés de leur état ; ils s'irritent facilement, s'emportent, changent d'humeur, ont des incertitudes, se montrent indifférents à tout. Parfois, ils ont de véritables accès de tristesse névropathique avec crises de pleurs ; ou bien ils deviennent hypocondriaques, se plaignent de palpitations, d'étouffements, de sensations et de maux de toute sorte ; ils vont consulter sur leur état, ne cessent de se lamenter et se gorgent de médicaments. D'autres fois, au contraire, ils se sentent dispos, vigoureux, bien portants, ils éprouvent un bien-être anormal et montrent pour le travail une ardeur extraordinaire.

Tel est, dans son ensemble, le tableau des signes que l'on peut observer, en tout ou partie, dans les années qui précèdent l'éclosion de la paralysie générale. Mais enfin, cette lente incubation s'achève et l'invasion de la maladie commence.

Déjà, *certaines défaillances intellectuelles, morales* et *physiques* se manifestent, avant-coureurs de la déchéance prochaine. « L'observateur attentif, dit M. J. Falret, commence déjà à constater quelques absences momentanées de mémoire ou d'intelligence, de véritables lacunes dans les conceptions, en un mot, des traces non contestables de *démence commençante* qui sont comme la marque caractéristique de cette maladie mentale, même dès ses premiers débuts. »

Ces défaillances se résument : INTELLECTUELLEMENT, en des faux pas étranges de la mémoire, des fautes d'orthographe ou des erreurs de calcul non habituelles, un défaut de suite dans les combinaisons et les projets, une impuissance absolue de rien terminer, etc. MORALEMENT, et cela frappe surtout chez les malades des classes supérieures, on voit apparaître un oubli tout à fait frappant des règles de la politesse et de la bienséance, une négligence dans la tenue, quelquefois aussi de l'indélicatesse et de la grossièreté, enfin, une tendance plus ou moins marquée à l'alcoolisme, à l'érotisme cynique, aux actes délictueux, surtout aux vols absurdes et sans but. PHYSIQUEMENT, le malade devient inhabile, maladroit, inapte au travail de sa profession ; s'il est artisan, il gâche son ouvrage, le recommence pour le faire plus mal encore, et perd de plus en plus l'aptitude aux mouvements délicats et de précision, si bien qu'il est renvoyé de chez tous ses patrons, et finit par ne plus trouver d'ouvrage. En même temps apparaissent *quelques troubles légers de la parole*, consistant dans une certaine hésitation, surtout apparente après les repas, et quelquefois aussi, de véritables attaques congestives, à type apoplectiforme ou épileptiforme.

En un mot, dans les trois modalités de l'individu surviennent déjà des *signes d'affaiblissement* qui, s'accentuant par degrés, attirent peu à peu l'attention, et conduisent progressivement le malade à la première période de son affection.

PREMIÈRE PÉRIODE

Dès lors, la démence paralytique est constituée, et elle se caractérise, dès l'abord, par deux ordres de symptômes : les uns *physiques*, les autres *intellectuels* et *moraux*.

1° SYMPTÔMES PHYSIQUES. — Les symptômes physiques consistent en *troubles de la motricité*, en *troubles de la sensibilité*, en *troubles des fonctions organiques.*

A. — TROUBLES DE LA MOTRICITÉ. — Les principaux troubles de cette nature sont : *l'embarras de la parole*, le *tremblement*, *l'affaiblissement musculaire* et les *troubles oculo-pupillaires*.

L'embarras de la parole est le symptôme capital, pathognomonique de la paralysie générale. Tant qu'on ne l'a pas constaté, quels que soient les autres symptômes, on peut soupçonner, on ne peut *affirmer l'existence de la paralysie générale.*. On comprend donc de quelle importance est son étude. Cette hésitation de la parole est très difficile à décrire, mais lorsqu'on est habitué à l'entendre, on en arrive à en saisir aisément tous les caractères et les moindres nuances, sauf dans le début, où elle n'est perceptible qu'à des oreilles exercées. Tout d'abord, l'hésitation n'est pas continue, elle ne se manifeste que d'une façon *intermittente*.

Quand le malade sort de table, ou qu'il est fatigué

par une lecture ou une longue conversation, c'est
alors une syllabe mal prononcée, répétée, un *accroc*,
comme on l'appelle ; l'émission du son reste un instant suspendue sur cette syllabe à laquelle elle s'ac-
croche, puis, après ce faux pas qui n'a duré qu'un
éclair, elle redevient aisée. Ou bien, la parole devient
lente, *traînante*, comme *psalmodiée*. Peu à peu,
cette hésitation s'accentue et devient perceptible pour
tous. Elle revêt surtout deux formes assez distinctes :
la forme *ataxique* consistant dans une espèce d'in-
coordination de la parole qui court, se heurte, se pré-
cipite et fait de continuels faux pas ; la forme *paralytique* consistant dans une *lenteur scandée* et *psalmodiée*, dans une véritable *épellation* des mots et
des syllabes. Cette dernière forme est plus fréquente
dans la démence paralytique simple et chez la femme.
— Dans la première, chaque émission de son, chaque
début de phrase, sont précédés d'une série de *tressaillements fibrillaires*, *ataxiformes* des lèvres, en
sorte que, presque toujours, un certain temps s'écoule
entre le moment de l'effort et celui où se produit la
première émission du son. Pour s'en assurer, on fait
prononcer au malade des mots difficiles, et comme,
en général, ce sont les labiales qui sont le plus mal
articulées parce qu'elles exigent le rapprochement
des lèvres qui ne peuvent plus rester accolées, en
raison de l'ataxie, il faut faire dire aux malades des
mots à labiales dans lesquels ils ne trouvent pas de
syllabes pour s'appuyer ; par exemple : *inamovibi-
lité*, *incompatibilité*, ou des mots à linguales et à
dentales comme : *artilleur d'artillerie*.

LE TREMBLEMENT est un des premiers phénomènes qui se manifestent au début de la paralysie générale ; le premier, a dit Ch. Lasègue. Il affecte plus spécialement la langue, les lèvres, les muscles de la face et les extrémités supérieures et inférieures. Ce tremblement, surtout au début, n'est pas un tremblement en masse, comme celui de l'alcoolisme par exemple ; c'est un tremblement très fin, ataxique, *fibrillaire*, comme on l'appelle. Il est *intermittent* et se manifeste particulièrement au moment où le malade veut faire un effort. S'il veut parler, tous les muscles de ses lèvres et même de sa face entrent en jeu, et se livrent avant et pendant l'émission de la parole à des tressaillements fibrillaires plus ou moins marqués. La projection de la langue hors de la bouche se fait par saccades et son maintien au dehors est très difficile (mouvement de trombone, Magnan). Dans les mains le tremblement se prononce davantage aussi lorsque le malade veut faire un effort, porter les mains à sa bouche, se boutonner, ramasser un objet délié, accomplir un mouvement précis. L'*écriture* est altérée, finement tremblée, couverte de ratures, pleine d'omissions, de fautes d'orthographe et de grammaire (écriture dysgrammatique et ataxique). Dans les membres inférieurs le tremblement s'accuse aussi dans la marche, et s'observe surtout lorsqu'on fait pivoter brusquement le malade sur lui-même. Le tremblement de la paralysie générale appartient avec celui de l'alcoolisme et de la maladie de Basedow, à la catégorie des tremblements à oscillations rapides ou vibratoires de Charcot (huit à dix secousses par

seconde). Il diffère donc, à ce point de vue, du tremblement de la paralysie agitante, du tremblement sénile et du tremblement mercuriel, qui ne comptent
que quatre à six secousses par seconde.

L'affaiblissement musculaire est plutôt une *parésie*
qu'une *paralysie*. Il est certain que les forces musculaires sont diminuées, mais moins cependant que
ne pourraient le faire supposer l'inhabileté et l'incapacité des malades. En effet, le dynamomètre et le
myographe accusent jusqu'aux dernières périodes
une persistance moyenne de la force musculaire proprement dite. Cependant les malades se fatiguent
vite et sont incapables de grands efforts. Les tracés
myographiques obtenus chez eux (Chambard) sont
caractéristiques. La ligne d'ascension est plus irrégulière et la ligne du tétanos physiologique coupée
elle-même par des secousses ataxiques plus ou moins
étendues.

Les troubles oculo-pupillaires consistent surtout
soit dans une *contraction exagérée des pupilles*
(myosis) qui peut aller jusqu'au resserrement punc-
tiforme, soit ce qui est bien plus fréquent, dans une
inégalité de dilatation des pupilles. Si l'on ne tient
compte que de ce dernier symptôme, il est certain,
comme on l'a dit, qu'il n'est pas constant, et qu'il
manque dans un tiers des cas environ ; mais si l'on
note tous les troubles oculo-pupillaires, contraction
exagérée, dilatation inégale, etc., il est exceptionnel
de ne rien constater. Au reste, il se peut que le resserrement exagéré masque une inégalité trop petite
pour être apparente ; car dans certains cas, cette

inégalité se révèle par l'administration de la belladone. On a attaché beaucoup d'importance à la question de savoir quelle était la pupille altérée, de la
plus dilatée ou de la moins dilatée, et on a aussi
voulu voir une relation intime entre le côté de la
plus grande dilatation pupillaire et la forme mentale
de la maladie. L'inégalité en faveur de la droite
existerait dans la forme dépressive, l'inégalité en faveur de la gauche dans les formes expansives. Quant
à la pupille altérée, on s'accorde à reconnaître que
c'est *la pupille la plus dilatée*, sous l'influence d'un
trouble d'innervation du sympathique ou du moteur
commun, et le fait a son importance, car la pupille
malade peut indiquer, dans une certaine mesure,
dans quel hémisphère les lésions sont prédominantes.
Outre leur resserrement et leur inégalité de dilatation,
les pupilles peuvent être encore déformées, déchique-
tées, paresseuses à la lumière et à l'accommodation.
Enfin, il existe parfois d'autres troubles oculaires
divers, tels que l'amaurose, le ptosis, l'achromatopsie,
l'érythropsie (Ladame), le nystagmus, etc.

B. TROUBLES DE LA SENSIBILITÉ. — On a signalé l'*anesthésie cutanée*, surtout au niveau de certaines régions,
et notamment la partie antérieure du thorax, comme
un signe du début de la paralysie générale. Ce qui
paraît plus certain, c'est qu'à partir du moment où
la maladie est constituée, la *sensibilité tactile* s'é-
mousse, bien qu'il soit difficile de le constater d'une
façon rigoureuse, en raison de l'état de démence qui
existe chez les malades. Il en est de même de la *sen-*

25.

sibilité spéciale qui perd de sa perfection. Certains auteurs attribuent même une grande importance à l'affaiblissement des sensations gustatives et olfactives. Quant aux *réflexes*, leur état est variable. D'après Bettencourt-Rodrigues, le plus souvent les réflexes cutanés seraient diminués ou abolis et les réflexes tendineux exagérés.

C. TROUBLES DES FONCTIONS ORGANIQUES. — Ces troubles sont peu marqués à la première période; ce sont surtout les *troubles digestifs* qui dominent, et qui consistent dans l'exagération de l'appétit et la tendance à la constipation.

2° TROUBLES DE L'INTELLIGENCE ET DU MORAL. — Les troubles de l'intelligence et du moral se résument dans un *affaiblissement progressif* de toutes les facultés.

La mémoire devient de plus en plus infidèle, les malades perdent le souvenir des dates, des noms, des événements récents, de ce qu'ils ont fait la veille ou veulent faire à l'instant, tout en conservant intacts les souvenirs anciens; leur imagination, leur raisonnement, leur attention, leur volonté s'obscurcissent de plus en plus. Ils peuvent bien encore remplir leurs devoirs de société, et même continuer par une sorte d'habitude acquise, certains travaux intellectuels faciles qui ne nécessitent aucun effort d'imagination ou d'initiative, mais ils sont incapables d'un travail sérieux. Ils font de grosses erreurs de calcul, ils n'achèvent pas leurs phrases, ont des conversations décousues, se perdent dans les rues.

Moralement, ils deviennent plus indifférents et manifestent une altération progressive des sentiments affectifs, avec faiblesse irritable des plus marquées.

En un mot, ils baissent de plus en plus et réalisent, au point de vue intellectuel et moral, le tableau ordinaire de la *démence*.

DEUXIÈME PÉRIODE (PÉRIODE D'ÉTAT)

La transition de la première à la seconde période est artificielle et ne repose sur aucun signe bien net. Elle se reconnaît aux progrès des symptômes signalés plus haut, surtout de la démence et de la paralysie, et souvent aussi, à l'exagération de l'*embonpoint* qui survient à ce moment.

A part les épiphénomènes de divers ordres qui peuvent venir la traverser, elle est essentiellement constituée par l'accentuation progressive des symptômes physiques et intellectuels déjà existants. La *parole* devient de plus en plus embarrassée pour en arriver, à la fin de cette période, à devenir presque incompréhensible ; le *tremblement*, la *parésie*, l'*incertitude* des mouvements et de la marche s'accroissent ; l'*intelligence* s'affaiblit, les idées se circonscrivent de plus en plus et se limitent peu à peu aux choses de la vie matérielle, aux besoins de l'existence. Les malades en viennent à n'avoir aucune notion de ce qui se passe autour d'eux ; ils se livrent à des actes absurdes, automatiques, enfantins, sont malpropres, mal vêtus, ramassent des ordures, des cailloux, des

chiffons de papier dont ils emplissent leurs poches.
Ils oublient qu'ils sont mariés, qu'ils ont des enfants;
ils vivent dans la répétition monotone des mêmes
mots et des mêmes idées. Aux troubles oculo-pupillaires se joignent parfois de la *diplopie*, de l'*amaurose*, etc. ; aux troubles musculaires des *contractures*,
en particulier du côté de la tête qui se raidit et ne
touche plus un seul instant l'oreiller dans le décubitus dorsal. Il survient aussi très fréquemment du
mâchonnement, espèce de mouvement de rumination
ou de dégustation quelquefois incessant, et un *grincement des dents* caractéristique, qui peut aller à la
longue jusqu'à user les dents et s'entend presque toujours à une très grande distance.

La *faiblesse musculaire* s'accentue au point que la
marche devient de plus en plus malaisée, les chutes
sont fréquentes, les malades portent difficilement la
nourriture à leur bouche. Ils engraissent quelquefois
considérablement; ils deviennent de plus en plus vo-
races et gloutons. Enfin, ils ont un facies spécial
qu'on désigne sous le nom de *masque paralytique* et
qui consiste dans la couleur terreuse et la flaccidité
des joues avec effacement des plis cutanés, surtout
des sillons naso-labiaux, et qui enlève au visage
toute vivacité et toute expression.

Après une durée plus ou moins longue de cette période qui, suivant qu'elle est traversée ou non par
des complications congestives, peut durer quelques
mois ou même plusieurs années, le malade s'achemine
peu à peu vers la période terminale qui est marquée,
elle, par l'apparition d'un signe caractéristique : le

relâchement des sphincters, dont la conséquence est *l'état gâteux*.

PÉRIODE TERMINALE

A dater du moment où le malade commence à gâter, il entre dans la période ultime de la maladie.

Il commence habituellement par uriner la nuit dans son lit, puis dans ses vêtements, d'abord d'une façon intermittente, ensuite d'une façon continue ; peu à peu il en arrive à laisser échapper ses matières fécales, et devient complètement gâteux ; ses sphincters vésical et rectal sont paralysés. Plus rarement, cette paralysie se traduit par une rétention d'urine ou de matières fécales.

Le paralytique, dès lors, se dégrade de plus en plus ; il marche lourdement, ou d'une façon ataxique, toujours prêt à tomber ; bientôt il ne peut plus se tenir debout ; il est incapable de s'habiller, de procéder aux actes les plus simples de la vie ; il est tout à fait malpropre, mange gloutonnement, se nourrit d'ordures et dévore même quelquefois ses excréments. La physionomie exprime l'*hébétude* et la *démence la plus complète* ; l'*inégalité pupillaire* est le plus souvent très apparente ; l'*embarras de la langue* est tel que la parole n'est plus qu'un bredouillement incompréhensible, compliqué parfois d'une véritable aphasie ; le *grincement des dents* et le *mâchonnement*, lorsqu'ils existent, deviennent très marqués ; les *tremblements spasmodiques* des mains, des lèvres, de la langue très accentués ; les *contractures*, surtout

celle du cou, sont très manifestes; la *sensibilité* est
nulle ou presque nulle; la *paralysie du pharynx* se
joint à celle des sphincters, à ce point que les aliments, avalés gloutonnement, s'entassent fréquemment dans l'isthme du gosier et déterminent parfois
une *asphyxie par bol alimentaire*, qui peut entraîner la mort. Enfin, de dégradation en dégradation,
les malades en arrivent à ne plus quitter leur lit, à
devenir *grabataires*, et bientôt, sous l'influence de
l'altération du système nerveux, ils présentent des
troubles trophiques et de *dégénérescence* divers, tels
que: amaigrissement cachectique, tendance aux fractures et aux luxations, niée cependant par Christian,
érythèmes, abcès, mal perforant du pied, chute
spontanée et dystrophie des ongles et des dents, hé-
matômes du pavillon de l'oreille, purpura, eschares
du sacrum, de la région fessière, du talon, etc. Celles
de ces complications qui donnent lieu à une suppuration abondante, peuvent, par la révulsion ainsi produite, amener une régression dans l'évolution des
symptômes. On a remarqué également qu'en dépit du
mauvais état général du sujet, toutes ces maladies
incidentes, fractures, abcès, phlegmons, mal perforant, etc., avaient d'habitude une tendance surprenante à guérir.

L'hématôme de l'oreille, la seule de ces complications qui, par sa fréquence et les discussions auxquelles elle a donné lieu, mérite de nous arrêter un
instant, peut être simple ou double. Cette tumeur
sanguine peut, il est vrai, s'observer quelquefois dans
d'autres formes de maladies mentales, notamment

dans l'épilepsie, l'idiotie, la mélancolie, la manie, etc., comme aussi chez les lutteurs de profession, mais elle est surtout fréquente dans la paralysie générale. L'épanchement se produit souvent avec une grande rapidité et se développe en quelques heures; dans la majorité des cas, il met plusieurs jours à s'établir. La tumeur, plus ou moins considérable, peut aller du volume d'une noisette à celui d'un œuf de pigeon. Elle occupe tout le pavillon de l'oreille, mais respecte le lobule. Au début, elle communique au toucher la sensation de crépitation. Incisée, elle donne issue à du sang mêlé à de la sérosité. Malgré sa gravité apparente, cette tumeur guérit presque toujours au bout de quelques semaines. Mais il reste une déformation, le plus souvent indélébile, et caractéristique. Au point de vue anatomique, l'hématome est constitué par un épanchement situé pour les uns (Foville) sous le périchondre, pour d'autres (Mabille) entre le cartilage et la peau; pour certains enfin (Vallon) dans l'épaisseur du périchondre.

On ne s'entend pas non plus sur sa pathogénie. Pour quelques auteurs, l'hématome est constamment le résultat d'un traumatisme et surtout de coups; pour d'autres, il est spontané, et résulte d'un trouble dans l'innervation du grand sympathique. Il est probable que sa cause essentielle consiste, en effet, dans un trouble de circulation, et que, par suite de cet état préparatoire, il suffit du moindre choc, comme le simple frottement des oreilles sur les draps, par exemple, pour déterminer son apparition.

Pendant ce temps, le malade s'affaisse de plus en

plus au point de vue intellectuel et moral ; ses idées
se rétrécissent et s'annihilent peu à peu, il ne reconnaît plus personne, ne trahit aucune émotion, aucun
sentiment, ne se souvient de rien, ne manifeste de
désir que pour sa nourriture, et finit par être réduit,
comme on l'a dit, à un tube digestif.

Arrivé à ce degré, le paralytique présente le tableau
de la déchéance la plus profonde et la plus lamen-
table, il n'a plus rien d'humain, et tombe, véritablement, à l'état d'animal inférieur.

La *mort* est la terminaison constante de cet état.
Elle a lieu soit par les progrès même de la *déchéance
physique* (marasme ou cachexie paralytique), soit
par le fait d'une *complication quelconque* (maladie
incidente, congestion pulmonaire hypostatique), soit
enfin à la suite d'*attaques congestives*.

La fréquence et l'importance de ces attaques nous
oblige à en dire un mot.

La *congestion cérébrale* joue un rôle capital dans
l'existence de la paralysie générale. Elle peut en
ouvrir la marche, au début, comme elle peut la terminer brusquement par la mort à la dernière période.
Enfin, elle peut se manifester à un moment quelconque, pendant le cours de sa durée. Cette congestion
cérébrale se manifeste sous les formes les plus diverses,
à ce point que certains auteurs, comme Aubanel et
Marcé, en ont distingué jusqu'à six ou huit variétés.
En réalité, celles qui se produisent sous forme d'attaque congestive et constituent une véritable complication sont les formes suivantes : 1° *comateuse* ;
2° *hémiplégique* ; 3° *apoplectiforme* ; 4° *épileptiforme*.

Dans la *forme comateuse*, le malade commence par manifester une tendance à la somnolence, à l'hébétude, à l'inertie physique et intellectuelle. Sa figure se congestionne, et, en peu d'heures, cet état arrive jusqu'au coma, avec résolution musculaire et insensibilité complète, sans difficulté appréciable, le plus souvent, de la respiration. Ces accidents, ordinairement sans gravité, se dissipent assez rapidement sous l'influence d'un traitement approprié.

Dans la *forme hémiplégique*, l'hémiplégie se produit d'emblée, et, pour ainsi dire, sans prodromes. Tout à coup le malade laisse tomber un objet qu'il tenait à la main ou fléchit sur l'une de ses jambes, et aussitôt apparaît une hémiplégie ou une monoplégie qui persistent plus ou moins longtemps, mais en général tendent à disparaître ou tout au moins à s'atténuer au bout de quelques jours.

Dans la *forme suivante*, il se produit une véritable attaque à *type apoplectiforme*. Le malade tombe comme foudroyé et perd connaissance; un état comateux se produit avec congestion violacée de la face, respiration stertoreuse, ronflante, écume aux lèvres, résolution musculaire, relâchement des sphincters. La mort peut survenir à ce moment; mais le plus souvent cet état cesse au bout de quelques minutes et après une période de transition plus ou moins longue, marquée surtout par l'hébétude et la somnolence, le malade revient à lui-même en conservant, dans certains cas, soit une hémiplégie passagère, soit une faiblesse des sphincters vésical et rectal.

L'*attaque épileptiforme*, la plus fréquente et la plus grave de toutes les complications congestives de la paralysie générale, se manifeste également par une perte subite de connaissance, avec cri initial, pâleur, puis rougeur de la face, écume sanguinolente, enfin convulsions épileptiques tantôt générales, tantôt et plus fréquemment limitées soit à une moitié du corps, soit à une moitié de la face, à un bras, à une jambe, et le plus souvent accompagnées d'une élévation de la température qui peut aller jusqu'à 40 degrés.

Dans la grande majorité des cas, cette crise épileptique ne reste pas isolée, et il en survient presque coup sur coup ou dans la même journée un certain nombre, séparées les unes des autres par un intervalle de coma plus ou moins long; parfois même il se produit un *véritable état de mal*. Ces attaques qui peuvent reparaître plusieurs fois dans le cours de la maladie, surtout à la dernière période, sont constamment suivies d'une aggravation sensible des symptômes et quelquefois même de mort, ce qu'on peut prévoir à l'élévation progressive de la température (Bourneville). Elles laissent souvent après elles divers accidents tels qu'hémiplégie, contracture, aphasie, etc., en général transitoires et susceptibles d'une certaine amélioration.

Les attaques épileptiformes de la paralysie générale quoique ne différant pas essentiellement, au point de vue clinique, de l'épilepsie vraie, essentielle, s'en séparent cependant par plusieurs caractères et rentrent dans la catégorie des *épilepsies symptomatiques.*

FOLIE LIÉE A LA DÉMENCE PARALYTIQUE

(FOLIE PARALYTIQUE)

La *démence paralytique*, telle que nous venons d'en esquisser la description, constitue bien réellement la paralysie générale dans son expression fondamentale, dans sa forme la plus simple et la plus vraie. Elle se présente sous cet aspect plus fréquemment qu'on ne le pense, si l'on tient compte non seulement des cas observés dans les asiles, mais de tous ceux, plus ou moins ignorés, qui existent au dehors, surtout chez les femmes. Quoi qu'il en soit, dans un grand nombre de cas, aux symptômes que nous venons de décrire viennent s'ajouter des symptômes variés de délire, c'est-à-dire qu'à la démence paralytique vient s'associer une *folie généralisée*, de forme *maniaque* ou *mélancolique*, qui emprunte à l'état cérébral sur lequel elle vient s'enter des caractères spéciaux qui méritent d'être signalés.

La forme de folie la plus fréquente dans la démence paralytique, au moins au début, est *l'excitation maniaque avec délire ambitieux*. Cette excitation maniaque, qui très souvent ouvre la scène, consiste dans une exaltation plus ou moins marquée de l'intelligence, du moral et des fonctions corporelles (dynamie fonctionnelle), dans une grande suractivité physique et mentale, un besoin exagéré de mouvement, des idées d'ambition, d'invention, de richesses avec tendance aux vols absurdes, à l'érotisme, aux excès alcooliques, etc., etc. Plus tard, à mesure que la démence fait des progrès, l'exaltation des facultés cède peu à peu et fait place à un *délire des grandeurs* absolument typique et dont la caractéristique est d'être *absurde, mobile, contradictoire, incohérent*. Ces caractères, il les doit à la démence qui constitue le fond de l'état intellectuel. Le délire des malades porte sur toutes les grandeurs possibles. Ils ont des richesses considérables, des millions, des milliards; ils sont princes, rois, ducs, évêques, papes; ils ont tout au suprême degré, la force, la santé, la fortune, les affaires, la famille, le nombre d'enfants, etc. Tout, dans leur bouche, est au superlatif. La satisfaction et la béatitude sont répandues sur toute leur personne. En général, et à part leurs crises passagères d'emportement, ils sont bons, philanthropes et généreux à l'excès.

Après l'excitation maniaque, c'est surtout la *mélancolie aiguë* que l'on observe au début ou dans le cours de la démence paralytique. On sait que, pendant longtemps, on avait admis avec Bayle que le délire ambitieux était constant et pathognomonique dans la paralysie générale, et il a fallu tous les efforts de Baillarger pour établir que la folie, dans cette affection, pouvait assez fréquemment se montrer sous la *forme mélancolique*. Ainsi que l'a indiqué cet auteur, le délire, dans ces cas, se manifeste le plus souvent par des *idées hypocondriaques* absurdes, incohérentes, relatives aux fonctions organiques, surtout au tube digestif. Les malades disent que leurs aliments ne passent pas, ils n'ont plus de bouche, plus d'anus, ils sont constipés, bouchés, pourris, ils sont morts, etc., etc. Plus rarement, ce sont des *idées de persécution*, de *culpabilité*, de ruine, de déshonneur, etc., qui surviennent, et c'est dans ces cas qu'on peut rencontrer des hallucinations de l'ouïe, de la vue ou du tact, — d'ailleurs le plus souvent démentes, — qui paraissent plus rares dans les autres variétés de folie paralytique. Quelle que soit la forme de ce délire, il est toujours essentiellement absurde, niais et incohérent. Il s'y joint très fréquemment du *refus d'aliments* et des *idées de suicide*.

Après ces deux variétés de folie, celles que l'on rencontre le plus souvent dans la démence paralytique sont : LA MANIE AIGUE, avec excitation très vive, délire des grandeurs, incohérence, violences ; LA MANIE SURAIGUE OU DÉLIRE AIGU, qui prend alors le nom de DÉLIRE AIGU PARALYTIQUE et constitue la forme suraiguë, rapidement mortelle, de la paralysie générale ; enfin, la simple DÉPRESSION MÉLANCOLIQUE, et, quelquefois, la MÉLANCOLIE AVEC STUPEUR.

La caractéristique de tous ces états de folie, quels qu'ils soient, est l'absurdité des conceptions, qui tient à l'état de démence.

Ces états de folie s'*associent* avec la démence paralytique de plusieurs façons différentes.

Dans certains cas, un accès d'*excitation maniaque* avec dynamie fonctionnelle, éclate au début même de la maladie et l'excitation continue, avec accès plus ou moins aigus, pendant toute sa durée. (Paralysie générale à forme expansive, à forme maniaque, à forme ambitieuse.) D'autres fois, c'est la *mélancolie* avec délire hypocondriaque qui accompagne l'affection depuis son début jusqu'à sa terminaison. (Paralysie générale à forme mélancolique, à forme dépressive, à forme hypocondriaque.)

Parfois aussi, la folie, après avoir éclaté sous forme d'un *accès de mélancolie*, mais surtout *de manie* plus ou moins aigu, peut *disparaître*, soit au début, soit dans le cours même de l'affection, laissant persister seuls les symptômes de démence paralytique. Dans ce cas, il se produit ce qu'on appelle une RÉMISSION, particularité clinique qui a été diversement interprétée, mais qu'il faut considérer, avec Baillarger, comme la *disparition de l'accès de folie* avec *persistance de la démence paralytique*, qui, elle, continue à marcher, en se compliquant ou non à nouveau d'accès de folie paralytique à forme maniaque ou mélancolique.

Dans d'autres cas, l'*accès de manie ambitieuse* disparait, mais pour faire place à un accès de *mélancolie* généralement hypocondriaque, alternance qui peut se reproduire plusieurs fois avec ou sans rémittences intermédiaires, mais en général d'une façon moins régulière que dans la folie à double forme vraie. C'est ce qu'on a appelé la *paralysie générale à double forme ou circulaire*. D'après la théorie de Baillarger, ces cas s'expliquent encore non par une modification de la démence paralytique, qui, elle, reste fixe et immuable, mais par le *caractère circulaire* qu'affecte la folie, au lieu d'être continue et toujours identique. La folie paralytique à double forme s'observerait surtout chez les héréditaires, et

particulièrement chez les *héréditaires vésaniques*,
comme du reste les rémissions.

Dans quelques cas, enfin, l'*accès de folie paralytique*, manie, mélancolie ou folie circulaire éclate
et se prolonge plus ou moins longtemps sans que les
signes de démence paralytique se manifestent. La
guérison ou la mort peuvent survenir sans que ceux-
ci soient encore apparus (paralysie générale latente).

Cette façon de considérer les rapports de la paralysie générale et de la folie par leur dissociation possible, permet seule de comprendre les modalités si
diverses qu'affecte cette dernière, et qui sont inexpli-
cables, il faut l'avouer, par la théorie unitaire, celle
qui fait de la folie un des éléments constitutifs de la
paralysie générale.

MARCHE. DURÉE. TERMINAISON. — La paralysie générale peut être primitive, ou consécutive à une autre
affection, en général des centres nerveux, comme
l'ataxie locomotrice par exemple. Lorsqu'elle débute
ainsi par des phénomènes médullaires, on lui donne
le nom de *paralysie générale ascendante* ou *par
propagation*.

C'est le lieu de répéter que la paralysie générale
et le tabes sont des maladies absolument similaires
comme origine et comme nature, et qu'elles ont entre
elles les rapports les plus étroits. Il n'est pas rare de
voir la paralysie générale débuter ou finir par des
symptômes d'ataxie et, dans certains cas même, présenter, pendant toute sa durée, un mélange de symptômes spinaux et de symptômes cérébraux.

La *marche* habituelle de la démence paralytique, lorsqu'elle est simple, est *progressive*, et la *durée* de l'ensemble de ses trois périodes est, en moyenne, de deux à trois ans chez l'homme et de trois à quatre ans chez la femme, ce qui tient, chez cette dernière, à la fréquence moindre des complications congestives. Sa *terminaison* constante est la *mort*.

Toutefois, lorsque la démence paralytique s'accompagne de folie, sa marche peut être modifiée.

Lorsque la folie affecte la *forme continue* et qu'elle persiste tout le temps, rien n'est changé dans l'allure de la maladie, sauf dans le cas où il s'agit d'une *manie suraiguë* (délire aigu paralytique), car alors la mort survient en dix ou quinze jours. Mais si la folie affecte le *type intermittent* (rémission) ou *circulaire* (paralysie générale alternante), la durée peut devenir beaucoup plus longue, et s'étendre à un espace de sept, huit, et même dix ans et plus.

Enfin, lorsque la folie paralytique se manifeste seule (paralysie générale latente), la *maladie peut guérir*, soit temporairement, soit définitivement, les lésions incurables de la démence paralytique ne s'étant pas encore produites.

ANATOMIE PATHOLOGIQUE. — Les lésions qu'on rencontre le plus habituellement dans la paralysie générale sont de deux ordres : les *lésions macroscopiques*, les *lésions microscopiques*.

Lésions macroscopiques. — La dure-mère est très souvent épaissie, adhérente aux parois du crâne, parsemée de productions osseuses et, dans certains cas, de fausses membranes.

L'arachnoïde est également épaissie, elle présente des opacités, est distendue par des vaisseaux gorgés de sang et renferme des ilots de granulations conjonctives, surtout au niveau de la grande scissure interhémisphérique.

La pie-mère est habituellement injectée et couverte d'arborisations. Elle présente parfois des trainées blanchâtres au pourtour des vaisseaux.

Les méninges sont à peu près constamment adhérentes à la couche corticale du cerveau. Ces *adhérences*, signalées par les premiers auteurs, sont considérées avec raison comme une des lésions macroscopiques les plus caractéristiques et les plus constantes. Dans certains cas rares, elles peuvent manquer. Quelquefois elles sont à peine apparentes, surtout si le malade est mort au début de son affection ; la méninge happe seulement alors à l'écorce cérébrale. Le plus souvent la méninge, en se détachant, entraine avec elle des ilots de couche corticale, en sorte qu'après son ablation, le cerveau présente çà et là des érosions, des exulcérations plus ou moins profondes. Le siège le plus habituel des adhérences est la superficie des plis corticaux au niveau des régions antéro-latérales de l'écorce, surtout au niveau des circonvolutions qui avoisinent le sillon de Rolando. Parfois, au contraire, elles prédominent dans la région occipitale ; enfin, tout le cerveau peut en être parsemé.

La couche corticale est diminuée, il y a résorption, atrophie. Elle est ramollie, et s'enlève en bouillie.

Elle se sépare avec d'autant plus de facilité de la substance blanche que celle-ci, au contraire, est indurée. En grattant avec le dos du scalpel, la couche corticale se détache et on produit le phénomène *des crêtes* (Baillarger), c'est-à-dire qu'on fait saillir des crêtes blanches, fermes, résistantes, entièrement dépouillées de substance grise.

Les ventricules latéraux, et particulièrement le quatrième ventricule, sont tapissés de sérosité et présentent presque toujours des *granulations* dites *épendymaires* (Joire, Magnan et Mierzéjewski). Ces granulations sont comme des grains de parchemin, de la chair de poule ; lorsqu'on ne les voit pas de champ, on peut les rendre visibles en regardant obliquement la surface de l'épendyme. Quelquefois, les parois des ventricules en sont criblées. La cavité des ventricules latéraux paraît agrandie.

Dans les dernières périodes, le cerveau perd une partie notable de son poids, et l'inégalité entre les deux hémisphères s'accentue. La substance grise varie d'aspect suivant le degré de désorganisation ; elle prend parfois une coloration ardoisée qui tiendrait, d'après Baillarger, à l'infection purulente produite par des eschares.

Lésions microscopiques. — Ces lésions s'observent à la fois sur les vaisseaux, sur le tissu interstitiel ou névroglie et sur la substance nerveuse proprement dite.

L'altération des vaisseaux, l'une des plus précoces et des plus constantes parmi les lésions, consiste d'abord dans l'augmentation considérable des noyaux

sur les parois des capillaires qui s'épaississent et se
rétrécissent peu à peu. Puis des extravasations sanguines se produisent, composées surtout de globules
blancs, et l'adventice chargée de noyaux de nouvelle
formation et de dépôts de pigments présente parfois
des anévrysmes miliaires. A un degré plus avancé,
on rencontre dans les vaisseaux divers états de dégénérescence, tels que la dégénérescence colloïde ou la
dégénérescence graisseuse.

L'altération du tissu interstitiel, qui débute par la
couche la plus profonde de la substance grise et se
propage de bas en haut, consiste en un développement morbide des cellules conjonctives désignées
sous le nom de *cellules araignées.* En même temps,
la névroglie prolifère, et au fur et à mesure de son
développement, enserre et étouffe les cellules cérébrales.

La substance nerveuse proprement dite peut être
relativement épargnée et ses altérations sont surtout
secondaires. Les cellules, comprimées comme nous
l'avons vu par l'expansion progressive du tissu conjonctif, subissent une série de lésions dégénératives :
elles se ramollissent, perdent leurs noyaux et finissent par la dégénérescence granulo-graisseuse, en
même temps que disparaissent les fibres nerveuses
intracorticales (Tuczek, Targowla). Le tissu blanc
résiste plus longtemps, mais il finit à son tour par
succomber : on constate l'hypertrophie des cylindres-
axes, la fragmentation des gaines de myéline et leur
désintégration granulo-graisseuse.

Le cervelet, beaucoup plus rarement atteint, peut

cependant présenter du ramollissement, de l'induration séreuse, de l'atrophie des cellules de Purkinge, etc.

Les lésions du cerveau s'étendent presque toujours
à la moelle qui, dans certains cas même, est profondément altérée et dont les cordons postérieurs ou latéraux subissent parfois la dégénérescence scléreuse.

On rencontre aussi ces lésions dans le domaine du
grand sympathique. D'après Bonnet et Poincarré,
ces lésions, très importantes, siégeraient dans les
cellules des ganglions qui subiraient d'abord une altération pigmentaire, puis disparaitraient à la longue,
remplacés en partie par du tissu cellulo-adipeux. D'a-
près des recherches plus récentes de Popoff, le grand
sympathique offrirait dans la paralysie générale deux
sortes de lésions : 1° épaississement des parois des
vaisseaux, prolifération du tissu conjonctif interstitiel
des ganglions ; 2° diminution de moitié et pigmenta-
tion très intense des cellules qui subissent la vacuoli-
sation, mais jamais la dégénérescence graisseuse.

Les *nerfs* sont parfois le siège d'altérations diverses. On a constaté la sclérose de certains nerfs
crâniens, l'atrophie du sciatique, et, aussi, des névrites périphériques.

On ne s'est guère occupé jusqu'ici, dans l'anatomie
pathologique de la paralysie générale, que des
lésions du système nerveux. Mais il est certain que
les viscères sont souvent altérés et que l'attention
mérite également d'être portée de ce côté. Il n'est
pas rare, à l'autopsie, de rencontrer dans un ou plusieurs de ces organes, des traces manifestes de sclérose ou de ramollissement.

DIAGNOSTIC. — Le diagnostic de la paralysie générale, souvent facile en raison du cortège de symptômes typiques qui accompagnent cette maladie, peut cependant présenter, dans certains cas, de réelles difficultés. Il convient d'envisager séparément le diagnostic de la *démence paralytique* simple et celui de la *folie paralytique*.

1° La *démence paralytique simple* peut être confondue avec la *démence apoplectique*. On l'en distingue surtout par ce fait qu'en général la démence apoplectique survient à un âge plus avancé, chez des sujets ordinairement athéromateux; de plus, elle s'accompagne habituellement de symptômes hémiplégiques qui n'existent que dans la paralysie générale; son embarras de la parole n'est pas le même : l'inégalité des pupilles manque souvent; enfin, la sensibilité est bien plus marquée et quelquefois caractéristique.

Les *tumeurs intracrâniennes* (cancers, tubercules, syphilis, cysticerques, échinocoques, etc.) peuvent donner naissance à des encéphalopathies plus ou moins analogues à la paralysie générale. Mais il est rare que les symptômes y soient aussi diffus et aussi généralisés; en revanche, certains symptômes spéciaux, tels que céphalée, amaurose, vomissements, paralysies et épilepsies partielles, y sont bien fréquents.

Un diagnostic parfois malaisé est celui de la paralysie générale et de la *sclérose en plaques* à forme fruste ou cérébro-spinale. Il est des cas où l'embarras devient réel. En général, les signes de démence sont

moins accusés dans la sclérose en plaques ; de plus,
certains signes physiques, tels que l'embarras de la
parole et le tremblement s'y présentent avec un caractère différent.

Mais le diagnostic le plus important comme le plus
délicat est sans contredit celui de la paralysie générale vraie avec les *pseudo-paralysies générales*. On
désigne, comme on sait, sous ce nom, des états cérébraux cliniquement analogues à la paralysie générale, mais en différant surtout par leur tendance à
la guérison. Quelques auteurs qui ne reconnaissent
pas en principe l'existence des pseudo-paralysies
générales, considèrent ces états comme des paralysies générales à forme spéciale. La plupart, au contraire, n'y voient que des imitations morbides plus
ou moins exactes de la paralysie générale. Au fond,
il n'y a entre les deux manières d'envisager les choses
qu'une simple différence de dénomination et paralysie générale spéciale ou pseudo-paralysie générale,
tout le monde est d'accord, au fond, sur la réalité clinique du fait. Mieux vaut donc continuer à admettre des pseudo-paralysies générales, comme on
admet aujourd'hui des pseudo-tabes, des pseudo-sclé-
roses en plaques, etc.

Les pseudo-paralysies générales sont pour la plupart le résultat soit d'une infection (pseudo-paralysie
générale syphilitique), soit d'une intoxication (pseudo-
paralysie générale alcoolique, saturnine, etc.), peut-
être aussi d'une névrose (pseudo-paralysie générale
hystérique, neurasthénique, épileptique). Comme le
répétait le regretté Baillarger jusqu'aux derniers jours

de sa vie, ce n'est point la *folie paralytique* qu'elles simulent (il n'y a pas et ne peut y avoir de *pseudo-folie paralytique* puisque la folie paralytique est par elle-même susceptible de guérison), mais la paralysie générale proprement dite ou démence paralytique, avec ou sans délire. Elles se présentent donc avec les symptômes de démence et de parésie qui caractérisent essentiellement cette affection. Le tableau clinique peut être plus ou moins identique ; il l'est souvent à tel point que tout diagnostic symptomatique est dès l'abord impossible. Aussi, n'est-ce pas sur la différence des symptômes, comme la plupart des auteurs ont vainement tenté de le faire, que la distinction doit être établie. Pour nous, cette distinction réside uniquement dans la différence de marche et de pronostic, et par suite des lésions. Comme je l'ai dit plus haut à propos de la pseudo-paralysie générale syphilitique : la vraie paralysie générale a une *marche progressive*, un *pronostic fatal* et des *lésions irrémédiables*. La pseudo-paralysie générale, elle, qu'elle soit infectieuse comme dans la syphilis, ou toxique comme dans l'alcoolisme, a une *marche régressive*, un *pronostic relativement favorable* et des lésions curables. Il s'ensuit donc que le diagnostic entre la vraie paralysie générale et les pseudo-paralysies générales repose essentiellement sur l'évolution, absolument différente dans les deux cas.

2° La *folie paralytique* peut être confondue avec la *folie simple*, et cela, dans les diverses formes sous lesquelles elle se présente.

Ainsi l'accès d'excitation maniaque du début de la

paralysie générale peut être pris, soit pour un accès d'*excitation maniaque simple*, soit surtout pour la *période d'excitation d'une folie à double forme* qui revêt souvent, comme nous l'avons vu, cette variété de manie. Le diagnostic est, en général, très difficile et parfois même impossible, car, à ce moment, il n'y a pas encore de démence dans la paralysie générale ; d'autre part, les symptômes physiques y sont très peu apparents et peuvent également exister à ce degré dans la folie à double forme. Les deux signes de diagnostic les plus importants sont : 1° le *commencement d'affaiblissement intellectuel* qui se révèle dès le début chez les paralytiques ; 2° la *bonté*, la générosité habituelle de ces malades qui, à ce moment surtout, s'exagèrent et contrastent avec la *méchanceté ordinaire* des fous à double forme. Les renseignements, d'ailleurs, viennent lever tous les' doutes en dévoilant, chez ces derniers, soit des accès antérieurs, soit une hérédité vésanique, souvent similaire.

Quand la paralysie générale a marché, et que le délire ambitieux est dans son plein, il n'est guère possible de le confondre avec la *folie ambitieuse* (folie partielle). Outre que le délire ambitieux des paralytiques présente un cachet de démence, d'absurdité, d'incohérence que n'a point l'autre, on sait aussi que le délire ambitieux de la folie partielle n'est jamais un délire primitif, mais qu'il succède à un autre délire, le plus souvent au délire de persécution ; il est de plus accompagné d'hallucinations nombreuses, tandis que les hallucina-

tions sont assez rares dans la paralysie générale,
au moins dans la forme maniaque. Enfin, en ne tenant
compte que de l'état de folie lui-même, le délire des
grandeurs de la paralysie générale est une folie généralisée, c'est-à-dire avec excitation, tandis que le
délire ambitieux est une folie partielle.

La manie aiguë de la folie paralytique peut être
prise, au début, pour un accès de *manie aiguë simple ;*
de même, le délire aigu paralytique peut être confondu avec le *délire aigu simple*. C'est là un diagnostic souvent très difficile à établir, et qui, dans
certains cas, ne peut être fait qu'à l'autopsie. Il faut
tenir compte alors de l'âge du malade, de ses antécédents, et surtout, rechercher les signes physiques
de la paralysie générale.

La mélancolie de la folie paralytique peut se confondre avec la *folie simple*, ou avec la *période mélancolique de la folie à double forme*. Il faut se
rappeler que dans la paralysie générale, il existe le
plus souvent des signes physiques, de l'affaiblissement intellectuel. De plus, les conceptions y revêtent
ordinairement la forme d'un délire hypocondriaque
absurde et souvent typique, bien que, ainsi que je
l'ai montré, ce délire puisse se rencontrer également
dans certains cas de mélancolie simple.

La folie paralytique peut se présenter sous la
forme de *stupeur*, et alors, le malade ne parlant pas,
ne bougeant pas, il est à peu près impossible d'établir le diagnostic. Il n'y a guère dans ce cas que l'inégalité pupillaire qui puisse constituer un signe différentiel de quelque valeur.

Il semblerait que lorsque la folie paralytique affecte la forme alternante, elle doive être très difficile à distinguer de la *folie à double forme*. Il n'en est rien cependant, car, dans ces cas, elle présente habituellement des symptômes physiques plus ou moins marqués ; de plus, le retour des accès n'a jamais la régularité de ceux de la folie à double forme.

ÉTIOLOGIE. — L'étiologie de la paralysie générale a toujours été et est encore un des points les plus discutés de l'histoire de cette affection. L'opinion qui tend à prédominer à l'heure actuelle est celle qui attribue la paralysie générale au concours des deux causes : une cause prédisposante, représentée par une *tendance congestive* ou *cérébrale*, habituellement héréditaire ; une cause occasionnelle, qui est presque toujours la *syphilis*. C'est au moins là mon opinion personnelle, ainsi que celle d'un grand nombre d'auteurs, surtout à l'étranger.

Mais nous devons passer en revue successivement les principales causes prédisposantes et déterminantes, générales et individuelles, qui influent plus ou moins sur le développement de la paralysie générale.

CAUSES PRÉDISPOSANTES. — *Époques et pays.* — On aura beau discuter la question de savoir si la paralysie générale existait ou non dans les siècles passés, il est certain que si elle avait été tant soit peu commune, elle n'eût pas échappé complètement à l'attention de nos devanciers. D'autre part, il n'est pas douteux que sa fréquence tend à s'accroître de jour en jour. On peut donc conclure en toute certitude que la *paralysie générale est une maladie contemporaine*, et surtout une maladie du XIXe siècle. Ce fait est à rapprocher de la prédilection marquée qu'elle affecte pour certains pays, et en particulier pour les grands centres. D'une façon générale, en effet, et à part quelques exceptions, *elle est rare dans les pays peu civilisés*, tandis qu'au contraire elle est *très fréquente chez les peuples parvenus à leur apogée ou en voie de décadence*.

L'Europe occidentale et *l'Amérique du Nord en sont les foyers principaux*. C'est au point qu'un auteur américain a pu dire que la *fréquence de la paralysie générale dans les pays divers pouvait servir, dans une certaine mesure, de thermomètre relativement à leur degré de civilisation*. Il est permis d'admettre, par conséquent, que l'excès de civilisation et les conséquences fâcheuses de tout ordre qu'il entraîne, en déterminant une usure cérébrale qui va s'augmentant de génération en génération, diminue peu à peu la force de résistance du système nerveux chez les descendants, et crée, chez eux, une prédisposition aux affections cérébrales dégénératives et notamment à la paralysie générale.

Age. — La paralysie généra   ⋅⋅⋅, comme je l'ai appelée autre part, une maladie CLIMATÉRIQUE, c'est-à-dire liée à une période spéciale de l'existence. Cette période est, on le sait, *l'apogée de la vie*. M. Luys a parfaitement expliqué la raison de ce fait en mon-

trant que la trame interstitielle du cerveau, dont
l'évolution est continue, se trouve, à ce moment,
dans un état de prolifération critique, dans « une
sorte d'état préparatoire physiologique, qui peut
incidemment devenir un processus pathologique
sous le coup d'une surexcitation nutritive incidente ».
Quant à l'époque de la fréquence maximum de la
paralysie générale, elle est assez difficile à déterminer d'une façon précise. *Fixée à quarante-cinq,
quarante-huit et même cinquante ans*, du temps de
Bayle et de Calmeil, elle s'est certainement abaissée
depuis, et, pour ma part, je l'*ai trouvée de trente-
huit ans* chez trois cent dix-sept paralytiques généraux que j'ai observés à Sainte-Anne. Cet abaissement de l'âge moyen de la maladie parlerait mal,
suivant l'auteur anglais Mickle, en faveur de la vitalité des peuples de l'Europe occidentale, en tant tout
au moins que la paralysie générale puisse être considérée comme le résultat d'une dépense exagérée de
la force vitale et d'une sénilité prématurée. En dehors
même de cet abaissement de l'âge auquel se manifeste le plus communément la paralysie générale, il
est certain qu'on tend à en observer des cas avant la
période culminante de l'existence. Dans une étude
récente de ces cas, que j'ai désignés sous le nom de
paralysie générale prématurée, j'ai montré qu'il
était possible de rencontrer la paralysie générale
avant l'âge de vingt ans. Depuis, de nouveaux faits
ont été publiés et on admet aujourd'hui une *paralysie générale prématurée* ou *précoce* qui se présente le plus souvent sous forme de démence paraly-

tique simple et qui paraît être le résultat d'une syphilis personnelle précoce ou d'une syphilis héréditaire. Par contre, il peut exister des cas de *paralysie générale tardive*, après soixante et soixante-cinq ans. Cette paralysie générale, dite *sénile*, porte aussi le nom d'*athéromateuse*, parce qu'elle s'accompagne presque toujours de lésions du cœur et des vaisseaux.

Hérédité. — Ainsi que nous l'avons dit plus haut, la cause prédisposante la plus importante dans la paralysie générale est la tendance congestive ou cérébrale, résultat habituel de l'hérédité. Pendant longtemps, on a confondu l'hérédité de la folie et celle de la paralysie générale, et certains auteurs pensent encore avec Marcé que ces deux affections ont une origine commune et s'engendrent réciproquement. Or c'est là une erreur. La paralysie générale prend sa source dans une hérédité non pas *vésanique* mais *congestive, arthritique* ou *cérébrale*, ainsi que l'ont démontré les travaux de Lunier, Doutrebente, Baillarger, Ball et Régis, Lemoine et Pierret. On peut, il est vrai, rencontrer des paralytiques généraux issus de parents aliénés, mais on a remarqué que cette particularité se traduisait par la forme vésanique, rémittente, circulaire, qu'elle imprime à la paralysie générale, en un mot, par la prédominance chez les sujets, de la folie paralytique sur la démence paralytique.

J'ai rencontré, à plusieurs reprises consécutives, la consanguinité chez les ascendants des paralytiques généraux.

Sexe. — On a remarqué, de tout temps, que la paralysie générale était *plus fréquente dans le sexe masculin*, et aussi qu'elle devenait de plus en plus commune, chez l'homme, à mesure qu'on s'élevait *dans les classes élevées* de la société, tandis que le contraire existait chez la femme. L'étude spéciale que j'ai faite de la maladie, chez cette dernière, m'a permis d'arriver aux conclusions suivantes qui ne sont évidemment applicables qu'à la France : « 1° Dans la population des campagnes, la paralysie générale des aliénés est à peine *une fois et demie* plus fréquente chez l'homme que chez la femme et elle y est très rare dans les deux sexes ; 2° dans la population ouvrière des grandes villes, elle est *trois fois* plus fréquente chez l'homme que chez la femme et relativement commune dans les deux sexes ; 3° dans les classes élevées de la société, elle est près de *treize fois* plus fréquente chez l'homme que chez la femme, et très commune chez le premier, tandis qu'elle est très rare chez cette dernière. Relativement au nombre d'aliénés, on trouve : 1° 3 *paralytiques hommes* sur 100 aliénés des campagnes et 2,13 *paralytiques femmes* également sur 100 aliénés des campagnes ; 2° dans la classe ouvrière des grandes villes, 23 *paralytiques hommes* sur 100 aliénés et 7,7 *paralytiques femmes ;* 3° enfin, dans les classes élevées de la société, 33,33 paralytiques hommes, et 2,58 paralytiques femmes. » Mes recherches ont porté sur 7,552 aliénés des deux sexes, comprenant 868 paralytiques généraux. Ces chiffres sont, à peu de chose près, ceux de MM. Christian et Ritti

et ceux de M. Planès. On est également d'accord pour
admettre qu'à l'heure actuelle l'augmentation des
cas de paralysie générale est beaucoup plus sensible
chez la femme que chez l'homme. On a observé dans
ces derniers temps, un certain nombre de cas de
paralysie générale conjugale, c'est-à-dire atteignant
à la fois le mari et la femme. Ces cas paraissent dus
à la syphilisation réciproque des deux conjoints. Non
seulement la paralysie générale est moins fréquente
chez la femme, mais elle présente, chez elle, quelques
caractères spéciaux. Elle y survient parfois de
meilleure heure, ou, au contraire, plus tardivement,
et surtout à l'époque de l'âge critique ; elle y affecte
plus fréquemment la forme de *démence paralytique
simple ;* enfin, elle y *dure plus longtemps*.

Professions. — Ce sont les professions libérales,
les gens intelligents, et pour tout dire ceux qui travaillent le plus de leur cerveau qui fournissent à la
paralysie générale son plus fort contingent, au moins
chez les hommes. Cette opinion a été récemment
combattue, mais à tort, par M. Arnaud. Il suffit d'établir en effet la proportion comparative de la paralysie
générale par rapport à la folie dans les divers établissements d'aliénés pour constater que cette proportion est plus élevée dans les établissements privés
que dans les établissements publics d'un même
centre et même, ce qui est absolument significatif,
qu'elle est plus élevée dans les établissements privés
de province que dans les établissements publics des
grandes villes et de Paris. Dans la haute société, la

paralysie générale est particulièrement fréquente chez les savants, les avocats, les médecins, les hommes de politique ou d'affaires, les artistes, les militaires et surtout les officiers.

CAUSES OCCASIONNELLES. — Nous avons dit au début de l'étiologie que la cause occasionnelle la plus puissante de la paralysie générale était la *syphilis*. C'est ainsi qu'on pense généralement à l'étranger, comme le montrent les nombreuses statistiques publiées de tous côtés. En France, il n'en est pas de même et il y a encore deux ans à peine, j'étais à peu près le seul, avec MM. Morel-Lavallée et Bélières, à soutenir cette opinion. Il faut dire qu'imbus de l'idée reçue que la syphilis est rare dans la paralysie générale et qu'elle ne saurait produire autre chose qu'une pseudo-paralysie générale, la plupart des aliénistes de notre pays restaient indifférents à la question et s'abstenaient de toute recherche personnelle à son endroit. Mais depuis qu'un certain mouvement s'est fait autour du sujet, l'indifférence est tombée et il s'est déjà produit plusieurs statistiques qui montrent que lorsqu'on veut se donner la peine de la rechercher avec le soin et la persévérance nécessaires, la syphilis existe comme je l'avais soutenu, dans la paralysie générale, de 70 à 90 fois sur 100 (Bonnet et Anglade : thèses, 1891). Il y a lieu de penser que ces statistiques, absolument probantes, ne tarderont pas à se multiplier et que d'ici peu de temps, la très grande majorité des aliénistes français sera nettement convertie à l'idée de l'extrême fréquence de la syphilis dans la paralysie générale. Lorsque ce point sera acquis et, je le répète, le résultat ne saurait être douteux pour moi, il s'agira alors de rechercher si la paralysie générale est une maladie à lésions syphilitiques, connues ou inconnues, ou si c'est une entité cérébrale indirectement développée sous l'influence de la syphilis ; en d'autres termes si c'est une affection *syphilitique* ou *para-syphilitique*. C'est à cette étape de l'étude de la question qu'en sont maintenant les étrangers : les chances d'une solution ne pourront être qu'augmentées lorsque nous y serons nous-mêmes.

En dehors de la syphilis dont l'action, je le répète, parait prépondérante, les autres causes occasionnelles de paralysie générale qu'on peut citer sont : le *surmenage intellectuel*, les *excès vénériens* et les diverses *intoxications* (nicotinisme, alcoolisme, saturnisme, pellagre, etc.), qui, elles, donnent surtout lieu à des pseudo-paralysies générales. On a signalé aussi, comme causes plus ou moins actives, les effets de l'*insolation* et du séjour dans une température surchauffée, la *ménopause*, la *suppression d'hémorroïdes* ou de la *menstruation*, les *traumatismes crâniens*, l'érysipèle de la face, la fièvre typhoïde, enfin l'ataxie locomotrice, et même dans quelques cas, dit-on, la diphtérie. La paralysie générale n'aime pas certains terrains, comme le *terrain hystérique*. Elle ne s'y développe que très rarement, et lorsque, par exception, cela a lieu, il peut se produire, comme je l'ai indiqué, une espèce d'*antagonisme* entre la névrose et la paralysie générale, d'où résulte une action *suspensive* ou d'*arrêt* de la première sur la seconde. C'est même cette *antipathie* de la paralysie générale pour le terrain nerveux qui constituerait, à mon avis, une des raisons principales de sa fréquence moindre chez la femme.

TRAITEMENT. — Dans la majorité des cas, la paralysie générale n'est reconnue que lorsque son existence est déjà manifeste. Il est donc presque toujours impossible de songer à instituer un *traitement préventif*.

Il est très important de savoir dans quelles conditions la séquestration devient nécessaire dans la paralysie générale. Bien qu'il ne soit pas possible, à cet égard, d'établir de règle fixe, on peut dire d'une façon générale que l'*internement s'impose dans tous les cas où il y a folie, de quelque nature qu'elle soit, maniaque* ou *mélancolique*, tandis qu'il n'est pas absolument nécessaire dans les cas de démence paralytique simple. La séquestration doit être conseillée surtout au début de la maladie, lorsqu'il existe de l'*excitation maniaque*, car c'est à cette période, si justement appelée *période médico-légale* par Legrand du Saulle, que les malades sont portés à commettre des actes délictueux, surtout des vols absurdes, en tout cas, à se lancer dans des entreprises aventureuses et à dilapider leur fortune. Dans le cas où il survient une rémission dans le cours de la maladie, il faut user d'une extrême prudence relativement à la mise en liberté des malades, car cette rémission n'est le plus souvent que temporaire, et en général même subordonnée au séjour du malade dans l'établissement d'aliénés.

Le *traitement médical* proprement dit de la paralysie générale comprend une infinité de moyens, dont aucun, malheureusement, n'a donné jusqu'ici de résultats réellement favorables. Ceux dont on a obtenu le meilleur effet, sont les *révulsifs à la nuque*, surtout le séton, le vésicatoire permanent, la cautérisation ponctuée à la région cervicale postérieure; malheureusement, ils n'agissent guère qu'au début, et d'ailleurs, sont supportés avec impatience par les malades. On peut essayer aussi des *badigeonnages iodés* larges et répétés, préconisés par Pritchard Davies, et de la *suspension* prudente avec un appareil de Sayre modifié, dont M. Frièse et moi avons retiré de bons résultats. Quant aux *frictions irritantes* sur le cuir chevelu, préconisées par certains auteurs, et à la *trépanation*, récemment tentée par Shaw et Batty Tuke, elles doivent être rejetées comme trop douloureuses et sans action réelle. Il en est de même des *eaux minérales*, des *bains de mer*, et surtout de l'*hydrothérapie*, très souvent prescrits aux paralytiques dans les premières périodes de leur affection, mais qui sont plutôt nuisibles qu'utiles et n'ont que trop souvent pour effet d'augmenter la tendance aux congestions cérébrales existant déjà chez les malades. On doit être également très sobre d'*émissions sanguines*, et n'y avoir recours que dans des cas exceptionnels. Certains auteurs auraient obtenu de bons effets de l'emploi de *courants galvaniques* sur la moelle épinière.

Comme médicaments, on peut employer le *traitement anti-syphilitique*, qui malheureusement reste presque toujours sans effet sérieux, l'*iodure de potas-*

sium seul, à titre de fondant et à dose modérée, et suivant les cas, les *sédatifs*, opium, morphine, vératrine, hyoscyamine, hyoscine, chloral, *sulfonal*, hypnal, bromures, digitale, ergotine, les *toniques amers*, les *ferrugineux*, mais surtout les *évacuants* qui, administrés de temps à autre à propos, peuvent exercer une action salutaire sur le cours de la maladie et même prévenir les complications congestives. Dans le cas d'attaques congestives, les sinapismes, les lavements purgatifs répétés, les bromures alcalins, associés ou non au chloral, enfin les injections sous-cutanées d'*ergotinine* préconisées par Christian et Girma, doivent être employés. Les autres complications, telles que refus d'aliments, agitation incoercible, rétention d'urine, état gâteux, présence d'escarres au sacrum, maladies incidentes, etc., etc., réclament des soins hygiéniques et thérapeutiques appropriés.

DÉMENCE APOPLECTIQUE

Les lésions circonscrites du cerveau donnent rarement lieu à des accès de folie proprement dite; le plus souvent, elles produisent une variété de *démence* qu'on a désignée sous le nom de *démence apoplectique*, *organique* ou *hémiplégique*, pour la différencier de la démence simple ou sénile. Parmi ces lésions, le ramollissement en foyer est celui qui détermine les troubles intellectuels les plus prononcés.

Il y a une période prodromique plus ou moins longue consistant en *tristesse* ou, au contraire, *excita-tion*, besoin de dormir continuel, *hallucinations*, surtout visuelles, *obtusion* suivie d'hémiplégie, gauche ou droite, et dans ce dernier cas, presque toujours d'aphasie. Il est des cas où l'intelligence est respectée, mais le fait est rare, et le plus souvent, le malade reste inférieur à ce qu'il était auparavant: parfois même l'*affaiblissement intellectuel* suit une marche progressive, et aboutit finalement à la démence la plus complète, à laquelle peut s'associer un accès plus ou moins aigu de *manie* et surtout de *mélan-colie*.

La particularité clinique la plus saillante de la démence apoplectique est la tendance à la *sensiblerie*, qui se manifeste chez les malades par une émotivité particulière, et des accès de pleurs à la moindre question qu'on leur pose. Suivant M. Luys, cette sensiblerie serait plus marquée dans les cas d'hémiplégie gauche que d'hémiplégie droite et reconnaîtrait, comme localisation anatomique, une lésion de l'écorce qui répondrait à la partie supérieure de la *temporale droite* située au fond de la scissure de Sylvius.

Pour le reste, et à part les symptôm physiques, la démence apoplectique est à peu près analogue à la démence sénile.

§ II. — FOLIES LIÉES AUX MALADIES DE LA MOELLE

(ATAXIE LOCOMOTRICE, SCLÉROSE EN PLAQUES)

ATAXIE LOCOMOTRICE

Depuis que l'attention a été spécialement attirée sur l'état mental des tabétiques, on a reconnu que les troubles psychiques étaient chez eux des plus fréquents. Le plus souvent, il s'agit de simples modifications de l'intelligence et du caractère qui se révèlent par de l'irritabilité, de la défiance, de la tristesse, de l'hypocondrie, du découragement, de la tendance au suicide. D'autres fois, et cela peut avoir lieu dès le début, dans la période *préataxique*, ce sont des troubles sensoriels qui se manifestent, consistant en illusions ou en hallucinations plus ou moins conscientes, principalement dans le domaine de la vue, de l'ouïe et de la sensibilité générale.

Mais les désordres psychiques ne se bornent pas toujours là et dans certains cas, ils atteignent la folie proprement dite. Pierret et Rougier, qui ont fait une étude particulière de cette folie, ont montré que le plus souvent, elle était constituée par un état de lypémanie avec idées vagues de persécution et hallucinations confuses. Les malades accusent les personnes de leur entourage de vouloir les empoisonner, les faire brûler; ils se plaignent d'entendre des injures, de sentir un mauvais goût dans leurs

aliments et dans leur bouche, d'éprouver dans tout
le corps des picotements et des sensations désagréables. Le délire peut également se présenter sous
la forme hypocondriaque ou sous la forme ambitieuse, comme dans la paralysie générale.

Au reste, le tabes peut s'accompagner en même
temps d'affaissement intellectuel, ce qui, parfois,
n'est pas sans provoquer de réelles difficultés de
diagnostic avec la paralysie générale. Il est même
des cas, comme nous l'avons vu, où la maladie devient complexe, *hybride*, pour ainsi dire, et semble
tenir à la fois de la paralysie générale et du tabes.

SCLÉROSE EN PLAQUES

La sclérose en plaques, comme l'ataxie locomotrice, peut déterminer un état d'*affaissement intellectuel* qui, en raison du tremblement et de l'embarras
de la parole concomitants, rappelle de plus ou moins
près la démence paralytique. Nous avons indiqué
plus haut sur quels éléments pouvait se fonder ce
diagnostic, parfois difficile. L'affaiblissement intellectuel, moins constant et moins marqué, l'embarras
de la parole, plus paralytique qu'ataxique, enfin le
tremblement, de nature intentionnel, distinguent
surtout la sclérose en plaques.

Il est rare que la sclérose en plaques se complique
de folie; en revanche, les troubles psychiques rudimentaires, altérations de l'intelligence et modifications du caractère, y sont assez fréquents, sans pour
cela rien présenter de spécial.

§ III. — FOLIES LIÉES AUX NÉVROSES

(ÉPILEPSIE, HYSTÉRIE, CHORÉE, PARALYSIE AGITANTE GOITRE EXOPHTHALMIQUE)

Les troubles intellectuels liés aux névroses, ceux surtout qui viennent compliquer l'épilepsie et l'hystérie, sont décrits dans la plupart des ouvrages consacrés aux maladies nerveuses, et par conséquent connus de tous. Nous ne ferons que rappeler ici leurs caractères principaux.

ÉPILEPSIE

(FOLIE ÉPILEPTIQUE)

Nous avons à envisager successivement : l'*état mental des épileptiques* et la *folie épileptique* proprement dite.

1º ÉTAT MENTAL DES ÉPILEPTIQUES. — Les épileptiques sont souvent très intelligents, lorsque l'épilepsie toutefois n'est pas entée sur une infirmité d'esprit, telle que l'imbécillité ou l'idiotie. Ce n'est qu'à la longue que les facultés s'altèrent ou s'affaiblissent. C'est principalement dans le *caractère* que se manifestent les troubles psychiques. Il y a à cet égard deux catégories d'épileptiques, les uns sombres, taciturnes, défiants, ombrageux, toujours prêts à se fâcher, à blesser les gens, à s'emporter, à frapper; les autres, au contraire, obséquieux, prévenants, câlins, pleins d'effusion et de douceur, mais le plus souvent, d'une douceur qui n'est qu'apparente et cache des griffes. En effet, les épileptiques sont sujets à des *crises de colère* et d'emportement terribles, violentes et furieuses, pendant lesquelles ils ne s'appartiennent plus et tueraient facilement quelqu'un. Les épileptiques ont souvent des vices et des instincts pervers; ils sont gourmands, voleurs, masturbateurs, menteurs, etc. Ils ont fréquemment une tendance à la piété maladive, à une espèce de religiosité outrée mêlée de tartufferie et qui n'est jamais aussi marquée qu'à l'époque de leurs accès. La note dominante de leur caractère est donc l'*irritabilité*.

Les troubles intellectuels en restent souvent là, soit constamment, soit dans l'intervalle des crises, qui, elles, peuvent être accompagnées ou suivies de *courts accès délirants* ou *impulsifs*. Mais souvent aussi, les épileptiques arrivent à la folie confirmée.

2° FOLIE ÉPILEPTIQUE. — Il y a lieu de distinguer dans la folie épileptique, la *folie intervallaire* aux accès et la *folie des crises convulsives*.

La *folie intervallaire aux accès* est assez rare, car l'épileptique n'est pas ordinairement en état de folie permanente; le plus souvent, sa folie est *rémittente* ou *intermittente*. Cependant le fait peut exister, et, dans ce cas, la folie épileptique revêt une forme quelconque, *maniaque* ou *mélancolique*, quelquefois *mélancolico-maniaque*. Ses caractères spéciaux sont de s'accompagner le plus souvent d'*idées de persécution*, de *tendance à l'emportement* et surtout aux *impulsions irrésistibles* (homicide, suicide), enfin, de coexister avec des *hallucinations terrifiantes*.

La *folie liée aux accès* mêmes peut survenir : A. *avant*, B. *pendant*, C. *après l'attaque*.

A. — La *folie épileptique d'avant l'attaque* peut se traduire soit par une *excitation maniaque*, soit, au contraire, par une *dépression* plus ou moins grande précédant l'attaque de quelques jours; mais ce qui est bien plus fréquent, c'est de voir l'attaque elle-même être précédée d'*hallucinations*, surtout de la vue et de nature terrifiante.

Ces hallucinations peuvent consister dans la vue d'un spectre, d'une roue dentée, d'un objet gigantesque, d'une bête féroce; ce peut être aussi une odeur désagréable, nauséabonde, ou bien, plus rarement, une hallucination de l'ouïe. En général, cette hallucination se reproduit telle quelle aux attaques consécutives. Il est très fréquent de voir les malades faire le même geste ou prononcer les mêmes paroles au moment de tomber.

Quelquefois, la chute se produit aussitôt après l'hallucination; sinon le malade a le temps de commettre un *acte insensé*, bizarre, ou de se livrer à un *délire* plus ou moins bruyant.

B. — A dater du moment où le cri se produit, où l'attaque a lieu, le malade perd la connaissance et la conscience; aussi, la caractéristique de la *folie qui se* produit *durant l'accès d'épilepsie* est-elle *l'inconscience absolue*, la *perte du souvenir*. Ce signe est tellement caractérisque qu'on ne le retrouve, avec la même évidence, dans aucun genre de folie.

Pendant l'attaque elle-même, la folie ne peut se produire, sauf quand l'attaque convulsive n'existe pas et se trouve *remplacée par un accès de folie* (épilepsie larvée). L'accès de folie, dans ce cas, consiste ordinairement dans une *crise maniaque violente* qui peut durer un ou plusieurs jours et est suivie d'une *prostration* plus ou moins grande, allant quelquefois jusqu'à la *stupeur*. Mais plus souvent encore, l'attaque est remplacée par une *impulsion subite, instantanée*, et presque toujours la même, à l'homicide, au suicide, à l'incendie, à l'exhibition des organes génitaux, à un acte obscène, à un vol, à une fugue, etc., etc. A chaque nouvel accès, l'attaque est remplacée par une impulsion presque toujours la même et se produisant dans des conditions identiques. Ces cas sont plus fréquents qu'on ne le pense généralement parce qu'on ne soupçonne pas l'épilepsie, à cause de l'absence de crises convulsives. Revenu à lui, le malade n'a pas *la moindre conscience* de ce qu'il a fait. Souvent, il est sorti, a marché pendant sa crise, et il est tout étonné de se retrouver, quelquefois au bout d'un jour ou deux, très loin de son domicile, sans savoir comment il y est venu (automatisme ambulatoire comitial).

C. — La *folie consécutive à l'attaque* est, de toutes, la plus fréquente.

Elle peut se traduire par un accès de *dépression mélancolique*, pouvant aller jusqu'à la *stupeur*, avec prostration, immobilité, hébétude, hallucinations terrifiantes, etc. Elle peut, et c'est plus fréquent, être constituée par une crise d'*excitation* quelquefois très vive, avec loquacité, colère, emportements, impulsions, fureur.

Le plus souvent, il survient un accès de *manie aiguë* qui éclate brusquement, instantanément, plus ou moins longtemps après l'attaque, et s'accompagne d'un *délire bruyant*, incohérent, ou d'*impulsions soudaines* à la destruction, au meurtre, à l'incendie.

C'est le moment où les épileptiques sont *le plus dangereux*. Ils sont hors d'eux-mêmes et prennent un aspect terrible. Vultueux, rouges, les yeux saillants, les forces décuplées, ils brisent, détruisent, frappent avec une fureur aveugle tout ce qui se trouve devant eux.

Cet accès n'a pas d'habitude une *longue durée*; au bout de quelques jours, il s'apaise par degrés, pour reparaître aux attaques suivantes, en général avec les mêmes caractères et les mêmes particularités.

La folie épileptique se termine, au bout d'un temps plus ou moins long, par l'*affaiblissement intellectuel* et la *démence* qui, chez certains individus, peut revêtir, de plus ou moins près, l'aspect de la *démence paralytique* à sa période cachectique. Il est même des cas, où à ce moment, le diagnostic présente quelques difficultés.

DIAGNOSTIC. — Le *diagnostic* de la folie épileptique n'est en général pas difficile quand la folie s'accompagne d'attaque. Il est quelquefois très difficile quand l'épilepsie est larvée.

Les impulsions soudaines et instantanées, la répétition des mêmes faits avec les mêmes particularités, enfin et surtout l'inconscience absolue de l'accès sont caractéristiques de la folie épileptique.

PRONOSTIC. — *Très grave*. Ordinairement sans ressources dans l'*épilepsia vera*.

TRAITEMENT. — Le *traitement* de la folie épileptique n'est autre que celui de l'épilepsie en général. Il consiste donc, avant tout, dans l'emploi prolongé des anti-nerveux et des antispasmodiques.

L'indication capitale, lorsque l'épilepsie s'accompagne de folie, consiste à *séquestrer* les malades. En raison des impulsions inconscientes et, pour la plupart, dangereuses auxquelles ils sont si souvent sujets, il est en effet très imprudent de les laisser en liberté. Même dans les établissements d'aliénés ils nécessitent presque toujours une surveillance spéciale, et l'on sait que la loi exige la séparation des épileptiques, lorsqu'ils sont en certain nombre, d'avec les autres aliénés.

HYSTÉRIE

(FOLIE HYSTÉRIQUE)

Comme pour l'épilepsie, nous devons examiner successivement l'*état mental dans l'hystérie* et la *folie hystérique*.

1° ETAT MENTAL DES HYSTÉRIQUES. — Dès le jeune âge, les futures hystériques se révèlent, au point de vue mental, par des caractères particuliers. Ce sont,

pour la plupart, des jeunes filles d'une grande vivacité intellectuelle, précoces à l'excès, impressionnables, coquettes, cherchant à fixer sur elles l'atten
tion, habiles à feindre et à mentir, sujettes en outre
à des troubles plus ou moins marqués, surtout aux terreurs nocturnes, aux rêves, aux cauchemars, souvent
aussi aux palpitations et à l'anémie. L'hystérie une
fois établie, l'état mental et moral de ses tributaires se
caractérise principalement, du *côté de l'intelligence*,
par une *mobilité exessive*, qui fait que les malades
n'ont aucun esprit de suite, aucune idée arrêtée, et
que, tout en étant capables de déployer, à l'occasion,
une intelligence cultivée, brillante, souvent caustique,
elles sont absolument hors d'état de mener à bien
une chose sérieuse. Avec cela, une tendance très manifeste à la *contradiction*, à la *controverse*, mais
aussi à l'*imitation*, aux idées paradoxales, à toutes
les opinions et les théories qui peuvent les distinguer
et les mettre en évidence. *Moralement*, l'état est le
même. *Caractère bizarre*, capricieux, fantasque,
mobile à l'excès, sensibilité très vive et hors de proportion avec les événements; changements perpétuels
et subits dans les sentiments, les affections; enthou-
siasmes irréfléchis; duplicité, mensonge, fourberie
infernale, propension brusque et intempestive aux
actes les plus pervers et les plus criminels, comme
aux actions d'humanité, de bravoure et d'éclat les
plus méritoires; besoin constant de mouvement, de
se donner en spectacle, d'occuper l'entourage, le public, la presse, et par conséquent, de provoquer des
coups de théâtre ou de tisser les fils d'un roman inex-

tricable : tels sont les caractères principaux de l'état moral des hystériques et qui peuvent se résumer dans ce fait, que tout, chez elles, est *mobilité* et *contraste : sentiments, affections, instincts* et *actes.* Quant à ce qui est des tendances sexuelles, dont on avait fait le signe pathognomonique de l'hystérie, il faut avouer que leur exagération n'est pas constante, et que, de ce côté-là, encore, il y a mobilité et excès, tantôt d'un côté tantôt de l'autre.

Tous ces désordres qui révèlent, en somme, un *manque absolu d'équilibre de l'être psychique,* chez les malades, et qui s'exagèrent presque toujours à l'occasion des divers événements de leur existence, surtout des grands processus de leur vie génitale, comme grossesse, menstruation, ménopause, peuvent, dans certains cas, aboutir à la folie confirmée.

2° FOLIE HYSTÉRIQUE. — Comme dans l'épilepsie, il faut distinguer, dans l'hystérie, les *accès de folie liés aux attaques,* et la *folie intervallaire.* Les premiers sont désignés communément sous le nom de *délire hystérique;* la seconde constitue la *folie hystérique proprement dite.*

A. DÉLIRE HYSTÉRIQUE. — *Le délire hystérique,* c'est-à-dire l'accès de folie passagère lié à l'attaque convulsive, peut éclater *avant, pendant* ou *après* cette attaque.

Avant l'attaque, il se traduit dans les quelques jours qui précèdent, par un changement de caractère, par une tendance excessive soit à l'*excitation,* soit, au contraire, à la *dépression;* à mesure que le moment de la crise approche, ces phénomènes s'exagèrent, et il s'y joint soit de l'*agitation* véritable avec idées confuses, propos incohérents, désordre des actes, soit de la *torpeur*, accompagnée souvent d'hallucinations de la vue, de l'ouïe ou de fausses sensations tactiles qui revêtent parfois le caractère unilatéral. Au moment où l'attaque commence, il se produit comme une espèce de détente, et ces symptômes cessent.

Pendant l'attaque, le délire se manifeste, soit au début, soit plutôt à la fin, par une espèce de rêve en action qui éclate brusquement, et se traduit par une succession rapide et fugace des pensées les plus variées exprimées à haute voix sous forme de *monologues décousus, imagés;* ce délire résulte des hallucinations multiples qu'éprouvent à ce moment les malades, et il détermine des gestes, des attitudes et des actes en rapport avec les conceptions qui le composent. La crise terminée, la raison revient.

L'attaque, elle-même, peut être remplacée par un accès plus ou moins aigu de délire à *forme maniaque* ou *mélancolique*.

Après l'attaque, il se produit, d'habitude, soit une *crise d'exaltation avec discours et rires bruyants*, soit plutôt une *période de torpeur*, de dépression, avec mutisme plus ou moins absolu, pleurs et sanglots.

B. FOLIE HYSTÉRIQUE. — La *folie hystérique proprement dite* est celle qui survient chez les hystériques en dehors des attaques convulsives, sous l'influence d'une cause occasionnelle quelconque, morale ou physique, quelquefois sans cause apparente. Pour

certains auteurs, c'est une folie de dégénérés. (Colin, 1891.)

Cette folie peut se manifester sous forme d'*accès
de manie* ou de *mélancolie* plus ou moins aigus avec
le cortège habituel des symptômes qui les accompagnent. Il est bien plus fréquent de voir la folie
hystérique revêtir le *type raisonnant.* Cette prédilection marquée de la folie hystérique pour la variété raisonnante explique ses principaux caractères
qui sont : la *semi-conscience* qu'ont les malades de
leur état ; la *limitation* de leurs conceptions délirantes, quelles qu'elles soient, érotiques, mystiques,
hypocondriaques, orgueilleuses ou de persécution, à
la sphère des choses possibles et réalisables, ainsi
que la *mobilité* de ces conceptions ; la *prédominance*
des troubles psychiques dans la *sphère passionnelle*,
dans les *instincts* et dans les *actes*, ce qui donne
lieu à ces perversions affectives, à ces calomnies,
accusations et dénonciations mensongères, à ces
simulations de suicide ou de viol, à ces affections
érotiques ou platoniques insensées, à ces accès d'emportement, enfin, à ces impulsions morbides au vol,
à l'incendie, au suicide et à l'homicide qui portent
toujours la marque du fonds hystérique sur lequel
elles ont poussé.

Plus rarement, il se produit un *accès de stupeur*
avec mutisme, refus d'aliments, tendance irrésistible
au suicide, etc.

Le *diagnostic* de la folie hystérique ne présente
pas, en général, de difficultés, car, alors même qu'il
y aurait absence de crises convulsives, les stig-

mates de la névrose sont si nombreux et si variés qu'il en existe certainement toujours quelques-uns, suffisants pour faire reconnaître la véritable origine de l'aliénation mentale.

Le *pronostic* est relativement favorable, surtout lorsque les accès de folie sont franchement aigus. La guérison survient alors, suivant Moreau (de Tours), dans la moitié des cas. La folie à type raisonnant est beaucoup plus sérieuse et beaucoup plus tenace. Il faut noter enfin que, lorsque la folie hystérique se prolonge, elle finit presque toujours, au bout d'un temps plus ou moins long, par la *démence*.

Quant au *traitement*, il se confond avec celui de l'hystérie en général, et, comme cette dernière, la folie hystérique relève surtout de l'emploi des bromures alcalins, de l'opium, de la morphine, des antispasmodiques, de l'hydrothérapie, etc. La séquestration est souvent nécessaire, en raison de la prédominance des troubles psychiques dans la sphère des actes.

CHORÉE

(FOLIE CHORÉIQUE)

Si les troubles de l'intelligence sont fréquents dans l'épilepsie et l'hystérie, ils sont, en revanche, beaucoup plus rares dans la chorée, et ne s'y manifestent environ que dans les deux tiers des cas, suivant Marcé. Ni l'âge ni le sexe des malades, pas plus que l'intensité ou l'acuité de la névrose ne paraissent avoir d'action spéciale sur la production de ces troubles, dont une prédisposition originelle peut seule donner la raison d'être ; quoi qu'il en soit, il convient d'examiner successivement l'*état mental* et la *folie* des choréiques.

ÉTAT MENTAL DES CHORÉIQUES. — Au point de vue intellectuel, les troubles principaux que l'on rencontre chez les choréiques sont la *diminution de la mémoire* et de l'attention, la *mobilité des idées*, le défaut de consistance des souvenirs, l'*hébétude intellectuelle*. Mais ce qui caractérise surtout les malades à ce point de vue, c'est l'existence d'*hallucinations spéciales*, sur lesquelles a justement insisté Marcé. Ces hallucinations affectent presque toujours la vue, très rarement le goût, l'odorat, le tact et l'ouïe. Elles sont particulièrement fréquentes dans le sexe féminin, et ne se manifestent guère avant l'âge de quatorze ans. Elles surviennent principalement le soir, dans l'état d'assoupissement intermédiaire à la veille et au sommeil, et se prolongent très souvent pendant l'état de rêve.

Elles ont toujours un caractère pénible, effrayant, fantastique, et consistent en scènes de mort, d'enterrement, d'enfer, d'égorgements, de batailles, qui passent devant le sujet comme à travers un kaléidoscope (hallucinations kaléidoscopiques). Il en résulte pour les choréiques beaucoup d'inquiétude et d'angoisse, et surtout une terreur du sommeil qui les fait se tenir éveillés ou tenter d'échapper à leurs visions en se cachant sous les couvertures. Lorsque les hallucinations se prolongent pendant le rêve, on observe des réveils en sursaut, des cris, des cauchemars. Ce symptôme est tantôt un signe avant-coureur qui se manifeste plusieurs jours avant l'apparition des mouvements convulsifs; tantôt, et plus fréquemment, il apparaît au moment où la chorée est à son paroxysme. Il peut persister, d'ailleurs, pendant plusieurs mois. Sa disparition est, en général, un signe d'un pronostic favorable, tandis qu'au contraire, son exacerbation croissante peut devenir le point de départ d'un véritable *délire maniaque*. *Moralement*, les troubles prédominants dans la chorée portent sur le *caractère*, qui se modifie, s'altère. La plupart des malades deviennent impressionnables, émotifs, irascibles, impatients, disputeurs, emportés et même violents. Ces troubles sont plus marqués chez les sujets dont les muscles phonateurs sont atteints par la chorée, et qui puisent, dans les efforts superflus qu'ils font pour parler distinctement, un aliment de plus à leur irritabilité.

FOLIE CHORÉIQUE. — La *folie choréique*, assez rare, peut se présenter sous la *forme maniaque* ou sous la *forme mélancolique*.

La *forme maniaque* se révèle par des accès qui tantôt apparaissent dès le début de la chorée, mais, le plus souvent, ne surviennent que plusieurs jours après l'apparition des mouvements convulsifs. Quoi qu'il en soit, elle peut affecter les caractères de la *manie aiguë*, avec délire incohérent, agitation effrayante, cris rauques et inarticulés, paroles sans suite, ou même se présenter sous l'aspect d'un *délire aigu fébrile*, avec pouls à 120, peau brûlante, langue sèche, mâchonnement, sputation, agitation des plus violentes et incoercible, et quelquefois même, convulsions cloniques survenant par accès.

La *forme mélancolique* se traduit tantôt par un accès de *mélancolie délirante* qui vient se greffer sur les hallucinations déjà existantes, et par conséquent s'accompagne d'idées de persécution et d'empoisonnement, d'anxiété, de tendance à la sitiophobie et au suicide, tantôt par un *accès de mélancolie stupide* avec hébétude profonde, accès de pleurs, immobilité, terreurs et amnésie.

La description ci-dessus s'applique spécialement à la *chorée vulgaire* ou *chorée de Sydenham*. Mais les autres formes de chorée peuvent s'accompagner aussi de troubles psychiques. (Voy. Digoy, Th. Paris, 1890.)

Ainsi, dans les *chorées arhytmiques*, nous devons signaler la *chorée de la grossesse* ou *chorée gravidique*, qui s'associe parfois à une folie de forme maniaque et surtout la *chorée des héréditaires* ou *chorée de Huntington* qui très souvent donne lieu à un affaiblissement progressivement croissant des facultés, accompagné dans certains cas de mélancolie, d'idées de suicide, ou bien d'irritabilité, de violences, plus rarement d'idées de persécution, de grandeur et d'hallucinations (Charcot, Cl. King, Peretti, Digoy). De même la *chorée des vieillards* se termine dans la plupart des cas dans la démence (Charcot). Quant aux troubles intellectuels de l'*hémichorée*, ils sont analogues à ceux de la démence hémiplégique et reconnaissent la même cause.

Dans les *chorées rythmiques* ou *systématiques*, les troubles du caractère et de l'esprit revêtent la mobilité excessive et pathognomonique de l'état mental de l'hystérie. Il peut s'y joindre une véritable folie, maniaque ou mélancolique, avec hallucinations de la vue, de l'ouïe et de la sensibilité générale, habituellement passagère et concomitante aux crises de chorée rythmique, mais susceptible aussi de se prolonger dans l'intervalle et d'affecter alors le type raisonnant de la folie hystérique.

Nous ne ferons que mentionner les *pseudo-chorées*, comme le *tic de Salaam*, qui relève plutôt de l'épilepsie et s'observe fréquemment chez les dégénérés inférieurs, et les *tics convulsifs* (maladie de Gilles de la Tourette) dont nous avons déjà parlé à l'article *Neurasthénie*.

Les convulsions spéciales qui accompagnent ces divers états de folie ne peuvent laisser aucun doute sur leur nature, et par conséquent, le *diagnostic* de la folie choréique ne présente, en général, aucune difficulté.

Le *pronostic* est variable. Sans gravité lorsque les roubles psychiques ne dépassent pas les limites de ceux que nous avons indiqués à l'état mental, ou orsque la folie se manifeste par un accès de manie ou de mélancolie aigu, il devient très sérieux lorsqu'il s'agit d'un accès de stupeur et surtout d'un délire aigu.

Quant au *traitement*, il se confond avec celui de la névrose, et par conséquent, consiste principalement en affusions froides, bains sulfureux, valé-

riane et antispasmodiques, bains tièdes prolongés,
tartre stibié, opium à doses croissantes, strychnine,
fer et toniques. Lorsqu'il s'agit d'un accès aigu
d'excitation, la séquestration est, en outre, presque
toujours nécessaire.

PARALYSIE AGITANTE

M. Ball et, plus récemment encore, d'autres auteurs, entre autres Parant, Bergerio, Roger, ont fait
une étude spéciale des troubles intellectuels liés à la
paralysie agitante. Il résulte de leurs travaux que
si presque tous les sujets atteints de cette maladie
ont des troubles plus ou moins marqués des idées,
du caractère et des sentiments, ces troubles peuvent, dans certains cas, atteindre les proportions de
la vraie folie. La folie, dans ce cas, se manifeste
habituellement sous la *forme mélancolique* soit
avec les caractères de la *mélancolie délirante* accompagnée d'anxiété, d'idées de persécution et d'empoisonnement et d'hallucinations, soit avec de la *stupeur;* les accès de folie ne sont point permanents et
suivent d'habitude les oscillations de la maladie elle-
même, pour disparaître en général au moment où
cesse la trépidation. Ajoutons que la plupart des
malades atteints de paralysie agitante finissent à la
longue par la démence.

GOITRE EXOPHTHALMIQUE

On sait depuis longtemps combien les malades
atteints de goitre exophthalmique sont en général

fantasques, irritables, mobiles et inégaux dans leur manière d'être et leur caractère.

Dans une leçon fort intéressante parue récemment (*Bulletin médical*, 1890), M. le professeur Peter a insisté d'une façon toute particulière sur un symptôme qu'il est bien près de considérer comme capital et pathognomonique dans la maladie : *l'émotivité.* Emotivité morbide, névropathique, se traduisant non seulement par une sensibilité et une inquiétude psychique des plus intenses, mais aussi par des phénomènes somatiques surtout marqués dans le domaine du grand sympathique : palpitations, étouffements, angoisse précordiale, bouffées de chaleur et de pâleur, crises de sueur et de diarrhée, etc., etc. Il est facile de voir, d'après cette courte énumération, que les symptômes névrosiques prédominants, dans la maladie de Basedow, ressemblent singulièrement à ceux de la neurasthénie. C'est qu'en effet je crois que la neurasthénie, principalement sous sa forme émotive, accompagne dans bien des cas le goitre exophthalmique ; et j'ai constaté d'autre part, chez bon nombre de neurasthéniques obsédés, que l'affection avait débuté à la puberté par des palpitations, de même qu'elle se compliquait plus tard de gonflement du cou et d'exorbitis rappelant d'une façon plus ou moins nette, les symptômes de la maladie de Basedow. Ces faits montrent qu'il existe une relation intime entre les deux maladies et il sera certainement intéressant de poursuivre les recherches sur ce point.

Si le goitre exophthalmique ne va pour ainsi dire jamais sans quelques troubles de l'intelligence et du moral, dans certains cas, c'est d'une véritable folie qu'il s'accompagne.

Cette folie, comme le fait remarquer M. Raymond Martin (Th. de Paris, 1890), peut survenir soit après, soit avec, soit même avant l'apparition du goitre exophthalmique.

Il résulte des divers faits publiés dans ces dernières années, notamment par Savage, Meynert, Charcot, Rendu, Ballet, Joffroy, Debove, Landouzy, et résumés par M. Martin dans sa thèse, que les formes de folie observées dans la maladie de Basedow sont assez variables. Les accidents maniaques aigus semblent cependant prédominer ; mais on rencontre aussi la mélancolie hypocondriaque ou anxieuse et surtout un délire vaguement systématisé de persécution ou de mysticisme, avec des hallucinations à peu près constantes de la vue et de l'ouïe, tel qu'il s'observe dans l'hystérie.

Le goitre exophthalmique est en effet très fréquemment lié à cette névrose, ce qui ne permet pas de déterminer d'une façon précise à laquelle des deux affections est imputable la folie. (*Société médicale des hôpitaux*, 1890.)

Comme le dit fort bien M. Martin, dans ces mélanges, il est peu aisé de faire la part de ce qui revient à l'un ou à l'autre état morbide. D'ailleurs, le goitre exophthalmique comme l'hystérie, tire son origine de l'hérédité névropathique et il n'est pas prouvé, ainsi que nous le disions plus haut à propos de la neurasthénie, qu'il n'existe pas des liens étroits entre ces diverses expressions d'une même diathèse.

CHAPITRE XII

FOLIES LIÉES AUX INTOXICATIONS

(FOLIES TOXIQUES)

I. — ALCOOLISME

(IVRESSE. FOLIE ALCOOLIQUE. DÉMENCE ALCOOLIQUE. PSEUDO-PARALYSIE GÉNÉRALE ALCOOLIQUE)

Le mot *alcoolisme*, créé en 1856, par Magnus Huss, s'applique à l'ensemble des désordres que produit l'empoisonnement par les liqueurs alcooliques. Suivant que l'empoisonnement est brusque ou prolongé, l'alcoolisme est dit *aigu* ou *chronique*.

Les troubles psychiques de l'alcoolisme, les seuls dont nous ayons à nous occuper ici, peuvent se présenter soit dans l'*intoxication aiguë*, soit dans l'*intoxication chronique*. On les observe de préférence chez les sujets que leur hérédité, leur profession, leur état de débilitation prédisposent aux affections cérébrales ou vésaniques, et qui font un usage immodéré d'alcools de mauvaise nature ou de liqueur d'absinthe (absinthisme).

La plupart des états d'aliénation mentale peuvent se rencontrer dans l'alcoolisme, depuis l'*ivresse*, perte incomplète et momentanée de la raison, jusqu'à la *démence simple* et la *démence paralytique*. Les plus fréquents, toutefois, sont les *folies aiguës généralisées, maniaques* ou *mélancoliques*. A chacun de ces états d'aliénation, l'alcoolisme imprime quelques caractères spéciaux plus ou moins saillants, qui nous obligent à les passer rapidement en revue. Nous décrirons donc successivement : 1° l'*ivresse ;* 2° les *folies alcooliques aiguës* (maniaques ou mélancoliques) avec leurs variétés *subaiguë* et *suraiguë ;* 3° la *démence alcoolique simple ;* 4° la *pseudo-paralysie générale alcoolique.*

1° IVRESSE

L'ivresse comprend trois périodes distinctes. La première est la *période d'excitation ;* elle est caractérisée par l'animation du visage et du regard, un accroissement du pouls, de la transpiration, de l'excrétion urinaire, mais surtout par un sentiment général de bien-être, avec loquacité et tendances expansives. Ceux qui ont, comme on le dit, le *vin gai* sont à ce moment étourdissants de verve, d'entrain, de gaieté, de mouvement ; ceux qui ont le *vin triste* sont déprimés, font la confidence de leurs malheurs, pleurent et se lamentent sans aucun motif ; certains deviennent bienveillants, tendres, affectueux, très portés à l'érotisme ; d'autres se montrent iracibles, se fâchent pour un rien et ont une tendance marquée à se quereller et à se battre. A ce degré, l'homme ivre possède encore une demi conscience, et la faculté de se contenir, au moins dans une certaine mesure. Mais déjà il existe chez lui une sorte d'anesthésie morale, il ne s'étonne plus de rien.

La *deuxième période* ou *période ébrieuse* se caractérise par des troubles plus marqués. Il n'y a plus seulement *exaltation*, mais encore *perturbation* de l'intelligence; les idées sont confuses, sans suite, mobiles à l'excès; le langage est incohérent, décousu; la langue est épaisse, la parole embarrassée, l'impuissance génitale ordinairement complète, la marche vacillante et la sensibilité très obtuse. En même temps, il existe des troubles sensoriels tels que confusion de la vue, diplopie, tintouin, illusions du goût et de la sensibilité générale, et quelquefois, un *délire véritable* avec *impulsions*.

La *troisième période* est la *période comateuse*. Elle se caractérise par un sommeil long et profond, accompagné de sueurs profuses, pendant lequel l'individu est anéanti, inerte et complètement inconscient. Au réveil, il existe des malaises généraux plus ou moins accusés, un sentiment de lassitude pénible, une soif fébrile, une sécheresse très grande de la bouche et surtout une migraine violente.

A côté de cette *ivresse simple*, comme on l'appelle, il existe d'autres formes plus graves, notamment l'*ivresse convulsive*, décrite par Percy, et l'*ivresse amnésique*.

2° FOLIE ALCOOLIQUE

La folie alcoolique peut se présenter, soit sous la *forme maniaque*, soit sous la *forme mélancolique*.

Au point de vue de son intensité, elle affecte trois
degrés différents : a. — l'*accès subaigu*; b. — l'*accès
aigu proprement dit*; c. — l'*accès suraigu*. Quel
que soit le degré d'intensité qu'il affecte, l'accès de
folie alcoolique est susceptible de survenir soit dans
l'alcoolisme aigu, à la suite d'une intoxication brusque et passagère, soit à un moment quelconque dans
le cours de l'empoisonnement chronique. Son apparition peut succéder à de copieux excès (*delirium a
potu nimio*), comme au contraire, à la suppression
de l'excitant habituel (*delirium a potu suspenso*). Il
est très fréquent également de voir l'accès de folie
survenir brusquement à la suite d'un choc moral, ou
physique (traumatisme moral ou physique), surtout
d'une maladie intercurrente. C'est ainsi que se développe le délire alcoolique dans la pneumonie, par
exemple, ou à la suite des opérations chirurgicales
(délire nerveux des blessés). Un rien suffit donc, chez
des individus sourdement intoxiqués et saturés d'alcool, pour *éveiller* ou *réveiller* les troubles cérébraux.

A. FOLIE SUBAIGUE. — La forme de folie la plus
fréquente dans l'alcoolisme, est la folie subaiguë qui
traverse le plus souvent comme un épisode passager,
le cours de l'empoisonnement chronique. Elle se
manifeste presque constamment sous la *forme mélancolique*.

L'accès débute, en général, par l'*altération du
sommeil*, qui devient pénible et troublé par des
rêves. Lasègue, dont nous allons reproduire, en la

résumant, la description, a dit qu'avant de délirer, l'alcoolique commence toujours par mal dormir, et que son délire n'est qu'un *rêve éveillé ou de jour*, qui fait suite au *rêve endormi ou de nuit*, et le continue non seulement au point de *vue psychique* mais aussi *chronologique*. Les rêves des alcooliques sont surtout des *rêves d'action*, ayant trait aux choses de la profession, aux événements du moment, à des péripéties dramatiques, et dans lesquels les *hallucinations de la vue* jouent le principal rôle. Il arrive un moment où ces rêves se prolongent pendant le jour, et c'est cette continuation du rêve pendant la veille qui constitue le *délire alcoolique*. Ce réveil douloureux résulte ou d'un excès d'agitation rompant comme le cauchemar poussé aux extrêmes la possibilité de dormir, ou d'une excitation extérieure, ou d'un incident quelconque. Le passage du délire dormant au délire éveillé s'opère sans transition ; la folie ne suit pas le rêve à distance, elle en devient le maximum. Les choses se passent de même en ce qui concerne la nature des divagations, c'est-à-dire que le délire continue les idées écloses pendant le rêve. Ce sont les mêmes tableaux fantastiques, les mêmes épisodes poignants, les mêmes aventures baroques ou sinistres, les mêmes scènes tumultueuses et mouvementées. Dans le délire alcoolique comme dans le rêve, les *hallucinations visuelles*, qui revêtent d'ordinaire le caractère terrifiant et consistent surtout en visions d'animaux, de voleurs, d'assassins, de batailles, d'incendies, de morts, etc., jouent un rôle capital et existent à l'exclusion à peu près complète d' toute autre. En effet, les *hallucinations auditives* s'y réduisent en général, aux impressions les plus confuses, à des bruits de pas ou de coups, à des cris étouffés, à quelques phrases interjectives. D'autre part, à l'égal de tout rêveur, l'alcoolique est en mouvement incessant, physique et moral, pendant sa crise. Ses récits sont longs, mais composés de phrases saccadées, sans lien logique. Des faits et pas de réflexions, encore moins d'étonnement et de critique. Ce qui se passe se passe et voilà tout. Un dernier caractère, commun au rêve et au délire alcoolique, c'est la possibilité qu'ont ces deux états de se suspendre brusquement et passagèrement sous l'influence de secousses imprimées au dormeur ou au malade et accompagnées d'objurgations excitantes.

C'est en se basant sur toutes ces particularités que Lasègue a pu dire que le *délire alcoolique subaigu n'était pas un délire, mais un rêve.*

A ces symptômes psychiques auxquels il faut ajouter la tendance *au suicide*, qui est assez fréquente, viennent se joindre les symptômes physiques habituels de l'alcoolisme, tels que *tremblement généralisé, crampes, fourmillements, troubles dyspeptiques, analgésie* ou *hyperesthésie* des membres, *accidents convulsifs, hystériformes* ou *épileptiformes*, etc., etc.

L'accès subaigu de folie alcoolique présente une *durée* variable, mais en général assez courte, au moins quand le malade cesse de boire. Il est rare qu'au bout de cinq à six jours il ne présente une amélioration notable; peu à peu son rêve cesse, et il revient à la réalité. De même que la perte du sommeil avait marqué le début de l'accès, de même son retour en marque la terminaison.

B. FOLIE AIGUE. — La *folie alcoolique aiguë* survient dans les mêmes conditions que l'accès subaigu et elle se manifeste tantôt *sous la forme mélancolique*, tantôt et plus fréquemment, sous la *forme maniaque*. La FORME MÉLANCOLIQUE ne diffère de l'accès subaigu que par un degré plus élevé d'intensité. Elle est précédée de prodrômes tels que sentiment de malaise, oppression, embarras gastrique, céphalalgie ; l'*insomnie* est plus complète, les *hallucinations* plus terrifiantes, la frayeur devient une véritable *panophobie*, et les malades qui se croient entourés d'ennemis, d'animaux féroces, de flammes, de cadavres, fuient épouvantés et sont en proie à une terreur indicible. De plus, il se joint à cet état un *véritable délire* qui roule le plus souvent sur des idées hypocondriaques et surtout de persécution. L'alcoolique se croit plein de vers, pourri, sans estomac, sans tête, il est mort ; on se moque de lui, sa femme le trompe, on cherche à l'empoisonner, des gens à mine suspecte le suivent dans les rues, on veut se débarrasser de lui, on l'accuse de vol, d'assassinat, de pédérastie, on monte chez lui pour l'arrêter, le fusiller, etc., etc. C'est dans cette forme, et lorsqu'il existe des idées de persécution pareilles qu'on peut constater, chez les malades, des *hallucinations de l'ouïe* plus ou moins parfaites. La *tendance au suicide* est à peu près constante, et souvent elle se ma-

nifeste sous forme d'une tentative subite et non préméditée. Il s'y joint, comme dans tous les accès
d'alcoolisme, un *tremblement* très marqué des extrémités, des *crampes*, des *fourmillements*, de l'*anesthésie* ou de l'*hyperesthésie partielles*, diverses *hallucinations du goût* et de l'*odorat*, enfin des *troubles
gastriques* plus ou moins accentués.

LA FORME MANIAQUE n'est autre que ce qu'on désigne communément sous le nom de DELIRIUM TRE-
MENS. Elle débute par de l'insomnie, de l'incohérence
dans les idées et des phénomènes généraux divers.
Bientôt l'*excitation* apparaît, et elle s'accroît rapidement. La face est rouge, vultueuse, congestionnée,
les yeux brillants, le pouls fréquent, la température
élevée, la peau brûlante et couverte de sueur, la soif
très vive. Les *hallucinations* et surtout les *illusions*
surviennent; les malades croient reconnaître ceux
qui les entourent; ils prennent une fenêtre pour une
porte, un objet pour un animal, un meuble pour une
personne; ils trouvent une odeur et un goût tout autres aux choses qu'ils mangent et qu'ils boivent; enfin
ils ont des visions fantastiques, surtout d'animaux,
mais ces visions sont moins terrifiantes que dans la
forme mélancolique, et elles consistent assez fréquemment en scènes lubriques et en tableaux
obscènes qui se déroulent aux yeux du malade. En
peu de temps, l'*agitation* est à son comble, l'alcoolique crie, vocifère, marche et court sans s'arrêter.

Le *tremblement* est tellement intense et tellement
généralisé qu'il a donné son nom à cette variété de
folie alcoolique. Le corps tout entier est en vibration

et il est facile de s'en assurer en plaçant les mains sur les épaules du malade. Les mains et les bras sont agités d'un mouvement étendu, incoercible ; la tête tout entière oscille ostensiblement, la langue est tellement tremblante qu'elle est tirée convulsivement hors de la bouche ; enfin le tremblement peut s'étendre parfois aux lèvres et aux muscles vocaux de façon à déterminer un certain embarras de la parole. De même il peut exister une *inégalité* apparente des *pupilles*, assez fréquente, comme on le sait, dans l'alcoolisme chronique.

Notons enfin divers troubles plus ou moins constants, tels que l'existence de *sueurs profuses*, l'*accélération du pouls*, les *accès épileptiformes*, enfin les troubles habituels de l'intoxication alcoolique dans les fonctions organiques. Quant à la *température*, elle n'est pas sensiblement modifiée, et serait plutôt diminuée qu'augmentée, surtout à la périphérie.

La *guérison* est la terminaison habituelle de l'accès de folie alcoolique aiguë et elle se produit assez rapidement dans l'espace de huit à quinze jours, sous l'influence de la seule suppression de l'excitant habituel ; elle se manifeste par le retour du sommeil et la diminution progressive des symptômes de l'accès.

C. FOLIE SURAIGUE. — Dans la folie alcoolique suraiguë, l'accès atteint son degré d'acuité le plus élevé. Dans la *forme mélancolique*, il survient un véritable état de *stupeur*. Immobiles, hébétés, incapables de répondre et d'agir, le visage terrifié, les yeux hagards, les malades sont plongés dans la prostration la plus profonde ; ils paraissent assister à des spectacles horribles dont la vue les terrifie, et ils ne sortent de cet anéantissement que pour exécuter brusquement quelque tentative de *suicide*. C'est surtout dans cette forme qu'ils ne conservent qu'une idée extrêmement vague de tout ce qui s'est passé dans leur accès, et que tout ce qu'ils ont vu, entendu ou fait, même leurs tentatives de suicide, leur apparait comme un rêve confus et éloigné. Cependant cet accès de stupeur guérit habituellement et disparait, mais avec une certaine lenteur et laisse souvent à sa suite des troubles divers, notamment de l'*hébétude* et de l'*obtusion* intellectuelle.

Dans la *forme maniaque*, l'agitation atteint son maximum, et elle offre tous les caractères du *délire aigu*, dont elle porte du reste le nom (délire aigu alcoolique). Tout à fait analogue au délire aigu simple, l'accès présente, comme lui, une élévation de température qui peut aller jusqu'à 40, 41 degrés et même plus (*delirium tremens fébrile*), des symptômes typhiques, des sueurs profuses, des fuliginosités, des soubresauts des tendons, de la petitesse du pouls, des convulsions, de l'adynamie, etc. Comme lui aussi, il se termine habituellement par la *mort*, qui a lieu soit subitement, à la suite d'une syncope, soit dans le coma.

Les *lésions* cérébrales que l'on rencontre le plus fréquemment dans les accès aigus de folie alcoolique, en dehors des lésions habituelles de l'alcoolisme chronique, telles que l'athérôme artériel et la dégé-

nérescence graisseuse des vaisseaux, sont la *pachyméningite hémorrhagique*, l'épaississement des méninges et leur infiltration par la sérosité, les suffu-
sions sanguines, l'adhérence des méninges à la couche
corticale, la coloration plus ou moins marquée de la
substance grise, le pointillé de la substance blanche,
l'épanchement de sérosité dans les ventricules latéraux, enfin des foyers hémorrhagiques siégeant dans
divers points et surtout dans le territoire de l'artère
sylvienne du côté gauche.

Le *diagnostic*, en général facile, peut présenter
des difficultés, dans le cas, par exemple, où il s'agit
d'un accès aigu à forme mélancolique et avec idées
de persécution. Nous avons vu que ces cas étaient
fréquemment pris pour des cas de *délire de persécution* au début, et réciproquement. Cependant, ici les
idées de persécution sont plus confuses, plus terrifiantes, et elles s'accompagnent d'une *panophobie*
qui n'existe pas dans la folie partielle.

Quant à la *stupeur* et au *délire aigu* alcooliques,
ils ne diffèrent de la *stupeur* et du *délire aigu simple*
que par leur origine et les caractères concomitants
de l'intoxication alcoolique.

Le *traitement* de la folie alcoolique aiguë, se confond avec le traitement ordinaire de l'alcoolisme, et,
comme lui, il consiste essentiellement dans la suppression de l'excitant habituel. Cependant, dans certains cas, il est nécessaire de n'arriver que lentement
et par transitions à cette suppression, et de sevrer
peu à peu le malade d'alcool, en diminuant chaque
jour la dose. L'insomnie étant le trouble le plus cons-

tant de l'alcoolisme, l'indication capitale consiste à rétablir le sommeil ; c'est pour ce motif que les calmants et en particulier le *chloral* à haute dose, associé ou non à la morphine (Lancereaux) sont les agents thérapeutiques dont l'usage réussit le mieux, surtout dans les formes excitées. On a aussi vanté récemment la *strychnine* contre les accidents de l'alcoolisme aigu.

Plusieurs auteurs, et notamment Lancereaux (*Bulletin médical*, 1891), se sont attachés à différencier l'alcoolisme suivant la nature de la boisson ingérée (vin, rhum, cognac et eaux-de-vie, absinthe, vulnéraire, amers, apéritifs, etc.). La distinction serait moins psychique que physique et consisterait soit dans une plus grande fréquence des accidents convulsifs (absinthisme), soit dans la forme différente du trouble de sensibilité, analgésique dans l'intoxication par le vin et les alcools, hyperalgésique dans les intoxications par les essences

M. Magnan et son élève Legrain ont également décrit à part l'alcoolisme des *héréditaires* ou des *dégénérés*.

3° DÉMENCE ALCOOLIQUE

Lorsque l'alcoolisme chronique a duré un certain temps, il détermine à la longue une *déchéance* progressive de l'individu, tant au point de vue intellectuel et moral, qu'au point de vue physique. Dans cette dernière sphère, le tremblement, la dyspnée, l'aphonie, les convulsions épileptiformes, l'empâtement de la langue, l'affaiblissement musculaire, l'anesthésie et l'hyperesthésie, les troubles oculo-pupillaires, la dégénérescence graisseuse, la perte de l'appétit, les vomissements bilieux, les troubles circulatoires, la congestion du foie, etc., etc., sont les plus importants de tous les symptômes.

Quant à l'*affaiblissement intellectuel*, il survient lentement et se manifeste comme tous les états de démence par la diminution progressive de la mémoire, des facultés, ainsi que par l'indifférence et la perte des sentiments et des affections. Ce qui caractérise plus particulièrement cette démence, c'est l'*insomnie* presque constante qui l'accompagne et les *hallucinations* plus ou moins marquées qui peuvent la compliquer, soit d'une façon continue, soit plutôt d'une façon intermittente.

De dégradation en dégradation les malades en arrivent à l'*état gâteux* et finissent dans le *marasme*, emportés le plus souvent par une *attaque apoplectique*. Dans certains cas, ils rappellent de plus ou moins près l'aspect de *démence paralytique* au point que le diagnostic en est rendu parfois difficile. Le tremblement, les hallucinations, le caractère de l'embarras de la parole, enfin la coexistence de tous les autres signes de la cachexie alcoolique, permettent cependant en général, de différencier ces deux états de démence.

A l'autopsie, on constate les *lésions* de l'alcoolisme que nous avons signalées à propos de la folie aiguë, auxquelles vient se joindre parfois une *atrophie* plus ou moins marquée du cerveau.

4° PARALYSIE GÉNÉRALE ALCOOLIQUE. PSEUDO-PARALYSIE GÉNÉRALE ALCOOLIQUE

Jusqu'à ces dernières années, l'alcoolisme avait été considéré comme une des causes les plus importantes de la paralysie générale. Nasse, en 1870, appela l'attention sur des cas d'alcoolisme offrant tous les symptômes physiques et psychiques de la paralysie générale, mais en différant surtout par leur curabilité sous l'influence du repos et de la privation des boissons alcooliques. Après Hoffmann qui les avait appelés PSEUDO-PARALYSIE, il proposa de les désigner sous le nom de *pseudo-paralysis e potu*. Le travail et les idées de l'auteur allemand passèrent un peu inaperçus, et on continua à ne faire aucune différence entre la *paralysie générale alcoolique* et la *paralysie générale ordinaire*, ou plutôt à admettre l'influence prépondérante de l'alcoolisme sur la production de cette affection.

M. Moreaux, en 1881, sans en revenir complètement à l'idée de Nasse, s'est attaché à démontrer que la paralysie générale alcoolique présente une marche toute particulière, caractérisée par la fréquence et la netteté des *rémissions*. Toutefois, cette différence, quoique très importante, ne lui parait pas suffisante, à elle seule, pour prouver qu'il n'existe réellement pas de paralysie générale alcoolique. Ayant déjà étudié, l'année précédente, les rapports de l'encéphalopathie saturnine et de la paralysie générale progressive, et ayant démontré, contrairement à l'opinion généralement admise, que le saturnisme déterminait le plus souvent non pas une véritable paralysie générale, mais une pseudo-paralysie générale essentiellement curable, je fus frappé, à ce moment, de l'analogie qui existait entre les cas considérés comme paralysie générale alcoolique, et ceux que j'avais étudiés sous le nom de pseudo-paralysie générale saturnine. Aussi fus-je porté à reprendre complètement l'idée de Nasse, et à admettre l'existence d'une *pseudo-paralysie générale alcoolique*, au sujet de laquelle je publiai quelques considérations qui furent reproduites et développées bientôt dans la thèse de M. Lacaille.

Depuis ce moment, un certain nombre de cas ont été publiés, et plusieurs auteurs ont admis la *pseudo-paralysie générale alcoolique*. Parmi ceux-ci, il faut citer surtout M. le professeur Ball, qui, en traitant dans une de ses leçons cliniques la question de la pseudo-paralysie générale alcoolique, en a, pour ainsi dire, consacré officiellement l'existence.

La question des rapports de la paralysie générale et de l'alcoolisme vient d'être à nouveau agitée au dernier Congrès français des aliénistes (1891) sur un remarquable rapport du Dr Rousset. Les opinions ont été partagées, mais, tout le monde a paru admettre que la paralysie générale issue de l'alcoolisme, qu'on l'appelât ou non pseudo-paralysie générale, présentait un type spécial.

Les pseudo-paralysies générales, syphilitique, saturnine, alcoolique, ont des caractères communs, et les deux dernières, notamment, résentent exactement la même physionomie clinique. Elles diffèrent surtout de la véritable paralysie générale en ce qu'elles sont *essentiellement curables*, ou tout au moins *susceptibles d'amélioration* sous l'influence d'un traitement approprié.

Au point de vue *symptomatique*, leur analogie avec la véritable paralysie générale est à peu près complète et elles ne s'en écartent que par quelques particularités sans importance bien réelle.

Les caractères spéciaux à la paralysie générale alcoolique sont les suivants, ainsi qu'il résulte de mes propres observations et du travail de M. Lacaille :

La pseudo-paralysie générale alcoolique survient constamment chez des *cérébraux alcooliques avérés*, ce qui n'a pas lieu, d'ordinaire, pour la véritable paralysie générale. Elle débute, chez eux, de deux façons différentes. Dans certains cas, elle est annoncée et précédée par des *attaques apoplectiformes* et surtout *épileptiformes*, qui diffèrent, par certains caractères, de celles qu'on peut observer au début de la paralysie générale. D'autres fois, et c'est le cas le plus fréquent, la pseudo-paralysie est consécutive à un *accès subaigu d'alcoolisme*. C'est dans le cours de cet accès et à l'occasion des actes déraisonnables qu'il détermine, que les malades sont le plus souvent séquestrés, mais, chose remarquable, ils ne présentent encore, à ce moment, aucun des symptômes de la paralysie générale, et ceux-ci n'apparaissent qu'au moment où l'accès subaigu s'efface, lorsqu'il est déjà en pleine voie de disparition. Dans tous les cas, et c'est là un point important à noter, au lieu d'être *insensiblement progressifs*, comme dans la vraie paralysie générale, les symptômes, dans la pseudo-paralysie générale alcoolique, *atteignent d'emblée leur plus grande intensité.*

Symptomatiquement, la pseudo-paralysie générale alcoolique diffère de la paralysie générale de deux façons : 1° elle possède des symptômes qui lui sont propres ; 2° les symptômes qui lui sont communs avec la paralysie générale présentent, chez elle, quelques caractères spéciaux.

Les symptômes qui lui sont propres ne sont autres que ceux qui appartiennent à l'alcoolisme chronique et qui sont trop connus pour que nous les rappelions ici. Ajoutons que les accidents paralytiques locaux, tels que l'*hémiplégie permanente*, l'*aphasie*, y sont plus fréquents, et surtout plus persistants que dans la paralysie générale vraie.

Quant aux différences qu'elle présente dans les symptômes communs, en voici les principales :

Contrairement à ce qui a lieu dans la paralysie générale vraie, l'*inégalité pupillaire* ne fait presque jamais défaut dans la pseudo-paralysie générale alcoolique. De plus, chez elle, les pupilles sont constamment très paresseuses, et dans certains cas même complètement immobiles, surtout celle qui est la plus dilatée. En outre, l'ouverture pupillaire y est très souvent déformée, ovalaire, déchiquetée sur ses bords ; la coloration de la pupille perd de son éclat et de sa transparence ; elle est le plus souvent nuageuse et terne ; enfin, l'acuité visuelle est ordinairement diminuée. Ces dernières particularités sont exceptionnelles dans la paralysie générale.

Du *côté intellectuel*, en dehors des manifestations délirantes et hallucinatoires qui signalent habituellement le début de leur maladie, et qui peuvent, d'ailleurs, réapparaître à un moment quelconque de son cours sous l'influence de causes diverses, les pseudo-paralytiques se caractérisent surtout, non pas par un affaiblissement progressif de l'intelligence, comme cela a lieu dans la paralysie générale, mais par une *fausse démence*, une *obtusion* intellectuelle et une *hébétude* quelquefois poussées à l'extrême, par un véritable *abrutissement*.

Mais ce qui distingue plus particulièrement la pseudo-paralysie générale alcoolique, c'est sa *marche*. Tandis, en effet, que dans la paralysie générale vraie, qui pour cette raison a été appelée *progressive*, les symptômes s'accentuent de plus en plus pour aboutir à peu près constamment à un dénouement fatal, dans la pseudo-paralysie générale alcoolique, au contraire, la marche des symptômes est *régressive*, c'est-à-dire que, pour si marqués qu'ils soient au début, ils diminuent de plus en plus et peuvent même s'effacer complètement, après un temps quelquefois très court. Chose remarquable, d'ailleurs, la disparition des symptômes se fait suivant un ordre tout différent de celui qu'on observe dans les cas de rémission de paralysie générale. Tandis, en effet, que dans les rémissions de la paralysie générale, l'inégalité des pupilles est un des premiers symptômes qui s'effacent, alors que l'embarras de la parole persiste toujours à un degré plus ou moins marqué, dans la pseudo-paralysie générale, au contraire, l'*inégalité des pupilles* est de tous les symptômes le plus fixe et le plus durable, tandis que l'*embarras de la parole* diminue dès le début de l'amélioration.

En somme, au point de vue du *pronostic*, on peut dire que la paralysie générale ne guérit jamais ou exceptionnellement, tandis que la pseudo-paralysie générale *guérit*, au contraire, *habituellement*. Il est même fréquent de voir la pseudo-paralysie générale alcoolique se reproduire plusieurs fois à la suite de nouveaux excès de boisson, et guérir à chaque récidive, jusqu'à ce qu'enfin, le malade tombe dans la *démence alcoolique*, ou meure, emporté par une attaque d'apoplexie. M. Ball et moi avons rapporté l'observation d'un malade guéri *seize fois en treize ans*, de pseudo-paralysie générale alcoolique.

Quant aux *lésions* de la pseudo-paralysie générale alcoolique, le seul fait de la possibilité qu'a la maladie de se reproduire et de disparaitre plusieurs fois, prouve assez, *à priori*, qu'elles sont purement *fonctionnelles*. J'ai en effet publié le cas d'un pseudo-paralytique alcoolique mort accidentellement, chez lequel on ne trouva, à l'autopsie, aucune des lésions habituelles de la paralysie générale. Les altérations que l'on rencontre ordinairement dans le cerveau, sont les altérations de l'alcoolisme chronique que nous avons signalées plus haut, surtout l'athérome des artères cérébrales (artério-sclérose), et des lésions circonscrites, telles que la *pachyméningite hémorragique*.

Le *traitement* de la pseudo-paralysie générale

alcoolique ne présente rien d'absolument spécial. Il
consiste à aider la tendance à la guérison par la privation de l'excitant habituel et une médication appropriée, et surtout à tâcher de prévenir par des moyens
moraux, hygiéniques et pharmaceutiques, les récidives si fréquentes dans ces cas. C'est surtout dans
ce but et pour ces malades que les asiles pour les
ivrognes, moitié hôpitaux, moitié maisons de famille,
comme il en existe en Angleterre, pourraient rendre
de véritables services.

II. — SATURNISME

(FOLIE SATURNINE, DÉMENCE SATURNINE, PSEUDO-PARALYSIE GÉNÉRALE SATURNINE)

La *Saturnisme* est le résultat de l'empoisonnement
par le plomb, comme l'alcoolisme est le résultat de
l'empoisonnement par l'alcool. Mais tandis que les
troubles intellectuels liés à l'alcoolisme ont été l'objet de nombreux et intéressants travaux, on s'est fort
peu occupé de la *folie saturnine*, probablement
parce qu'elle est plus rare, et qu'on a moins souvent
l'occasion de l'observer. En dehors en effet des rapports du saturnisme et de la paralysie générale, dont
l'étude a été abordée par plusieurs auteurs, on en est
encore, relativement au délire causé par le plomb,
aux vagues indications laissées par Tanquerel des
Planches et Grisolle.

S'il est vrai de dire que toutes les folies toxiques
présentent ensemble les plus grandes analogies, il

faut reconnaître que cette analogie ne saurait être poussée plus loin qu'en ce qui concerne les troubles intellectuels liés à l'alcoolisme et ceux liés au saturnisme. C'est à ce point que des erreurs sont souvent commises. Lorsque les saturnins arrivent dans les asiles d'aliénés en proie à des cauchemars, à des hallucinations terrifiantes, à des idées de persécution doublées d'un tremblement très prononcé des membres, le médecin, habitué à regarder ces phénomènes morbides comme pathognomoniques, n'hésite pas à les considérer dès l'abord comme soumis à l'action simultanée de l'alcool et du plomb. Aussi, la rédaction ordinaire des certificats médicaux en pareille circonstance est-elle la suivante : « Délire alcoolique et saturnin ». Il y a là une confusion qu'il importe de signaler, car souvent ces malades n'ont commis aucun excès de boisson, et tous les symptômes qu'ils présentent sont imputables à l'intoxication saturnine.

Ceci nous dispense d'entrer dans de longs détails au sujet des troubles intellectuels liés au saturnisme qui se prêtent à la même division et à la même description que les désordres intellectuels liés à l'alcoolisme.

Il existe donc : 1° *une folie saturnine*, maniaque ou mélancolique, avec ses variétés subaiguë, aiguë et suraiguë ; 2° *une démence saturnine* ; 3° *une pseudo-paralysie générale saturnine*. A la rigueur même on pourrait admettre une forme plus légère encore, l'*ivresse* du plomb, plus ou moins analogue à l'ivresse alcoolique.

1° FOLIE SATURNINE

a. FOLIE SUBAIGUE. *L'accès subaigu* de folie, dans le saturnisme, est plus rare que l'accès aigu, contrairement à ce qui a lieu dans l'alcoolisme. Au reste, comme dans ce dernier, l'accès subaigu revêt presque toujours la *forme mélancolique*, et se caractérise par les mêmes symptômes, surtout par l'insomnie, les hallucinations terrifiantes de la vue, les cauchemars, la tendance au suicide, le tremblement généralisé, etc. La seule différence consiste dans la coexistence des stigmates habituels de l'intoxication saturnine, et notamment du liseré de Burton, qui permettent d'établir le diagnostic. Encore ce diagnostic est-il rendu des plus difficiles lorsque le malade, ce qui arrive assez fréquemment, est à la fois imprégné de plomb et d'alcool.

b. FOLIE AIGUE. — La *folie saturnine aiguë* se manifeste à peu près constamment *sous la forme maniaque.* Le plus souvent elle s'annonce par des prodromes tels que céphalalgie, tristesse, somnolence, accélération du pouls, vertiges, tremblement, et, dans certains cas, albuminurie. D'autres fois, le début de l'accès est brusque. Comme l'accès alcoolique, il peut survenir soit à la suite d'une intoxication rapide, soit consécutivement à la suppression du poison habituel, quelquefois enfin sous l'influence d'un traumatisme physique ou moral.

Quoi qu'il en soit, le premier symptôme est le *trouble du sommeil,* qui devient agité, rempli de rêves. Peu à peu l'*excitation* apparait, s'accroit, le délire survient accompagné d'*illusions* et d'*hallucinations* de la vue plus ou moins terrifiantes; un tremblement des plus considérables se manifeste: le malade est rouge, vultueux, animé, il pousse des cris, se porte à des violences, profère des obscénités : en un mot, il offre d'une façon absolue le tableau de l'alcoolique atteint d'un accès aigu de folie.

La *durée* de cet accès est habituellement courte, et ne s'étend guère au delà d'une ou deux semaines ; la *guérison* est la terminaison la plus fréquente, et elle se manifeste par le retour du sommeil et la disparition progressive des symptômes. Parfois, cependant, le malade peut mourir subitement pendant sa crise.

c. FOLIE SURAIGUE. — La *folie suraiguë*, dans l'intoxication saturnine est un peu plus rare, et, lorsqu'elle existe, elle se présente presque toujours *sous forme mélancolique*, c'est-à-dire à l'état de *stupeur*. Comme dans la variété correspondante de folie alcoolique, les malades sont hébétés, immobiles, dans une attitude de fixité et d'anéantissement complet, dont ils ne sortent que pour accomplir quelque tentative de suicide. Cette forme est grave, et lorsqu'elle n'entraine pas la mort, elle laisse constamment après elle une obtusion de l'intelligence qui peut persister plus ou moins longtemps.

Les *lésions* trouvées à l'autopsie ne rendent généralement pas compte des symptômes observés. Tout au plus constate-t-on, dans certains cas, une anémie du cerveau, avec un œdème plus ou moins marqué. Il est rare qu'on puisse, surtout dans l'intoxication aiguë, découvrir des traces de plomb dans le cerveau.

2° DÉMENCE SATURNINE

De même que l'empoisonnement alcoolique long-temps prolongé peut amener, à la longue, une *dé-chéance* physique et morale progressive, de même l'empoisonnement lent par le plomb peut amener une dégradation analogue, traversée ou non, comme dans l'alcoolisme, par des épisodes délirants ou con-vulsifs plus ou moins aigus. Il est à remarquer que, dans le saturnisme chronique, la démence est précoce et plus profonde, la cachexie plus marquée, les para-lysies locales et les convulsions épileptiques ou éclamptiques plus fréquentes, le marasme et l'état gâteux plus rapides, et qu'au bout d'un temps plus ou moins long, les malades meurent soit par les pro-grès de la cachexie physique, soit plutôt emportés par une attaque convulsive.

Il est habituel, dans cette forme, de rencontrer des altérations plus évidentes, telles que ramollissement du cerveau, atrophie cérébrale, présence du plomb dans les centres nerveux, etc.

3° PSEUDO-PARALYSIE GÉNÉRALE SATURNINE

Tanquerel des Planches avait déjà signalé l'em-barras de la parole dans l'encéphalopathie saturnine, mais ce n'est qu'en 1851 que M. Delasiauve admit que certaines formes de cette encéphalopathie pou-vaient se rapprocher assez de la paralysie générale pour simuler cette affection, d'où le nom de *pseudo-paralysie générale saturnine* qu'il leur donna. Toutefois, un an plus tard, M. Delasiauve parut modifier son idée et accepta l'existence d'une véritable paralysie générale saturnine.

En 1857, parut le travail de M. Devouges, qui sanctionna l'existence d'une paralysie générale saturnine, *identique* à la paralysie générale ordinaire.

Depuis cette époque, la question ne fit pas un pas, et à part quelques rares observations publiées, on se borna à admettre les idées de M. Devouges.

Frappé de plusieurs cas de guérison surprenante de paralysie générale saturnine que j'avais observés, je publiai, en 1880, un mémoire dans lequel m'appuyant sur les faits cités et sur mes propres observations, je m'efforçai de démontrer que la paralysie générale saturnine ne méritait pas véritablement ce nom, et qu'elle ne constituait, en réalité, qu'une *pseudo-paralysie générale*, dont j'esquissai les principaux caractères. Depuis ce moment, l'idée de la pseudo-paralysie générale saturnine a fait son chemin, en même temps que celle de la pseudo-paralysie générale syphilitique et de la pseudo-paralysie générale alcoolique, et quelques auteurs en ont publié des exemples.

Comme la pseudo-paralysie générale alcoolique, la *pseudo-paralysie générale saturnine* se développe le plus souvent dans le cours ou plutôt à l'issue d'un accès subaigu de folie saturnine. Contrairement à ce qui a lieu dans la paralysie générale vraie, son début est brusque, elle *éclate avec fracas* et *atteint du premier coup son apogée*. Dès que les troubles halluci-

natoires et délirants qui constituent l'ivresse du plomb
sont passés, la pseudo-paralysie générale apparaît,
non avec les symptômes légers de la période d'invasion, mais avec les *caractères les plus graves de la
période d'état*. Habituellement, les malades sont
plongés, dès le premier jour, dans le *marasme
cachectique* le plus profond. Ils sont gâteux, paralysés, déments, incapables de faire un mouvement ou
de proférer une syllabe, au point qu'on les croirait
près de succomber. En même temps, ils présentent
les signes ordinaires de l'intoxication saturnine, tels
que liseré ardoisé des gencives, teinte terreuse de la
peau, céphalalgie, étourdissements, crampes, névralgies diverses, anesthésies ou hyperesthésies partielles,
arthropathies, paralysies, troubles épileptiques ou
éclamptiques, etc., etc.

Les symptômes communs à la paralysie générale
vraie et à la pseudo-paralysie générale saturnine présentent, dans cette dernière, quelques nuances spéciales. C'est ainsi que chez elle, l'*inégalité pupillaire*
fait souvent défaut, que le *tremblement*, plus intermittent, est aussi plus prononcé et plus spasmodique, que l'*embarras de la parole* est parfois tellement marqué au début que la voix est inintelligible.
Les malades, comme nous l'avons dit, sont souvent
gâteux et complètement paralysés dès leur entrée
dans les asiles. Du *côté intellectuel*, en dehors des
manifestations délirantes et hallucinatoires que nous
avons signalées et qui ne tardent pas, d'ailleurs, à
disparaître, ils présentent un type d'affaissement bien
différent de celui de la paralysie générale. Tandis

que chez les paralytiques ordinaires, [l'affaiblissement de l'intelligence, d'abord peu marqué, suit une
marche progressive, et aboutit finalement à la démence la plus profonde, chez les pseudo-paralytiques
saturnins, cette démence, qui se montre d'emblée
dans sa plus grande intensité, est bien plus *apparente* que réelle. Les malades, dès le début, paraissent souvent être sous le coup d'une abolition complète de l'intelligence ; ils sont là, l'air stupide,
hébétés, proférant des mots sans suite, pouvant à
peine dire leur nom. Et pourtant, il n'y a point chez
eux abolition, il n'y a que suspension des facultés,
une *obtusion* poussée à ses dernières limites. Aussi,
dans un laps de temps quelquefois très court, l'intelligence reparaît, et on est tout surpris d'assister au
réveil rapide de malades qui semblaient fatalement
condamnés à une démence incurable. Quant au
délire, triste ou gai, de la pseudo-paralysie générale
saturnine, il ne présente rien de bien particulier.
Tout au plus pourrait-on dire qu'il est moins appa-
rent que dans la paralysie générale, par ce fait que,
dans la plupart des cas, l'obtusion intellectuelle qui
domine la scène n'en permet pas l'explosion, mais
qu'en revanche, il s'accompagne plus souvent de
troubles sensoriels. Enfin, il est à remarquer que
d'habitude le saturnin, à moins qu'il ne soit dans la
torpeur, est ombrageux, défiant, grossier et mauvais, tandis que le paralytique général est, au moins
à la surface, doux, humain, généreux et bienfaisant.

C'est surtout au point de vue de la *marche* et du
pronostic que la pseudo-paralysie générale saturnine

se sépare de la paralysie générale vraie. En effet,
pour si peu marqués qu'aient été les symptômes au
début, ils ne tardent pas en général à s'amender et
ils finissent par disparaître à mesure que le poison
s'élimine par les voies naturelles d'excrétion, ce qui
rend la pseudo-paralysie générale saturnine *essentiellement curable*. Il faut faire remarquer pourtant
que, comme la pseudo-paralysie générale alcoolique,
elle a une tendance marquée à se reproduire sous
l'influence des mêmes causes qui l'ont engendrée.

Ce n'est que dans ce dernier cas et à la suite de
plusieurs récidives successives que les malades devien-
dent incurables et tombent dans un état de *démence
cachectique* pendant lequel ils sont le plus souvent
emportés par une attaque comateuse ou convulsive.
On trouve alors, à l'autopsie, les *lésions* habituelles
de la démence saturnine, et parfois aussi quelques
adhérences méningées non corticales.

Le *traitement* consiste surtout à favoriser l'élimination du poison. Il faut donc employer les bains
sulfureux, l'iodure de potassium mélangé au bromure, etc. Il est nécessaire, pour prévenir le retour
des symptômes, d'engager formellement le malade à
changer de métier.

III. — MORPHINISME

(FOLIE MORPHINIQUE)

Le *morphinisme* est l'ensemble des accidents produits par l'empoisonnement par la morphine. Il

peut être médical, c'est-à-dire être le résultat d'une médication plus ou moins prolongée par la morphine, mais presque toujours il succède à la *morphinomanie*, c'est-à-dire à la passion du malade pour cet agent toxique.

Nous n'avons pas besoin de rappeler l'histoire du morphinisme et de la morphinomanie, ni d'expliquer comment les injections sous-cutanées de morphine, préconisées par un médecin pour calmer les souffrances de ses malades, sont devenues, en peu de temps, un poison à la mode dans certaines classes de la société, où elles exercent déjà les plus grands ravages.

Ce qu'il nous importe de constater, c'est que comme tous les agents toxiques, la morphine est susceptible de provoquer des troubles intellectuels de diverse nature, et l'histoire de certaines affaires criminelles récentes montre que déjà le chapitre médico-légal du morphinisme est commencé.

Un certain nombre de travaux ont déjà paru sur le morphinisme et la morphinomanie, mais les leçons de M. Ball sur ce sujet sont une des premières études qui aient eu spécialement trait aux désordres psychiques de cette intoxication. Depuis, la question a été longuement et parfaitement traitée dans plusieurs ouvrages (Jennings, Pichon, Guimbail, etc.).

D'une façon générale, la folie produite par la morphinomanie ressemble de tous points à toutes les autres folies toxiques, et comme elles, elle se traduit surtout par des *accès* plus ou moins *aigus* de *manie* ou de *mélancolie* avec insomnie, hallucinations de la vue de nature terrifiante, tremblements, etc. Mais la morphinomanie produit plus rarement la folie que les autres intoxications et le plus souvent elle donne lieu à des désordres intellectuels qui se limitent dans le domaine de la *semi-aliénation*.

Il convient, à cet égard, de distinguer les accidents déterminés par l'*abus* de la morphine et ceux déterminés par la *suppression*, car les deux peuvent devenir la source d'un trouble mental, comme nous l'avons vu pour l'alcool et le plomb.

1° *Effets de l'abus.* — Les premiers effets de l'absorption du poison sont en général agréables, et cette période de *stimulation* peut durer, suivant les sujets, de quelques semaines à quelques années. A dater du moment où la passion est devenue tyrannique, où le morphinique est devenu morphinomane, les désordres surviennent plus ou moins rapidement, et voici quels sont, dans la sphère intellectuelle et morale, les symptômes qui peuvent se présenter.

Le premier effet, nous l'avons dit, est un sentiment de bien-être et de béatitude, une sorte de stimulation des facultés. Mais bientôt, la *volonté se paralyse* et le malade n'a plus assez d'énergie pour secouer sa torpeur et renoncer à son habitude, Souvent même, il n'a plus la force de quitter son lit (manie lectuaire). La mémoire et le jugement ne paraissent pas sérieusement affectés, mais ils peuvent présenter une certaine *obtusion*. Le *sens moral* est presque toujours profondément émoussé; les morphinomanes en arrivent à commettre des actes indélicats, quelquefois même des actes délictueux ou criminels. Enfin *leurs instincts* peuvent être dépravés et ils se livrent assez fréquemment à toutes sortes d'excès, et même à une débauche véritablement pathologique. Le *sommeil* est constamment troublé et dans certains cas presque nul ; tout au plus se produit-il alors dans la journée une tendance à la *somnolence* mais n'aboutissant pas au repos. Lorsque tous ces troubles acquièrent une certaine intensité, il s'y joint d'habitude des accidents plus graves, tels que *terreurs paniques, hallucinations*, de la vue surtout, mais qui peuvent affecter également l'odorat et le goût. Quelquefois il survient un véritable *état de mélancolie* avec prostration, idées de persécution, tendance au suicide, etc. La *manie aiguë* est plus rare, cependant on peut l'observer ; c'est ainsi que dans les cabarets de l'Indo-Chine on peut voir des Malais, au paroxysme de la fureur d'avoir perdu au jeu, se précipiter dans la rue un couteau à la main.

Enfin l'abus prolongé de la morphine peut déterminer à la longue, un état de *démence cachectique* plus ou moins analogue aux autres démences toxiques.

A ces désordres purement psychiques vient se joindre le cortège habituel des symptômes physiques de l'empoisonnement, tels qu'anesthésie ou hyperesthésie, diminution des réflexes, augmentation de l'appétit, constipation opiniâtre avec ténesme et épreintes, dysurie, impuissance, intermittence du pouls, dyspnée, raucité de la voix, induration de la peau, tendance aux accidents locaux au niveau des piqûres, enfin, aspect vieilli et ridé de la face.

2° *Effets de l'abstinence.* — Ces effets se produisent chez les morphinomanes qui soit volontairement, soit involontairement, se trouvent plus ou moins brusquement privés de leur stimulant habituel. Parmi ces effets de l'abstinence les uns sont identiques et les autres opposés à ceux qui résultent de l'abus. *Du côté de l'intelligence*, on voit disparaître l'*euphorie* qui est remplacée par l'*irritabilité*, les inégalités de caractère et d'humeur, la tendance à tout critiquer et à tout voir en mal. Il s'y joint une *sensiblerie* plus ou moins grande, de l'*incapacité* de travail, de la faiblesse *intellectuelle*, de la *somnolence*, de l'*affaissement* de la volonté. Dans certains cas, les malades sont dans la *torpeur* et l'inertie, ils ne bougent pas de leur lit; d'autres fois au contraire ils sont dans une *agitation* extrême, ils vont et viennent, ne peuvent rester en place, poussent des cris et des gémissements, pleurent et se lamentent à tout propos. Parfois il s'y joint des *hallucinations* de la vue, de l'odorat et du goût. L'*insomnie* est en général complète. Dans certains cas il se déclare un véritable *accès de folie*, surtout à *forme maniaque* avec excitation violente, et parfois même, un véritable *délire tremblant.*

Les troubles physiques concomitants dans la sphère de la sensibilité, de la motilité et des fonctions organiques sont bien plus marqués que dans l'abus et ils peuvent aboutir à un état très grave, comme le collapsus, susceptible d'entraîner la mort. On sait que le meilleur traitement, dans ce cas, est le retour aux injections de morphine, qui font souvent disparaître comme par enchantement les accidents, pour si graves qu'ils paraissent.

Le *diagnostic* de l'aliénation mentale morphinique, consiste essentiellement à constater la morphino-manie, souvent très dissimulée par les malades. En dehors des symptômes habituels du morphinisme, l'aspect de la peau avec ses traces de piqûre, et l'examen des urines qui renferment l'alcaloïde même plusieurs jours après l'abstinence, suffisent à lever tous les doutes.

Le *pronostic* est grave, car il n'est pas de passion plus tyrannique que celle de la morphine, et à moins qu'on ne soit parvenu à la vaincre ou tout au moins à l'atténuer, par une diminution progressive de la dose de l'alcaloïde, les malades finissent le plus souvent par la phtisie ou dans le marasme.

Le *traitement* consiste soit dans la *suppression gra-duelle* du poison, soit dans sa *suppression brusque*, plus dangereuse et susceptible de déterminer les accidents graves de l'abstinence. Une troisième mé-thode intermédiaire, dite *méthode d'Erlenmeyer*, consiste à supprimer brusquement la ration de luxe, et à diminuer graduellement la dose d'entre-tien jusqu'à suppression totale. L'isolement dans une maison de santé est souvent nécessaire et certains auteurs n'hésitent pas à en faire la base essentielle du traitement. C'est à peu près le seul moyen en effet — et encore est-il parfois insuffisant — d'em-pêcher le morphinomane de tromper et de se pro-curer par des ruses habilement ourdies, son exci-tant habituel. Pour éviter l'internement dans les asiles d'aliénés, on a fondé depuis quelques années à l'étranger, des établissements spéciaux (Heilanstalt für morphiumsuchtige), dont le régime consiste comme à Gratz, dans la privation brusque et complète du poison, sauf intervention immédiate, mais sans morphine, s'il survient des accidents compromettants.

Pendant le premier temps du traitement par diminution graduelle, on peut se borner à donner aux malades quelques calmants, bromure de sodium, chloral ou picrotoxine. Dans la seconde période, des phénomènes de dépression cardiaque et générale se manifestant, il est nécessaire de stimuler l'organisme. On peut procéder par *substitution*, en remplaçant la morphine par un autre agent tel que l'opium, l'alcool à haute dose, la cocaïne (moyen des plus dangereux), l'atropine, le haschisch, la noix vomique, la caféine, enfin le phosphate de codéine à la dose de 10 à 50 centigrammes par jour en injections sous-cutanées, spécialement préconisé comme base de traitement par M. Guimbail. Comme stimulant, on peut utiliser la strophantine (demi milligramme en injection sous cutanée), le sulfate de spartéine, la nitro-glycérine ou trinitrine (Jennings), l'extrait fluide de kola, etc.

Au moment de la suppression des piqûres, c'est-à-dire pendant la troisième période du traitement, on luttera contre les accidents qui pourront survenir. Contre les vomissements, boissons glacées ou très chaudes, calme, position horizontale, café noir alcoolisé, extrait de belladone. Contre la diarrhée, naphtol, salol ou salicylate de bismuth à haute dose, extrait d'opium. Contre les accidents de collapsus, révulsifs cutanés énergiques, douches, affusions froides, bains chauds, sinapisation, urtication, faradisation de la peau et surtout des nerfs phréniques, injections d'éther, enfin dans les cas très graves, injection de morphine qui, neuf fois sur dix, suffit à réveiller l'organisme près de s'éteindre, ou encore, en ressource suprême, transfusion du sang.

Les adjuvants du traitement, très nombreux, peuvent être suivant les cas : l'hydrothérapie, le bain turc, le massage, l'électricité statique, la chaleur, la valériane, les bromures, le chloral, les alcalins, le lait, les stimulations mécaniques, l'exercice et les distractions quand ils sont possibles.

L'hypnotisme, très vanté par quelques médecins, peut donner de bons résultats, mais seulement dans certains cas spéciaux. Il en est de même de tous les moyens qui agissent en frappant fortement le moral et l'imagination des malades, tels qu'émotions violentes, cérémonies religieuses, pèlerinages, etc.

IV. — AUTRES INTOXICATIONS

(ABSINTHISME, ÉTHÉRISME, CHLORALISME, COCAÏNISME, OXY-CARBONISME, ETC., ETC.)

L'alcool, le plomb et la morphine ne sont pas les seules substances capables de déterminer des troubles cérébraux. Il en est un très grand nombre d'autres qui ont sur l'organisme des effets plus ou moins analogues. La description de tous ces délires toxiques, inutile ici, n'est à sa place que dans une étude spéciale comme par exemple, celle de M. Pichon. (*Les maladies de l'esprit*, 1888) ou celle de M. Legrain (*Les poisons de l'intelligence*, 1891). Nous nous contenterons de résumer très brièvement, à la fin de ce chapitre, les principaux caractères de certaines intoxications sur lesquelles l'attention a été plus particulièrement appelée dans ces dernières années.

Absinthisme. — L'absinthisme diffère par quelques particularités de l'alcoolisme. Au lieu de l'anesthésie à forme analgésique qu'on observe dans celui-ci, c'est l'hyperesthésie en botte, en brodequin (Lancereaux) et l'exagération très accentuée des réflexes patellaire et plantaire qu'on y rencontre. De plus les accidents y ont une évolution beaucoup plus rapide vers la démence.

Les impulsions conscientes, irrésistibles, sont beaucoup plus violentes que dans l'alcoolisme. Dans l'absinthisme chronique ou dans l'intervalle des accès, il n'est pas rare d'observer un certain état de mélancolie avec conscience (Gilson). Enfin, les accidents épileptiformes, très fréquents, se rapprochent des attaques comitiales.

Éthérisme. — Cette intoxication est comparable à celle de la morphine, avec moins de fréquence et aussi moins de gravité. La passion pour l'éther, l'*éthéromanie*, ne s'accompagne pas au même degré de l'entraînement irrésistible vers le stimulant. De même l'état de privation diffère considérablement de l'état de besoin du morphinomane et ne s'accompagne pas des mêmes accidents sérieux.

Le *chloroformisme*, très rare, présente des caractères analogues. Le Dr Savage a cité des cas où l'anesthésie chirurgicale par le chloroforme, l'éther, ou la protoxyde d'azote, chez d'anciens aliénés ou des prédisposés, avait suffi pour provoquer soit un délire toxique passager, soit le retour d'un délire vésanique.

Chloralisme. — Le chloralisme se caractérise, comme le morphinisme, par une tendance irrésistible à l'absorption de doses progressivement croissantes de la substance toxique et par un véritable état de besoin provoqué par l'abstinence de cette substance, mais sans phénomènes aussi graves. Les accidents physiques paraissent consister surtout en troubles gastro-intestinaux. Les accidents psycho-sensoriels sont rares; il s'agit d'habitude d'un affaiblissement mental.

Le *Hachischisme*, le *Théisme*, le *Vanillisme*, le *Nicotinisme*, produisent sur l'économie des effets analogues aux intoxications que nous venons de passer en revue.

Cocaïnisme. — Erlenmeyer, Magnan et Saury, Pichon, Séglas, Chalmers da Costa, Hallopeau, Chouppe et quelques autres auteurs, ont attiré, dans ces dernière années, l'attention sur les troubles cérébraux engendrés par la cocaïne. Dans la plupart des cas observés, l'intoxication était à la fois morphinique et cocaïnique, ce qui compliquait la distinction des symptômes. Cependant, les effets spéciaux de la cocaïne ont pu être déterminés chez des malades exempts d'alcoolisme et de morphinisme. D'après Magnan et Saury, le signe prédominant réside dans l'existence d'impressions cutanées particulières (sensation de vers, d'insectes, de microbes, de vermine autour du corps, sur la peau ou dans les plaies des piqûres); viennent ensuite les hallucinations de la vue, de l'ouïe, de l'odorat et enfin le délire, habituellement composé d'idées hypocondriaques et de persécution. Il s'y joint parfois des troubles oculaires (diplopie, amblyopie, dyschromatopsie) et, même à la suite de doses faibles de cocaïne, comme dans les cas de Calmers da Costa, de l'état tétaniforme, du collapsus, des convulsions hystéro-épileptiformes et de l'agitation violente.

La cocaïne peut être considérée comme l'agent d'une intoxication grave et exerçant sur l'économie des ravages aussi rapides que profonds. C'est un médicament dont il faudrait s'abstenir entièrement, au moins sous la forme d'injection hypodermique.

Oxy-carbonisme. — Les vapeurs d'oxyde de carbone peuvent produire une intoxication soit chronique et professionnelle, comme chez les repasseuses, soit aiguë et accidentelle comme dans l'empoisonnement par les poêles mobiles. Cette intoxication a surtout été étudiée dans ces dernières années par Woelcken, Lancereaux, Briand, Moreau (de Tours), etc., etc.

Le symptôme psychique qui domine et qui, dans les cas aigus, constitue le phénomène caractéristique, c'est l'amnésie, habituellement rétrograde, et remontant plus ou moins au delà de l'empoisonnement. On observe aussi, particulièrement dans l'intoxication lente, d'autres phénomènes, tels que : vertiges, oppression, syncope, obtusion intellectuelle, hallucinations de la vue et de l'ouïe, conceptions délirantes (idées de persécution).

Si les accidents ne sont pas trop anciens, la soustraction à l'action du gaz délétère fait disparaître tous les symptômes. Dans le cas contraire la démence est rapide et incurable.

Le traitement doit consister surtout en hygiène, toniques, reconstituants. Dans la période aiguë, bromures alcalins, bromhydrate de quinine, bains tièdes prolongés, affusions vertébrales.

DEUXIÈME PARTIE

APPLICATIONS

DE LA PATHOLOGIE MENTALE

A LA PRATIQUE

PREMIÈRE SECTION

PRATIQUE MÉDICALE

DIVISION

La pratique de l'aliénation mentale se divise naturellement en deux sections : 1° la *pratique médicale*, qui est relative au *traitement* des aliénés et aux divers points qui s'y rattachent; 2° la *pratique médico-légale*, qui comprend l'étude médicale des questions *judiciaires* concernant les aliénés.

La *pratique médicale* est, sans contredit, celle qui intéresse le plus le médecin praticien, puisqu'elle a trait surtout aux rapports de tout ordre qu'il peut avoir avec les aliénés, soit pendant tout le cours de leur maladie, lorsqu'ils restent en liberté, soit jusqu'au moment de leur entrée dans les asiles, lorsqu'ils sont destinés à la séquestration. Or, les divers

points qui composent cette pratique n'ont jamais été
formulés d'une façon précise, et il n'existe pas, à
proprement parler, de code professionnel destiné à
guider le médecin dans la pratique courante de
l'aliénation mentale. Sans avoir nullement la pré-
tention de combler cette lacune, j'ai pensé que dans
un Manuel qui a surtout pour objet d'être pratique,
et qui s'adresse plus particulièrement aux médecins
non spécialistes, ces questions de pratique professionnelle devaient nécessairement occuper une place
importante; aussi, ai-je essayé de formuler quelques
préceptes généraux relativement aux principales
situations dans lesquelles le médecin peut se trouver
placé, dans la pratique, vis-à-vis des aliénés.

Ces situations me paraissent se résumer, d'une
façon générale, dans les indications suivantes :

1° Le médecin est appelé auprès d'un individu
présumé aliéné. Sa tâche consiste à rechercher si cet
individu est réellement atteint d'aliénation mentale,
et de quel genre. C'est là ce qu'on peut appeler le
diagnostic pratique de l'aliénation mentale.

2° L'existence et la forme de l'aliénation mentale
constatées, il reste à se prononcer sur la mesure à
prendre suivant le cas, c'est-à-dire sur la nécessité
ou la non nécessité de l'internement. Ce second
point consiste donc essentiellement dans l'*appréciation médicale de l'opportunité de la séquestration.*

3° Ces points résolus, le rôle du médecin diffère,
suivant qu'il y a lieu, ou non, de recourir à la
séquestration. Si celle-ci s'impose, le médecin doit
procéder aux formalités que lui prescrit la loi en

pareil cas, et, à dater de ce moment, le malade est soumis à toutes les dispositions qui régissent la situation et le traitement des aliénés dans un établissement spécial. Il y a donc là deux choses distinctes : 1° le *placement des aliénés ;* 2° la *situation* et le *traitement des aliénés séquestrés.*

4° Si la séquestration n'est pas reconnue nécessaire, ou ne peut s'effectuer, l'aliéné est laissé en liberté et le médecin adopte, suivant le cas, un traitement approprié. C'est là le *traitement des aliénés.*

5° Enfin, le médecin peut être appelé à intervenir dans certaines conditions, soit vis-à-vis des aliénés, soit vis-à-vis de leurs parents: par exemple, pour fixer les règles d'un traitement prophylactique au sujet de leurs enfants, et surtout pour donner son avis sur la question de l'hérédité au point de vue de l'avenir réservé à leurs descendants, ou d'un mariage à contracter par quelque membre de leur famille. C'est là, ce qu'on pourrait appeler la *déontologie médico-mentale.*

Nous allons étudier sommairement, dans des chapitres distincts, ces divers points de la pratique médicale de l'aliénation mentale, c'est-à-dire :

1° Le *diagnostic pratique de l'aliénation mentale ;*

2° L'*appréciation médicale de l'opportunité de la séquestration ;*

3° Le *placement des aliénés dans les établissements spéciaux ;*

4° Le *traitement des aliénés ;*

6° La *déontologie médico-mentale.*

CHAPITRE PREMIER

DIAGNOSTIC PRATIQUE DE L'ALIÉNATION MENTALE

De même que le diagnostic, dans la clinique médicale ordinaire, se compose de deux éléments distincts : l'étude des commémoratifs et l'examen du malade, de même, et plus encore, en aliénation mentale, il est indispensable de se renseigner sur les antécédents du sujet avant de procéder à son interrogatoire et à son examen direct.

Mais, tandis, que dans la clinique médicale ordinaire, le malade peut habituellement, et même mieux que personne, donner les renseignements qui sont utiles au médecin pour arriver au diagnostic, dans la clinique mentale il est presque toujours impossible de procéder de la sorte, et il devient nécessaire de puiser les commémoratifs à une autre source. La plupart des aliénés, en effet, ne peuvent fournir la moindre indication sérieuse sur leur passé : les uns, comme les dégénérés et les déments, parce qu'ils en sont incapables; d'autres, comme les agités incohérents, parce qu'il est impossible de fixer leur attention ; quelques-uns, comme les mélancoliques,

parce qu'ils présentent un mutisme plus ou moins
absolu ; d'autres enfin, comme les persécutés, parce
qu'ils sont réticents et qu'ils croient voir un piège
dans chacune des questions qu'on leur pose.

C'est donc le plus souvent une faute que d'aborder
directement l'aliéné sans informations préalables, et
avant d'en arriver là, il convient d'interroger sa
famille ou quelqu'un de ceux qui le touchent de plus
près. On recueillera de cette façon des indications
précieuses, capables de faciliter de beaucoup l'interrogatoire et le diagnostic à établir.

CommémoratiFs. — Les renseignements à recueillir
auprès des parents ou des proches comprennent :
1° *l'étude de la famille;* 2° celle des *antécédents
personnels du malade.* Comme ils roulent le plus
souvent sur des points d'une extrême délicatesse, le
médecin, en les demandant, doit se montrer discret,
réservé, user des plus grands ménagements, et faire
comprendre aux personnes qu'il interroge que tous
ces détails, loin d'être superflus, peuvent avoir, au
contraire, une importance majeure. Malgré tout, il
ne faut pas oublier que les renseignements que l'on
obtient ainsi sont loin d'être l'expression exacte de
la vérité. Soit par une ignorance de bonne foi, soit
plus souvent encore par un sentiment de répugnance
et de fausse honte très commun dans le monde, les
familles trompent fréquemment le médecin sur la
question des antécédents héréditaires. Aussi, peut-on,
d'une façon générale, considérer comme au-dessous de
la vérité les demi-aveux que l'on recueille à cet égard.

1° *Étude de la famille.* — Dans l'étude de la famille, il ne faut pas se borner uniquement à se renseigner sur le père et la mère du malade, c'est-à-dire sur ses ascendants directs. Il faut également se renseigner sur ses collatéraux et ses descendants, et surtout remonter dans l'ascendance jusqu'aux grands parents. Nous avons vu, en effet, que l'*hérédité*, dans certaines familles, saute parfois une génération pour peser de nouveau sur la suivante, en sorte que la folie d'un individu, laissant indemnes ses descendants immédiats, ou tout au moins demeurant chez eux indéfiniment latente, peut n'éclater que chez ses petits-enfants. Il convient donc de s'informer, si, parmi les générateurs paternels ou maternels, comme chez les descendants ou les collatéraux, il n'a pas existé de cas bien avérés d'*aliénation mentale*, d'*affections cérébrales*, de *maladies de la moelle*, de *névroses*, d'*alcoolisme*, de *suicide*, de *vices anormaux* ou de *criminalité*, de *surdi-mutité*, de *consanguinité*, de *diathèses* en général (tuberculose, arthritisme, cancer, syphilis) ou, tout simplement, des cas d'*excentricité* ou d'*organisation psychique défectueuse ;* car, ainsi que l'a fait justement remarquer Morel, très souvent la folie ne naît pas directement de la folie, mais bien d'une *prédisposition* qui ne s'est traduite chez les ascendants que par une simple bizarrerie dans le caractère, par une tendance insolite à la tristesse ou à l'excitation. A ces renseignements, il faut en joindre certains autres dont la connaissance peut avoir quelque intérêt. Ainsi, il est bon de savoir, quand on le peut, si le malade n'est

pas un enfant naturel, si, à l'époque de sa conception
présumée, ses parents étaient jeunes ou vieux, s'ils
étaient sous l'influence d'une excitation alcoolique,
de la convalescence d'une maladie longue et grave,
d'un épuisement quelconque, etc., etc. Il est, en
effet, très important de spécifier la nature des affections ou des particularités morbides qui ont pu exister dans la famille, car tous les genres d'aliénation
n'ont pas la même origine et ne reconnaissent pas la
même hérédité. Ainsi, on tend à admettre aujour-
d'hui que les paralytiques généraux ne naissent pas
ordinairement d'*aliénés*, mais de *cérébraux*, tandis
que les aliénés proprement dits, naissent, eux, d'*aliénés vésaniques*. On sait aussi que certaines variétés
de folies telles que la folie à double forme, le suicide, etc., proviennent souvent d'une forme semblable chez les ascendants, tandis que dans les autres,
l'hérédité est, en général, dissemblable. On comprend
que ces indications, tirées de l'hérédité et de la
forme de l'hérédité, puissent avoir une importance
dans le cas où le diagnostic présenterait des difficultés, dans celui, par exemple, où il s'agirait d'établir
ou de repousser l'existence d'une paralysie générale.
Dans ce cas, la constatation assurée de vésaniques
dans l'ascendance constituerait une probabilité contre
le fait de la paralysie générale, que tendrait à confirmer, au contraire, l'existence d'apoplectiques ou
d'hémiplégiques parmi les générateurs directs.

L'importante question de l'hérédité résolue, non
seulement dans son existence proprement dite, mais
encore dans tous ses caractères de multiplicité, de

complexité, de forme, etc., il importe aussi d'étudier la famille du malade dans sa constitution générale, dans les principales manifestations de sa vie, dans ce que nous avons étudié, avec M. Ball, sous le nom de *caractères biologiques* de la famille. Les principaux de ces caractères sont : la *longévité* ou durée de la vie, *plus longue* en général dans les familles d'aliénés; la *natalité* ou chiffre moyen des naissances, *plus élevée* également dans les familles d'aliénés, surtout chez les cérébraux ; la *vitalité* ou puissance de vie, *moindre* au contraire, surtout au bas âge, dans les familles d'aliénés. On peut trouver là certains indices, certaines particularités qui trahissent la tare héréditaire et démontrent manifestement la dégénérescence et la forme de la dégénérescence qui pèse sur la race.

2° *Antécédents du malade.*— La famille du malade connue, aussi bien sa descendance que son ascendance, il faut *se renseigner sur son propre compte*, et cela, depuis l'époque de sa naissance jusqu'à l'heure même où l'on est appelé auprès de lui. Cette enquête comprend donc deux termes bien distincts : —A. *histoire de la vie du sujet jusqu'à sa maladie;* —B. *histoire de sa maladie.*

A. — Relativement au premier point, on doit s'enquérir rapidement de tous les faits saillants de la vie du malade, de son âge, de son état civil, de sa constitution physique, intellectuelle et morale, de sa ressemblance, à l'un de ces points de vue, avec tel ou tel de ses ascendants, du degré de culture de son esprit,

de son caractère, de ses goûts, de ses sentiments
religieux, de ses instincts, de ses habitudes et de ses
penchants; demander s'il est nerveux et impression-
nable; à quelle époque est survenue la puberté et de
quelle façon elle s'est accomplie; si c'est une femme,
comment se comportent les règles, si elles sont supprimées, difficiles ou normales, si leur retour périodique s'accompagne de troubles nerveux ou psychiques; s'il y a eu une ou plusieurs grossesses et
comment elles se sont passées; s'informer si le
malade n'a pas été ou n'est pas atteint encore de
quelque affection grave (méningite, convulsions,
fièvre typhoïde, affection viscérale ou diathèse quelconque, surtout accès antérieur d'aliénation mentale);
s'il n'a pas reçu de blessures et en particulier de coups
sur la tête; s'il n'a pas commis d'excès vénériens ou
alcooliques; s'il n'a pas abusé du tabac, de la morphine ou de quelque autre poison; si sa profession ne
l'expose pas à quelque intoxication ou à quelque in-
convénient sérieux; s'il a eu des chagrins domestiques,
des revers de fortune, une joie inattendue; s'il a passé
subitement d'une vie active à une vie de repos, ou
inversement, etc., etc. En un mot, il faut ne laisser
aucun point dans l'ombre et tâcher d'arriver exactement à la connaissance du passé du sujet.

B. — Passant alors à la maladie qu'il s'agit de déterminer, il faut demander aux parents quelle est,
suivant eux, sa cause ou ses causes probables, morales ou matérielles; quels ont été la date et le mode
de son début, ses premières manifestations intellectuelles et physiques, la marche qu'elle a suivie depuis

son origine; s'enquérir de la conduite actuelle du patient, de la nature de ses idées, de ses discours, de ses sentiments, des actes qu'il commet; s'informer de l'état de ses fonctions organiques, surtout de ses fonctions digestive et génitale, et, avant tout, de son *sommeil.*

Toutes les fois qu'on le peut, on doit se faire aussi présenter des écrits du malade et les comparer à d'autres de ses écrits, pris à diverses époques antérieures. Les autographes des aliénés méritent en effet de fixer toute l'attention du médecin, car ils portent souvent la marque directe du trouble des facultés, soit au point de vue de la *forme*, comme représentation graphique, soit au point de vue du *fond*, comme mode d'expression des idées délirantes.

L'interrogatoire de la famille terminé, on se trouve déjà en possession de renseignements précieux qui permettent dès lors de procéder avec fruit à l'examen du malade lui-même.

EXAMEN DU MALADE. — Il peut arriver qu'on ait affaire à un malade alité, avec plus ou moins de fièvre, ou atteint d'une affection viscérale aiguë compliquée de délire; dans ce cas, on peut aborder le sujet comme un malade ordinaire, et le diagnostic consiste à déterminer l'existence de l'affection organique et à spécifier la nature du délire, *fébrile* ou *vésanique*, qui l'accompagne. Nous avons vu, dans la première partie de cet ouvrage, sur quelles bases reposait cette distinction, en général facile à établir.

Le plus souvent il s'agit d'un aliéné, qui continue,

dans une certaine mésure, à aller et venir, à vivre de
la vie commune, et qui est encore à demi susceptible de comprendre ce qui se'passe autour de lui et de
soutenir une conversation. C'est donc surtout ce cas
qu'il nous faut avoir en vue, dans notre étude.

Et d'abord, comment aborder le malade ? C'est là,
dans l'espèce, une question des plus importantes, et
qui présente certaines difficultés. Dans la pratique
médicale ordinaire, en effet, le malade, loin de redouter la visite du médecin, le désire avec impatience,
l'attend même parfois comme un sauveur, en sorte
que les rapports de l'un à l'autre sont des plus aisés.
Le propre de la folie, au contraire, est l'inconscience,
et la plupart des aliénés, ignorants de leur état, se
considèrent comme des gens absolument sains d'esprit. Dès lors, les aborder en médecin, à moins qu'il
ne s'agisse d'une démence profonde ou d'un état maniaque violent les rendant indifférents à tout ce qui
les entoure, c'est courir grand risque non seulement
de tout gâter et de n'arriver à aucun résultat, mais
encore de les voir s'emporter, devenir violents, et
parfois même se livrer à des injures, à des menaces
et à des violences regrettables.

Comment tourner cette difficulté ? Certains auteurs
ont proposé, lorsqu'il n'est pas possible d'aborder le
malade en homme de l'art, de profiter de la connaissance qu'on peut avoir de son délire pour s'introduire auprès de lui en jouant un rôle de circonstance. Est-ce un mégalomane, qui se croit possesseur
d'une immense fortune, général, prince ou potentat ?

On l'aborde en homme d'affaires chargé de proposer un achat, en banquier, en ambassadeur d'une puissance amie. Est-ce, au contraire, un persécuté ? On se présente en policier, en magistrat chargé de faire une enquête sur les persécutions dont il est l'objet et de lui faire rendre justice. Et ainsi de suite, chaque forme de délire servant de base au médecin pour le rôle qu'il doit jouer. D'autres auteurs, le surintendant Mac-Donald, entre autres, affirment que tous ces travestissements sont indignes d'un médecin et qu'on ne doit, dans aucun cas, y avoir recours ; d'autant que le plus souvent les aliénés éventent la mèche et se font parfois un malin plaisir de rendre le médecin ridicule dans son rôle d'emprunt : témoin cet aliéné mystique auquel M. Mac-Donald lui-même s'était donné comme prêtre protestant, et qui obligeait méchamment le pauvre docteur à réciter les grâces à table, et à lui répondre sur les questions les plus ardues de la théologie. En réalité, on ne peut poser, à cet égard, aucune règle fixe. En principe, il vaut mieux, toutes les fois qu'on le peut, se présenter carrément en médecin, sauf à essuyer le premier feu de la colère du malade ; il est rare qu'avec de la patience et de l'habitude on n'arrive pas bientôt à s'emparer de son esprit. Ce n'est que dans le cas où il est impossible de faire autrement, que le médecin peut cacher sa véritable personnalité sous des dehors d'emprunt ; encore faut-il se garder de se prêter à toutes les fantaisies des familles qui, sous le futile prétexte de ne pas effrayer le patient, inventent quelquefois les comédies les plus ridicules et vont jusqu'à demander au médecin de se donner comme un tailleur venu pour lui prendre mesure, ou comme un marchand quelconque, sollicitant sa pratique. Les rôles les plus simples sont toujours les meilleurs. Une des combinaisons préférables est de se présenter en médecin venu pour une autre personne de la famille (femme, enfants, etc.); la santé de cette personne, dont on parle d'abord au malade, est un sujet de conversation très propice qui permet de le conduire tout naturellement, et presque à son insu, sur le terrain de sa propre santé.

Une fois en présence du malade, qu'il faut toujours *savoir reconnaître* et deviner au milieu des personnes de son entourage, lorsqu'on le voit pour la première fois et en compagnie, sous peine de commettre les confusions les plus regrettables, il *faut éviter de l'attaquer de front* et de l'interroger brutalement sur l'objet de son délire. On ne doit pas perdre de vue, en effet, qu'on se trouve en présence d'une place à enlever, d'un véritable siège à faire.

L'entretien ne doit donc porter tout d'abord que sur des questions insignifiantes et d'ordre banal, et c'est par une série de transitions habilement ménagées et en profitant de tout ce qui peut échapper au malade, qu'on l'amène, à son insu, sur le terrain pathologique. On profite d'ailleurs des premiers instants pour se livrer à l'*inspection du sujet*, pour juger l'ensemble et les détails de son état physique qui peut fournir les indications les plus précieuses et qui même, dans certains cas, trahit à lui seul le diagnostic. C'est ainsi que la microcéphalie, le prognathisme, le déplissement des oreilles, la surdi-mutité, la blésité et, en général, les malformations et les arrêts de développement, sont l'indice d'une dégénérescence intellectuelle et morale; l'asymétrie excessive de la face fait songer à l'épilepsie; l'hémiplégie dénonce la démence apoplectique; l'embarras de la parole à lui seul, à plus forte raison lorsqu'il s'accompagne de tremblement et d'inégalité des pupilles, suffit, le plus souvent, pour faire reconnaître la paralysie générale; le tremblement très marqué des mains révèle l'alcoolisme; l'agitation, les actes désordonnés, les cris incessants, l'incohérence, l'animation de la face et du regard dénotent la manie; la dépression, l'accablement, l'immobilité, l'abaissement de la tête, la couleur violacée des téguments, l'odeur infecte de l'haleine, les cicatrices dans certains lieux de prédilection, notamment à la tête, au cou, témoignages accusateurs d'une ou de plusieurs tentatives de suicide, indiquent la mélancolie; l'attitude sombre, hautaine, méfiante d'individus aux yeux fixement ouverts et méchants, indique le persécuté halluciné; l'étrangeté du costume, l'arrangement spécial de la tête, de la coiffure et de la barbe, les rubans de couleur, les médailles et chapelets portés d'une façon ostensible, l'attitude majestueuse et digne trahissent la folie partielle, surtout la mégalomanie; et ainsi du reste, la seule inspection physique, qu'on néglige trop, le plus souvent, révélant des particularités intéressantes qui, aidées des renseignements déjà acquis, suffisent parfois pour éclairer complètement l'observateur. Il est bon, en même temps, de jeter un coup d'œil sur l'*appartement* du malade, qui, dans sa disposition générale, comme dans l'arrangement de certaines parties, de certains meubles ou objets accessoires présente, parfois, des indices caractéristiques de folie.

Pendant ce temps, la conversation a fait du chemin, et on s'est emparé peu à peu de l'esprit du sujet, au point de *l'amener progressivement sur le terrain de son délire*. Arrivé là, il n'y a plus de ligne de conduite invariable à suivre, pas plus qu'il n'existe un ordre méthodique de questions à poser. Tout est subordonné à la nature de la maladie et à l'attitude du malade. Aussi, peut-on établir en principe que *le cours de la conversation, loin d'être arrêté d'avance et de consister dans une série de questions toutes faites, et posées dans un ordre déterminé, doit plutôt être guidé par le patient lui-même*. Le médecin, sans perdre un instant de vue son objectif, *doit laisser parler le malade*, l'écouter sans l'interrompre, même s'il rapporte certains détails oiseux, en se bornant à le ramener à son sujet lorsqu'il s'en écarte, et à le serrer de plus en plus près. On en arrive ainsi à éclaircir tous les points du problème et à pénétrer jusqu'aux sentiments les plus intimes et les plus secrets de l'aliéné.

Quel que soit le cas qui se présente, il ne faut jamais oublier qu'on a deux choses essentielles et bien distinctes à constater : 1° l'état du *fonds intellectuel*, c'est-à-dire l'intelligence au point de vue *quantitatif* ; 2° l'état du *fonctionnement intellec-*

tuel, c'est-à-dire l'intelligence au point de vue *quali-tatif*. L'étude du premier point servira à indiquer si les facultés psychiques du malade sont *normalement développées* ou *intégralement conservées*, c'est-à-dire s'il y a ou s'il n'y a pas *infirmité cérébrale, congénitale* ou *acquise;* l'étude du second point précisera si les facultés, normalement constituées ou non, *travaillent à faux*, c'est-à-dire s'il y a *folie*, et de quel genre.

Pour mesurer au point de vue *quantitatif*, le niveau psychique du sujet, on doit prendre pour terme de comparaison, ce qu'on sait, par les renseignements préalables de l'état antérieur de ses facultés, et y rapporter l'état que l'on constate, en se servant comme moyens de mensuration de questions diverses, de souvenirs évoqués, de dates et de calculs adroitement demandés, de quelques lignes qu'on fait écrire, d'appréciations littéraires, philosophiques ou morales que l'on provoque, et qui permettent de juger du fonds de l'intelligence, et surtout de l'état de la mémoire, de l'idéation, du raisonnement, du jugement et du sens moral. Ce point important du problème acquis, et il est le plus souvent facile de l'élucider, à moins que le degré de démence ou de faiblesse d'esprit soit très peu marqué, on cherche à résoudre le second point qui consiste à savoir si le malade est atteint de folie et de quel genre.

Les renseignements qu'on a recueillis de la bouche de la famille, joints à ceux qu'on a tirés soi-même de l'inspection du sujet et des questions qu'on lui a posées, ont déjà permis de s'assurer s'il est réellement atteint d'un *trouble mental.* Quant à la question de savoir si ce trouble mental constitue ou non un état de *véritable folie*, ce problème, facile à résoudre dans la plupart des cas, peut, dans certains autres, soulever les plus grandes difficultés; il n'existe pas, à proprement parler, en effet, de *criterium absolu* de la folie. C'est surtout sur l'état de la volonté qu'il faut alors se baser; car, ce qui importe avant tout, c'est d'apprécier si le malade est encore son maître et domine son mal, ou, au contraire, s'il a perdu la libre direction de ses actes et se trouve soumis plus ou moins complètement à ses penchants morbides. Au cas d'ailleurs où il s'agirait d'un de ces faits exceptionnellement douteux de *semi-folie* dont l'appréciation exacte est si difficile, on aurait toujours la ressource soit de réclamer un supplément d'enquête, soit de faire appel aux lumières d'un autre confrère.

L'existence de la folie constatée, il reste à en déterminer la *forme*, et, lorsqu'on a affaire à une *folie généralisée*, à préciser s'il s'agit d'un état *simple* ou d'un état *symptomatique* ou *sympathique*. C'est là un complément indispensable du diagnostic qu'on ne peut résoudre d'une façon satisfaisante qu'en ayant bien présents à l'esprit les éléments primitifs de l'aliénation mentale et la façon dont ces éléments s'enchaînent pour constituer les diverses formes de folie. Ainsi, un trouble général de l'activité, *excitation* ou *dépression*, dénote un état de *manie* ou de *mélancolie*, tandis que l'absence de ce trouble général indique la *folie partielle;* de même, la mobilité dans les idées, l'incohérence, les illusions sensorielles et mentales, l'excitation désordonnée des discours et des actes caractérisent la *manie aiguë;* les conceptions délirantes tristes, les idées de culpabilité, d'humilité, de ruine, de damnation, de perdition, les hallucinations, le refus de parler, de manger, de bouger, les idées de suicide sont le propre de la *mélancolie;* le délire systématisé cohérent, soit de persécution, soit de mysticisme, les hallucinations de l'ouïe et les troubles de la sensibilité générale, la réticence, les impulsions appartiennent aux *folies partielles*, etc., etc.; en un mot, pour distinguer les uns des autres, dans la pratique, les divers genres de folie, il faut nécessairement connaitre les principaux symptômes de chacun d'eux.

C'est en ne perdant pas de vue cet objectif qu'on procédera à l'interrogatoire du malade, et qu'on arrivera à déterminer les particularités de son affection mentale, c'est-à-dire, suivant les cas, la nature et l'intensité de ses conceptions délirantes, ses hallucinations, ses aberrations intellectuelles, morales et affectives, ses préoccupations, ses désirs, ses projets, ses espérances pathologiques, ses entrainements et ses impulsions.

On comprend qu'il ne soit pas possible de tracer de règles fixes relativement aux formules à adopter dans l'interrogatoire ni d'indiquer, par conséquent, un questionnaire tout fait. Ce qu'il importe de rappeler, c'est que, quel que soit son état, il convient de *traiter toujours le malade avec la plus exquise politesse* et les *plus grands égards*, car, pour si profondément atteints qu'ils soient, les aliénés sont toujours sensibles aux procédés d'urbanité et aux marques de déférence qu'on leur prodigue. C'est du reste en grande partie par ce moyen qu'on arrive à capter leur bienveillance et à s'emparer de leur esprit, but principal auquel on doit tendre. Il est bien entendu qu'on *ne doit jamais parler à l'aliéné comme à un malade, ni lui laisser soupçonner qu'on le considère comme atteint du moindre trouble mental :* aussi, faut-il peser avec soin toutes ses paroles, et surtout se garder d'interrogations nettement médicales dans le genre de celles qu'on adresse aux autres catégories de patients, comme par exemple : « Avez-vous des idées de persécution ? — Depuis quand avez-vous de l'embarras de la parole ? — Avez-vous toujours des hallucinations? etc., etc. » Il faut arriver à connaître exactement l'état du sujet et les particularités de son affection, sans qu'un seul mot technique ait été prononcé, sans qu'il se doute qu'on le soumet à un examen scientifique destiné à indiquer s'il est ou non aliéné. Je n'ai pas besoin d'ajouter que, dans aucun cas, on ne doit faire consister la partie principale de l'interrogatoire dans ces questions et moyens d'enquête sans portée réelle auxquels le public et certains magistrats attribuent bien à tort la valeur d'un véritable *criterium*, et qui consistent dans de simples interrogations sur le cours du temps ou la valeur respective de diverses pièce · de monnaie. On sait en effet que, pour certains individus, dire son âge, le mois de l'année où l'on se trouve, reconnaître les gens et indiquer exactement la valeur monétaire d'une pièce d'argent ou de billon, c'est prouver clairement qu'on n'est pas aliéné.

Il arrive parfois au médecin de rencontre un malade qui reste *volontairement muet* à utes les questions, de sorte qu'après avoir épuis tous les moyens en sa possession, il est forcé de s'avouer vaincu, et de renoncer à l'interrogatoire. Or, ce *mutisme* absolu, en clinique mentale, n'a rien qui doive surprendre ni surtout décourager, car il a, par lui-même, une valeur clinique, et s'il prive des renseignements précieux fournis par les réponses de l'aliéné, il constitue, en revanche, un véritable symptôme qui, bien que négatif, ne laisse pas que d'avoir une signification précise.

Le mutisme, en effet, est une particularité spéciale à quelques formes de folie, que son existence contribue, par conséquent, à révéler.

Ainsi, si on l'observe chez un individu fortement déprimé, abattu, immobile, les yeux baissés, la tête inclinée sur la poitrine, et que rien ne paraît émouvoir, on a presque sûrement affaire à un aliéné atteint de *mélancolie* profonde, se rapprochant plus ou moins de la *stupeur*. Et le diagnostic deviendra certain si, en même temps, on constate chez le malade ces troubles de la circulation périphérique, cette couleur violacée des téguments, ce refroidissement des extrémités qui sont les indices extérieurs de l'état mélancolique.

Si, au contraire, le malade resté muet est un individu qui prend à l'approche du médecin une attitude défiante, ombrageuse, qui se recule comme un ser-

pent ou, au contraire, le regarde arrogamment avec
de grands yeux fixement ouverts, on peut être presque certain qu'on a affaire à un halluciné atteint de
folie partielle et surtout de *délire de persécution*.
Le plus souvent d'ailleurs, en dépit de sa *réticence
voulue*, il lui échappera quelques phrases significa-
tives, injurieuses ou typiques dans le genre des suivantes, qui suffisent à éclairer complètement le diagnostic : « Vous le savez mieux que moi. — Je n'ai
rien à vous dire. — C'est mon affaire. »

Le médecin qui interroge un aliéné ne doit jamais
se décourager des rebuffades qu'il peut subir, ni
rompre la conversation au moindre refus de répondre
qu'il éprouve. *En principe, l'interrogatoire des
aliénés, celui surtout des raisonnants et des fous
partiels, doit être prolongé*, car ces malades demandent à être captés peu à peu ; le premier quart
d'heure n'apprend pas souvent grand'chose, alors
qu'une seule minute du second en apprend à elle
seule bien davantage. Une heure n'est pas trop quelquefois. Contrairement à ce qu'en disent la plupart
des auteurs, je crois donc qu'*il faut fatiguer l'aliéné*.
Quand il est *forcé* il se rend, se confesse sans am-
bages ni restrictions, et appartient complètement à
celui qui l'interroge. Aussi, lorsqu'on est arrivé à
grand'peine au moment des confidences, ne *faut-il
jamais abandonner la conversation et en remettre
la fin à un autre jour*, car avec un aliéné, à moins
qu'on ne l'ait confessé à fond, il n'est guère possible
de reprendre l'entretien au point précis où on l'a
laissé ; le plus souvent il devient nécessaire de recom-

mencer en entier l'interrogatoire et d'obtenir à nouveau les aveux de la veille, avant de pousser plus loin les investigations. Ce n'est que dans des cas exceptionnels et lorsque l'examen de l'aliéné comporte une étude suivie et renouvelée, comme dans les expertises médico-légales, qu'on peut ainsi abandonner le bénéfice d'un interrogatoire à moitié fait pour le continuer plus tard.

L'interrogatoire du malade terminé, il faut procéder, toutes les fois que cela n'est pas absolument impossible, à *un examen rapide de ses grandes fonctions organiques*, en insistant davantage sur cet examen, si l'on soupçonne ou l'on découvre quelque trouble viscéral susceptible d'avoir quelque relation avec le trouble mental. C'est surtout dans les formes mélancoliques, et en particulier chez les femmes présentant des illusions internes ou des sensations génitales, qu'il est nécessaire de se livrer à une étude minutieuse des grands appareils de l'économie.

Lorsque l'interrogatoire et l'examen du malade sont terminés, le médecin doit prendre congé de lui poliment, amicalement, en le quittant sur un mot aimable ou sur la promesse de s'occuper bientôt de lui.

CHAPITRE II

DE L'APPRÉCIATION MÉDICALE
DE L'OPPORTUNITÉ DE LA SÉQUESTRATION

Le diagnostic résolu et la forme d'aliénation mentale nettement définie, il reste au médecin à formuler son opinion sur le parti à prendre, c'est-à-dire à se prononcer sur l'opportunité de la séquestration.

Avant d'indiquer les considérations qui peuvent lui permettre de se décider en connaissance de cause à cet égard, il n'est pas inutile de faire ressortir deux points fondamentaux qui semblent n'être que très incomplètement compris dans la pratique.

Le premier, c'est que l'*internement dans un établissement spécial étant une mesure médicale de traitement, un véritable agent thérapeutique, c'est au médecin, et au médecin seul, qu'il appartient de le prescrire*, comme il prescrirait toute autre médication. On peut répondre à cela qu'en matière de folie, chacun, dans le public, croit en savoir assez pour se conduire, et que dans les familles où il existe un fou, les parents ne laissent à personne qu'à eux-mêmes le soin de décider si la séquestration est ou non nécessaire. Aller à l'encontre serait dès lors, pour le médecin, se heurter à un parti pris, et s'entendre faire mille objections. On convient bien avec lui que le malade est un peu déprimé ou exalté, voire même excentrique, qu'il a les nerfs malades, mais quant à être fou, cela n'est pas possible, et il y a exagération évidente ; ce sont les médecins qui voient des fous partout. D'ailleurs, l'affection n'est pas assez avancée et il sera temps d'agir plus tard, s'il le faut. On craint que le pauvre patient ne perde plutôt la tête en se voyant placé dans un établissement d'aliénés et privé de sa liberté, ou ne s'excite au contact des furieux. On fait valoir qu'il serait perdu de réputation si le bruit de son séjour dans un asile venait à se répandre, que la famille tout entière en souffrirait, qu'il y a des jeunes filles à marier. On ne veut pas prendre la responsabilité de l'internement sans consulter d'autres membres de la famille, parce qu'on craint que le malade ne pardonne jamais à ceux qui l'auront fait enfermer, s'il revient à la santé. On réédite enfin les vieux clichés répandus dans les masses au sujet des maisons d'aliénés, et on soutient de très bonne foi qu'on y violente les malades et qu'on les y soumet à toutes sortes de mauvais traitements. Voilà ce que les familles opposent en général au médecin, et ce qui les fait reculer le plus souvent devant l'Asile ou la maison de santé. Mais il faut bien avouer, aussi, que s'il existe encore tant d'erreurs et de préjugés dans le public relativement aux aliénés et aux modes de traitement qui leur sont applicables, cela tient en grande partie à ce que les praticiens se sont trop longtemps désintéressés de ces questions et ont vo-

lontairement abdiqué, vis-à-vis de ces malades, toute
initiative et toute volonté. Le jour où chaque médecin
enfin versé dans l'étude de l'aliénation mentale, et se
rendant véritablement compte par sa propre expérience des bienfaits de l'isolement dans la cure de
cette affection, reprendra son vrai rôle dans les cas
où il est appelé à intervenir, et exposera en connaissance de cause aux familles l'efficacité thérapeutique
de l'internement, ce jour-là, l'éducation du public
se fera sans peine, et il sera bien près d'abandonner
ses erreurs sur la folie, comme il les a déjà abandon-
nées sur d'autres questions médicales et scientifiques.
Il importe donc que le médecin ne perde jamais de
vue que c'est à lui et à lui seul qu'il appartient d'apprécier l'opportunité de la séquestration d'un aliéné,
et que, s'il lui est permis de discuter la possibilité de
cette mesure avec les familles, ou même au besoin,
de céder, et de faire des concessions, il ne doit jamais
abdiquer au point de devenir un simple comparse,
uniquement chargé d'endosser la responsabilité d'une
décision médicale dont l'initiative appartient à d'autres.

Le second point fondamental qu'il me parait important de rappeler, c'est que *les maisons d'aliénés
ne doivent pas être considérées uniquement comme
un refuge* destiné à prévenir les actes dangereux des
aliénés, comme un simple asile servant à mettre les
familles, le public et les malades eux-mêmes à l'abri
des scandales et des crimes pathologiques. Il n'est
pas contestable que ce caractère de garantie qu'elles
offrent est, en effet, un de leurs avantages ; mais leur

utilité principale, ce qui les rend véritablement précieuses et indispensables, c'est qu'elles réalisent, dans ses grands principes et dans ses détails, toutes les conditions morales et matérielles de l'*isolement*, cette méthode de traitement de la folie la plus efficace et la plus fructueuse que l'on connaisse.

« *L'asile d'aliénés*, a dit Esquirol, *est un instrument de guérison.* » Il n'est plus nécessaire aujourd'hui, de discuter longuement les avantages de l'isolement dans la cure des maladies mentales. Cette méthode thérapeutique a fait ses preuves, elle les fait encore chaque jour, et il est reconnu, à l'heure actuelle, qu'il n'existe pas de meilleur moyen à opposer à la folie. Lorsqu'on compare, au point de vue des résultats obtenus, les cas d'aliénation traités au-dehors et ceux analogues traités dans les établissements spéciaux, on ne peut s'empêcher de reconnaître que la séquestration, loin d'être une mesure nuisible à la guérison des malades, constitue à elle seule, au contraire, la plus grande chance de guérison qui soit à leur actif. C'est ce double avantage de l'isolement, mesure tutélaire et surtout ressource thérapeutique précieuse, que le médecin doit avoir présent à l'esprit lorsqu'il est appelé à se prononcer à son égard.

Examinons maintenant qu'elles sont les considérations principales qui doivent intervenir, chez le praticien, dans l'appréciation médicale de l'opportunité de cette mesure.

Ces considérations sont de deux ordres : 1° les unes sont relatives au malade ; 2° les autres à la maladie.

1° *Considérations relatives au malade*. — En ce qui concerne le malade, il faut se préoccuper principalement de sa *situation vis-à-vis de sa famille*, et surtout de sa *position sociale*. Si l'aliéné n'a pas de parents qui lui soient réellement attachés et prêts à se dévouer, pour le soigner, au point de surmonter les immenses difficultés d'un traitement à domicile, s'il est seul, ou livré à un entourage indifférent ou mercenaire, il est évident que, quel que soit son état, son placement dans un établissement spécial s'impose, comme la mesure la plus favorable au traitement de son affection. D'autre part, si le malade appartient à la classe moyenne ou à la classe pauvre, force est aussi, le plus souvent, même en dehors de toute autre considération, de conclure à la séquestration, car ici, l'aliéné est un embarras, une charge pour ses parents, qui, occupés d'habitude à un travail journalier, se trouvent dans l'impossibilité de le surveiller, de le soigner efficacement, et d'ailleurs, dénués qu'ils sont de ressources, ne peuvent subvenir aux frais considérables que nécessite un traitement méthodique à domicile. Dans la classe riche, au contraire, la condition sociale de l'aliéné peut se prêter aux exigences du traitement au dehors, lorsque, toutefois, il est possible. Aussi, en raison de ces différences suivant la condition sociale, peut-on dire *à priori* que tous les aliénés de la classe indigente doivent être soumis à l'internement, et que le traitement des aliénés en liberté ne peut être réalisé, lorsqu'il est praticable, que dans les classes élevées de la société.

2° *Considérations tirées de la maladie*. — Les considérations tirées de la maladie sont surtout relatives : *A*. — à son *degré de curabilité; B*. — au caractère *plus ou moins dangereux* des tendances morbides qu'elle détermine.

A. — Toutes les fois qu'il s'agit, en effet, d'un *cas aigu* d'aliénation, surtout d'un accès de manie ou de mélancolie, c'est-à-dire d'*une forme curable*, l'isolement doit être pratiqué et aussitôt que possible, car l'expérience a prononcé d'une façon irréfutable, et elle a prouvé non seulement que la folie offrait dix fois moins de chances de guérison dans le milieu de la famille que dans un établissement spécial, mais encore qu'un accès de folie non traité et livré à lui-même dans un asile, guérissait plus facilement qu'un accès de même nature traité et surveillé de près au dehors.

Dans l'intérêt même du malade, qui, en somme, doit primer toute autre considération, le médecin doit donc conseiller l'isolement toutes les fois qu'il se trouve en présence d'un cas qui laisse quelques chances de guérison, et il doit s'efforcer de vaincre les résistances de la famille qui, par un sentiment d'affection et de dévouement bien naturel mais mal entendu, hésite toujours à se séparer d'un des siens, et nourrit d'ailleurs le plus souvent quelque prévention injustifiée contre la maison de santé qu'elle croit destinée, dans son ignorance, à aggraver l'état du malade. Certes, il est bien difficile de faire comprendre à une famille qui, ne faisant aucune différence entre la folie et une maladie ordinaire, se prépare à se dévouer au patient et à l'entourer des soins les plus affectueux et les plus empressés, que le plus grand obstacle à la guérison, c'est elle-même, son influence et son contact. Et cependant, rien n'est plus vrai, et tous ceux qui ont quelque connaissance du traitement des **aliénés** savent bien qu'elle action funeste exerce le plus souvent le contact des parents sur le délire du malade, en dépit de l'intelligence et du dévouement dont ils peuvent faire preuve. Le médecin doit donc conclure formellement au placement d'un aliéné, toutes les fois qu'il s'agit d'un cas susceptible de guérison, ou tout au moins d'amélioration. Mais ce qu'il importe d'ajouter, c'est que cette mesure doit être prise non pas au bout de quelque temps, après un retard ou des temporisations plus ou moins prolongés, mais immédiatement, aussitôt que possible, dès le début du mal, si on le peut, car le traitement dans un asile est d'autant plus efficace qu'il est pratiqué de meilleure heure. Presque toujours les familles reculent devant cette solution; elles veulent gagner du temps, avoir, pour ainsi dire, la main forcée par les progrès de l'affection : détestable pratique qui, bien qu'ayant sa source dans un bon sentiment, fait un tort irréparable au malade, et peuple chaque jour les asiles d'aliénés incurables qui eussent pu facilement guérir, s'ils avaient été internés plus tôt. En face de ces résistances presque habituelles, le médecin doit donc insister, plaider la cause de l'aliéné, et, au besoin, réclamer l'assistance d'un confrère, dont la conclusion formelle peut donner du poids à son propre conseil.

Dans les cas d'*aliénation chronique et incurable*, l'isolement ne s'impose pas d'une façon aussi absolue, au moins au point de vue thérapeutique, mais il existe même dans ces cas, des considérations d'ordre familial et social provenant de la maladie qui peuvent rendre cette mesure nécessaire. Au premier rang de ces considérations vient se placer le caractère plus ou moins *dangereux* des tendances morbides.

B. — Quel que soit, en effet, le degré de curabilité d'une affection mentale et quelle que soit aussi la condition sociale de l'aliéné, il est absolument nécessaire de recourir à la séquestration, toutes les fois qu'il existe une *tendance évidente aux actes dangereux*. Dans ce cas, pour si actives que soient les résistances de la famille, le devoir strict du médecin est de passer outre et d'affirmer l'urgence de la séquestration. Il est donc très important, comme on le voit, pour le médecin, de savoir distinguer les états dangereux d'aliénation mentale.

En principe, cette distinction parait assez facile, mais dans la pratique, rien n'est plus malaisé, et dans les longues et brillantes discussions qui ont eu lieu à ce sujet à la Société médico-psychologique, on ne s'est entendu que sur un point, à savoir : la difficulté qu'il y avait à déterminer, d'une façon exacte, si un fou était ou non dangereux.

C'est qu'en effet, on ne s'accorde guère, d'une part sur la signification qu'il faut attribuer au terme dangereux, et que, d'autre part, tout aliéné, quel que soit son état mental, est susceptible, à un moment

donné, de devenir dangereux. Un malade qui a
des tendances au meurtre, au suicide, au vol, à l'incendie, à la prodigalité excessive est un malade dangereux, tout le monde en convient ; mais peut-on en
dire de même de celui qui se borne, par exemple,
à refuser les médicaments qui lui sont prescrits, ou
qui, par le fait de son inconscience, exhibe en public
ses organes génitaux ou prononce en société et, devant ses enfants des mots grossiers et des indécences.
Il y aurait là beaucoup matière à discuter, mais il
faut nous borner à constater combien il est difficile
de spécifier nettement si un aliéné est ou n'est pas
dangereux, aussi bien pour la société, pour la propriété, pour sa famille, que pour lui-même.

Toutefois, cette distinction qui, faute d'un *criterium* précis, ne peut être formulée d'une façon
absolue dans la pratique, est rendue possible, dans
une certaine mesure, par l'étude attentive des
tendances habituelles dans chaque forme d'aliénation.

Dans ces formes mentales que nous avons étudiées
sous le nom d'*infirmités* et qui comprennent les désharmonies, les neurasthénies, les phrénasthénies, la
faiblesse d'esprit, l'imbécillité, l'idiotie, le crétinisme
la démence simple, les malades sont le plus habituellement inoffensifs, et n'ont, par conséquent, pas
absolument besoin d'être séquestrés. Il ne faut pas
oublier cependant qu'un certain nombre d'entre eux
sont enclins, en raison même de leur impulsivité ou de
leur inconscience, à certains actes illégaux, tels que
les attentats à la pudeur, les vols, les incendies, et

qu'il leur arrive parfois d'être appelés devant les tribunaux pour y répondre de délits plus ou moins sérieux.

La plupart des *paralytiques généraux*, je parle de ceux qui sont atteints de démence paralytique simple, sont également inoffensifs, comme les déments ordinaires avec lesquels ils ont, à ce point de vue, les plus grandes analogies. Mais il n'en est plus de même de ceux chez lesquels la démence paralytique s'associe à un état de folie maniaque plus ou moins marqué. Ces malades ne se portent qu'exceptionnellement, il est vrai, à des tentatives d'homicide ou à des voies de fait ; mais s'ils respectent dans leur délire la vie de leurs semblables, en revanche, ils n'ont nul souci ni de la propriété d'autrui, ni de leurs propres intérêts. Les uns, au début surtout, dans ce qu'on a appelé la période médico-légale, gaspillent de tous côtés leur fortune et celle de leur famille en spéculations insensées, en achats inconsidérés, en prodigalités excessives, en donations de toute sorte ; d'autres, érotiques au plus haut point, exhibent en public leurs organes génitaux et se livrent aux actes les plus obscènes ; beaucoup enfin, arrivent à l'indélicatesse et à la filouterie. Chose remarquable en effet, la plupart des paralytiques généraux séquestrés d'office dans les grandes villes, se sont fait arrêter sur la voie publique soit pour n'avoir pas payé un cocher dans la voiture duquel ils se promenaient depuis plusieurs heures, soit pour avoir volé à un étalage, sans précaution et avec la candeur de l'inconscience, un objet insignifiant, par exemple un méchant parapluie, une paire de bottines, un pantalon, un paquet de choux, un œuf, une friandise sans valeur. Lorsque la démence paralytique s'accompagne d'une folie à forme mélancolique, le danger est moins grand, au moins pour la société, mais l'individu peut être plus ou moins enclin alors vers le suicide.

De même, dans la *mélancolie simple*, les malades sont généralement inoffensifs, surtout ceux qui ne réagissent pas activement et dont la dépression est très profonde. Il ne faut pas oublier cependant que certains sont dangereux, non plus peut-être pour les autres, mais pour eux-mêmes, et qu'il est parfois très difficile de mettre obstacle aux idées de suicide qui les obsèdent.

A côté de ces affections mentales, dans lesquelles on trouve des malades *souvent inoffensifs*, mais susceptibles de devenir *parfois dangereux*, et dont un certain nombre, par conséquent, peuvent vivre sans trop de risques en liberté, il en est d'autres, au contraire, où la proposition se trouve renversée, et dans lesquelles les malades sont *habituellement dangereux* et *exceptionnellement inoffensifs;* de ce nombre sont : la manie, principalement certaines de ses variétés, la folie à double forme, la folie hystérique, la folie alcoolique, mais surtout les folies partielles et la folie épileptique.

Dans la *manie aiguë*, en effet, les malades excités, poussés par un besoin irrésistible de mouvement et d'action, sont le plus souvent désordonnés et dangereux. Ce sont surtout des violences et des actes de

destruction subits que l'on a à craindre de leur part,
bien plus qu'une tendance à l'homicide qu'ils seraient
incapables d'ailleurs de calculer. Mais plus encore
que la manie aiguë, l'*excitation maniaque* rend dangereux les malades qui en sont atteints. On n'a qu'à
se reporter au tableau que nous avons tracé de cette
forme mentale pour comprendre toute l'intelligence,
toute l'astuce, et toute la fourberie que mettent ces
malades au service de leurs instincts pervers. Avec
des apparences de raison, ou tout au moins avec une
apparente conservation des facultés intellectuelles
qui fait qu'ils en imposent au public pour des individus sains d'esprit et trouvent moyen de présenter
comme réelles leurs calomnies et leurs inventions
machiavéliques, ce sont peut-être, avec les raisonnants, les pires des aliénés.

C'est précisément, d'ailleurs, parce que la *folie
hystérique* et la *folie à double forme*, dans sa
période d'excitation, sont fréquemment constituées
par de l'excitation maniaque ou de la folie raisonnante, qu'elles rendent si dangereux, de la même
façon, les malades qui en sont atteints.

Dans la *folie alcoolique aiguë et subaiguë*, les
tendances aux violences, à l'homicide, et surtout au
suicide, sont des plus fréquentes. On sait, en effet,
que sous l'influence d'hallucinations qui déterminent
chez eux une terreur panique, la plupart des malades
se mettent à fuir, affolés, devant des persécuteurs
imaginaires, et finissent très souvent par se jeter du
haut d'une fenêtre ou dans la rivière, pour leur
échapper.

Mais c'est surtout dans les *folies partielles* et dans la *folie épileptique* qu'on trouve les aliénés véritablement dangereux.

En ce qui concerne, en effet, les *folies partielles*, quelle que soit la forme du délire, les tendances véritablement offensives sont pour ainsi dire constantes. Les *mystiques*, outre qu'ils se soumettent à des pratiques de jeûne, d'ascétisme, à des violences corporelles et à des mutilations plus ou moins graves, attentent souvent à la vie d'autrui, pour obéir à la divinité qui les inspire. Les uns croient avoir reçu du ciel la mission de frapper un personnage considérable qu'ils croient représenter le mal sur la terre ; les autres, toujours pour être agréables à Dieu, renouvellent le sacrifice d'Abraham et immolent en holocauste leurs propres enfants.

Les *mégalomanes*, ces fous partiels qui se croient rois, ducs, princes, et possesseurs d'une immense fortune, sont souvent dangereux, également. Il n'est pas rare, en effet, de les voir réclamer avec instances leurs richesses et leurs titres soit aux autorités publiques, soit à des banquiers connus, et se livrer à la violence, dès qu'on refuse satisfaction à leurs prétentions maladives.

Mais de tous les fous partiels, les plus dangereux sans contredit, sont les *persécutés*. La plupart des crimes pathologiques dont les journaux nous entretiennent, sont, en effet, commis par ces malades. Et cela est facile à comprendre. Tant que les persécutés n'ont point systématisé leur délire, tant qu'ils se bornent à ces locutions indéterminées : « On m'en veut,

on me fait du mal », ils ne sont que peu à redouter.
Tout au plus se bornent-ils alors à se plaindre aux
commissaires de police ou à la magistrature, des persécutions dont ils sont l'objet. Mais, du jour où ils
ont systématisé leur délire, du jour où ils ont donné
des traits et un nom à la personne qui leur fait du
mal, de ce jour, ils deviennent essentiellement dangereux. Comme l'a dit Lasègue, ce ne sont plus
alors des *persécutés*, ce sont des *persécuteurs*. Ils
s'acharnent après leurs soi-disant ennemis, et n'ont
de repos que lorsqu'ils les ont frappés. Dans les
asiles, les persécutés continuent à être essentiellement dangereux ; le plus souvent leur haine se porte
sur les médecins qu'ils accusent de les séquestrer
illégalement, de les tourmenter, de les soumettre à
l'action de l'électricité, etc., etc. La liste des médecins d'asile tués ou frappés par ces malades est déjà
malheureusement bien longue, et il ne se passe pas
d'années que ce triste martyrologe ne s'augmente de
quelque nom nouveau. Il ne faut donc jamais oublier
que les persécutés sont des aliénés essentiellement
dangereux et qu'avec eux, il ne peut y avoir d'hésitation, ils doivent être rigoureusement séquestrés.

Beaucoup d'*épileptiques*, au moment et surtout
après leur attaque, sont également pris d'une espèce
de fureur aveugle, pendant laquelle ils frappent
inconsciemment tous ceux qui les entourent ou se
livrent à des actes criminels et perdent après jusqu'au souvenir de leur action, ce qui est, comme on
le sait, le propre de cette névrose convulsive.

Je m'arrête là dans cette énumération qui, bien

qu'imparfaite, peut servir dans la pratique pour apprécier dans quels cas un malade est ou n'est pas dangereux. Mais il me semble qu'il est possible de préciser encore davantage, et qu'il existe un symptôme qui, sans être un critérium absolu, dénote presque toujours, lorsqu'on le constate, les états dangereux d'aliénation mentale. Ce symptôme est l'*hallucination*, surtout l'*hallucination de l'ouïe*. A mon avis, et je crois qu'il n'est guère possible de formuler une indication plus applicable en pratique, tout aliéné qui a des hallucinations nettement caractérisées de l'ouïe, est un aliéné dangereux et qu'il importe par conséquent de séquestrer.

En résumé, l'appréciation médicale de l'opportunité de la séquestration doit être basée sur un certain nombre de considérations, dont les principales sont : 1° la condition sociale et la situation de famille du sujet ; 2° le degré de curabilité de la maladie ; 3° le caractère plus ou moins dangereux des tendances morbides.

CHAPITRE III

PLACEMENT DES ALIÉNÉS DANS LES ÉTABLIS-
SEMENTS SPÉCIAUX

Le placement des aliénés dans les établissements spéciaux et les divers points qui s'y rattachent touchent, par plusieurs côtés, à la médecine légale, puisqu'ils s'appuient sur les dispositions d'une loi particulière. Toutefois, ces questions m'ont paru trouver plutôt leur place dans la *pratique médicale* que dans la pratique *médico-légale* de la folie, parce qu'elles se rapportent surtout au traitement des aliénés et qu'elles font naturellement suite aux considérations qui ont fait l'objet des deux chapitres précédents.

En effet, lorsque, pour une des causes que nous venons d'énumérer en parlant de l'appréciation médicale de l'opportunité de la séquestration, cette mesure aura été reconnue nécessaire, le médecin doit accomplir les formalités que lui prescrit la loi en pareil cas. Le caractère purement pratique de cet ouvrage ne comporte pas une discussion des dispositions légales qui régissent le placement des aliénés. D'ailleurs, la loi actuelle est sur le point, sinon d'être

remplacée par une nouvelle, au moins d'être modifiée dans plusieurs de ses parties essentielles. Ce
n'est donc ni le moment ni le lieu de discuter la loi
de 1838, que nous devons nous borner à transcrire
ici sans commentaires en indiquant celles de ses dispositions qui s'appliquent à la question pratique que
nous avons en vue.

Loi du 30 juin 1838 sur les aliénés.

TITRE PREMIER. — DES ÉTABLISSEMENTS D'ALIÉNÉS

Article 1er. — Chaque département est tenu d'avoir un
établissement public, spécialement destiné à recevoir et
soigner les aliénés, ou de traiter, à cet effet, avec un établissement public ou privé, soit de ce département, soit
d'un autre département.

Les traités passés avec les établissements publics ou
privés devront être approuvés par le ministre de l'intérieur.

Art. 2. — Les établissements publics consacrés aux
aliénés sont placés sous la direction de l'autorité publique.

Art. 3. — Les établissements privés consacrés aux aliénés sont placés sous la surveillance de l'autorité publique.

Art. 4. — Le préfet et les personnes spécialement délé-
guées à cet effet par lui ou par le ministre de l'intérieur,
le président du tribunal, le procureur du roi, le juge de
paix, le maire de la commune, sont chargés de visiter
les établissements publics ou privés consacrés au aliénés.

Ils recevront les réclamations des personnes qui y
seront placées, et prendront, à leur égard, tous renseignements propres à faire connaître leur position.

Les établissements privés seront visités, à des jours indéterminés, une fois au moins chaque trimestre, par le procureur du roi de l'arrondissement. Les établissements publics le seront de la même manière, une fois au moins par semestre.

Art. 5. — Nul ne pourra diriger ni former un établissement privé consacré aux aliénés sans l'autorisation du gouvernement.

Les établissements privés consacrés au traitement d'autres maladies ne pourront recevoir les personnes atteintes d'aliénation mentale, à moins qu'elles ne soient placées dans un local entièrement séparé.

Ces établissements devront être, à cet effet, spécialement autorisés par le gouvernement, et seront soumis, en ce qui concerne les aliénés, à toutes les obligations prescrites par la présente loi.

Art. 6. — Des règlements d'administration publique détermineront les conditions auxquelles seront accordées les autorisations énoncées en l'article précédent, les cas où elles pourront être retirées, et les obligations auxquelles seront soumis les établissements autorisés.

Art. 7. — Les règlements intérieurs des établissements publics consacrés en tout ou en partie au service des aliénés, seront, dans les dispositions relatives à ce service, soumis à l'approbation du ministre de l'intérieur.

Titre II. — Des placements faits dans les établissements d'aliénés

Section Ire. — Des placements volontaires.

Art. 8. — Les chefs ou préposés responsables des établissements publics et les directeurs des établissements

privés et consacrés aux aliénés ne pourront recevoir une
personne atteinte d'aliénation mentale, s'il ne leur est
remis :

1° Une demande d'admission contenant les noms, profession, âge et domicile, tant de la personne qui la for-
mera que de celle dont le placement sera réclamé, et
l'indication du degré de parenté, ou, à défaut, de la
nature des relations qui existent entre elles.

La demande sera écrite et signée par celui qui la for-
mera, et, s'il ne sait pas écrire, elle sera reçue par le
maire ou le commissaire de police, qui en donnera acte.

Les chefs, préposés ou directeurs devront s'assurer, sous
leur responsabilité, de l'individualité de la personne qui
aura formé la demande, lorsque cette demande n'aura
pas été reçue par le maire ou le commissaire de police.

Si la demande d'admission est formée par le tuteur
d'un interdit, il devra fournir, à l'appui, un extrait du
jugement d'interdiction.

2° Un certificat de médecin constatant l'état mental de
la personne à placer, et indiquant les particularités de sa
maladie et la nécessité de faire traiter la personne désignée dans un établissement d'aliénés et de l'y tenir renfermée.

Ce certificat ne pourra être admis, s'il a été délivré
plus de quinze jours avant sa remise au chef ou directeur;
s'il est signé d'un médecin attaché à l'établissement, ou
si le médecin signataire est parent ou allié, au second
degré inclusivement, des chefs ou propriétaires de l'établissement, ou de la personne qui fera effectuer le placement.

En cas d'urgence, les chefs des établissements publics
pourront se dispenser d'exiger le certificat du médecin.

3° Le passeport ou toute autre pièce propre à constater
l'individualité de la personne à placer.

Il sera fait mention de toutes les pièces produites dans un bulletin d'entrée, qui sera renvoyé, dans les vingt-quatre heures, avec un certificat du médecin de l'établissement, et la copie de celui ci-dessus mentionné, au préfet de police à Paris, au préfet ou au sous-préfet dans les communes chefs-lieux de département ou d'arrondissement, et aux maires dans les autres communes. Le sous-préfet, ou le maire, en fera immédiatement l'envoi au préfet.

Art. 9. — Si le placement est fait dans un établissement privé, le préfet, dans les trois jours de la réception du bulletin, chargera un ou plusieurs hommes de l'art de visiter la personne désignée dans ce bulletin, à l'effet de constater son état mental et d'en faire rapport sur-le-champ. Il pourra leur adjoindre telle autre personne qu'il désignera.

Art. 10. — Dans le même délai, le préfet notifiera administrativement les noms, profession et domicile, tant de la personne placée que de celle qui aura demandé le placement, et les causes du placement : 1º au procureur du roi de l'arrondissement du domicile de la personne placée; 2º au procureur du roi de l'arrondissement de la situation de l'établissement : ces dispositions seront communes aux établissements publics et privés.

Art. 11. — Quinze jours après le placement d'une personne dans un établissement public ou privé, il sera adressé au préfet, conformément au dernier paragraphe de l'art. 8, un nouveau certificat du médecin de l'établissement; ce certificat confirmera ou rectifiera, s'il y a lieu, les observations contenues dans le premier certificat, en indiquant le retour plus ou moins fréquent des accès ou des actes de démence.

Art. 12. — Il y aura, dans chaque établissement, un

registre coté et paraphé par le maire, sur lequel seront immédiatement inscrits les noms, profession, âge et domicile des personnes placées dans les établissements, la mention du jugement d'interdiction, si elle a été prononcée, et le nom de leur tuteur; la date de leur placement, les noms, profession et demeure de la personne parente ou non parente, qui l'aura demandé. Seront également transcrits sur ce registre : 1° le certificat du médecin, joint à la demande d'admission; 2° ceux que le médecin de l'établissement devra adresser à l'autorité, conformément aux art. 8 et 11.

Le médecin sera tenu de consigner sur ce registre, au moins tous les mois, les changements survenus dans l'état mental de chaque malade. Ce registre constatera également les sorties et les décès.

Ce registre sera soumis aux personnes qui, d'après l'art. 4, auront le droit de visiter l'établissement, lorsqu'elles se présenteront pour en faire la visite; après l'avoir terminée, elles apposeront sur le registre leur visa, leur signature et leurs observations, s'il y a lieu.

Art. 13. — Toute personne placée dans un établissement d'aliénés cessera d'y être retenue aussitôt que les médecins de l'établissement auront déclaré, sur le registre énoncé en l'article précédent, que la guérison est obtenue.

S'il s'agit d'un mineur ou d'un interdit, il sera donné immédiatement avis de la déclaration des médecins aux personnes auxquelles il devra être remis, et au procureur du roi.

Art. 14. — Avant même que les médecins aient déclaré la guérison, toute personne placée dans un établissement d'aliénés cessera également d'y être retenue, dès que la sortie sera requise par l'une des personnes ci-après désignées, savoir :

1° Le curateur nommé en exécution de l'art. 38 de la présente loi;

2° L'époux ou l'épouse;

3° S'il n'y a pas d'époux ou d'épouse, les ascendants;

4° S'il n'y a pas d'ascendants, les descendants;

5° La personne qui aura signé la demande d'admission, à moins qu'un parent n'ait déclaré s'opposer à ce qu'elle use de cette faculté sans l'assentiment du conseil de famille;

6° Toute personne à ce autorisée par le conseil de famille.

S'il résulte d'une opposition notifiée au chef de l'établissement par un ayant droit, qu'il y a dissentiment, soit entre les ascendants, soit entre les descendants, le conseil de famille prononcera.

Néanmoins, si le médecin de l'établissement est d'avis que l'état mental du malade pourrait compromettre l'ordre public et la sûreté des personnes, il en sera donné préalablement connaissance au maire, qui pourra ordonner immédiatement un sursis provisoire à la sortie, à la charge d'en référer, dans les vingt-quatre heures, au préfet. Ce sursis provisoire cessera de plein droit à l'expiration de la quinzaine, si le préfet n'a pas, dans ce délai, donné l'ordre contraire, conformément à l'art. 21 ci-après. L'ordre du maire sera transcrit sur le registre tenu en exécution de l'art. 12.

En cas de minorité ou d'interdiction, le tuteur pourra seul requérir la sortie.

Art. 15. — Dans les vingt-quatre heures de la sortie, les chefs, préposés ou directeurs, en donneront avis aux fonctionnaires désignés dans le dernier paragraphe de l'art. 8, et leur feront connaître le nom et la résidence des personnes qui auront retiré le malade, son état mental au moment de sa sortie, et, autant que possible, l'indication du lieu où il aura été conduit.

Art. 16. — Le préfet pourra toujours ordonner la sortie immédiate des personnes placées volontairement dans les établissements d'aliénés.

Art. 17. — En aucun cas l'interdit ne pourra être remis qu'à son tuteur, et le mineur qu'à ceux sous l'autorité desquels il est placé par la loi.

SECTION II. — *Des placements ordonnés par l'autorité publique.*

Art. 18. — A Paris, le préfet de police, et dans les départements, les préfets, ordonneront d'office le placement, dans un établissement d'aliénés, de toute personne interdite ou non interdite, dont l'état d'aliénation compromettait l'ordre public ou la sûreté des personnes.

Les ordres des préfets seront motivés et devront énoncer les circonstances qui les auront rendus nécessaires. Ces ordres, ainsi que ceux qui seront donnés conformément aux art. 19, 20, 21 et 23, seront inscrits sur un registre semblable à celui qui est prescrit par l'art. 12 ci-dessus, dont toutes les dispositions seront applicables aux individus placés d'office.

Art. 19. — En cas de danger imminent, attesté par le certificat d'un médecin ou par la notoriété publique, les commissaires de police à Paris, et les maires dans les autres communes, ordonneront à l'égard des personnes atteintes d'aliénation mentale, toutes les mesures provisoires nécessaires, à la charge d'en référer dans les vingt-quatre heures au préfet, qui statuera sans délai.

Art. 20. — Les chefs, directeurs ou préposés responsables des établissements, seront tenus d'adresser aux préfets, dans le premier mois de chaque semestre, un rapport rédigé par le médecin de l'établissement sur l'état de chaque personne qui y sera retenue, sur la nature de sa maladie et les résultats du traitement.

Le préfet prononcera sur chacune individuellement, ordonnera sa maintenue dans l'établissement ou sa sortie.

Art. 21. — A l'égard des personnes dont le placement aura été volontaire, et dans le cas où leur état mental pourrait compromettre l'ordre public ou la sûreté des personnes, le préfet pourra dans les formes tracées par le deuxième paragraphe de l'art. 18, décerner un ordre spécial, à l'effet d'empêcher qu'elles ne sortent de l'établissement sans son autorisation, si ce n'est pour être placées dans un autre établissement.

Les chefs, directeurs ou préposés responsables, seront tenus de se conformer à cet ordre.

Art. 22. — Les procureurs du roi seront informés de tous les ordres donnés en vertu des art. 18, 19, 20 et 21.

Ces ordres seront notifiés au maire du domicile des personnes soumises au placement, qui en donnera immédiatement avis aux familles.

Il en sera rendu compte au ministre de l'intérieur.

Les diverses notifications prescrites par le présent article seront faites dans les formes et délais énoncés en l'art. 10.

Art. 23. — Si, dans l'intervalle qui s'écoulera entre les rapports ordonnés par l'art. 20, les médecins déclarent sur le registre tenu en exécution de l'art. 12, que la sortie peut être ordonnée, les chefs, directeurs ou préposés responsables des établissements, seront tenus, sous peine d'être poursuivis, conformément à l'art. 30 ci-après, d'en référer aussitôt au préfet, qui statuera sans délai.

Art. 24. — Les hospices et hôpitaux civils sont tenus de recevoir provisoirement les personnes qui leur seront adressées en vertu des art. 18 et 19, jusqu'à ce qu'elles soient dirigées sur l'établissement spécial destiné à les recevoir, aux termes de l'art. 1er, ou pendant le trajet qu'elles feront pour s'y rendre.

Dans toutes les communes où il existe des hospices ou hôpitaux, les aliénés ne pourront être déposés ailleurs que dans ces hospices ou hôpitaux. Dans les lieux où il n'en existe pas, les maires devront pourvoir à leur logement, soit dans une hôtellerie, soit dans un local loué à cet effet.

Dans aucun cas, les aliénés ne pourront être conduits avec les condamnés ou les prévenus, ni déposés dans une prison.

Ces dispositions sont applicables à tous les aliénés dirigés par l'administration sur un établissement public ou privé.

SECTION III. — *Dépense du service des aliénés.*

Art. 25. — Les aliénés dont le placement aura été ordonné par le préfet, et dont les familles n'auront pas demandé l'admission dans un établissement privé, seront conduits dans l'établissement appartenant au département, ou avec lequel il aura traité.

Les aliénés dont l'état mental ne compromettrait point l'ordre public ou la sûreté des personnes, y seront également admis dans les formes, dans les circonstances et aux conditions qui seront réglées par le conseil général, sur la proposition du préfet, et approuvées par le ministre.

Art. 26. — La dépense du transport des personnes dirigées par l'administration sur les établissements d'aliénés sera arrêtée par le préfet sur le mémoire des agents préposés à ce transport.

La dépense de l'entretien, du séjour et du traitement des personnes placées dans les hospices ou établissements publics d'aliénés sera réglée d'après un tarif arrêté par le préfet.

La dépense de l'entretien, du séjour et du traitement des personnes placées par les départements dans les établissements privés sera fixée par les traités passés par le département, conformément à l'art. 1er.

Art. 27. — Les dépenses énoncées en l'article précédent seront à la charge des personnes placées; à défaut, à la charge de ceux auxquels il peut être demandé des aliments, aux termes de l'art. 205 et suivants du Code civil.

S'il y a contestation sur l'obligation de fournir des aliments, ou sur leur quotité, il sera statué par le tribunal compétent, à la diligence de l'administrateur désigné en exécution des art. 31 et 32.

Le recouvrement des sommes dues sera poursuivi et opéré à la diligence de l'administration de l'enregistrement et des domaines.

Art. 28. — A défaut, ou en cas d'insuffisance des ressources énoncées en l'article précédent, il y sera pourvu sur les centimes affectés, par la loi de finances, aux dépenses ordinaires du département auquel l'aliéné appartient, sans préjudice du concours de la commune du domicile de l'aliéné, d'après les bases proposées par le conseil général sur l'avis du préfet, et approuvées par le gouvernement.

Les hospices seront tenus à une indemnité proportionnée au nombre des aliénés dont le traitement ou l'entretien était à leur charge, et qui seraient placés dans un établissement spécial d'aliénés.

En cas de contestation, il sera statué par le conseil de préfecture.

SECTION IV. — *Dispositions communes à toutes les personnes placées dans les établissements d'aliénés.*

Art. 29. — Toute personne placée ou retenue dans un établissement d'aliénés, son tuteur, si elle est mineure, son curateur, tout parent ou ami, pourront à quelque époque que ce soit, se pourvoir devant le tribunal du lieu de la situation de l'établissement qui, après les vérifications nécessaires, ordonnera, s'il y a lieu, la sortie immédiate.

Les personnes qui auront demandé le placement, et le procureur du roi, d'office, pourront se pourvoir aux mêmes fins.

Dans le cas d'interdiction, cette demande ne pourra être formée que par le tuteur de l'interdit.

La décision sera rendue, sur simple requête, en chambre du conseil et sans délai; elle ne sera point motivée.

La requête, le jugement et les autres actes auxquels la réclamation pourrait donner lieu, seront visées pour timbre et enregistrés en débet.

Aucunes requêtes, aucunes réclamations adressées soit à l'autorité judiciaire, soit à l'autorité administrative, ne pourront être supprimées ou retenues par les chefs d'établissements, sous les peines portées au titre III ci-après.

Art. 30. — Les chefs, directeurs ou préposés responsables, ne pourront, sous les peines portées par l'art. 120 du Code pénal, retenir une personne placée dans un établissement d'aliénés, dès que sa sortie aura été ordonnée par le préfet, aux termes des art. 16, 20 et 23, ou par le tribunal, aux termes de l'article 29, ni lorsque cette

33.

personne se trouvera dans les cas énoncés aux art. 13
et 14.

Art. 31. — Les commissions administratives ou de
surveillance des hospices ou établissements publics d'aliénés exerceront à l'égard des personnes non interdites
qui y seront placées, les fonctions d'administrateurs provisoires. Elles désigneront un de leurs membres pour
les remplir : l'administrateur ainsi désigné procédera au
recouvrement des sommes dues à la personne placée
dans l'établissement, et à l'acquittement de ses dettes ;
passera des baux qui ne pourront excéder trois ans et
pourra même, en vertu d'une autorisation spéciale accor-
dée par le président du tribunal civil, faire vendre le
mobilier.

Les sommes provenant, soit de la vente, soit des autres
recouvrements, seront versées directement dans la caisse
de l'établissement, et seront employées, s'il y a lieu, au
profit de la personne placée dans l'établissement.

Le cautionnement du receveur sera affecté à la garantie
desdits deniers, par privilège aux créances de toute autre
nature.

Néanmoins les parents, l'époux ou l'épouse des personnes placées dans des établissements d'aliénés dirigés
ou surveillés par des commissions administratives, ces
commissions elles-mêmes, ainsi que le procureur du roi,
pourront toujours recourir aux dispositions des articles
suivants.

Art. 32. — Sur la demande des parents, de l'époux ou
de l'épouse, sur celle de la commission administrative ou
sur la provocation d'office du procureur du roi, le tribunal
civil du lieu du domicile pourra, conformément à l'art. 497
du Code civil, nommer, en chambre du conseil, un administrateur provisoire aux biens de toute personne non

interdite placée dans un établissement d'aliénés. Cette
nomination n'aura lieu qu'après délibération du conseil
de famille, et sur les conclusions du procureur du roi.
Elle ne sera pas sujette à l'appel.

Art. 33. — Le tribunal, sur la demande de l'administrateur provisoire, ou à la diligence du procureur du
roi, désignera un mandataire spécial à l'effet de représenter en justice tout individu non interdit et placé ou
retenu dans un établissement d'aliénés, qui serait engagé
dans une contestation judiciaire au moment du placement, ou contre lequel une action serait intentée posté-
rieurement.

Le tribunal pourra aussi, dans le cas d'urgence, désigner un mandataire spécial, à l'effet d'intenter, au nom
des mêmes individus, une action mobilière ou immobi-
lière. L'administrateur provisoire pourra, dans les deux
cas, être désigné pour mandataire spécial.

Art. 34. — Les dispositions du Code civil sur les
causes qui dispensent de la tutelle, sur les incapacités,
les exclusions ou les destitutions des tuteurs, sont applicables aux administrateurs provisoires nommés par le
tribunal.

Sur la demande des parties intéressés, ou sur celle
du procureur du roi, le jugement qui nommera l'administrateur provisoire, pourra en même temps constituer
sur ses biens une hypothèque générale ou spéciale, jusqu'à concurrence d'une somme déterminée par ledit jugement.

Le procureur du roi devra, dans le délai de quinzaine,
faire inscrire cette hypothèque au bureau de la conservation : elle ne datera que du jour de l'inscription.

Art. 35. — Dans le cas où un administrateur provisoire
aura été nommé par jugement, les significations à faire à

la personne placée dans un établissement d'aliénés seront faites à cet administrateur.

Les significations faites au domicile pourront, suivant les circonstances, être annulées par les tribunaux.

Il n'est point dérogé aux dispositions de l'art. 173 du Code de commerce.

Art. 36. — A défaut d'administrateur provisoire, le président, à la requête de la partie la plus diligente, commettra un notaire pour représenter les personnes non interdites placées dans les établissements d'aliénés, dans les inventaires, comptes, partages et liquidations dans lesquels elles seraient intéressées.

Art. 37. — Les pouvoirs conférés en vertu des articles précédents cesseront de plein droit dès que la personne placée dans un établissement d'aliénés n'y sera plus retenue.

Les pouvoirs conférés par le tribunal en vertu de l'art. 32 cesseront de plein droit à l'expiration d'un délai de trois ans : ils pourront être renouvelés.

Cette disposition n'est pas applicable aux administrateurs provisoires qui seront donnés aux personnes entretenues par l'administrateur dans les établissements privés.

Art. 38. — Sur la demande de l'intéressé, de l'un de ses parents, de l'époux ou de l'épouse, d'un ami, ou sur la provocation d'office du procureur du roi, le tribunal pourra nommer en chambre du conseil, par jugement non susceptible d'appel, en outre de l'administrateur provisoire, un curateur à la personne de tout individu non interdit placé dans un établissement d'aliénés, lequel devra veiller : 1° à ce que ses revenus soient employés à adoucir son sort et à accélérer sa guérison; 2° à ce que ledit individu soit rendu au libre exercice de ses droits aussitôt que sa situation le permettra.

Ce curateur ne pourra pas être choisi parmi les héritiers présomptifs de la personne placée dans un établissement d'aliénés.

Art. 39. — Les actes faits par les personnes placées dans un établissement d'aliénés, pendant le temps qu'elles y auront été retenues, sans que leur interdiction ait été prononcée ni provoquée, pourront être attaqués pour cause de démence, conformément à l'art. 1384 du Code civil.

Les dix ans de l'action en nullité courront, à l'égard de la personne retenue qui aura souscrit les actes, à dater de la signification qui lui en aura été faite, ou de la connaissance qu'elle en aura eue après sa sortie définitive de la maison d'aliénés.

Et, à l'égard de ses héritiers, à dater de la signification qui leur en aura été faite, ou de la connaissance qu'ils en auront eue, depuis la mort de leur auteur.

Lorsque les dix ans auront commencé de courir contre celui-ci, ils continueront de courir après les héritiers.

Art. 40. — Le ministère public sera entendu dans toutes les affaires qui intéresseront les personnes placées dans un établissement d'aliénés, lors même qu'elles ne seront pas interdites.

TITRE III. — DISPOSITIONS GÉNÉRALES.

Art. 41. — Les contraventions aux dispositions des art. 5, 8, 11, 12, du second paragraphe de l'art. 13 ; des art. 15, 17, 20, 21, et du dernier paragraphe de l'art. 29 de la présente loi, et aux règlements rendus en vertu de l'art. 6, qui seront commises par les chefs, directeurs ou préposés responsables des établissements publics ou privés d'aliénés, et par les médecins employés dans c s établissements, seront punis d'un emprisonnement de cinq jours à un an, et d'une amende de cinquante francs à trois mille francs, ou de l'une ou de l'autre de ces peines.

Il pourra être fait application de l'art. 463 du Code pénal.

PLACEMENTS VOLONTAIRES. PLACEMENTS D'OFFICE. — La loi du 30 juin 1838 reconnaît, comme on le voit, deux sortes de placements pour les aliénés : 1° *les placements volontaires;* 2° *les placements d'office.*

Ces deux ordres de placements diffèrent l'un de l'autre par leurs points les plus essentiels, c'est-à-dire : 1° par la catégorie des malades auxquels ils s'adressent; 2° par la qualité des personnes qui les provoquent; 3° par les formalités légales auxquelles ils donnent lieu.

1° Relativement au premier point, il résulte des termes même de la loi (titre II, art. 8), *que tout individu atteint d'aliénation mentale, quelle qu'en soit la forme,* peut être l'objet d'un placement volontaire. Au contraire, le *placement d'office* ne vise que les individus dont l'*état d'aliénation compromet l'ordre public et la sûreté des personnes* (titre II, art 18).

2° Dans le placement volontaire, l'admission du malade est demandée par un parent, un ami ou tout autre individu ayant avec lui quelques relations. Dans le placement d'office, c'est le préfet de police à Paris, et dans les départements les préfets qui *ordonnent* le placement de l'aliéné.

3° Pour opérer le placement volontaire d'un malade, il est nécessaire de présenter : 1° une demande d'admission, écrite et signée par la personne qui la forme ; 2° un certificat de docteur en médecine constatant l'état mental du malade ; 3° le passeport ou toute autre pièce propre à constater son individualité. Dans le placement d'office, il suffit d'un ordre motivé du préfet énonçant les circonstances qui ont rendu le placement nécessaire. Toutefois, l'arrêté du préfet n'est rendu, en général, qu'après un examen médical de l'aliéné, soit dans son domicile, soit dans un dépôt provisoire, en vertu de l'article 19 du titre II de la même loi.

Certificat d'admission. — Il résulte de ces dispositions que la formalité la plus importante, dans le placement d'un aliéné, quelle qu'en soit la nature, est l'attestation du médecin. Dans le placement volontaire, cette pièce est même l'unique garantie de la nécessité de la séquestration. Aussi est-ce ce point de la loi qui a surtout donné lieu aux critiques les plus passionnées et les plus violentes. Sans parler des attaques outrées et véritablement absurdes dont le certificat médical a été l'objet, on lui a surtout reproché, avec quelque apparence de raison, d'être souvent insuffisant, et de ne pas offrir tous les caractères de garanties désirables. On a fait remarquer que dans certains pays étrangers la loi se montrait plus sévère, et qu'elle exigeait, pour la séquestration d'un aliéné, le certificat de deux médecins assermentés et ayant déjà trois années au moins de pratique.

Il est possible que la loi actuellement en préparation adopte une réforme dans ce sens et exige désormais, pour le placement des aliénés, un certificat de deux médecins et non plus d'un seul. Cette disposition nouvelle qui ne serait pas toujours facilement réalisable, n'augmenterait guère en réalité les garanties, assurément suffisantes, de la loi de 1838. La loi actuellement existante, en effet, préoccupée avant tout de l'intérêt des malades, avait compris qu'il importait au plus haut point de n'apporter ni complication, ni retard dans leur placement dans les établissements spéciaux, sauf à multiplier, après l'admission, les garanties administratives, judiciaires et médicales. Il suffit de jeter un coup d'œil sur la loi de 1838 pour se convaincre qu'elle n'a rien négligé pour sauvegarder à cet égard le principe de la liberté individuelle. Il est probable que la loi nouvelle, désireuse de pousser plus loin encore les garanties, ne reconnaîtra à la séquestration d'un aliéné un caractère définitif, qu'après intervention de la justice. Mais cette intervention ne pourra être évidemment efficace que si les juges se font assister d'un ou de plusieurs médecins aliénistes désignés par eux à cet effet. Sans cet appui scientifique, leur contrôle ne saurait être qu'illusoire, car nous ne sommes plus heureusement au temps où cette hérésie courait les rues qu'il suffisait d'avoir du bon sens pour reconnaître si un individu était ou non aliéné. L'intervention judiciaire se réduira donc en fin de compte, dans l'intervention d'un élément médical de plus, ce qui est et sera toujours pour ainsi dire fatal, puisqu'il s'agit, en somme, d'une question purement médicale à résoudre. D'ailleurs, il faut bien savoir que cette disposition nouvelle et d'autres analogues destinées à constituer un supplément de garanties, se tourneront non pas contre les établissements publics ou privés que leur situation dépendante vis à vis de l'autorité administrative et judiciaire met à l'abli des illégalités, mais contre certaines institutions et les domiciles des particuliers où se produisent, ce que le public ignore, les véritables séquestrations arbitraires (Parant, 1884).

Que la loi soit, ou non, modifiée en ce qui concerne la séquestration des aliénés, la formalité essentielle dans le placement de ces malades est et restera toujours le certificat médical, ce qui donne à cette pièce une importance et une gravité tout à fait exceptionnelles.

En France, la loi demande au certificat :

1° *De constater l'état mental de la personne à placer ;*

2° *De relater la particularité de sa maladie ;*

3° *D'indiquer la nécessité de la faire traiter dans un établissement d'aliénés et de l'y tenir renfermée.*

Je n'ai pas besoin d'ajouter que le certificat, aux termes mêmes de la loi, ne doit pas avoir plus de quinze jours de date au moment de l'admission du malade, et que le médecin qui le signe ne doit être ni parent ni allié au second degré inclusivement, des chefs ou propriétaires de l'établissement ou de la personne qui fait effectuer le placement.

Enfin, il faut que le certificat soit écrit sur papier

timbré et que la signature du médecin soit légalisée.
Si le certificat est délivré après une consultation de
deux ou plusieurs médecins, il importe qu'il en fasse
mention et qu'il porte la signature de chacun des
médecins.

La loi française ne spécifiant pas une formule
spéciale, officielle de certificat, je m'étais borné, dans
la première édition de cet ouvrage, à indiquer les trois
points principaux sur lesquels il doit porter (existence de l'aliénation, ses particularités, nécessité de
l'internement), laissant au médecin le choix d'une
rédaction qui varie nécessairement avec la forme de
la maladie. Mais en présence du désir de nombreux
praticiens qui m'ont réclamé un modèle de certificat
applicable à tous les cas — sauf les particularités
relatives à chacun d'eux — je crois devoir donner ici
une formule générale que je propose bien plus comme
un spécimen ou un cadre à remplir, que comme un
véritable modèle :

Je, soussigné, docteur en médecine à ....., certifie
que M. (nom, prénoms, âge, état civil, profession, domicile) est atteint d'aliénation mentale [1]. Cette affection qui
remonte environ à........, se caractérise actuellement
par les symptômes suivants : (nature et caractère des
idées délirantes, des hallucinations, des impulsions ou
tendances morbides).

Dans ces conditions, je déclare nécessaire, tant au point
de vue du traitement de la maladie que de ses consé-

---

[1] Éviter autant que possible l'indication absolue de la forme
morbide, à moins que le diagnostic ne soit évident.

quences possibles, que M...... soit placé et retenu dans un établissement spécial d'aliénés.

En foi de quoi. . . . . . .

A . . . . le. . . . .

(*Signature.*)

Les législations étrangères diffèrent plus ou moins de la loi française en ce qui concerne le placement des aliénés. Je renvoie ceux que cette question intéresserait aux travaux d'Ach. Foville sur la matière et au rapport de MM. Ball et Rouillard au Congrès international de 1889.

Choix de l'établissement. Translation du malade. — En ce qui concerne le placement proprement dit des aliénés, le médecin doit encore intervenir pour indiquer aux familles, naturellement ignorantes à cet égard, les formalités qu'elles ont à accomplir, suivant que le placement est volontaire ou d'office. Quant à ce qui est du choix de l'établissement, c'est là une question au sujet de laquelle on ne peut poser aucune règle fixe. Tout dépend du cas particulier, du désir exprimé par les familles, de la position sociale du malade, enfin, de la situation et de la nature des établissements, asiles publics ou maison de santé, ainsi que des garanties qu'ils peuvent offrir au point de vue de la capacité et de l'expérience pratique des médecins traitants.

La question de la translation du malade dans un établissement spécial est souvent embarrassante et peut donner lieu à de réelles difficultés. Lorsque

l'aliéné est dans un état d'imbécillité, de démence ou
d'excitation très vive, il n'y a guère à se préoccuper
de la possibilité d'une résistance intelligente de sa
part, car il se laisse habituellement déplacer et
enfermer, sans s'en douter pour ainsi dire. Mais dans
bon nombre de cas, comme dans la paralysie générale au début, la lypémanie, la manie raisonnante et
surtout la folie partielle, il n'en est plus de même ;
le malade peut se tenir sur ses gardes, se doutant
plus ou moins qu'il est sur le point d'être séquestré ;
en sorte qu'il faut, alors, prendre des précautions pour éviter, de sa part, révolte, scandale et
violences.

Lorsque le cas présente des difficultés, il vaut
mieux en référer au médecin de l'établissement
choisi, et s'en rapporter à son expérience. En principe, il est souvent nécessaire d'user d'un subterfuge
simple et commode (achat, visite, promenade) qui
permet d'amener le malade à son insu dans l'établissement. Il faut dire, au reste, que les aliénés, si
lucides qu'ils soient restés, tombent très facilement
dans le piège qui leur est tendu, et ne s'aperçoivent
de leur entrée dans la maison de santé que lorsqu'ils
y sont déjà enfermés.

SITUATION ET TRAITEMENT DES ALIÉNÉS SÉQUESTRÉS. —
Lorsque le malade a été placé dans un établissement
spécial, le traitement de son affection appartient au
médecin de l'établissement qui, désormais, va tout
mettre en œuvre pour arriver aux résultats thérapeutiques que comporte son affection mentale. Nous

n'avons pas à exposer ici les règles qui président au traitement des malades dans les établissements d'aliénés, ce traitement variant suivant les cas, et étant d'ailleurs confié à des médecins spéciaux, très au courant de la méthode à suivre.

CHAPITRE IV

TRAITEMENT DES ALIÉNÉS

Le traitement des aliénés comprend le *traitement prophylactique* ou *préventif* et le *traitement direct* ou *curatif*.

I. — TRAITEMENT PRÉVENTIF

Le traitement prophylactique ou préventif consiste à prévenir la folie chez les individus qui y sont prédisposés. On ne saurait formuler de règles précises à son égard : il consiste surtout dans les ressources d'une saine hygiène et d'une direction morale prudente.

Veiller, d'une façon spéciale, sur l'enfance des prédisposés, les conduire avec fermeté et douceur, ne pas les gâter, les éloigner d'un travail intellectuel excessif, retarder leurs études, d'autant qu'ils sont souvent d'une précocité surprenante ; combattre leurs mauvaises tendances et leurs mauvais instincts, leurs passions naissantes ; leur donner de préférence la vie calme et tranquille des campagnes, leur faire faire des exercices physiques, leur éviter les émotions morales violentes ; plus tard, les prémunir contre les premiers entrainements passionnels, contre leur tendance aux excès, à l'existence irrégulière, à la débauche; les éloigner du mariage ou, au contraire, les y appeler, dans les cas fort rares où l'hérédité n'est pas à craindre dans la descendance; veiller attentivement, chez les femmes, à l'évolution des grands événements de la vie génitale, puberté, menstruation, grossesse, ménopause ; enfin, pour atténuer autant que possible les fâcheux effets de la dégénérescence, interdire certaines unions et favoriser les croisements heureux : tels sont les principes généraux qui doivent guider dans le traitement préventif de la folie. Chaque cas, d'ailleurs, comporte des indications spéciales, dont il faut tenir compte.

II. — TRAITEMENT CURATIF

Nous diviserons le traitement curatif en *systèmes* ou *agents généraux* et en *agents spéciaux*.

1° AGENTS GÉNÉRAUX

Isolement.

Le principe fondamental du traitement des aliénés est l'*isolement*. L'isolement consiste à soustraire le malade à son entourage habituel, au contact des personnes et des choses qui lui sont familières, au milieu dans lequel il vit, où son mal a pris naissance et s'est développé. Rien n'est pire que le maintien de l'aliéné dans sa propre demeure et la continuation de son existence au milieu des *siens*. Il y a là, d'un côté, l'influence de la famille sur le malade, influence fâcheuse qui empêche ou retarde la guérison ; de l'autre, l'influence du malade sur sa famille, influence non moins funeste et quelquefois même dangereuse lorsqu'il existe des enfants. D'autre part, il faut tenir compte des dangers que l'aliéné peut faire courir, soit à lui-même, soit à la société, et contre lesquels sa situation dans la famille n'offre que des garanties tout à fait insuffisantes. En résumé, l'isolement est à la fois une mesure de sécurité et un puissant moyen de traitement.

L'isolement peut être pratiqué dans un établissement spécial, dans une colonie agricole ou une famille étrangère, dans une maison de campagne, dans un institut hydrothérapique. Le voyage est également un moyen d'isolement.

Établissement spécial. — L'isolement doit, en principe, avoir lieu dans un établissement spécial, asile public ou maison de santé, et dans la grande majorité des cas, c'est à cette mesure radicale qu'il faut avoir recours, parce qu'elle est préférable à toute autre. L'asile, « cet instrument de guérison », comme l'appelait Esquirol, réunit en effet toutes les conditions du traitement des aliénés, en vue duquel il est construit. Là, le malade subit presque malgré lui, dès son entrée, les effets salutaires d'une organisation appropriée, d'une bonne hygiène, d'une règle fixe, d'une discipline, d'une hiérarchie dont il a constamment des exemples sous les yeux, en même temps qu'il se trouve soumis à une surveillance active, et placé entre les mains de médecins spéciaux, expérimentés, plus à même que personne de diriger d'une façon rationnelle le traitement de son affection.

Colonies agricoles. Système familial. — L'internement dans un établissement spécial ne peut être érigé cependant, en système absolu, et dans certains cas, on peut recourir à d'autres modes d'isolement, par exemple à ce qu'on appelle l'*assistance familiale*.

Cette assistance se présente en pratique sous trois formes : la *colonie annexée à un asile ;* la *colonie libre ;* la *maison privée.*

Les *colonies annexées à un asile* (système allemand) existent surtout en Allemagne (Atscherbitz dans la Saxe prussienne, Slup, près l'asile de Prague, Ellen près celui de Brême, Ilten au voisinage de Hanovre). Ces colonies sont destinées à procurer aux aliénés la vie au grand air et le travail des champs. Dans les unes, comme à Clermont-sur-Oise, en France, les malades vivent en commun dans une espèce de ferme-asile ; dans les autres, comme à Ilten, ils sont placés isolément dans des familles du pays qui les logent et les nourrissent moyennant un prix déterminé. Ce système ne convient évidemment qu'à certaines catégories d'aliénés choisis avec soin par les médecins, surtout parmi les chroniques et les convalescents. La proximité d'un asile permet d'ailleurs de les y réintégrer à la moindre alerte et la surveillance ne cesse de s'y exercer.

Les *colonies libres* ou *autonomes* (système belge) ne diffèrent des précédentes qu'en ce qu'elles ne sont pas annexées à des asiles. Le type de ces institutions est réalisé par la vieille colonie belge de Gheel, qui date de temps immémorial et qu'on a fort justement appelée la *Mecque des Aliénistes*, en raison des nombreuses visites d'étude qu'elle reçoit incessamment. Là, les aliénés, au nombre de près de 2,000, sont répartis dans une commune de plus de 10,000 hectares, dont le chef-lieu comprend à lui seul 5,000 habitants. Ces aliénés se divisent en *pensionnaires*, qui sont reçus chez des *hôtes*, et en *indigents*, reçus chez des *nourriciers*. Une infirmerie centrale est destinée aux malades en observation, ainsi qu'à ceux qui ont besoin d'une surveillance et de soins spéciaux. Une colonie analogue s'est fondée en 1884 à Lierneux, dans les Ardennes belges, et, en peu de temps, elle est devenue très prospère. — Les colonies autonomes, excellentes comme établissement de refuge, laissent à désirer comme établissement de traitement.

Dans la *maison privée* ou *isolement familial individuel* (système écossais), le placement des aliénés se fait encore dans des familles étrangères de pays agricole ; mais ici, ce placement est purement individuel, et il n'y a rien qui rappelle la réunion des aliénés en colonie agglomérée. Cette méthode est à peine connue en France. En Angleterre, elle fait partie du *cottage-system*, mais n'est guère appliquée qu'aux malades aisés. En Ecosse, en revanche, où elle est pratiquée sur une vaste échelle sous le nom de *private dwelling system*, elle s'étendait déjà, au

1er janvier 1888, à 2,270 aliénés pauvres et à 132 non indigents, soit à 22,8 p. 100 de la totalité des aliénés de l'Ecosse. Le *private dwelling system*, malgré ses réels avantages au point de vue des conditions de vie matérielle et morale des malades ainsi qu'au point de vue de l'économie des Etats, ne peut guère s'adresser qu'aux fous inoffensifs et incurables. Même dans ces conditions restreintes, son extension dans les divers pays aurait cependant d'heureux résultats en éliminant des asiles une multitude d'aliénés incurables qui les encombrent et en déterminant le retour de ces établissements à leur véritable destination, celle d'hôpitaux de traitement. On consultera avec fruit pour toutes les questions relatives à l'isolement des aliénés hors des asiles l'intéressant travail de M. Féré (Paris, 1889).

Maison de campagne. — L'isolement dans une maison de campagne est encore le mode de traitement préférable, à défaut de l'internement. C'est aussi celui que les familles adopteraient le plus volontiers, à la fois pour éviter les formalités et les conséquences pénibles d'une entrée dans un asile et pour vivre plus rapprochées de l'aliéné. Malheureusement, c'est un système de traitement difficile à réaliser d'une façon parfaite et qui est d'ailleurs très coûteux. La règle à suivre, en pareil cas, consiste essentiellement à organiser la maison de campagne sur le pied des maisons de santé, dont elle n'est en somme que l'application à un seul malade. C'est donc au médecin spécial qu'il appartient de choisir et de disposer, dans l'ensemble et dans les détails, le local destiné à l'aliéné. Il ne perdra pas de vue, surtout, les trois points principaux suivants : 1° ne pas autoriser la cohabitation de la famille avec le malade et les séparer autant que possible l'un de l'autre, soit dans la même habitation, soit dans des habitations différentes ; 2° se réserver exclusivement, dans toutes ses parties, la direction morale et matérielle du traitement ; 3° assurer au malade, en même temps que des soins compétents et dévoués, une surveillance étroite, continue, intelligente, à l'aide d'individus réellement exercés à ce genre de fonctions, qui demandent des qualités nombreuses et toutes spéciales. Avec une organisation de ce genre, on peut certainement traiter dans une maison de campagne un certain nombre d'aliénés (mélancoliques, paralytiques, dégénérés, etc.), soit d'emblée, soit après un séjour sédatif préalable dans un établissement spécial.

Institut hydrothérapique. — Les aliénés au début de leur maladie ou ceux considérés comme non dangereux, sont parfois conduits et traités dans un Institut hydrothérapique. En principe, ce genre de placement n'a rien en soi de fâcheux, et il est, en tout cas, préférable au maintien du malade dans son propre domicile ; mais il faut reconnaître qu'il n'est guère applicable qu'aux nerveux et aux semi-aliénés et non aux aliénés proprement dits, pour lesquels le défaut de règle et de discipline, une liberté trop grande, le contact fréquent de la famille et l'absence d'une surveillance méthodique consti-

tuent une situation fâcheuse et qui n'est pas exempte
de dangers. Les neurasthéniques, les hystériques,
certains mélancoliques, et d'une façon générale, les
aliénés paisibles et inoffensifs dont la maladie peut
être heureusement influencée par les pratiques hydrothérapiques peuvent cependant retirer un bénéfice
réel de ce mode de traitement.

Je me borne à mentionner ici le placement des
aliénés dans une *communauté religieuse*, mesure à
laquelle certaines familles ont recours, lorsqu'il s'agit
de malades du sexe féminin et plus ou moins inoffensifs. Sauf exception, ce mode d'isolement ne présente guère que des inconvénients.

Voyages. — Les voyages constituent un agent
thérapeutique efficace dans l'aliénation mentale, en
même temps qu'un moyen salutaire de diversion. En
enlevant le malade à son milieu habituel, ils répondent, en effet, au principe même du traitement de la
folie, l'isolement, en même temps qu'ils entrainent
des distractions morales et physiques, susceptibles
de réagir favorablement sur l'esprit de l'aliéné. Mis
surtout en honneur par Esquirol et quelques-uns de
ses élèves qui en avaient retiré de bons effets, ils
sont moins pratiqués aujourd'hui en raison des inconvénients et des dangers auxquels ils peuvent donner
lieu. Sans les rejeter en principe, il convient en effet
de n'y avoir recours qu'avec prudence et en s'entou-
rant de précautions suffisantes. Ainsi, certaines formes
morbides, celles, notamment, dans lesquelles les malades deviennent habituellement dangereux, sont

absolument incompatibles avec ce moyen de traitement. C'est dire assez qu'on ne doit point, sauf de rares exceptions, faire voyager les maniaques dans leur période aiguë, les fous épileptiques, les persécutés, et d'une façon générale, les hallucinés. En revanche, les voyages conviennent parfaitement dans les *formes mélancoliques, particulièrement au début de la mélancolie subaiguë*, non seulement parce qu'elles comportent une plus grande liberté pour le malade, mais aussi parce qu'elles sont plus susceptibles d'être heureusement influencées par un traitement moral. Chez elles, le voyage agit à titre d'agent curatif et peut amener la guérison ou tout au moins une amélioration notable des symptômes. On peut y avoir recours aussi dans certaines folies chroniques, avec des sujets plus ou moins inoffensifs, mais alors il constitue un simple moyen de diversion, susceptible tout au plus de déterminer une accalmie relative. Quels que soient la forme morbide et le but qu'on se propose, le médecin ne doit conseiller ou accepter le voyage d'un aliéné qu'à la condition que le malade ne soit pas accompagné d'un de ses parents, au moins les plus rapprochés ; que la direction en soit confiée à un individu expérimenté, de préférence à un jeune médecin ; enfin, que toutes les mesures de précautions soient prises pour parer, dans la mesure du possible, à toute éventualité fâcheuse et à tout accident. Il est bon aussi d'éloigner suffisamment le malade, souvent même de l'expatrier, comme aussi de le changer fréquemment de séjour et de lieu ; enfin, il faut que le voyage ait une durée assez longue, de quelques mois ou de quelques années, suivant les cas, et, s'il paraît produire quelque heureux effet, il importe de le prolonger jusqu'à ce que l'amélioration soit solidement établie.

No-Restraint.

Parmi les systèmes généraux qui ont été proposés dans le traitement des aliénés, il convient de citer ceux qui ont pour but de modifier, dans ce qu'il peut avoir de rigoureux, le régime des établissements spéciaux.

Le *système des asiles à portes ouvertes* est de ce nombre. Comme l'indique son nom, il consiste dans la suppression, dans les maisons d'aliénés, des serrures et des murs d'enceinte. Pratiqué seulement en Écosse, le pays par excellence des réformes et des innovations de ce genre, il est encore loin d'avoir dit son dernier mot.

Le *No-Restraint* proposé en Angleterre par Conolly et Gardiner-Hill, et importé en France par Morel et M. Magnan, consiste dans la suppression complète, chez les aliénés, des moyens de contention et notamment de la camisole de force. Longtemps défendu comme un principe absolu par ses partisans, ce système tend à perdre peu à peu du terrain, même dans son pays d'origine (V. Parant, 1890). Il existe en effet des circonstances telles qu'agitation trop violente, propension à la mutilation volontaire, au suicide, à l'homicide, etc., où il devient nécessaire de maintenir le malade. La camisole de force, mise adroitement, sans brutalité et de façon à ce qu'elle ne gêne en rien le jeu de l'appareil respiratoire, est le seul procédé auquel on doive avoir recours

Du reste, le médecin, et le médecin seul, doit être juge de l'opportunité de l'emploi de la camisole de force et de la durée du temps pendant lequel il convient de l'employer. Dans aucun cas, le libre usage ne doit en être laissé aux serviteurs, qui ont nécessairement une tendance marquée à en faire abus.

Lorsqu'il n'est pas indispensable d'immobiliser les bras ds l'aliéné, mais seulement ses mains, comme par exemple dans les cas de tendance incoercible à l'onanisme ou à la destruction des vêtements, on peut remplacer la camisole de force par un *manchon* en cuir ou en toile qui maintient les mains appliquées au niveau de la ceinture.

Ce n'est que dans des cas tout à fait exceptionnels, et lorsque la nécessité absolue en est reconnue, qu'on peut, d'une façon tout à fait temporaire, d'ailleurs, fixer les jambes d'un aliéné au lit, au moyen d'*entraves* spéciales, rembourrées et modérément serrées sur le cou-de-pied.

2° AGENTS SPÉCIAUX

A. — *Hygiéniques.*

Le traitement hygiénique de la folie se compose des règles habituelles de l'hygiène concernant les vêtements, l'habitation, l'alimentation, le coucher, etc.

Les *vêtements* des aliénés ne comportent pas d'in-

dication spéciale, si ce n'est qu'ils doivent être
amples et larges et surtout ne pas comprimer les
vaisseaux du cou, en raison des congestions possibles
chez beaucoup de malades. L'*habitation* étant en
général un établissement d'aliénés ou tout au moins,
comme nous l'avons vu, une maison disposée *ad hoc*,
nous n'avons pas besoin d'indiquer ici les règles
bien connues qui doivent présider à sa construction
et à son aménagement; rappelons seulement que les
chambres des malades doivent être saines, bien fermées, bien aérées, modérément chauffées et, autant
que possible, au rez-de-chaussée. L'*alimentation*
doit être saine, tonique et réparatrice; les excitants,
en particulier le vin et les alcooliques, sans être
proscrits d'une façon absolue, doivent être employés
avec modération. Le lait, les œufs, les potages, les
viandes blanches et les légumes frais doivent constituer la base générale de la nourriture. Chez les paralytiques généraux, surtout dans les dernières périodes, on ne donnera que des aliments coupés menu et
des viandes hachées, pour éviter l'asphyxie. Enfin, il
faut tâcher, autant que possible, de régulariser les
heures de repas chez les aliénés. Quant au *coucher*,
il ne présente rien de spécial si ce n'est chez les gâteux qui nécessitent des soins particuliers de propreté.

Le meilleur *lit de gâteux* consiste dans un lit en
fer à côtés pleins, dont le fond forme un double plan
incliné convergeant vers le centre qui est perforé
et laisse passer les liquides dans un bassin placé au-
dessous. Le lit est rempli à même de *varech* ou de
laine de tourbe (Guylits) qu'on recouvre d'un drap.

En changeant de drap tous les jours et en enlevant également chaque matin la partie de varech ou de tourbe souillée, on a très facilement un lit doux, propre et parfaitement sec. A défaut de ce lit, on peut placer dans un lit ordinaire, au lieu d'un grand matelas, trois petits matelas rangés côte à côte. Celui du milieu fait en varech, paille, balle d'avoine ou zostère, est destiné à être souillé et est remplacé tous les jours. Au-dessous, on peut disposer, sur le sommier ou sur la paillasse en paille de blé ou de maïs, une toile imperméable en caoutchouc. On peut également employer les matelas à air ou à eau. Mais le meilleur moyen, quand on n'a pas de véritable lit de gâteux à sa disposition, consiste à placer sous le drap une large et épaisse toile de caoutchouc munie, dans son milieu, d'un tuyau en forme d'entonnoir qui, s'enfonçant au centre du matelas et du sommier, conduit directement l'urine dans un récipient. On peut, grâce à ce procédé pratiqué convenablement, utiliser tous les lits quels qu'ils soient et c'est à lui que j'ai constamment recours pour les aliénés gâteux que j'ai à traiter dans une maison particulière.

On arrive de la sorte à faire coucher le malade sur un lit toujours sec et sain et à prévenir dans une large mesure, avec les adjuvants de propreté habituels, les plaies et les escarres.

B. — *Agents psychiques.*

Nous parlerons ici de la **Direction morale** et de la

Suggestion qui représentent les deux principaux éléments du traitement psychique des aliénés.

Direction morale. — La direction morale est, avec l'isolement, un des agents les plus importants de la cure de la folie. Elle ne doit appartenir qu'au médecin, seul en mesure par sa situation, sa profession, son autorité et son caractère de la mener à bien. La direction morale consiste donc, en fin de compte, dans l'action psychique que le médecin exerce ou fait exercer sur le malade dans le but d'arriver à la guérison. Toutes les affections mentales ne comportent pas, à cet égard, les mêmes indications, et il en est qui sont plus particulièrement susceptibles d'être influencées par ce mode de traitement. De ce nombre est la mélancolie.

L'action médicale s'exerce de façon bien différente suivant les cas, et elle demande un tact, une habileté, un savoir-faire qui ne s'acquièrent qu'au prix d'une longue habitude. On peut dire sans exagération que le médecin, par sa seule présence et l'influence dont il dispose vis-à-vis de son malade, peut beaucoup sur sa guérison. Il faut voir, dans les asiles, avec quelle impatience la visite du médecin est attendue, quelle heureuse impression ses encouragements et ses conseils produisent chez certains mélancoliques, pour se rendre compte de l'influence qu'il peut avoir. Règle générale, le médecin doit témoigner la plus grande politesse et la plus grande sympathie à ses malades. Pour si absorbés qu'ils soient, en effet, par leur délire, les aliénés sont tou-

jours sensibles aux prévenances et aux marques
d'intérêt qu'on leur prodigue, et c'est là un des
meilleurs moyens de gagner leur bienveillance et de
s'emparer de leur esprit. Il faut les écouter, les traiter avec autorité quoique avec douceur; leur faire
sentir qu'ils ont dans leur médecin un conseiller, un
appui moral; ne pas se moquer ouvertement de
leurs conceptions, même les plus déraisonnables, ni
les heurter trop carrément de front; se garder cependant de les approuver et de considérer leur délire
comme l'expression de la réalité; diriger et régle-
menter avec opportunité et sagacité, les entrevues
avec les parents ou les amis, la correspondance, les
occupations, les distractions (travail manuel et intellectuel, promenades, peinture, dessin, musique,
chant, spectacles, exercices religieux, etc., etc.); les
encourager lorsqu'ils commencent à douter et faire
pénétrer peu à peu la vérité dans leur esprit; dans
certains cas, lorsque leur obstination, leur indoci-
lité, leur persistance dans une idée fixe ou l'accomplissement d'un acte morbide l'exigent, changer
d'attitude, faire acte d'autorité, se montrer sévère
et essayer de l'intimidation, sans toutefois en venir
jamais aux procédés violents. Tous ces moyens sont
excellents et ont une grande valeur entre les mains
de médecins expérimentés; mais ce sont des armes à
deux tranchants qu'il ne faut employer qu'avec prudence et à bon escient. On sait que Leuret avait fait
du raisonnement et de l'intimidation la base d'un
traitement systématique qu'il appelait *traitement
moral*. Ce traitement consistait, en fin de compte,

à convaincre de gré ou de force l'aliéné de ses erreurs. Erigé en principe unique, ce système n'est évidemment pas acceptable et, d'ailleurs, il n'est guère susceptible de produire des résultats bien satisfaisants. On rebute ainsi les malades, on les humilie, on les aigrit, on les oblige à se reconnaitre fous sans les convaincre ; on les place, en un mot, dans la situation de ces patients qu'on forçait autrefois par la douleur à s'avouer coupables bien qu'ils fussent innocents. Car il ne faut pas connaitre les aliénés pour ne pas savoir que leurs erreurs ne sont pas de celles qu'on arrache de vive force, et qu'il faut les laisser s'user elles-mêmes et disparaitre spontanément.

Suggestion.—La *suggestion thérapeutique* peut se pratiquer comme on sait, de deux manières : soit *pendant la veille*, soit pendant *l'état hypnotique*. La première est aussi ancienne que la médecine elle-même et beaucoup de remèdes lui doivent, en tout ou partie, leur efficacité. (Voy. *Le Corps et l'Esprit* de Hack Tuke, traduct. de Parant.) Comme le remarquait fort bien Doutrebente au dernier Congrès international de médecine mentale, l'action morale du médecin sur les aliénés est surtout une *action suggestive*, une suggestion à l'état de veille. Quant à la suggestion pendant l'hypnose, bien que déjà connue antérieurement, ce n'est guère que dans ces dernières années qu'elle a été étudiée expérimentalement et appliquée à la cure des maladies.

Sur le terrain de la *neuropathologie*, la suggestion thérapeutique a déjà produit des résultats indéniables. Elle agit surtout sur les maladies dynamiques ou sans lésions anatomo-pathologiques connues du système nerveux, principalement dans les névralgies, les attaques hystéro-épileptiques, les paralysies, les contractures, l'anesthésie et les vomissements hystériques, les céphalalgies rebelles, la chorée, etc.

Son action sur les *psychoses* est beaucoup plus contestable. A priori, il est logique de penser qu'un moyen de ce genre qui est susceptible de modifier les idées, les sentiments et jusqu'à la personnalité d'un individu, peut refaire ce qu'il défait, c'est-à-dire ramener à l'état normal les idées, les sentiments et la personnalité de celui qui les a perdus. Malheureusement, l'expérience paraît avoir jusqu'ici répondu négativement, au moins dans la plupart des cas.

C'est M. Auguste Voisin qui a tenté le premier, l'application de la suggestion hypnotique au traitement des maladies mentales. Depuis, un grand nombre d'auteurs, français et étrangers, ont fait connaître les résultats de leur propre expérience à cet égard. Je citerai parmi eux : Bénédickt (de Vienne), Forel (de Zurich), Ladame (de Genève), Castelli et Lombroso, Bernheim, Bremaud, Fontan et Segard, Peyronnet, Ventra, Amadei, Dumontpallier, Obersteiner, Vizioli, Bottez et Mall, Herter, Bérillon, Algeri, Percy Smith et A.-T. Myers, enfin Seppili, dont la remarquable et récente étude constitue à l'heure actuelle ce que nous possédons de mieux sur la question. (*Archivio italiano*, sept. 1890.) Il résulte de l'ensemble de ces travaux que — comme l'avait fait entrevoir Bernheim et comme je l'avais nette-

ment indiqué déjà en 1884 en réponse à M. Auguste
Voisin (Avancement des sciences, Congrès de Blois),
— les aliénés sont le plus souvent réfractaires à l'hypnotisme et que seuls les hystériques, les épileptiques, les dipsomanes et les obsédés paraissent susceptibles d'entrer en hypnose et de bénéficier de la
suggestion. Voici du reste les conclusions fort judicieuses, du travail de Seppili :

1° La suggestion hypnotique ne peut pas être ins-
tituée comme un moyen de traitement des maladies
mentales, à cause de la difficulté d'hypnotiser l'aliéné.

. 2° Les résultats les plus certains de la suggestion
hypnotique thérapeutique, ont été, jusqu'à présent,
obtenues dans les psychoses dépendant de l'hystérie
ou de la dipsomanie.

3° La suggestion hypnotique peut être employée
lorsque l'aliéné s'y soumet bénévolement et en retire
du profit. Le praticien s'en servira avec une grande
prudence et tiendra compte des effets nuisibles qui,
dans certains cas, peuvent se produire.

4° La suggestion thérapeutique faite pendant l'état
de veille est le moyen le plus utile et le plus efficace
de traiter les maladies mentales et c'est presque à elle
seule que sont dus les effets salutaires de l'asile, qui
présentent un caractère réellement suggestif.

5° Dans les cas de mélancolie sans délire, d'idées
fixes, d'alcoolisme et de formes légères de stupéur,
la suggestion répétée avec méthode pendant l'état de
veille, dans le but de combattre les phénomènes morbides, peut être efficace.

6° Dans les formes chroniques et de paralysie,

la suggestion n'a jamais donné de résultats favorables.

AGENTS PHYSIQUES

Les principaux agents physiques de traitement, dans la folie, sont : l'*hydrothérapie*, l'*électrothérapie* et la *massothérapie*.

HYDROTHÉRAPIE. — L'hydrothérapie, couramment employée en médecine mentale, ne l'a guère été cependant, jusqu'ici, que d'une façon tout à fait empirique. En fait d'étude médicale un peu complète de la question, je n'ai guère à citer que l'intéressante revue générale de mon ami Jules Morel, de Gand (*Bulletin de Méd. ment.* de Belgique, décembre 1889) et le chapitre *Hydrothérapie* du livre récemment traduit de Kovalewsky, sur le traitement des maladies mentales et nerveuses.

Les procédés d'hydrothérapie utilisés en psychiatrie ne diffèrent pas des procédés ordinaires. Je rappellerai ici les plus connus, tels qu'ils sont indiqués par mon distingué confrère et ami le Dr Delmas (de Bordeaux) dans son excellent *Manuel d'hydrothérapie*.

Les appareils, formules et procédés hydrothérapiques diffèrent suivant qu'ils relèvent de l'application de la *chaleur* ou de celle du *froid*.

1° Parmi les procédés caloriques nous citerons : le *maillot sec*. Le patient, couché tout nu sur un matelas, est recouvert d'une ou deux couvertures maintenues serrées et appliquées contre lui au moyen d'un drap, dans le but de provoquer la sudation.

Le *maillot humide*. On dispose sur un lit ordinaire deux couvertures de laine par-dessus lesquelles on étend un drap préalablement trempé dans de l'eau de 8 à 12° c., puis fortement tordu. Le malade est placé nu sur le drap; puis on l'enveloppe en interposant un pli du drap entre les jambes et d'autres plis entre les bras et le corps, de manière à ce que toute la surface de la peau soit en contact avec le drap mouillé. On replie ensuite les couvertures sur le malade en serrant assez fortement. Si on recherche les effets *toni-sédatifs*, l'enveloppement doit durer de dix à vingt minutes; de une heure et demie à trois heures, comme pour le maillot sec, si on poursuit les effets sudorifiques. Il existe d'autres procédés de sudation tels que les *étuves*, communes ou particulières, les *bains en caisse*, les *fumigations* et *embrocations*. On donne le nom de *bain russe* à une sudation suivie d'immersion froide, et de *bain turc* à un bain russe suivi de massage. Les aliénistes étrangers, en particulier les Américains et les Anglais, se louent beaucoup de ces dernières formules hydrothérapiques, auxquelles ils ont journellement recours.

Je signalerai encore comme mode d'emploi du calorique le *bain tiède*, la *piscine*, la *douche de vapeur*, la *douche chaude*, la *douche écossaise* et la *douche alternative*. La douche écossaise est la douche chaude suivie brusquement de la douche froide. La douche alternative est la douche écossaise répétée plusieurs fois de suite.

2° L'application du froid se fait également par divers procédés au nombre desquels on doit mentionner : l'*enveloppement partiel* ou *général*. L'enveloppement partiel porte le nom de *ceinture*, en raison de la région le plus souvent soumise à ce procédé. Il s'opère au moyen d'une serviette imbibée d'eau froide et tordue plus ou moins, dont on entoure le corps et par-dessus laquelle on met un linge sec ou une toile imperméable, de façon à provoquer un bain de vapeur local. Le *drap mouillé* sert à l'enveloppement général. Trempé dans l'eau froide et suffisamment tordu, on en enveloppe le corps et l'on pratique des frictions énergiques, avec la main posée à plat.

Dans l'*immersion*, le corps est plongé dans l'eau froide. L'immersion est totale (baignoire, cuve, piscine, bassin de natation) ou partielle (demi-bain, bain de siège, de bras, manuluves, pédiluves). Dans le *bain d'affusion*, le corps, plongé dans l'eau d'une baignoire à température moyenne, reçoit, au moyen d'une pomme d'arrosoir, une pluie à température plus ou moins basse.

La projection d'eau froide sur le corps constitue la *douche*. La douche est *générale* ou *locale*. La douche générale est dite suivant sa forme, en pluie, en cercle, en jet, en lame, en épingle, à palette, en lance, en colonne, à jet droit, à jet brisé. La douche locale à son tour prend, suivant les cas, les noms de douche hépatique, splénique, épigastrique, hypogastrique, ascendante, vaginale, utérine, lombaire, anale, etc., etc.

L'hydrothérapie, ramenée à ses effets thérapeutiques

principaux, est *sédative*, *stimulante* ou *tonique*. D'une façon générale, les effets sédatifs résultent de l'emploi de l'eau chaude et les effets stimulants et toniques de l'emploi de l'eau froide. Toutefois ce n'est pas là une règle absolue, et la durée comme le mode d'application du liquide agissent tout aussi bien que sa température sur le résultat final. Sauf exception, la meilleure thérapeutique est celle ayant recours à des douches modérément froides ou tempérées, 20 à 30°, comme début du traitement, en ayant soin de tenir compte de la saison, de la température de l'atmosphère et de l'état du temps. Quan' à la durée, elle ne doit pas dépasser dix secondes au début, avec l'eau à 12°, et une demi-minute *au maximum*, si l'eau est élevée à une température de 18 à 24° (Delmas).

Nous n'avons pas à faire ici la description des appareils d'hydrothérapie, aujourd'hui connus de tous. Bornons nous à rappeler que les établissements d'aliénés doivent posséder un matériel hydrothérapique convenable et approprié aux nécessités variables de la pratique. Pour le traitement des aliénés à domicile, on peut se servir de l'appareil appelé *doucheuse*. Je lui préfère une simple pompe à arrosage en cuivre qui, placée dans un récipient quelconque, permet en tout temps et en tout lieu, de donner des douches chaudes, froides, écossaises ou alternatives.

Nous ne passerons pas en revue toutes les affections mentales dans lesquelles l'hydrothérapie peut trouver son emploi. Nous nous bornerons à résumer les principales.

Neurasthénie. — Dans les cas d'excitation nerveuse, piscines tempérées, affusions, maillot humide, douches à percussion légère, modérément froides et de courte durée, frictions générales avec un drap mouillé et non tordu, lotions, etc. Dans les cas avec symptômes d'épuisement, ne pas recourir d'emblée au traitement excitant, c'est-à-dire à la douche froide, mais commencer par la douche mixte. Plus tard, une fois le malade acclimaté à l'hydrothérapie, applications excitantes, telles que douches en pluie et en jet courtes, froides et vivement appliquées, immersions courtes et à basse température, frictions avec le drap mouillé fortement tordu, etc., etc. Si les symptômes cérébraux l'emportent et si le cerveau est le siège d'une surexcitation, lotions froides avec des éponges ou des compresses froides appliquées sur la tête et souvent renouvelées, pluies tempérées à percussion légère, affusions tièdes au cas où l'impression du froid ferait naître des douleurs. S'il existe au contraire de l'adynamie cérébrale, le traitement local sera excitant, mais en surveillant de près les applications hydriatiques qui doivent être légères, courtes et progressivement froides (Beni-Barde).

Mélancolie. — La médication hydrothérapique est toute tracée. Elle doit être tonique et reconstituante avant tout. Douches à pression moyenne, courtes, générales et froides. Procéder avec ménagement, débuter par de l'eau à 28, 30°, suivant la saison et abaisser peu à peu cette température. Dans le cours du traitement, une action révulsive peut être néces-

saire. On l'obtient à l'aide de douches en pluie. De
même l'action tonique est accentuée à l'aide de la
piscine s'il n'existe pas de contre-indication à son
emploi. S'il est utile de déterminer une action tonique
et perturbatrice tout à la fois, plus énergique encore,
la douche écossaise est la formule par excellence
pour atteindre le but. Si on a affaire non plus à la
forme dépressive mais à la forme excitée ou anxieuse
de la mélancolie, on ordonnera les bains tièdes généraux avec affusion sur la tête, ou la douche en pluie
attiédie (Delmas).

Manie. — Ici, c'est le bain tiède de 28 à 34° c.,
qui constitue la méthode hydriatique par excellence.
On le prolonge quelquefois pendant plusieurs heures
en ayant soin d'appliquer en même temps des compresses froides sur la tête, ou la calotte à eau froide
de Leiter ou de Winternitz. Schüle utilise encore,
dans le cas de manie subaiguë, les bains froids de 15
à 20° c. et d'une durée de huit à dix minutes, avec
application de glace sur la tête, suivis de frictions et
de repos au lit. Briand s'est également servi des bains
froids comme antithermiques, dans le délire aigu.
Svellin loue l'usage de l'emmaillottement prolongé à
l'aide de linges trempés dans l'eau de 18 à 20° c. pour
combattre l'excitation : l'action calmante et hypnotique ne ferait jamais défaut. Kräpelin, Krafft-Ebing,
Schüle, Arndt, Salgó auraient obtenu de bons résultats de ce procédé, surtout chez les malades faibles.
Le bain russe et le bain turc produiraient aussi d'excellents effets d'après certains auteurs étrangers, dans

la manie, comme du reste dans la plupart des formes de folie.

Paralysie générale. — « En pareil cas, dit Delmas, les formules hydrothérapiques doivent toujours être maniées avec la plus grande prudence. Il faut s'abstenir de températures extrêmes, de douches trop percussives et surtout de longue durée. Lorsque la maladie affecte la forme congestive et que les altérations sont peu accusées, on peut encore espérer retarder l'explosion finale. Mais, en dehors de ces cas, le praticien doit s'abstenir de toute promesse et le plus souvent ne consentir à l'emploi de la médication qu'en faisant les plus grandes réserves. » Ces sages paroles d'un spécialiste sont profondément vraies. Pour ma part, je vais plus loin et je déclare après expérience de nombreux faits, qu'en dehors de la balnéation proprement dite, l'hydrothérapie sous toutes ses formes est inutile et souvent même *dangereuse* dans la paralysie générale progressive.

Électrothérapie. — L'électrothérapie, cette puissante méthode de traitement trop négligée jusqu'à ce jour, semble destinée à jouer dans le traitement de la folie un rôle des plus importants. Nous résumons ici quelques-unes de ses indications, d'après les travaux de Erb, Kovalewsky et Morel, et sur les conseils de notre excellent ami, le professeur J. Bergonié.

On emploie, en psychiatrie, les procédés électrothérapiques usuels : le *courant constant* ou *galvanisation*, le *courant interrompu* ou *faradisation*, l'*électricité statique* ou *franklinisation*.

Courant constant ou galvanisation. — Le courant constant est produit, pour les applications médicales, par des éléments de piles accouplés en tension. Il est indispensable de mesurer l'intensité du courant utilisé. On le fait au moyen de galvanomètres gradués en *milliampères* (le milliampère étant l'unité d'intensité de courant utilisé en médecine). Pour se servir du courant constant dans un but thérapeutique, il faut user d'une batterie pouvant fournir au moins un courant de la force de 15 à 20 milliampères. Le courant est appliqué sur le corps de l'homme au moyen d'*électrodes*. La forme et la surface de ces électrodes varient avec les applications que l'on a en vue. L'électrode mise en communication avec le pôle positif de la batterie porte quelquefois le nom d'*anode* ; celle mise en communication avec le pôle négatif porte le nom de *cathode*. On appelle *densité du courant* au niveau d'une électrode donnée le quotient de l'intensité du courant par la surface de cette électrode. Lorsque la densité du courant est très faible, c'est-à-dire lorsque la surface de l'électrode est très grande, l'action de cette électrode est peu intense, on la nomme alors *électrode indifférente* ou *inactive*. Quand, au contraire, la surface de l'électrode est petite, la densité du courant est très grande au niveau de cette électrode qui prend dans ce cas le nom d'*électrode différente* ou *active*. Quelquefois l'électrode indifférente peut être formée par toute l'eau d'un bain ordinaire, l'électrode active étant appliquée sur une partie émergente plus ou moins étendue. C'est ce que l'on appelle le *bain gal-*

vanique quand on se sert du courant galvanique, le *bain faradique* quand on se sert du courant faradique. Le corps de l'homme peut opposer au passage du courant une *résistance* plus ou moins forte. La plus grande partie de cette résistance est due à la peau. L'unité avec laquelle on mesure les résistances électriques porte le nom d'*ohm*. L'état plus ou moins grand de la sécheresse de la peau a une grande influence sur sa résistance. Pour diminuer autant que possible cette résistance, il est nécessaire de mouiller la surface sur laquelle on doit placer l'électrode avec de l'eau chaude, ou mieux d'enlever les matières grasses par une friction à l'alcool. On appelle *rhéostat* un appareil qui introduit des résistances progressivement croissantes ou décroissantes dans le circuit. On comprend que l'on puisse faire varier ainsi l'intensité d'un courant provenant d'un même nombre d'éléments, car l'on sait que l'intensité d'un courant est inversement proportionnelle à la résistance du circuit qu'il traverse. On appelle *commutateur* ou renverseur de courant un appareil qui sert à changer le sens du courant dans le corps de l'homme. Par sa manœuvre, l'électrode positive devient négative et inversement. On appelle *collecteur d'éléments* un appareil qui sert à introduire dans le circuit ou à enlever les divers éléments de la batterie. Dans certains cas, un *interrupteur* joint à l'appareil permet d'interrompre ou de rétablir le courant.

Le courant constant s'emploie pour l'électrisation de la tête, de la moelle épinière, du grand sympathique et des nerfs périphériques.

La *galvanisation cérébrale* a une action sédative sur le système nerveux. Aussi est-elle indiquée dans les cas d'excitation motrice ou intellectuelle. Elle est très utile dans la neurasthénie (Hughes, Althaus), l'épilepsie, la période prémonitoire de la paralysie générale (Arndt, Hitzig, Schüle), la lypémanie, la manie (Schüle, Tigges, Von Heyden, Wigleswort, etc.). On doit commencer la galvanisation cérébrale avec un courant dont l'intensité part de 0 et augmente très lentement. On applique ordinairement les électrodes dans le sens longitudinal et on n'emploie l'application oblique que d'une manière exceptionnelle. Le malade ne doit ni voir des étincelles ni cligner des paupières si l'appareil est bien réglé. La durée moyenne de chaque séance est de cinq à dix minutes.

La *galvanisation spinale* a pour but de faire passer un courant à travers la moelle épinière. Elle peut donner d'excellents résultats dans les affections médullaires et la myélasthénie, mais n'est guère employée en médecine mentale, sauf parfois dans les psychoses avec excitation (Arndt et Newth). On peut, avec elle, employer un courant assez fort, 10 à 15 milliampères pendant environ dix à quinze minutes. Dans les maladies fonctionnelles, la durée des séances doit être moins longue que dans les maladies organiques.

La *galvanisation du grand sympathique* a été jusqu'ici insuffisamment étudiée et soulève beaucoup d'objections. Il semble cependant qu'un certain avenir lui soit réservé, car, par l'intermédiaire du grand sympathique, nous pouvons agir sur le calibre des vaisseaux et régulariser l'afflux du sang vers les différents organes, notamment vers le cerveau. On ne connait encore que l'action de la galvanisation sur le ganglion cervical supérieur, parce qu'il est le plus accessible au courant. En mentionnant la galvanisation du nerf sympathique, il reste donc entendu qu'il s'agit du traitement de ce ganglion. Pour pratiquer l'opération, on applique ordinairement l'électrode active dans la fosse auriculo-maxillaire, l'électrode indifférente à la poitrine, à l'occiput ou sur la colonne cervicale. Si la galvanisation doit se faire des deux côtés simultanément, on se sert d'une électrode double. Le courant, faible au début, sera augmenté graduellement. Il sera donc utile de faire intervenir le rhéostat. L'action qui revient aux différents pôles n'est pas encore bien déterminée. Les observations cliniques prouvent néanmoins que l'application du pôle positif au niveau du ganglion produit rapidement la rougeur de la face, l'afflux du sang vers la tête, une sensation de pesanteur et un léger vertige. L'application du pôle négatif, au contraire, est suivie de pâleur de la face, quelquefois de sensation de vide dans la tête et de vertige. Ces faits indiquent suffisamment le choix des pôles dans les diverses maladies. C'est ainsi qu'on doit se servir, sauf rectification ultérieure, du pôle positif dans la neurasthénie, la maladie de Basedow, la lypémanie, l'hypocondrie et la démence, et du pôle négatif dans la paralysie générale.

La *galvanisation du système nerveux périphérique* n'est guère utilisée en médecine mentale.

Quant à la *galvanisation centrale* et à la *galvanisation générale*, préconisées par Beard, elles sont d'une application restreinte et assez difficile.

Courant interrompu, induit ou faradisation. — Ce courant est produit par la bobine de Rumkhorff spécialement construite pour les usages médicaux. Nous recommandons un appareil à chariot donnant un courant aussi régulier que possible sur lequel on puisse monter soit une bobine à fil fin, soit une bobine à fil gros. On peut utiliser les mêmes électrodes que pour la galvanisation.

La faradisation cérébrale ou spinale ne se pratique presque pas en raison de ses résultats douteux et on a presque toujours recours à la faradisation périphérique. Celle-ci agit non seulement localement mais encore, par action réflexe, sur les centres nerveux. C'est en raison de cette action réflexe que la faradisation a été préconisée par Benedikt et Arndt dans certaines psychoses, notamment dans les cas de dépression psychique et de stupeur lypémaniaque. Les résultats obtenus paraissent très satisfaisants. Il y a deux genres de faradisation : la faradisation superficielle et la faradisation profonde. La faradisation superficielle s'adresse surtout aux terminaisons nerveuses de la peau et par conséquent aux nerfs sensitifs. On la pratique à l'aide d'une électrode sèche ou de la brosse métallique. Pour faire pénétrer le courant plus profondément, jusqu'à la couche musculaire, il faut que l'électrode et la partie du corps sur laquelle elle doit passer soient suffisamment humectées.

Électricité statique ou franklinisation. — L'électricité statique est produite par des machines à frottement ou à influence. Les plus usitées en France sont celles de Carré, de Voss, de Vigouroux et de Wimshurst. Les instruments nécessaires se composent d'un tabouret isolé sur des pieds de verre et d'une série d'excitateurs à manches de verre ou d'ébonite. On met le malade en communication par un conducteur avec l'un ou l'autre pôle de la machine statique. L'excitateur, tenu en main par le médecin au moyen du manche isolant, est mis en communication avec l'autre pôle. L'électricité statique est employée sous forme de *bain*, de *souffle*, d'*aigrette*, de *frottement* ou *friction* et d'*étincelle*.

Pour le *bain statique*, on fait asseoir le malade sur le tabouret, mis en communication avec un des pôles de la machine, au moyen d'une chaînette, d'une tige ou d'un fil conducteur isolés. La machine étant mise en action, le malade éprouve dans toutes les parties dénudées du corps une sensation particulière, intermédiaire entre le courant d'air et la toile d'araignée. Vigouroux attribue à ce bain une faible action calmante, surtout utile dans les névroses.

Le *souffle* ou *vent électrique* se produit de la manière suivante : on approche du malade, que le bain statique a déjà chargé d'électricité, la seconde électrode de la machine, sous forme d'un excitateur à pointes. Il s'en écoule des gerbes électriques qui donnent la sensation d'un souffle ou d'un vent et apparaissent dans l'obscurité comme des *aigrettes* lumineuses. Vigouroux leur attribue une action calmante très efficace contre le symptôme douleur. Le *frottement* ou *friction électrique* et l'*étincelle* sont produits par un excitateur à surface sphérique, c'est-à-dire à boule. Pour obtenir le frottement ou friction, il suffit de promener sans trop appuyer sur le corps du malade, la boule de l'excitateur. Si la partie du corps à électriser est nue, il est nécessaire d'envelopper la boule d'un morceau de soie, sans quoi, au moment de l'attouchement, le corps devient conducteur et ne produit plus aucune sensation. Pour extraire des *étincelles*, on n'a qu'à tenir la boule, non recouverte de soie, à une certaine distance du corps.

La franklinisation, remise surtout en honneur par Charcot et Vigouroux, donne d'excellents résultats dans certaines névroses, notamment dans l'hystérie, la maladie de Basedow, la neurasthénie. Elle mérite d'être vulgarisée de même dans les psychoses, en particulier dans la mélancolie et l'hypocondrie. On combine, dans certains cas, son usage avec celui de la galvanisation ou de la faradisation.

MASSOTHÉRAPIE. — Le massage a été jusqu'ici peu pratiqué en médecine mentale, au moins en France. Il est utilisé davantage dans certains pays étrangers, associé ou non à l'hydrothérapie.

Je rappelle que les manipulations de massage les plus usitées sont : l'*effleurage* et le *frottement*, les *frictions*, le *pétrissage*, le *tapotement* et le *hachage* et les *mouvements passifs*. Je n'ai pas à les décrire ici.

Les différentes variétés de massage trouvent leurs indications spéciales dans les diverses formes de maladies mentales. Les frictions et les effleurages, associés ou non aux bains froids, sont très utiles dans la lypémanie avec stupeur. Un massage général, sous forme de pétrissage, est indiqué dans les différentes névroses, les psychoses hystériques, hypocondriaques et neurasthéniques (Korolewsky).

Autres agents physiques. — D'autres agents physiques, d'une moindre importance cependant pour le traitement, peuvent être employés comme adjuvants dans la folie. Je citerai à cet égard : la *gymnastique*, l'*équitation*, le *jeu de billard*, le *canotage*, la *natation*, mais surtout la *vélocipédie* qui, par la facilité de son emploi en tout lieu et le peu de dangers qu'elle présente, peut convenir à beaucoup d'aliénés. Les Anglais, toujours les premiers en ces matières, ont déjà utilisé et signalé ses avantages. (C. Théodore Ewart, *Cycling for the Insane. Mental science*, 1890.) J'y ai eu également recours, pour ma part, avec quelque succès, à la fois comme stimulant physique et comme dérivatif psychique, dans certains cas de neurasthénie, d'hypocondrie et de mélancolie.

AGENTS CHIRURGICAUX

La chirurgie est rarement appliquée au traitement des maladies mentales. Parfois, cependant, son intervention peut devenir utile, sinon nécessaire.

Trépanation. Cérébrotomie. Crâniectomie. — La trépanation a été autrefois tentée, paraît-il, contre la folie. Quelques chirurgiens étrangers semblent vouloir faire revivre à l'heure actuelle cette méthode et même la pousser beaucoup plus loin. C'est ainsi que Shaw et Batty-Tuke (1889) ont pratiqué la trépanation avec excision de la dure-mère dans la paralysie générale, dans le but de remédier à l'accroissement de la pression crânienne déterminé par la maladie. C'est ainsi également que Burkhardt, Horsley, Althaus (1890), ont effectué une série d'opérations chirurgicales (trépanation, excision de fragments d'écorce, ligature des artères cérébrales, extirpation de néoplasmes, etc.) dans le but de guérir ou d'améliorer certaines psychoses. Mais les résultats, jusqu'ici, n'ont guère été satisfaisants.

Plus logique et plus profitable assurément est la *crâniectomie* proposée et pratiquée récemment par le professeur Lannelongue dans certains cas d'arrêt de développement psychique par synostose prématurée du crâne, en vue de rendre possible au cerveau son expansion normale. Les faits sont encore trop peu nombreux pour qu'on en puisse tirer une conclusion définitive, mais ce procédé opératoire semble destiné à un certain avenir.

Révulsion. — La révulsion constitue en médecine mentale, une excellente méthode thérapeutique à laquelle on n'a pas suffisamment recours. Les heureux résultats que détermine l'apparition spontanée des suppurations, chez les aliénés, permettent en effet de

conclure à priori, à l'efficacité de la révulsion artificielle, et nombre de faits viennent, dans la pratique,
confirmer cette opinion. La paralysie générale elle-
même réfractaire, on peut le dire, à tous les autres
moyens de traitement, se laisse cependant influencer
par la suppuration, spontanée ou provoquée, et il
n'est pas rare, lorsqu'on prend la maladie à son
début, de la voir rétrocéder temporairement sous
l'influence d'une révulsion énergique.

Le meilleur mode de révulsion est le *séton à la
nuque*. On peut encore recourir au vésicatoire permanent, aux cautérisations ponctuées du thermo-
cautère, enfin aux frictions irritantes; mais ces
moyens sont la plupart du temps insuffisants ou trop
douloureux.

Thyroïdectomie. Greffe thyroïdienne. — On sait
que, depuis quelques années, divers chirurgiens
étrangers, à la suite de Reverdin (de Genève), ont
tenté la guérison du goitre par l'extirpation du corps
thyroïde ou thyroïdectomie. A la suite de cette opération, on a vu survenir chez la plupart des sujets
un état de dégénérescence particulier, analogue au
crétinisme (cachexie strumiprive ou crétinisme opératoire). On a naturellement conclu de là que la
suppression de la fonction thyroïdienne devait être
la cause prochaine du crétinisme et des pseudo-cré-
tinismes, et les recherches physiologiques et expéri-
mentales effectuées depuis semblent établir en effet
qu'il en est ainsi. La crétinisation consécutive de
l'opéré est du reste évitée, comme on sait, par la

substitution de l'ablation partielle à l'ablation totale de l'organe. Cela étant, on devait naturellement se demander si le rétablissement artificiel de la fonction thyroïdienne chez ceux qui en sont privés ne pourrait pas, le cas échéant, modifier leur état d'une façon plus ou moins sensible. Des essais de greffe de corps thyroïde de mouton ou d'injections sous-cutanées de suc thyroïdien ont été récemment tentés par plusieurs expérimentateurs (Horsley, Lannelongue, Bettencourt-Rodrigues), mais les résultats ne sont pas encore suffisants pour qu'on puisse se prononcer en connaissance de cause.

A côté de la thyroïdectomie, je mentionnerai la *castration* et la *clitoridectomie* qui ont été pratiquées à l'étranger, mais sans succès évident, chez un certain nombre de femmes aliénées, surtout dans les cas de folie hystérique ou ménopausique. Rappelons à ce propos que dans la folie sympathique, dans celle notamment qui est liée aux affections génito-urinaires, une intervention chirurgicale appropriée (ablation de tumeur, cautérisation, application d'un pessaire, etc.) a maintes fois fait disparaître les troubles psychiques concomitants.

Emissions sanguines. Transfusion. — La saignée, très en usage autrefois, est tombée aujourd'hui, comme on sait, en pleine désuétude, et si l'on en a abusé jadis, on peut dire qu'à l'heure actuelle, on n'en use peut-être pas assez. Dans certains cas cependant, lorsque l'état congestif de l'encéphale est manifeste. on ne doit pas hésiter à pratiquer la saignée ou à appliquer des sangsues soit à la tête, soit à l'anus.

La *transfusion* n'a guère été pratiquée, que je sache, dans le traitement de la folie. Son manuel opératoire est trop compliqué et ses indications trop restreintes pour qu'on puisse y recourir, sinon d'une manière tout à fait exceptionnelle.

Injections hypodermiques. — La méthode hypodermique qui rend de si grands services en médecine ordinaire, tend à s'imposer de plus en plus en médecine mentale. Depuis longtemps déjà, M. Aug. Voisin a préconisé les injections de morphine à haute dose comme un traitement presque systématique de la folie. On emploie également les injections sous-cutanées de cocaïne dans la mélancolie (Morselli et Buccola); les injections d'ergotine et d'ergotinine dans les attaques congestives de la paralysie générale (Christian, Girma, Descourtis); enfin les injections d'hyoscyamine, d'hyoscine, de duboisine contre l'agitation de la manie. La voie hypodermique offre d'autant plus d'avantages chez les aliénés, qu'elle supprime le refus volontaire de médicaments auquel on se heurte si souvent de leur part.

Je ne terminerai pas ce qui a trait à la méthode hypodermique sans dire un mot de l'application aux maladies mentales du procédé de Brown-Séquard, c'est-à-dire de l'injection sous-cutanée de liquide testiculaire. Le procédé de Brown-Séquard est, à l'heure actuelle, très vivement attaqué, pour ne pas dire ridiculisé. Il serait téméraire, cependant, d'affirmer qu'il ne donnera jamais de résultats positifs. En ce

qui concerne spécialement la psychiatrie, il résulte
des expériences de M. le professeur Mairet, de Mont-
pellier (*Bulletin médical*, 1890), que les injections
de liquide testiculaire paraissent avoir une influence
heureuse sur la mélancolie, par l'action excitante
mais surtout tonique de ce liquide sur le système
nerveux. Je crois, de mon côté, que si les propriétés
revivifiantes qu'on attribue à ce mode de traitement
sont réelles, c'est surtout dans la neurasthénie, la
maladie par excellence de l'épuisement nerveux, de
l'asthénie psychique et physique, qu'elles doivent
se manifester et j'ai songé à la possibilité de faire
des essais dans ce sens, avec toute la prudence et la
réserve que ces essais comportent.

Lavage de l'estomac. — J'ai préconisé en 1880, le
lavage de l'estomac contre la *sitiophobie* ou refus de
nourriture des aliénés et ce moyen paraît avoir
donné de bons résultats à tous ceux qui, comme moi,
l'ont mis en usage. Depuis cette époque, j'ai cherché
à étendre cette méthode à la cure de la mélancolie
elle-même, qui relève très fréquemment, comme on
sait, de troubles digestifs, surtout d'une auto-intoxication gastro-intestinale et dans bien des cas, j'ai pu,
en améliorant les symptômes physiques, améliorer
concurremment les symptômes intellectuels. L'indication capitale qui domine cette méthode consiste à
rechercher par un sondage et une analyse chimique
préalables, la composition exacte du suc gastrique
et, par suite, la nature du trouble dyspeptique
coexistant. C'est en effet cette recherche préalable

qui doit guider dans le choix du liquide à injecter.
Comme la plupart de ces liquides — surtout les antiseptiques — sont insolubles, mon ami, M. Martial, a
bien voulu me donner une série de formules, constituant pour ainsi dire la posologie du lavage de l'estomac. On les trouvera plus loin, dans le formulaire
thérapeutique qui termine ce chapitre.

Alimentation forcée ou gavage des aliénés. —
Nous avons déjà dit qu'un certain nombre d'aliénés
recrutés principalement parmi les mélancoliques, les
hypocondriaques, les persécutés, refusaient parfois
avec obstination toute nourriture. C'est ce qu'on
désigne sous le nom de *sitiophobie.* Dans ces cas, on
est obligé de faire manger de force les malades et on
a recours, pour cela, à l'alimentation forcée.

L'alimentation forcée des aliénés comprend une
foule de moyens de tout ordre et de toute espèce.
Le plus pratique et le seul utilisé, on peut le dire,
dans les cas rebelles, est le cathétérisme œsophagien.
Je ne décrirai pas en détail ce cathétérisme, me bornant à rappeler ici les particularités principales du
manuel opératoire.

Le cathétérisme œsophagien, chez les sitiophobes,
doit toujours être pratiqué par les fosses nasales et
non par la cavité buccale, à cause des inconvénients
et des difficultés qu'offre cette dernière voie. Le
malade doit être assis ou couché dans son lit, la tête
suffisamment élevée à l'aide d'oreillers. S'il est par
trop agité, on peut le fixer au moyen de la camisole
ou le faire maintenir par des aides.

L'instrument à employer de préférence est une sonde en caoutchouc, à parois épaisses, d'un calibre de 20 à 24 millimètres, et d'une longueur considérable. Après l'avoir trempée dans de l'eau tiède, l'opérateur la prend de la main droite comme une plume à écrire à quelques centimètres de son extrémité inférieure et l'enfonce ainsi doucement et progressivement, dans la narine. De la main gauche, il couvre les yeux du malade, de façon à lui dissimuler les divers temps de l'opération et à diminuer, par suite, sa résistance volontaire.

La difficulté principale de ce cathétérisme réside dans l'arrêt de la sonde sur la base de la langue, souvent maintenue appliquée par l'aliéné contre la paroi postérieure du pharynx. Il y a là un obstacle des plus sérieux. On triomphe de la difficulté en injectant subitement une certaine quantité d'eau par la narine restée libre ; le mouvement réflexe de déglutition qui se produit ouvre passage à la sonde qui glisse alors très aisément, si on profite de ce moment pour la pousser plus loin.

Quant au diagnostic d'une fausse route dans les voies aériennes, il n'est pas souvent nécessaire, fort heureusement. Pourtant, le cas peut se présenter. On est certain que la sonde est dans l'œsophage lorsqu'elle a pénétré sans effort dans un conduit lisse et dépourvu d'aspérités et qu'elle a pu être enfoncée, *malgré sa longueur considérable*, jusqu'au pavillon ; lorsqu'il ne s'est produit aucune gêne respiratoire ni aucune raucité de la voix, alors même qu'on a bouché la sonde ; enfin lorsqu'on a entendu le bruit spécial des gaz de l'estomac venant éclater à l'ouverture de la sonde. Pour plus de précautions, car on n'en saurait trop prendre, on peut, avant de pratiquer l'injection alimentaire, verser seulement quelques gouttes de liquide dans la sonde et constater l'effet produit. S'il ne survient pas de quinte de toux avec nausées, congestion de la face et efforts pour expuer le liquide, il est à peu près certain que la sonde est dans l'œsophage. A la rigueur, on pourrait se servir, soit de la sonde que j'ai proposée sous le nom de *sonde d'épreuve*, soit de celle plus récente, de M. Raspail, mais ce moyen, je le reconnais, n'est pas aussi pratique qu'on pourrait le désirer.

Le cathétérisme œsophagien terminé, on opère l'injection des liquides alimentaires, en la faisant précéder chaque fois, suivant les indications que j'ai posées, d'un lavage de l'estomac. Je m'étais d'abord servi pour cela d'une pompe stomacale. J'ai remplacé depuis déjà longtemps cet appareil un peu compliqué par un simple tube de Faucher que j'adapte, par son extrémité inférieure, au moyen d'un ajutage en verre, à la sonde œsophagienne, et par son pavillon à un entonnoir ordinaire. Je puis ainsi faire successivement et commodément d'abord le lavage, puis l'injection alimentaire. ⸱

Les liquides nutritifs préparés à l'avance et chauffés à la température du corps, doivent être constitués par des mélanges variés de lait, bouillon, œufs, peptones et poudres de viande, aliment complet d'Adrian, chocolat, vin, huile de foie de morue, etc., auxquels on ajoute, suivant les cas, des toniques, des ferrugineux et tous les autres principes médicamenteux qui paraissent nécessaires. Je donne plus loin, d'après Lailler, une formule de liquide alimentaire pour gavage des aliénés.

L'opération doit être renouvelée au moins deux fois chaque jour.

AGENTS PHARMACEUTIQUES

Les médicaments employés dans le traitement de la folie sont des plus variés et leur nombre s'augmente chaque jour. Au lieu d'en faire ici une énumération sèche et forcément incomplète, il me semble préférable d'indiquer d'un mot les principales catégories de ces médicaments et d'y ajouter un court formulaire thérapeutique donnant pour chaque grande forme morbide une série des meilleures préparations.

Purgatifs. — Les purgatifs ont été en usage de tout temps dans la cure de la folie. Ils sont employés soit pour combattre la constipation, si fréquente chez les aliénés, soit pour opérer une dérivation salutaire sur le tube intestinal. On peut se servir indistinctement de tous les genres de purgatifs et les meilleurs ne sont autres que les mieux acceptés ; dans nombre de cas, cependant, il est préférable de s'adresser aux drastiques, en particulier aux pilules à base d'aloès, qui ont pour effet de congestionner le rectum et parfois même de rétablir un flux hémorrhoïdaire disparu.

Calmants. Hypnotiques..— Les hypnotiques et les calmants sont, avec les purgatifs, les médicaments les plus employés chez les aliénés. Autrefois, on ne se servait guère que de l'opium et de la morphine, mais la thérapeutique s'est enrichie, dans ces dernières années, d'une quantité considérable de substances diverses, à la fois plus efficaces et moins dangereuses. Dans le nombre, je citerai les bromures alcalins, le chloral, la paraldéhyde, le sulfonal, le méthylal, l'hypnal, l'hyoscyamine, l'hyoscine, etc., etc.

Toniques. Antipériodiques. — Les toniques tels que quinquina, arsenic, alcool, ferrugineux, amers, ont une grande utilité chez les aliénés, souvent sujets à l'anémie. Le sulfate de quinine a été préconisé dans certaines folies périodiques, notamment dans la folie à double forme et la folie paludéenne, où il a paru donner quelques bons résultats.

Stimulants diffusibles. Hachisch. Emménagogues. — Parmi les autres médicaments susceptibles d'être utilisés plus ou moins fréquemment, dans le traitement de la folie, je citerai les stimulants, alcool, café, thé, certains produits spéciaux tels que le hachisch, auquel on avait attribué tout d'abord une action spéciale sur les hallucinés, enfin les emménagogues, qui réussissent très bien dans certains cas de folie liée à l'aménorrhée ou à la dysménorrhée, etc., etc.

FORMULAIRE THÉRAPEUTIQUE

Je crois devoir réunir ici, pour être utile au praticien, quelques-unes des meilleures formules thérapeutiques à appliquer au traitement des maladies mentales. J'en ai trouvé certaines dans les auteurs; les autres m'ont été fournies par mes amis MM. Carles, Cathusier, Martial, que je remercie ici de leur complaisance. Ces formules sont classées d'après la maladie mentale où elles sont surtout indiquées, mais il va de soi qu'elles peuvent s'appliquer, suivant les cas, à toutes les autres formes morbides.

MANIE

Calmants et hypnotiques[1].

1

Chloral . . . . }	aâ 4 gr.
Bromure de sodium . . . . }	
Sirop de fleurs d'oranger ou de morphine .	30 —
Eau distillée	100 —

50 centigrammes de chloral et du bromure par cuillerée.

1' (Yvon.)

Hydrate de chloral	5 gr.
Bromure de sodium	5 —
Sirop de codéine.	15 —
Sirop de laurier cerise	15 —
Eau distillée.	120 —

50 centigrammes de chloral et de bromure par cuillerée.

[1] Les meilleurs des hypnotiques connus, chez les aliénés, sont : le sulfonal. le chloral, le bromidia, l'hyoscine, l'hypnal, le méthylal et le chloralamide,

2

Paraldéhyde	10 gr.
Alcool.	48 —
Teinture de vanille.	2 —
Eau	30 —
Sirop simple.	60 —

1 gramme de paraldéhyde par cuillerée à bouche. De 1 à 6 cuillerées.

2' (YVON.)

Paraldéhyde. . . . . 1, 2, 3 ou 4 gr.	
Sirop simple	30 —
Eau	70 —
Teinture de girofle.	XX gouttes.

2" (KÉRAVAL ET NERCAM.)

Paraldéhyde	2 gr.
Jaune d'œuf	n° 1
Eau de guimauve.	120 —

Pour un lavement.

3

Méthylal.	4 gr.
Sirop de frambroises.	20 —
Eau distillée.	100 —

50 centigrammes de méthylal par cuillerée. 2 cuillerées.

3'

Méthylal.	1 gr.
Eau gommeuse.	125 —

Pour un lavement.

4

Sulfonal.	1 gr.

Pour un cachet. De 1 à 3.

4'

Sulfonal finement pulvérisé.	6 gr.
Gomme	0 —

Sucre . . . . 6 gr.
Eau distillée. . . . . 60 —

1/2 gramme de sulfonal par cuillerée à café. De 1 à 3 gr.

5 (BROMIDIA.)

Chloral hydraté . . . . 10 gr.
Bromure de potassium . . . . 10 —
Extrait de jusquiame. . . . . 10 centigr.
Extrait de cannabis . . . . 10 —
Eau distillée. . . . . 30 gr.

Par cuillerée à café toutes les heures jusqu'à production du sommeil, dans un demi-verre d'eau sucrée.

6

Uréthane. . . . . 10 gr.
Sirop de fleurs d'oranger . . . . 30 —
Eau distillée. . . . . 120 —

1 gramme d'uréthane par cuillerée. De 1 à 4.

7

Chloralamide . . . . 10 gr.
Elixir de Garus . . . . 50 —
Eau distillée. . . . . 100 —

1 gramme de chloralamide par cuillerée. De 1 à 4.

8 (LAILLER.)

Hypnone. . . . . XX gouttes ou 50 centigr.
Alcool. . . . . 20 gr.
Eau de laurier cerise. . . . . 5 —
Sirop de fleurs d'orangers . . . . 275 —

60 grammes contiennent 4 gouttes d'hypnone.

8' (LAILLER.)

Hypnone . . . . XL gouttes ou 1 gr.
Alcool. . . . . 40 —
Eau de laurier cerise . . . . 5 —
Sirop de fleurs d'oranger. . . . . 255 —

60 grammes contiennent 8 gouttes d'hypnone. Si l'on ne pres-

crit que quelques gouttes d'hypnone, de 1 à 4, se servir de la formule n° 8; si l'on en prescrit 8 gouttes, employer la formule 8′. Le sirop est versé à la dose voulue dans une fiole de 150 grammes que l'on remplit ensuite d'eau.

9

Ural. . . . .   1 gr.

Pour un cachet. De 1 à 4.

9′

Ural. . . . .   10 gr.
Alcool. . . . .   10 —
Sirop de punch . . . .   30 —
Eau distillée . . . .   100 —

1 gramme par cuillerée. De 1 à 4.

10

Hypnal . . . .   1 gr.

Pour un cachet. De 1 à 2.

10′

Hypnal . . . .   10 gr.
Alcool. . . . .   10 —
Sirop de fleurs d'oranger. . . . .   30 —
Eau distillée.   100 —

1 gramme par cuillerée. De 1 à 2.

11

Hyoscyamine. . . . .   10 milligr.
Eau distillée.   10 gr.

Pour injections hypodermiques. Une seringue au plus par jour.

12

Chlorhydrate d'hyoscine . . . .   10 milligr.
Eau distillée . . . .   10 gr.

De 1/4 à 1 seringue. Commencer par 1/3 ou 1/4, se maintenir à 2/5 ou 3/4 de milligramme. On peut atteindre par degrés 1, 1 1/2 et même 2 milligrammes, mais avec une extrême prudence.

13

Sulfate de duboisine . . . . 10 milligr.
Eau distillée . . . . 10 gr.
Dose maxima... 1 à 2 milligrammes.

MÉLANCOLIE OU LYPÉMANIE

14

Traitement de la lypémanie anxieuse. (BELLE ET LEMOINE.)

a. — Séjour au lit, dans le décubitus dorsal complet, aussi prolongé que possible.

b. — Chaque matin, au réveil et à jeun, une verrée d'eau purgative.

c. — Teinture de noix vomique à la dose de cinq gouttes par jour, divisée en deux potions, cinq minutes avant chacun des deux repas principaux.

d. — Laudanum à doses progressives, à partir de cinq gouttes en augmentant de cinq gouttes par jour. Dans une potion prise en deux fois, le matin et le soir.

e. — Douches en jet brisé, très courtes, et seulement quand la santé physique est devenue excellente.

15 (MORSELLI ET BUCCOLA.)

Chlorhydrate de cocaïne . . . . 1 gr.
Eau distillée . . . . 100 —
Pour injections hypodermiques. De 2 1/2 à 10 milligrammes.

16

Vin tonique :

Vin de Kola. . . . . ⎫
 -- de quinquina. . . . . ⎬ āā 250 gr.
 -- de gentiane. . . . . ⎪
 -- de colombo. . . . . ⎭
Liqueur de Fowler . . . . 10 —
Teinture de noix vomique . . . . 5 —
F. s. a. 1 verre à liqueur 2 fois par jour aux repas.

17

Pilules toniques.

Extrait de quinquina. . . . .   5 gr.
— de Kola. . . . .   5 —
— de rhubarbe . . . .   2 — 50.
— de noix vomique . . . .   50 centigr.
Arséniate de fer . . . .   20 —
Poudre de Kola . . . .   Q. S.

Pour 100 pilules. 4 par jour.

18

Antisepsie gastro-intestinale.

Naphtol β précipité. . . . .   10 gr.
Salicylate de bismuth. . . . .   10 —

Pour 20 cachets. 2 par jour.

19

Lavages médicamenteux de l'estomac.

a. — Cas d'hyperchlorhydrie. D'abord lavage antiseptique stomacal avec :

Créoline . . . .   1 gr. ⎫
Bicarbonate de soude . . .   6 — ⎬ Émulsion.
Eau. . . . .   1,000 — ⎭

Ou : Acide phénique. . . . . .   1 gr. ⎫
Glycérine. . . . .   10 — ⎬ Solution.
Eau . . . .   990 — ⎭

Ou : Acide thymique. . . . . .   1 gr. ⎫
Glycérine. . . . .   10 — ⎬ Solution.
Eau. . . . .   990 — ⎭

Ou : Subliné corrosif . . .   10 centigr. ⎫
Eau. . . . .   1,000 gr. ⎬ Solution.

Puis lavage avec eau alcaline. Ou tout simplement lavage alcalin sans antiseptiques.

b. — Cas d'anachlorhydrie et de dyspepsie par fermentation. D'abord lavage antiseptique de l'estomac avec :

Salol ou naphtol pulvérisé.   4 gr. ⎫
Eau . . . . 1,000 — ⎬ Suspension.

Ou : Résorcine . . . . 3 à 5 gr. ⎫
Eau . . . . 1,000 — ⎬ Solution.

Ou : Eau oxygénée.

Ou : Iodoforme ou iodol pulvé- ⎫
    risé. . . . . 1 gr. ⎬ Suspension.
Eau . . . . 1,000 — ⎭

Ou : Permanganate de potasse.   10 centigr. ⎫
Eau . . . . 1,000 gr. ⎬ Solution.

Ou : Phénol sodique (phénate ⎫
    de soude). . . . . 10 gr. ⎬ Solution.
Eau . . . . 1,000 — ⎭

Ou : Acide salicylique . . . . . 2 gr. ⎫
Eau . . . . 1,000 — ⎬ Solution.

Ou : Acide borique. . . . . . . 6 gr. ⎫
Eau . . . . 1,000 — ⎬ Solution.

Ou : Sulfate de cuivre pur . . 25 centigr. ⎫
Eau . . . . 1,000 gr. ⎬ Solution.

Puis lavage acide avec :

Acide chlorhydrique. . . . 4 gr. ⎫
Eau . . . . 1,000 -- ⎬ Solution.

Ou : Acide lactique . . . . . . 20 gr. ⎫
Eau . . . . 1,000 — ⎬ Solution.

Ou boisson acide avec :

Acide chlorhydrique . . . . 2 gr.
Sirop simple. . . . . 100 —
Alcoolature d'oranges. . . . . XL gouttes.
Eau . . . . 898 gr.

Ou : Acide lactique. . . . . 10 gr.
Sirop simple. . . . . 100 —
Alcoolature d'oranges. . . . . XL gouttes.
Eau . . . . 890 gr.

20 (LAILLER.)

Liquide alimentaire pour gavage.

Œufs	4
Lait	2 litres.
Vin de Bordeaux.	250 gr.
Poudre de viande	30 —

FOLIE A DOUBLE FORME

21 (HURD.)

a. — Dans la période d'excitation, hyoscyamine ou hyoscine en injections sous-cutanées (voir nᵒˢ 11 et 12).

b. — Dans la période de dépression :

Citrate de caféine.	1 gr.
Sirop de codéine.	30 —
Eau distillée.	90 —

Par cuillerée toutes les heures.

Ou : Caféine	2 gr. 50.
Benzoate de soude	2 — 50.
Eau distillée.	6 —

En injections sous-cutanées.

FOLIES PARTIELLES

Insomnie des hallucinés.

22 (LUYS.)

Julep gommeux	160 gr.
Sirop de chloral	50 —
Ergotine	30 centigr.

Une cuillerée à soupe toutes les heures.

NEURASTHÉNIE

23 (DUJARDIN-BEAUMETZ.)

Tartrate ferrico-potassique . . . . }	āā 10 gr.
Extrait de quinquina. . . . . }	

Strychnine. . . . . 5 centigr.

Pour 100 pilules. De 2 à 4 par jour. Utiliser aussi les préparations toniques n°ˢ 16 et 17.

Neurasthénie sexuelle. (BEARD ET ROCKWELL.)

24

a. — Tonique :

Strychnine . . . . 15 milligr.
Phosphoré . . . . 15 —
Extrait de chanvre indien. . . . . 12 centigr.
Fer porphyrisé. . . . . 2 gr.
Poudre de rhubarbe . . . , ... 4 —

F. s. a. — 25 pilules. 3 par jour.

b. — Calmant :

Bromure de zinc . . . .)
Valérianate de zinc . . . . } ãã 1 gr.
Oxyde de zinc. . . . .)
Conserve de roses. . . . . Q. S.

Pour 20 pilules: 3 par jour.

PARALYSIE GÉNÉRALE

Contre les attaques congestives :

25 (TANRET.)

Ergotinine. . . . . 5 centigr.
Acide lactique . . . . 10 —
Eau distillée. . . . . 5 gr.
Sirop de fleurs d'oranger. . . . . 095 —

1/4 de milligramme d'ergotinine par cuillerée à café.

25' (TANRET.)

Ergotinine. . . . . 1 centigr.
Acide lactique . . . . 2 —
Eau de laurier-cerise. . . . . 10 gr.

Soit 1 milligramme d'ergotinine par seringue. Dose : de 1/4 de milligramme jusqu'à 1 milligramme.

26

Traitement du décubitus :

a. — *Période érythémateuse.* — Application classique de l'emplâtre de diachylon pour empêcher le contact de la peau avec la surface du lit. Billroth conseille l'emplâtre de savon qu'il formule ainsi :

> Emplâtre de savon. . . . .　50 gr.

L'étendre sur une feuille de cuir souple ou de la toile fine.

b. — *Période gangréneuse.* — On facilite la chute de l'escarre par des tampons d'ouate imprégnés de topiques antiseptiques comme le suivant :

> Acide phénique. . . . .　5 gr.
> Huile d'olive. . . . .　300 —

Ou bien on saupoudre la surface avec l'iodoforme finement pulvérisé et on recouvre de gaze iodoformée. Ou bien encore on emploie des compresses imbibées de :

> Permanganate de potasse . . . .　60 centigr.
> Eau distillée. . . . .　500 gr.

CHAPITRE V

DÉONTOLOGIE MÉDICO-MENTALE

Il arrive parfois, dans la pratique professionnelle, que le médecin est consulté sur certaines questions délicates, ayant trait surtout à l'*hérédité de l'aliénation mentale* et aux conséquences qui en découlent pour la famille des malades. Le rôle de l'homme de l'art n'est pas toujours alors des plus faciles, ni son intervention des plus aisées; aussi, me paraît-il utile d'indiquer quelques-uns des points qui peuvent lui faciliter sa tâche, en pareille occasion. Les principales questions à résoudre dans cet ordre d'idées, sont les suivantes : 1° *Rapports sexuels entre un aliéné et son conjoint;* 2° *chances d'hérédité dévolues aux divers membres de la famille d'un aliéné;* 3° *mariage des aliénés et des parents d'aliénés.*

1° *Rapports sexuels entre un aliéné et son conjoint.* — La solution de cette question, souvent embarrassante, peut s'imposer au médecin dans deux circonstances bien différentes : *a.* — *pendant la maladie* même de l'aliéné; *b.* — *après sa guérison.*

a. — Dans le premier cas, il s'agit soit d'un indi-

vidu traité d'une façon quelconque à domicile, et qui
vit en contact plus ou moins intime avec les siens,
soit d'un malade interné dans un établissement
spécial, et dont on autorise, pour des raisons diverses,
les entrevues ou les promenades avec son conjoint.
Le plus souvent, le médecin n'est pas consulté au sujet des rapports conjugaux, qui ont lieu ou qui n'ont
pas lieu en dehors de son intervention ; parfois, cependant, il est appelé à émettre son avis sur leur opportunité et sur les inconvénients auxquels ils peuvent
donner lieu. La réponse du praticien ne saurait être
douteuse, en pareille circonstance, et il va de soi
qu'il doit interdire formellement tout rapport sexuel
entre l'aliéné et son conjoint, non seulement comme
un objet de surexcitation ou d'épuisement pour le
malade, mais encore comme une tentative dangereuse au point de vue de la procréation possible :
étant donné, en effet, que les enfants nés d'un géné-
rateur en puissance d'aliénation au moment de la
procréation sont les plus exposés à la folie. C'est
encore là, du reste, une des mille raisons pour lesquelles l'isolement s'impose dans les cas de ce genre,
car lorsque l'aliéné continue à vivre en famille, on
se heurte à des difficultés de toute nature, et il devient difficile de s'opposer efficacement à ses désirs et
à ses penchants. Quoi qu'il en soit, il convient de pros-
crire d'une façon absolue les rapports conjugaux
entre deux époux dont l'un est, à ce moment, sous le
coup d'un accès de folie.

b. — Il n'en est plus de même lorsque l'aliéné est

guéri, et il me paraît absolument arbitraire de vouloir s'opposer, comme on le fait quelquefois, et
comme j'en ai vu tout récemment un exemple, aux
légitimes revendications d'un individu revenu à la
raison et par conséquent, en pleine possession de ses
droits conjugaux. Certes, nul n'ignore combien sont
dangereux, au point de vue social, les rapprochements sexuels d'un ancien aliéné; mais en dépit de
toutes les considérations possibles, il n'en reste pas
moins évident qu'on n'a pas le droit de le contraindre
sur ce point, pas plus qu'il n'est permis d'intervenir,
sous le même rapport, vis-à-vis d'un phtisique, ou
de tout autre individu porteur d'une diathèse trans-
missible à la descendance. Si l'aliénation mentale
offre ses dangers, les maladies constitutionnelles
d'ordre physique ont aussi les leurs, et il ne saurait
y avoir de loi d'exception pour la première, qui
doit rentrer dans le droit commun. C'est ce que le
médecin peut faire valoir, lorsqu'il est appelé à
donner son avis sur ce point. Il est de son devoir,
toutefois, d'agir avec prudence et de chercher à atténuer, dans une certaine mesure, les conséquences
possibles de rapprochements sexuels accomplis dans
de pareilles conditions en les retardant jusqu'à la
guérison complète du malade, et en invitant celui-ci,
dans l'intérêt même de sa santé future, à apporter la
plus grande modération dans l'accomplissement de
ses désirs. Quant aux moyens de restriction dont on
ne fait que trop usage aujourd'hui pour rendre sans
effet, au point de vue de la procréation, les rapports
conjugaux, je ne crois pas qu'il appartienne au

médecin d'intervenir à leur endroit, encore moins de les conseiller; car il s'agit là d'une question des plus délicates et qui échappe complètement à la juridiction médicale.

2° *Chances d'hérédité dévolues aux divers membres de la famille d'un aliéné.* — Dans une séance de la Société médico-psychologique, Billod a judicieusement soulevé la question de pratique médico-mentale suivante : « Conduite à tenir quand on est consulté par un sujet qui se croit menacé de folie parce qu'il est issu de parents aliénés. » Cette communication et la discussion qui s'en est suivie ont abouti à cette conclusion à peu près générale que le devoir du médecin en pareil cas, consiste, avant tout, à rassurer son client, tout en conservant une grande réserve. Il est certain que c'est là, en effet, la position habituelle que le médecin doit prendre, et qu'il ne doit pas plus effrayer un fils d'aliéné qui se croit menacé de folie, qu'un fils de phtisique, par exemple, qui appréhende à son tour de devenir tuberculeux. Mais ce n'est là qu'une indication générale, et la question comporte d'autres points de vue qui ont été passés sous silence et qu'il est cependant utile de résoudre. Ainsi, ce n'est pas seulement par un descendant d'aliéné qu'on peut être consulté à cet égard; ce peut être par un collatéral ou par un parent éloigné; ce peut être aussi, non plus par l'intéressé lui-même, mais par un de ses proches ou son conjoint, par une mère, par exemple, qui s'inquiète de l'avenir de son enfant, ou par une femme qui voudrait savoir ce qu'elle a à redouter pour son époux. Bref, il peut arriver tel cas ou le médecin soit obligé non plus de rassurer quand même, mais de parler avec franchise et de faire valoir les raisons de l'opinion qu'il formule. D'autre part, il me semble que sa réponse ne doit pas être indistinctement la même pour tous les cas et qu'il ne saurait, par exemple, appliquer à un descendant de paralytique général les mêmes probabilités pathologiques qu'au fils d'un lypémaniaque ou d'un persécuté; par cette raison bien simple que les diverses formes d'aliénation n'exposent pas toutes au même degré ni au même type d'hérédité. Il convient donc, lorsqu'on est appelé à résoudre le problème des chances d'hérédité, en aliénation mentale, de ne pas se borner à prendre pour tâche de dissiper des appréhensions plus ou moins fondées, mais de formuler une opinion scientifique et raisonnée, en prenant surtout pour base certaines considérations relatives: *a*, — à *la personne qui interroge; b*, — à *celle pour laquelle on interroge; c*, — à *la forme d'aliénation mentale qui est en cause.*

a.— En ce qui concerne la personne qui interroge, il n'y a pas, à proprement parler, de considérations spéciales à faire valoir, et les préceptes déontologiques en usage dans la pratique médicale ordinaire sont également applicables à la pratique médico-mentale. C'est dire assez que lorsqu'on est consulté par l'intéressé lui-même, il est nécessaire de dissimuler fréquemment et de ne jamais assombrir l'avenir, alors même que la perspective du mal redouté serait, pour ainsi dire, fatale. Au contraire, lorsqu'il s'agit d'une autre personne que celle qui est en cause, on peut s'exprimer avec moins de réserve, surtout s'il y a intérêt à instituer un traitement préventif susceptible de diminuer, dans une certaine mesure, les chances de folie.

b. — Les considérations relatives à la personne dont on a à supputer les chances d'hérédité se tirent surtout de son *degré de parenté* avec le ou les aliénés qui ont existé dans la famille, ainsi que *de sa constitution physique* et *psychique*. Il est clair en effet, que plus les liens de parenté sont étroits entre l'intéressé et le malade, plus ses chances d'hérédité seront grandes. Le fils et la fille seront ainsi plus exposés que le frère ou la sœur, ceux-ci plus que le neveu et la nièce, ces derniers enfin, plus que les cousins à tous les degrés. De même, les enfants seront plus exposés lorsque la folie aura existé chez leur mère que chez leur père, et, pour les enfants d'un même aliéné, ceux nés à une époque plus rapprochée de la maladie de l'ascendant auront également bien plus de chances morbides à leur actif. Enfin, on prétend que la folie du père se transmettrait plus fréquemment aux filles, et celle de la mère aux garçons, fait qui est loin d'être démontré, pas plus qu'il n'est suffisamment établi que les enfants qui ressemblent physiquement à un de leurs ascendants, tiennent surtout de l'autre au point de vue psychique, et par suite ont une tendance marquée à hériter des affections mentales de ce dernier.

Quant au tempérament, à la constitution physique
et psychique de l'intéressé, il est clair que c'est là un
élément d'information important, et dont il faut tenir
grand compte, dans le calcul individuel des probabilités morbides. On sait, en effet, que dans les familles
d'aliénés, tous les descendants ne sont pas fatalement
voués à la folie, et qu'à côté d'individus mal équili-
brés ou aliénés eux-mêmes, il en est d'autres dont
l'intelligence, normalement organisée, ne subit jamais
la moindre atteinte. Or, parmi les *types disparates*
dont se composent ces familles, il est assez facile de
distinguer, en général, les *sains d'esprit* des *candi-
dats à la folie*. Ceux-ci se font remarquer, dès leur
jeune âge, par un manque absolu d'équilibre dans les
facultés, par un défaut de pondération et d'harmonie,
l'absence de suite dans les idées et de logique dans
la conduite, par une prédominance manifeste du tempérament nerveux, une impressionnabilité maladive,
une tendance marquée à l'excitation ou à la dépression sous l'influence de la moindre cause, quelquefois à des alternatives d'excitation et de dépression.
Les autres, au contraire, sont tout à fait pondérés et
maîtres d'eux-mêmes, et on sent, à leur contact,
qu'on se trouve en présence d'individus normaux,
n'ayant que peu ou point pris de part à l'héritage
pathologique. A plus forte raison la différence s'accen-
tuera-t-elle si les enfants d'aliénés, déjà parvenus à
l'âge adulte, ont nettement accusé la nature de leur
tempérament; les uns ayant déjà présenté quelques
traces de trouble cérébral, soit dans le bas âge, soit,
ce qui est plus fréquent, à l'occasion de la puberté

ou des premières émotions de la vie, les autres, au contraire, ayant déjà traversé ces diverses étapes sans avoir éprouvé la moindre secousse intellectuelle, ni subi le moindre choc moral. En un mot, il faut soumettre directement ou indirectement l'individu sur l'avenir duquel on est consulté à une analyse psychologique minutieuse, comme on soumettrait à un examen pulmonaire attentif un fils de phtisique qui inspirerait pour lui-même quelques inquiétudes.

c. — Mais l'élément d'appréciation le plus important, dans la question, est sans contredit l'étude du *type d'aliénation mentale* qui est en cause.

Et d'abord, a-t-on affaire à un cas isolé, unique dans la famille, ou, au contraire, à plusieurs faits du même genre, établissant que le principe du mal est déjà profondément enraciné, et que la tare est destinée à se transmettre de génération en génération? L'aliénation mentale existe-t-elle d'un seul côté, ou dans les deux lignées à la fois, paternelle et maternelle? Y a-t-il déjà, dans la génération à laquelle appartient l'individu suspecté, quelques exemples d'excentricité, de névroses, de folie, de dégénérescence intellectuelle, ou, au contraire des signes de constitution normale? La maladie de l'ascendant a-t-elle été un accident purement fortuit, imprévu, occasionné par des causes puissantes et tout à fait individuelles, ou, au contraire, a-t-elle éclaté sous l'influence d'une cause légère, surajoutée à une prédisposition déjà existante? Ce sont là tout autant de

points importants, sur lesquels doit se porter l'attention.

Enfin, et c'est là un fait capital, à mon avis, bien
qu'il n'en ait pas, non plus, été tenu compte dans la
discussion citée plus haut, il importe de spécifier nettement, avant de se prononcer, les caractères et la
forme de l'aliénation mentale qui a existé dans l'ascendance. Nous n'en sommes plus, en effet, à penser
qu'il est indifférent au point de vue des conséquences
morbides, d'avoir affaire à telle ou telle variété
d'aliénation, et les travaux sur l'hérédité et sur la
constitution biologique des familles d'aliénés qui ont
suivi ceux de Lucas, Morel, Moreau (de Tours) ont
nettement établi déjà, à ce point de vue, des distinctions fondamentales, utilement applicables à la
pratique.

On sait, tout d'abord, que *certaines formes d'aliénation mentale prédisposent bien plus que d'autres
à l'hérédité*, et que le suicide, la folie à double
forme, les folies raisonnantes, intermittentes ou
périodiques, pour ne citer que celles-là, exposent
presque fatalement la descendance, tandis que certaines autres, comme la manie et la lypémanie aiguës,
la paralysie générale, etc., compromettent à un degré
bien moindre l'avenir de la famille. On sait aussi, et
c'est ce que nous nous sommes particulièrement attachés à démontrer, M. Ball et moi, dans notre travail
sur les caractères biologiques des familles d'aliénés,
que *l'hérédité, en aliénation mentale, se présente
surtout sous trois types morbides* ayant des caractères nettement distincts, quoique en apparence simi-

laires : 1° le *type névrosique* ou *névropathique*, qui tire son origine des névroses et donne naissance aux névrosés et à la folie névropathique ; 2° le *type cérébral ou congestif*, qui tire son origine des affections cérébrales proprement dites et donne naissance aux affections cérébrales, compliquées ou non de folie ; 3° le *type vésanique*, qui tire son origine des vésanies ou folies proprement dites ; et donne naissance de même aux vésanies, c'est-à-dire à la folie pure. L'évolution spéciale des manifestations morbides de chacun de ces types héréditaires *permet donc*, dans une certaine mesure, *d'établir à l'avance à quelle catégorie d'affections mentales les membres d'une famille sont plus particulièrement exposés*. Ainsi, par exemple, dans le cas qui nous occupe, lorsque l'individu en litige est un descendant de paralytique général, la réponse du médecin ne saurait être la même que s'il s'agissait d'un fils de vésanique. Voici, du reste, en quels termes nous avons, M. Ball et moi, formulé notre opinion à cet égard : « Ainsi, la paralysie générale ne naît point de la folie, et n'engendre point la folie. Comme les maladies cérébrales, elle naît des maladies cérébrales et engendre des maladies cérébrales.

« Il en résulte que les paralytiques généraux n'étant pas fils de fous et ne produisant pas de fous, les *enfants de ces malades échappent à l'hérédité vésanique*, et que, s'ils sont voués à une classe de maladies spéciales en raison de la paralysie générale de leur père ou de leur mère, ce n'est évidemment pas à la folie, mais *aux affections cérébrales* de tout ordre.

« De sorte que, consulté — ce qui arrive aujour-
d'hui journellement — sur l'avenir réservé à l'enfant
d'un paralytique général, le médecin pourra répondre
juste le contraire de ce que répondent en général les
praticiens et même les spécialistes les plus au courant de ces questions, à savoir que l'enfant d'un paralytique, par ce fait seul qu'il est l'enfant d'un paralytique, n'est nullement prédisposé à devenir fou,
qu'il n'a à craindre, par prédisposition, que les affections cérébrales, et que, par conséquent, les deux
périodes critiques de la vie chez lui sont le bas âge
en raison de la tendance aux accidents cérébraux
infantiles à ce moment, et l'âge mûr, époque des
paralysies cérébrales et de la paralysie générale elle-
même.

« En somme, l'avenir est beaucoup plus rassurant
ainsi ; avec d'autant plus de raison que, bien différentes en cela des familles de vésaniques dans lesquelles les cas de folie se multiplient de plus en plus,
les familles de paralytiques se débarrassent dans le
bas âge de leur contingent le plus mauvais et s'y
purifient, pour ainsi dire, au souffle des affections
cérébrales infantiles ; en sorte que ces familles ainsi
régénérées, si l'on peut ainsi parler, par une espèce
de sélection morbide, ce qui reste de la descendance
des paralytiques peut être considéré comme à peu près
normal. »

Au contraire, s'il s'agit d'une famille dans laquelle
ont existé plusieurs cas de folie proprement dite ou
vésanie, c'est également *la folie pure ou vésanie
qu'on aura à craindre pour la descendance*, par ce

fait que, dans l'hérédité vésanique, c'est l'aptitude répétée à la folie qui constitue, à chaque génération, la caractéristique de la morbidité.

Il en est de même, enfin, pour les familles de névropathes ou névrosiques, dans lesquelles le type d'hérédité névropathique se présente avec ses caractères particuliers.

Mais il est quelquefois possible de pousser plus loin encore l'induction scientifique, relativement aux probabilités morbides à supputer. Non seulement, en effet, il est possible de déterminer presque sûrement à l'avance auquel des trois types d'hérédité peut répondre l'individu en cause, mais encore, dans certains cas particuliers, à *quelle variété de folie* il est le plus exposé à succomber lui-même. C'est ainsi, par exemple, que les fils de suicidés sont souvent entrainés eux-mêmes au suicide, et que les fils de fous à double forme sont également susceptibles de présenter le même genre de folie que leur ascendant, de préférence à tout autre.

On voit à quelles considérations intéressantes prêtent ces questions de déontologie médico-mentale. Aussi, bien que cette étude biologique de la famille d'aliénés et de ses différents types ne soit guère encore qu'ébauchée, les déductions pratiques qu'on peut tirer des connaissances acquises sont-elles déjà des plus importantes et permettent-elles au médecin, dans le cas que nous avons en vue, de formuler une conclusion scientifique et raisonnée et non une réponse pour ainsi dire empirique, ayant uniquement pour but de rassurer l'intéressé.

3° *Mariages des aliénés et des parents d'aliénés.*
— Le médecin peut être consulté sur l'opportunité
d'un mariage, dans la pratique médico-mentale, soit
relativement aux *aliénés eux-mêmes*, soit relativement à *leurs parents.*

a. — En ce qui concerne les aliénés, c'est surtout
d'aliénés guéris qu'il s'agit, car la question du mariage d'un aliéné *dans le cours même de sa maladie,*
ne peut guère être soulevée qu'exceptionnellement.
Il existe cependant quelques cas où le mariage
d'aliénés internés dans des établissements spéciaux
a été autorisé et reconnu valable, ainsi que l'établit
l'intéressante discussion qui a eu lieu sur ce sujet en
1876, à la Société médico-psychologique. Quant aux
aliénés non séquestrés, leur mariage présente bien
moins de difficultés, et il est tel cas, par exemple
lorsqu'il s'agit d'une union *in extremis* destinée à
régulariser une situation anormale, comme dans
quelques autres circonstances encore, où le médecin peut donner son approbation à un tel mariage.
Mais, hors ces cas tout à fait exceptionnels, le
praticien doit se montrer prudent et se tenir à
l'écart des mariages d'aliénés qui cachent souvent
des mobiles intéressés et des spéculations inavoua-
bles.

La question du mariage d'*un aliéné guéri* se présente quelquefois, et Morel dit, à ce propos, qu'il a
pu décider hardiment que le mariage pouvait avoir
lieu, lorsque toutefois les individus atteints de folie
n'offraient aucun fait de ce genre dans leur ascen-

dance, et que leur maladie avait éclaté sous l'influence d'une cause morale à eux personnelle.

Il faut ajouter que le mariage ne peut guère être approuvé, dans ce cas, que lorsqu'il s'agit d'un accès aigu de lypémanie et surtout de manie, seules formes d'aliénation mentale dont la guérison peut être assez certaine pour ne pas compromettre l'avenir de l'ancien malade. Encore, pour si accidentel qu'ait été l'accès de la folie, et pour si peu héréditaire qu'il paraisse, le médecin doit-il, en conscience, formuler quelques réserves, tout en émettant une opinion favorable.

Mais c'est surtout en ce qui concerne *les parents d'aliénés* que la question du mariage se pose, dans la pratique médico-mentale. Le plus souvent, il s'agit d'un descendant d'aliéné qui demande, ou dont un parent demande s'il peut impunément contracter mariage et, plus fréquemment encore, d'une personne étrangère qui désire savoir si elle peut, pour l'un des siens, rechercher l'alliance d'un descendant d'aliéné. C'est encore là un point délicat à résoudre et dans lequel le médecin ne saurait apporter trop de circonspection et trop de réserve. Comme dans la question précédente, il doit surtout baser sa réponse sur des considérations relatives à la *personne qui l'interroge*, à *l'individu intéressé* et à la *maladie qui est en cause.*

Lorsque c'est l'intéressé lui-même qui intervient, le cas est souvent embarrassant, car le médecin ne saurait avoir, avec lui, sa liberté d'action. Aussi, doit-il chercher alors à entrer, sous un prétexte quel-

conque, en relation avec une autre personne de la
famille, vis-à-vis de laquelle il se trouve dans une
situation plus indépendante. Au cas, d'ailleurs, où la
chose serait impossible, et où le médecin se trouverait dans l'obligation de déconseiller un mariage à
un descendant d'aliéné, il pourrait appuyer son avis
sur cet argument que, quoique complètement étranger à la maladie de son père ou de sa mère, l'individu s'expose à en transmettre la prédisposition à sa
propre descendance par un fait d'atavisme, et que,
par conséquent, il vaut mieux, pour lui, s'abstenir.
Il peut aussi l'engager à différer son mariage, lorsque
c'est possible et à attendre le moment où l'âge mûr
le mettra dans une certaine mesure à l'abri des
accès aigus d'aliénation, bien plus fréquents dans la
jeunesse. Enfin, lorsque le cas s'y prête, il peut
mettre sa défense sur le compte d'une autre particularité morbide, par exemple sur une trop grande
faiblesse de constitution physique, ou sur la nature
d'un tempérament moral peu fait pour la vie de
ménage.

Lorsque c'est un père, une mère, ou un parent plus
éloigné qui consultent pour l'intéressé, on peut être
plus franc, quoique tenu encore à certaines réserves.
Il sera permis, toutefois, d'exprimer alors plus franchement son opinion.

Enfin, il peut arriver que ce sont des étrangers
qui viennent demander au médecin s'ils peuvent
sans danger accepter pour l'un des leurs l'alliance
d'un descendant d'aliénés. Il est bien entendu qu'il
n'est pas question ici d'étrangers quelconques, solli-

citant du praticien une indiscrétion contraire au secret professionnel, mais de personnes déjà en relation avec la famille de l'intéressé, et qui, autorisées par elle, viennent s'enquérir d'un fait qui les touche au plus haut point. Dans ce cas, le médecin a sa liberté d'allures, puisqu'il est autorisé à s'exprimer franchement, tout en conservant la réserve et la délicatesse dont il ne doit jamais se départir dans des situations de ce genre.

Quant aux considérations relatives à l'*intéressé lui-même* et à la *forme d'aliénation* qui a existé dans sa famille, elles sont exactement les mêmes que celles que nous avons développées dans la question précédente, car c'est encore ici l'évaluation des chances d'hérédité qui est en cause. On passera donc en revue le degré de parenté de l'intéressé avec le malade, sa constitution, son tempérament et ses antécédents, comme aussi les caractères de multiplicité, d'intensité, d'origine, de forme de l'aliénation mentale ayant existé chez l'ascendant. On n'oubliera pas surtout la distinction que nous avons établie entre les trois types principaux de l'hérédité, et d'en déduire les conséquences qui en découlent. C'est ainsi, par exemple — je cite encore ici notre travail — « que si l'on est consulté au sujet d'une union à contracter *par* ou *avec* un descendant de paralytique général, on peut hardiment donner à cette union son approbation médicale et scientifique, en affirmant que la paralysie générale est uniquement une maladie cérébrale, et qu'à ce titre, elle ne prédispose en rien les descendants à la folie.

Et s'il me fallait, pour finir, résumer d'un mot typique les conséquences pratiques de cette étude biologique que nous venons de faire, je dirais :

« Si l'on veut épargner à sa descendance le triste héritage de la folie, on peut impunément, je crois, entrer dans la famille d'un paralytique général, mais il est toujours dangereux, dans ce cas, d'épouser la fille d'un fou. »

Il n'est pas indifférent, lorsqu'il s'agit de se prononcer sur l'opportunité du mariage d'un descendant d'aliéné, d'étudier, dans la mesure du possible, la famille à laquelle il doit s'allier, et surtout le *tempérament de son futur conjoint*. Il est clair, en effet, que l'union présentera bien moins de dangers, au point de vue de la descendance, dans le cas où le mariage doit constituer un *croisement heureux*, tandis que l'existence d'une égale prédisposition chez les deux futurs serait, au contraire, une indication formelle à l'opposition scientifique du médecin.

Telles sont les principales questions de déontologie médico-mentale que le médecin est appelé à résoudre dans la pratique. Il peut s'en présenter bien d'autres encore, mais leur importance est moins grande et elles ne me paraissent pas comporter, par suite, une étude spéciale.

DEUXIÈME SECTION

PRATIQUE MÉDICO-LÉGALE

Tandis que la *pratique médicale* de l'aliénation mentale n'a jamais été, jusqu'à ce jour, l'objet de travaux spéciaux, la *pratique médico-légale*, au contraire, a attiré de tout temps l'attention des observateurs, et il existe, à cet égard, un nombre considérable d'ouvrages des plus importants, depuis les Traités de Zacchias, Hoffbauer, Fodéré, Mittermaïer, Georget, Marc, Casper, jusqu'à ceux plus récents de Bonnucci, Tardieu, Legrand du Saulle, Krafft-Ebing, sans parler des articles épars dans les Dictionnaires et les Revues, parmi lesquels je citerai seulement ceux de M.-J. Falret, de Linas, de M. Motet et de M. Ritti [1].

[1] Consulter encore, pour les questions générales relatives à la médecine légale des aliénés : Maudsley, *le Crime et la Folie;* Max Simon, *Crimes et Délits dans la Folie;* Cullerre, *les Frontières de la Folie;* Parant, *la Raison dans la Folie;* Ball, *Leçons sur les maladies mentales,* 2ᵉ édition; Féré, *Dégénérescence et Criminalité;* Lombroso, *l'Homme criminel;* Tarde, *Criminalité comparée;* Coutagne, *la Folie au point de vue judiciaire et administratif,* les ouvrages de Garofalo, Ferri, Sergi, enfin les Comptes rendus des Congrès internationaux de médecine légale, d'aliénation mentale et d'anthropologie criminelle.

Aussi, sans entrer dans des développements historiques ou des discussions scientifiques pour lesquels nous renvoyons aux ouvrages précités et à la plupart des Traités généraux de médecine légale, devons-nous nous borner à résumer, au point de vue pratique, les principaux points de la médecine légale des aliénés susceptibles d'intéresser les praticiens, les magistrats, comme les spécialistes eux-mêmes.

La médecine légale des aliénés se divise naturellement en deux parties, qui correspondent aux deux grandes divisions de la législation : 1° la partie relative au *droit criminel ;* 2° la partie relative au *droit civil.*

Les deux premiers chapitres qui vont suivre seront consacrés à l'étude des questions les plus importantes de la médecine légale criminelle, le troisième et dernier chapitre à celles qui relèvent du Code civil.

CHAPITRE PREMIER

CODE CRIMINEL

I. — RESPONSABILITÉ PÉNALE DES ALIÉNÉS
II. — CRIMES ET DÉLITS DES ALIÉNÉS

1° *Responsabilité pénale des aliénés.*

IRRESPONSABILITÉ ABSOLUE. RESPONSABILITÉ PARTIELLE.
— Tout crime ou délit se compose, dit le législateur,
du fait et de l'intention ; or, nulle intention criminelle
ne peut exister chez un prévenu qui ne jouit pas de
ses facultés morales ; et l'impunité doit être acquise
à tout homme dont la maladie a énervé l'intelligence,
obscurci le jugement, faussé la conscience, égaré la
raison et subjugué la liberté. Un seul article du Code
pénal consacre, en termes concis et énergiques, ces
principes éternels de justice morale, et préserve le
fou des rigueurs réservées au criminel. Article 64 :
« *Il n'y a ni crime ni délit lorsque le prévenu était
en état de démence au temps de l'action, ou lorsqu'il a été contraint par une force à laquelle il n'a
pu résister.* » Il n'est pas nécessaire d'ajouter que,
sous le terme générique de *démence*, la loi comprend

non seulement la forme d'aliénation mentale qui porte ce nom, mais l'aliénation mentale tout entière, quelle qu'en soit la forme. « Par *démence*, disent MM. Adolphe Chauveau et Faustin Hélie, on doit entendre, puisque aucun texte n'en a restreint le sens, toutes les maladies de l'intelligence, l'idiotisme et la démence proprement dite, la manie délirante et la manie sans délire (c'est-à-dire la manie affective), même partielle. Toutes les variétés de l'affection mentale, quelles que soient les dénominations que leur applique la science, quelque classification qu'elles aient reçue, revêtent la puissance de l'excuse et justifient l'accusé, pourvu que leur influence sur la perpétration de l'acte puisse être présumée. »

Ainsi, la loi française décharge l'aliéné de la responsabilité de ses actes. Toutes les législations, d'ailleurs, depuis que la nature maladive de la folie est reconnue, ont admis l'irresponsabilité criminelle des aliénés, et, par conséquent, il est inutile de discuter ici le grand principe de la liberté humaine et les conditions de la perte du libre arbitre chez les êtres privés de raison. Nous devons, cependant, signaler le désaccord survenu, dans ces dernières années, relativement au degré de responsabilité dans quelques formes d'aliénation mentale : plusieurs auteurs admettant, avec M. Legrand du Saulle, que si certains aliénés sont complètement irresponsables de leurs actes, d'autres ne le sont qu'en partie, d'où le nom de *responsabilité partielle, proportionnelle, atténuée*, donné à ce dernier état; les autres auteurs soutenant énergiquement, au contraire, avec

M. J. Falret, le principe absolu de l'*irresponsabilité entière* dans la folie, quelle qu'en soit la forme.

Les arguments présentés par ces derniers auteurs, et notamment par M. J. Falret, qui a défendu son opinion avec un rare talent, me paraissent trancher la question et établir nettement qu'en droit comme en fait, tout individu atteint d'aliénation mentale confirmée est, par cela même, irresponsable. Outre que cette doctrine, aussi précise qu'absolue, ferme la porte à toutes les évaluations quantitatives et individuelles de la capacité morale, et, par conséquent, aux subtilités psychologiques qui ne doivent pas trouver place en médecine légale, elle a encore l'immense avantage de substituer à dès éléments d'appréciation arbitraires et contradictoires, comme ceux basés sur le degré de connaissance du bien et du mal, de la nature pathologique ou non de l'acte incriminé, un criterium positif et d'ordre purement médical, à savoir l'existence ou la non-existence de l'aliénation mentale. Avec le principe de l'irresponsabilité totale, tout se réduit, en effet, à apprécier s'il y a ou s'il n'y a pas folie, et non à mesurer le degré de discernement et de responsabilité consciente qui incombe à un malade.

Mais si la responsabilité atténuée ne peut être admise toutes les fois qu'il s'agit de folie proprement dite et bien avérée, en revanche, elle trouve souvent son application dans certains *états de demi-aliénation* où la responsabilité des actes, quoique persistant à des degrés divers, est cependant manifestement amoindrie. Au reste, les partisans les plus convaincus de l'irresponsabilité absolue des aliénés ont admis eux-mêmes, en termes formels, la responsabilité partielle dans certains états pathologiques, et M. J. Falret dit lui-même à cet égard : « Mais si nous n'admettons pas la responsabilité partielle des aliénés ainsi comprise, c'est-à-dire portant sur certains faits et non sur certains autres, *dans le même moment*, nous sommes tout disposés, au contraire, à l'admettre *dans des moments différents*. Nous sommes tout prêts à proclamer qu'il est des moments, dans la vie des individus, où l'on doit reconnaître, soit leur responsabilité entière, comme dans les périodes de prédisposition, d'intermittence ou d'intervalles lucides, soit leur responsabilité incomplète ou atténuée, comme dans les périodes d'incubation, de rémission plus ou moins complète ou de convalescence. Nous admettons aussi que la question de la responsabilité complète ou incomplète peut être discutée dans certains états de trouble mental, en dehors de la folie proprement dite, comme la démence apoplectique et l'aphasie, l'hystérie, l'épilepsie et l'alcoolisme. C'est sur ce terrain restreint, étranger à l'aliénation mentale ou à la folie confirmée, que nous admettons la responsabilité partielle, incomplète ou atténuée. »

Les principaux états morbides dans lesquels M. Falret admet cette graduation de la responsabilité pénale sont les suivants :

1° Les premières périodes des maladies mentales, période d'incubation et période prodromique;

2° La démence apoplectique et l'aphasie ;

3° Les états d'intervalles lucides, d'intermittence et de rémission ;

4° Les périodes de prédisposition à la folie ;

5° L'hystérie, à laquelle on peut joindre le somnambulisme et l'hypnotisme ;

6° L'épilepsie ;

7° L'alcoolisme ;

8° Les états d'imbécillité ou de faiblesse d'esprit native.

« Ce sont là, dit M. Falret, des états mixtes, intermédiaires entre la raison et la folie, dans lesquels il est permis de discuter le degré de responsabilité, d'admettre la responsabilité entière ou la responsabilité atténuée selon les cas, et où il n'y a pas lieu d'appliquer le criterium de l'irresponsabilité absolue que, pour notre part, nous admettons, sans exception, pour tous les cas d'aliénation mentale réellement confirmée, ou nettement caractérisée. »

Il nous semble difficile de ne pas se rallier à l'opinion si nettement émise par M. Falret, et de ne pas admettre avec lui que, lorsqu'il s'agit d'aliénation mentale avérée, il ne peut être question que d'irresponsabilité absolue, la responsabilité partielle devant être réservée pour les états de trouble mental qui tiennent le milieu, à des degrés divers, entre la raison et la folie.

On comprend qu'il soit impossible de discuter successivement ici le degré de responsabilité qui appartient aux divers états de semi-aliénation dont nous venons de parler, non seulement parce que la question comporterait des développements excessifs, mais encore parce qu'on ne saurait fixer à cet égard de règles générales, applicables à tous les cas, et qu'il faut, avant tout, s'inspirer des faits particuliers. Au reste, il ne faut pas oublier que le terrain de la responsabilité partielle est un terrain délicat, une sorte de compromis entre la science et la justice, comme le dit M. Lutaud, et que, par conséquent, le médecin ne doit user qu'avec réserve de ce moyen s'il veut en retirer tout le bien qu'il peut donner [1].

Nous ne dirons qu'un mot seulement du degré de responsabilité dans les rémissions, les intermittences et les intervalles lucides.

RESPONSABILITÉ DANS LES ÉTATS DE RÉMISSION, D'INTERMITTENCE, D'INTERVALLES LUCIDES. — Dans les états de *rémission*, qui constitue, comme nous l'avons vu, *une atténuation des symptômes de la maladie mentale*, le degré de responsabilité pénale peut être discuté. Mais, comme le dit M. J. Falret, la question légale est, dans ces cas, difficile à trancher. « Ici, en effet, le doute est permis; la question à résoudre devient une question de degré et, par conséquent, la solution ne peut être absolue; elle ne peut être formulée en principe par des règles uniformes, et dépend

---

[1] Nous renvoyons plus particulièrement, pour l'étude des questions de responsabilité et de capacité dans les *états mixtes*, aux travaux spéciaux de Charcot, Legrand du Saulle, Huchard, Pitres, Colin, sur l'Hystérie; à ceux de Christian et Féré sur l'Epilepsie; à ceux de Motet et Vétault, sur l'Alcoolisme; à ceux de Liégeois, Charcot, Brouardel, Pitres, Bernheim, Gilles de la Tourette, Bérillon, etc., sur le Somnambulisme et l'Hypnotisme.

nécessairement de chaque cas particulier. Dans ces
cas, les partisans même les plus résolus de l'irresponsabilité absolue peuvent admettre une atténuation de la responsabilité, proportionnelle à l'intensité
de la maladie ou de la rémission. Mais, comme je
l'ai déjà dit plusieurs fois, cette responsabilité n'est
pas partielle dans le même moment; elle n'existe pas
pour certains actes alors qu'elle serait supprimée
pour certains autres; elle est variable selon les moments et non au même instant; elle est nulle pendant
les périodes d'accès et peut être considérée comme
complète ou comme simplement atténuée pendant
les périodes de rémission, que le médecin clinicien
seul peut constater et proclamer. L'étude de ces rémissions et de leurs degrés, dans les diverses formes
et aux diverses périodes des maladies mentales, serait
un des sujets les plus intéressants de la médecine
légale des aliénés; mais ce chapitre est encore à faire,
à un point de vue scientifique et clinique. Cette étude
a été surtout tentée pour les rémissions de la paralysie générale (Baillarger, Sauze, Legrand du Saulle,
Doutrebente).

En ce qui concerne les *intermittences* ou *intermissions*, c'est-à-dire *le retour complet à la raison compris entre deux accès de folie*, comme cela a lieu
dans la manie intermittente, la folie à double forme,
etc., la question de responsabilité se pose en de tout
autres termes, car ici, il ne s'agit plus d'une simple
amélioration dont le degré reste à apprécier, comme
dans la rémission, mais d'un véritable retour à l'état
normal. « Or, dit M. Falret, dans ces cas si nom-

breux, qui se rencontrent aussi bien dans les formes mélancoliques que dans les formes maniaques, la question de responsabilité se pose naturellement dans toute sa netteté et dans toute sa rigueur. Une intermittence vraie est en réalité une guérison temporaire ou momentanée. On doit, dès lors, lui appliquer la règle applicable à la guérison même, c'est-à-dire considérer l'individu qui se trouve dans cet état comme jouissant de toute sa raison, partant, de toute sa responsabilité légale et de sa capacité civile. La seule difficulté, dans ces cas (et elle est souvent très grande), est une difficulté clinique, une question de diagnostic. Il s'agit, pour l'expert, d'établir, par des preuves péremptoires et certaines, que l'individu soumis à l'examen était bien, au moment de l'action, dans une véritable période d'intermittence, dans un état de guérison réelle et non apparente, et non pas dans un état de simple rémission plus ou moins prononcée, ou dans un état de dissimulation du délire par la volonté du malade, comme cela arrive si souvent, par exemple, dans les périodes de rémission du délire de persécution. Ce problème clinique est souvent très difficile à résoudre, et c'est là un des points les plus délicats de la médecine légale des aliénés. Mais, en principe, on ne peut nier que les périodes d'intermittence vraies existent souvent dans les maladies mentales, et que, pendant ces périodes, l'individu doit être considéré comme ayant recouvré sa responsabilité morale et sa capacité civile. » C'est aussi l'opinion de la plupart des auteurs et en particulier de M. Doutrebente, qui dit lui-même à cet égard : « De tout ce qui précède, il est facile de conclure que, pendant l'intermission, le fou intermittent peut et doit être assimilé à un aliéné guéri ou à l'homme sain de corps et d'esprit et que, par conséquent, il possède la capacité civile et la responsabilité de ses actes; nous ferons cependant quelques réserves à propos des intermissions de courte durée, alternant avec dés accès fréquents d'aliénation mentale, car, dans ce cas, l'intermission se rapproche sensiblement des simples moments lucides. » Cette dernière restriction de M. Doutrebente pourrait s'appliquer, par exemple, à la folie à double forme à courts accès, séparés entre eux seulement par un intervalle d'un jour ou de quelques jours d'intermission.

Quant aux *moments lucides*, la question est bien différente, puisqu'il s'agit uniquement, dans ce cas, de *la suspension complète, mais tout à fait temporaire, des symptômes de la maladie, dans le cours d'un même accès*. Ici, la lucidité n'a pour ainsi dire que la durée d'un éclair, et l'irresponsabilité habituelle de l'aliéné peut être considérée, par conséquent, comme n'étant pas suspendue.

2° *Crimes et délits des aliénés.*

Nous ne prétendons point faire ici une étude complète des crimes et des délits commis par les aliénés. Nous voulons seulement, en énumérant les principaux d'entre eux, indiquer leurs *caractères généraux* et leurs *caractères particuliers* dans chacune des grandes formes d'aliénation mentale[1].

A. — CARACTÈRES GÉNÉRAUX. — Tous les crimes et tous les délits, quels qu'ils soient, peuvent se rencontrer dans l'aliénation mentale, en sorte qu'au point de vue de leur nature même, les actes pathologiques ne diffèrent en rien des autres. Les plus fréquents cependant sont : l'homicide et la tentative d'homicide, les attentats à la pudeur et les viols, le vol, l'incendie, les faux en écriture, les diffamations et dénonciations calomnieuses, la simulation, etc., etc.

Dans certains cas, l'acte lui-même et les circonstances qui l'accompagnent, portent le cachet manifeste de l'état d'aliénation de l'individu qui l'a accompli. Ainsi, certains homicides ou tentatives d'homicide sont exécutés par des aliénés dans un état d'agitation délirante et de fureur maniaque qui ne peut laisser aucun doute sur la situation d'esprit du sujet. D'autres fois, ils sont le résultat d'une impulsion subite, instantanée, dont la violence même et l'imprévu suffisent à révéler le caractère pathologique. Souvent aussi le délit, attentat à la pudeur ou vol, est tellement niais, ridicule, inconscient, qu'il porte en lui-même la marque de la démence. Ou bien, l'aliéné ne prendra aucune précaution pour se cacher, et semblera choisir, pour l'accomplissement de son projet, le moment où il ne peut manquer d'être pris. D'autres fois encore, il se dénoncera lui-

[1] On consultera avec fruit, à ce sujet, l'ouvrage de Max Simon : *Crimes et Délits dans la Folie* (1886).

même, en se vantant de son crime ou de son délit comme d'une chose parfaitement naturelle et même, au besoin, méritoire. Dans certains cas, il oubliera totalement le fait dont il s'agit, et aura perdu jusqu'au souvenir de son acte. Enfin, l'acte accompli peut n'avoir même aucun semblant de but ou d'excuse, comme lorsque l'aliéné frappe tout à coup, dans la rue, un individu qu'il ne connait pas, ou qu'il vole un objet qui ne peut lui être d'aucune utilité.

Mais si les crimes et les délits qui ont les aliénés pour auteurs empruntent parfois à leur origine maladive des caractères spéciaux, il est loin d'en être toujours ainsi. En effet, certains aliénés agissent sous l'influence de mobiles parfaitement déterminés, préparent et organisent leur méfait de longue main, avec une patience, une opiniâtreté, une adresse, un esprit de suite, un talent de combinaison, un luxe de précautions, de ruses ou de calculs, capables de dérouter les plus habiles et les plus clairvoyants. Parfois même, comme de vrais coupables, ils peuvent nier l'acte commis, ou lui donner une apparence de raison d'être, en l'expliquant par des motifs plausibles et presque sensés. Rien n'est donc plus faux que ce principe, admis par la majorité du public, que les actes criminels et délictueux des aliénés sont toujours marqués au coin de l'imprévoyance, de la spontanéité et de l'absurdité les plus grandes. *Il est des cas, au contraire, où rien ne trahit, au premier abord, la nature morbide de l'acte incriminé*, et c'est pour ce motif que l'appréciation médico-légale de certains faits est souvent si difficile à déterminer

B. — CARACTÈRES PARTICULIERS DANS LES PRINCIPALES FORMES MORBIDES. — Un élément d'information plus important consiste dans certains caractères particuliers, que les crimes et délits des aliénés empruntent non plus seulement à leur nature pathologique, mais à la forme même de la maladie dans laquelle on les observe.

Nous avons déjà, en discutant les motifs qui peuvent rendre la séquestration nécessaire, exposé plus haut les principaux caractères des actes morbides dans les grandes variétés d'aliénation mentale, en insistant particulièrement sur ceux de ces actes qui rendent le plus souvent les malades dangereux. Nous nous contenterons donc d'indiquer ici certaines particularités relatives à ces actes qui peuvent constituer, en médecine légale, un indice de quelque valeur.

DÉGÉNÉRESCENCES. — Les dégénérés, depuis les simples neurasthéniques obsédés jusqu'aux imbéciles et aux idiots, sont avant tout des *impulsifs*, par faiblesse plus ou moins grande de la volonté. Chez les *dégénérés supérieurs*, comme les appelle Magnan (déséquilibrés, neurasthéniques, phrénasthéniques), il y a encore lutte et conscience; chez les *dégénérés inférieurs*, l'acte devient instinctif et pour ainsi dire automatique, il se rapproche du réflexe.

Les impulsions les plus fréquentes, dans les *neurasthénies*, sont les impulsions à la boisson, à l'incendie, au meurtre, au vol, au suicide et les aberrations génésiques de tout ordre (coupeurs de nattes, collectionneurs d'objets féminins, frotteurs, exhibitionnistes, amoureux chastes, etc.). Ces impulsions revêtent le caractère d'obsession émotive et consciente et ce n'est qu'après une résistance plus ou moins vive que le malade finit par y céder.

Dans les *phrénasthénies* délirantes et raisonnantes, les tendances morbides dominantes sont, d'une part, la tendance au meurtre privé (persécutés raisonnants), religieux ou politique (régicides), d'autre part la *perversion morale*. Nulle part la conception de l'acte n'est plus nette, plus raisonnée, plus logique d'apparence et plus préméditée que chez cette catégorie de malades. Ceux qui sont plus particulièrement atteints de perversité morale, les *fous moraux*, comme on les appelle, se livrent rarement à une tentative criminelle; ils sont plutôt dangereux pour la réputation et pour l'honneur des gens, car ils jouent du mensonge, de la dissimulation et de la calomnie avec un art consommé et il n'est pas, à cet égard, de moyens qu'ils n'inventent pour perdre ceux qu'ils ont pris en haine. C'est chez eux que la question médico-légale présente peut-être le plus de difficultés, car l'absence de tout délire d'un côté, de l'autre l'habileté incroyable avec laquelle ils ont ourdi leur trame, rendent l'appréciation de leur état mental des plus délicates, et l'excuse de la folie très difficile à faire accepter par les juges. De ces malades, il faut rapprocher les *fous à double forme* et surtout les *hystériques*, qui doivent précisément cette similitude à ce que la folie se manifeste très fréquemment chez eux sous la forme raisonnante.

Une mention à part doit être faite aux *phrénas-*

thénies instinctives qui constituent ce qu'on appelle encore la *psychose criminelle* et dans ·lesquelles doivent être rangés les *criminels-nés* de Lombroso. C'est dire que tous les délits et tous les crimes peuvent s'y rencontrer. Les caractères des criminels-nés. au point de vue psychique et physique, ont été maintes fois indiqués par Lombroso et ses disciples, mais, ainsi que nous l'avons dit, ils n'ont rien d'absolument spécifique et ne s'éloignent pas des autres caractères ou stigmates de la dégénérescence [1].

Dans les *infirmités mentales* proprement dites, congénitales ou acquises (imbécillité, idiotie, démence), l'acte criminel ou délictueux est le plus souvent puéril, absurde, inconscient, quelquefois automatique. Le meurtre est assez rare, à moins que l'infirmité native de l'intelligence ne se complique de névrose ou d'un accès aigu de folie. C'est surtout à des *attentats à la pudeur*, à des *viols*, à des *vols* qu'on a affaire dans ces cas. Les attentats à la pudeur des malades atteints d'infirmité mentale peuvent être le fait d'une excitation génésique plus ou moins grande, auquel cas ils portent le cachet de la surexcitation et quelquefois même de la violence bestiale ; mais plus souvent encore, ils sont niais, absurdes et sans but. C'est en effet parmi ces malades que se recrutent principalement les *exhibitionnistes* de Lasègue, c'est-à-dire les aliénés qui, sans savoir ce qu'ils font, se contentent d'exhiber en public leurs organes génitaux.

---

[1] Voir Corre, *les Criminels* (1889) ; Dortel, *l'Anthropologie criminelle et la Responsabilité médico-légale.* (Thèse Paris, 1891.)

Après les attentats à la pudeur, viennent les vols, plus fréquents dans la démence et absurdes comme dans la paralysie générale ; enfin, on peut observer l'*incendie*, surtout chez les imbéciles.

ÉTATS MANIAQUES. — Dans la *manie, les crimes et délits sont rares*, bien que ce soit là l'état de folie qui paraisse le plus effrayant, et cela parce que les malades sont absolument incapables de concevoir un acte quelconque, et qu'ils sont plutôt *destructeurs* que réellement *dangereux*. Pourtant, lorsque l'agitation est poussée au paroxysme de la fureur, elle peut être le point de départ d'un homicide, accompli dans des conditions de *violence* et de *surexcitation délirante* qui ne peuvent laisser aucun doute sur son véritable caractère.

ÉTATS MÉLANCOLIQUES. — *Les crimes et les délits sont rares dans les états de mélancolie*, où l'on observe presque exclusivement, comme nous l'avons vu, la *tendance au suicide*. Pourtant, l'*homicide* peut se rencontrer, exceptionnellement, dans certaines formes de lypémanie aiguë, mais alors, loin d'avoir la haine ou la méchanceté pour mobile, il résulte presque toujours, au contraire, d'un excès d'affection ou d'une sympathie délirante pour la victime. C'est ainsi que j'ai observé, à Sainte-Anne, une femme en état de mélancolie aiguë, qui, en se jetant à la rivière pour se suicider, avait entraîné avec elle ses deux jeunes enfants, pour ne pas les laisser sur terre exposés à toutes les misères de l'existence. Dans ce cas, on pourrait presque dire que l'aliéné *suicide* d'autres individus comme il se suicide lui-même, pour les soustraire aux tourments ou aux supplices qu'il croit les menacer aussi. On peut également observer dans la mélancolie le *suicide indirect*, c'est-à-dire un acte d'homicide commis dans le but de s'attirer la mort, soit par peur de se frapper soi-même, soit pour se donner le temps du repentir.

Folies partielles. — Dans les folies partielles, c'est l'*homicide* qui domine, et *on peut dire que c'est dans cette forme morbide qu'il est le plus fréquent.*

Les *délirants mystiques*, comme nous l'avons vu, croient souvent avoir reçu du ciel la mission de frapper un personnage plus ou moins en vue, qu'ils croient représenter la cause hostile à Dieu sur la terre, et alors, froidement, par calcul, avec préméditation, ils *assassinent* ce personnage ; plus fréquemment encore, ils *immolent en holocauste leurs propres enfants*, ou même les premiers individus venus, persuadés qu'ils sont d'être de la sorte agréables à Dieu. Leur air de prophète et d'inspiré, leur délire, les conditions mêmes de leur attentat suffisent, en général, à les faire reconnaître, bien que leur lucidité apparente, leur calme et la réticence derrière laquelle ils se retranchent, rendent parfois l'appréciation difficile.

Les *persécutés*, nous n'avons cessé de le répéter, sont, *de tous les aliénés, les plus dangereux.* Chez eux, c'est surtout l'*homicide* qui est à craindre ; car, se croyant en butte à des persécutions imaginaires et se considérant comme les victimes d'un complot

organisé dans lequel entre un nombre plus ou moins
considérable de personnages, ils en arrivent à se
poser eux-mêmes, contre ces ennemis fictifs, en *persécuteurs* et en *agresseurs*.

Il existe, à cet égard, deux grandes catégories de
malades. Les uns, les plus nombreux, basent leurs
idées de persécution sur des troubles sensoriels divers
et notamment sur des hallucinations de l'ouïe qui
deviennent l'élément fondamental de leur existence,
et finissent par les diriger et les égarer de plus en
plus dans leur délire. Ce sont les *persécutés hallucinés*. Les autres, raisonnables en apparence, écha-
faudent sur une circonstance plus ou moins saillante
de leur vie tout un système de conceptions délirantes
parfaitement cohérentes, appuyées sur un semblant
de réalité, et qui, défendues par eux avec autant d'art
que de conviction, s'enchaînent presque toujours avec
la plus grande logique. Ces malades, non hallucinés
en général, et plus partiellement atteints dans leurs
facultés, sont les *persécutés raisonnants*. Ils rentrent
dans la catégorie des dégénérés.

Hallucinés ou raisonnants, les persécutés sont, on
ne saurait trop le redire, les aliénés les plus dangereux et une large part des crimes pathologiques peut
certainement leur être attribuée. Plus encore peut-
être que les hallucinés, qui frappent surtout par
impulsion, sous l'influence d'une hallucination ou
sous l'empire d'une exaltation passagère, les persécutés dégénérés sont à craindre dans leurs actes, et
cela, parce qu'ils raisonnent leur délire, et qu'ils
méditent et accomplissent à froid, pour ainsi dire,

le crime qu'ils ont conçu. Chose curieuse cependant, et qui n'est pas sans compliquer de beaucoup le rôle du médecin-expert devant les tribunaux, ce sont précisément ces malades, les pires de tous, sans contredit, qu'il est le plus difficile de faire accepter comme tels par les magistrats et par le public.

Au reste, les persécutés ne se bornent pas seulement à frapper leurs ennemis, quelquefois même des personnes qu'ils n'ont jamais vues; ils peuvent aussi, quoique bien plus rarement, se livrer au *viol* ou à l'*incendie*.

HÉBÉPHRÉNIE. — Dans l'*hébéphrénie* et, d'une façon générale, dans tous les troubles de l'intelligence qui se manifestent chez les enfants, *les actes criminels ou délictueux revêtent le plus souvent le caractère d'une impulsion brusque, instantanée, irréfléchie.* Ce sont des *meurtres* sans motif, accomplis souvent avec une cruauté et une férocité surprenantes, des *vols*, des *incendies*. Il est rare, dans ces cas, que la précocité même du criminel, jointe au caractère impulsif de son acte, à l'insouciance et à la cruauté dont il a fait preuve, ne mettent facilement sur la trace de son véritable état.

FOLIE PUERPÉRALE. — Dans la folie puerpérale, les crimes et délits les plus ordinaires sont le *vol* et l'*homicide :* le vol, sous forme d'impulsion, de sollicitation brusque, d'envie à satisfaire, surtout dans la folie *ante partum;* l'homicide, et plus particulièrement l'*infanticide*, sous forme d'impulsion également, surtout dans la folie *post partum*, et, plus particulièrement encore, dans la folie de l'accouchement proprement dit. Dans ce dernier cas, il est quelquefois très difficile d'apprécier la nature pathologique de l'acte incriminé, avec d'autant plus de raison que la folie de l'accouchement peut être absolument transitoire et ne pas se prolonger au delà de quelques heures ou de quelques jours.

FOLIES TOXIQUES. — Dans les folies toxiques, et notamment dans la *folie alcoolique*, qui est le plus souvent en cause en médecine légale, c'est le *suicide* qui domine comme tendance morbide, au moins dans la forme subaiguë. Dans la forme aiguë, au contraire, l'*homicide* n'est pas rare, et les malades, poussés par leurs terreurs et leur agitation, se précipitent sur leur victime qu'ils égorgent dans un état de fureur indescriptible. Ils ressemblent, à ce point de vue, aux maniaques et aux épileptiques, et leur état même d'agitation, le plus souvent tremblant, suffit d'habitude pour déceler l'influence toxique. Ils peuvent aussi, soit simultanément, soit isolément, se livrer à l'*incendie*, au *vol* et aux *attentats à la pudeur*.

PARALYSIE GÉNÉRALE. — La période prodromique de la paralysie générale, lorsqu'elle revêt la forme excitée, est très souvent le théâtre d'actes pathologiques de toute nature parmi lesquels les *délits*, à défaut de crimes, tiennent une large place. C'est au point que cette période a été, de la part de M. Legrand du Saulle, l'objet d'une étude particulière sous le nom de *période médico-légale* de la paralysie générale. Le délit le plus fréquent est le *vol ;* vient ensuite l'*attentat à la pudeur*, enfin le *faux en écriture*, l'*abus* de *confiance* et, rarement, l'*homicide* ou la tentative d'homicide. Quel que soit l'acte commis, il présente des caractères particuliers qui suffisent, la plupart du temps, pour permettre de le rattacher *à priori* à sa véritable origine. Les vols des paralytiques généraux, qui ont été plus spécialement l'objet d'études et d'analyses, sont, en effet, caractéristiques. Le paralytique dérobe à un étalage, sans précaution et avec la candeur de l'inconscience, un objet insignifiant, par exemple un méchant parapluie, une paire de bottines, un pantalon, un paquet de choux, un œuf, une friandise sans valeur. Il ne sait que faire quelquefois de l'objet volé, et il lui arrive de le donner presque aussitôt, par charité, à un misérable. Il est tellement peu conscient de l'acte qu'il accomplit qu'il s'y livre sans se cacher, aux yeux de tous, et souvent même réclame l'assistance d'un inconnu pour l'aider dans son larcin, comme ce paralytique cité par M. Magnan, qui, voulant s'emparer d'un tonneau de vin, emprunta le secours d'un sergent de ville qui, trompé par tant de candeur, aida en effet le malade à rouler son tonneau. Le *vol du paralytique*, comme du reste tous les délits qu'il commet, *est un vol absurde, niais, un vol de dément ;* car c'est manifestement à son état de démence que le paralytique doit d'agir ainsi, comme il lui doit le caractère également absurde et niais de ses conceptions délirantes. C'est là plus qu'il n'en faut pour dépister une paralysie générale, même commençante, et les experts n'hésitent généralement pas lorsqu'ils ont affaire à un vol accompli dans ces conditions par un homme d'une quarantaine d'années, alors même que les signes physiques de la maladie ne seraient pas encore très manifestes.

ÉPILEPSIE. — Avec le délire de persécution, *c'est l'épilepsie qui fournit le plus fort contingent de crimes et de délits pathologiques.* Les caractères spéciaux que ces actes empruntent à la grande névrose dont ils sont issus ont été parfaitement étudiés et mis en lumière, surtout dans ces dernières années. Ces caractères, d'ailleurs, sont si tranchés qu'ils permettent de rapporter l'acte commis à l'épilepsie, alors même que les signes extérieurs de cette affection, et, en particulier, les crises convulsives, n'existeraient pas, comme dans l'épilepsie larvée, dans le vertige et dans l'absence. Ces particularités distinctives consistent surtout dans ce fait que l'*acte de l'épileptique,* qui est le plus souvent un *crime,* surtout un *meurtre* ou un *incendie,* s'accomplit sous forme d'une *impulsion brusque, instantanée, violente,* se reproduisant souvent à des intervalles plus ou moins réguliers, *et dont le malade ne garde aucun souvenir au sortir de sa crise.* Cette *amnésie si profonde,* qui fait qu'un assassin ou un incendiaire ne se rappelle absolument rien de ce qui s'est passé et de ce qu'il a fait, *appartient en propre à l'épilepsie* et ne se retrouve nulle part avec les mêmes caractères. C'est ce qui a souvent permis à des médecins expérimentés, en face d'un acte de ce genre, non seulement d'en reconnaitre la nature maladive, mais encore d'en faire le point de départ d'un diagnostic complet et de soupçonner une épilepsie ignorée qui, en effet, devenait évidente au bout d'un temps plus ou moins long.

CHAPITRE II

CODE CRIMINEL (*Suite*)

EXPERTISE MÉDICO-LÉGALE

Nous avons exposé, dans le chapitre précédent, le principe de l'irresponsabilité des aliénés, et déterminé la nature et le caractère des crimes et délits les plus fréquents dans l'aliénation mentale en général et dans chacune de ses principales formes, en particulier. Il nous reste maintenant, pour en finir avec la partie criminelle de la médecine légale, à tracer en quelques mots le rôle du médecin lorsqu'il est chargé d'une enquête médico-légale relative à la folie.

Ce rôle a été parfaitement décrit par plusieurs auteurs, et notamment par mon éminent et regretté parent le Dr Linas, dans son article du *Dictionnaire encyclopédique*, auquel j'emprunte les principaux passages qui vont suivre.

DÉFINITION DE L'EXPERTISE. — Lorsque, dans un procès criminel ou civil, se débat la question de démence, les hommes de l'art sont généralement

appelés, soit par les juges, soit par les parties, tantôt
pour établir, tantôt pour repousser la présomption
ou l'allégation de folie. Si le médecin agit en vertu
d'une délégation de l'autorité judiciaire, il prend
proprement le titre d'*expert;* si la délégation, au lieu
d'émaner de la justice, est amiable et du fait des
parties, le médecin n'est qu'un simple mandataire
non soumis aux dispositions du code de procédure.
Dans le premier cas, le résultat écrit de ses investigations se nomme un *rapport;* dans le second cas,
une *consultation.* Quoi qu'il en soit, et bien que
procédant d'une origine différente, au fond sa
mission est la même; elle tend au même but, elle lui
impose les mêmes devoirs. Ce qui s'applique à l'une
s'applique donc à l'autre dans ce que nous allons
dire.

Et d'abord, qu'est-ce qu'une expertise et qu'est un
expert aux yeux de la loi, et dans le sens de la jurisprudence?

L'*expertise* est une voie d'instruction; son but est
d'éclairer les juges dans les cas difficiles, douteux ou
obscurs, et de suppléer aux connaissances spéciales
qui leur manquent pour résoudre une question et
pour porter un jugement décisif.

L'*expert* est l'homme de l'art chargé de fournir ces
éléments d'appréciation.

En Prusse, et dans quelques autres pays encore, la
loi fait un devoir aux tribunaux de s'aider de l'assistance d'un médecin légiste pour constater l'état
mental d'un individu. En France, il est facultatif aux

magistrats d'ordonner une expertise, soit d'office,
soit sur la demande des parties; ils sont les apprécia-
teurs souverains de l'opportunité de cette mesure.
L'obligation de recourir à l'expertise n'est imposée
aux tribunaux que dans quelques matières spéciales
désignées par la loi, et au nombre desquelles on
regrette de ne pas voir figurer, comme en Prusse,
l'aliénation mentale.

L'expertise suppose nécessairement de la part du
juge une ou plusieurs questions précises adressées à
l'homme de l'art, et de la part de celui-ci une
réponse, un avis personnel et motivé.

Voilà donc le rôle de l'expert dans toute sa simplicité et nettement défini. L'expert est moins qu'un
arbitre; il est plus qu'un témoin; il diffère du premier en ce que sa décision n'a rien d'impératif, et
du second par l'étendue, l'importance et le caractère
scientifique de son témoignage. Dans aucun cas, le
médecin expert ne doit sortir du cercle de ses attri-
butions pour usurper le rôle d'avocat, encore moins
celui de juge. Il ne saurait prétendre à interpréter
ou à appliquer la loi, et doit se garder de se laisser
aller à de dangereux empiètements. L'esprit de système ou les vaines déclamations siéent mal dans la
bouche d'un homme qui doit parler exclusivement
au nom de la science et de la vérité. Son langage
doit être sévère, froid, calme, dépouillé de tout arti-
fice, dégagé de tout intérêt et de toute prévention. Il
ne doit tendre qu'à une fin : éclairer la conscience
des juges et préparer les décisions impartiales de la
cour.

En matière criminelle, la première et généralement la seule question à laquelle l'expert ait à répondre est celle-ci : «*L'inculpé était-il en état de démence ou sain d'esprit, au moment où il a accompli l'acte qui lui est reproché?* »

Tout se réduit donc essentiellement à une question de diagnostic.

Ainsi posé sur le terrain de la pathologie et de l'observation médicale, le problème se simplifie, se dégage de ses incertitudes métaphysiques, et se réduit à deux termes corrélatifs, solidaires et inséparables, sur lesquels doit porter également l'examen de l'expert : l'*état morbide et le sujet*, c'est-à-dire le fait et son agent, l'acte et son auteur.

Les considérations sur lesquelles nous sommes entré relativement aux crimes et aux délits, chez les aliénés, nous dispense de revenir une fois encore sur ce sujet. Nous nous bornerons à dire, en ce qui concerne le fait ou l'acte, que, sauf certains cas où sa conception et son exécution portent visiblement l'empreinte de l'aliénation mentale, il ne faut accorder à cet élément d'expertise *pris isolément* qu'une portée secondaire et pour ainsi dire accessoire; il mérite assurément d'être pris en considération par le médecin légiste; mais il doit, pour acquérir tout son relief et toute sa valeur médico-légale, ne pas être envisagé d'une manière abstraite et ne jamais être séparé de son agent.

Quant à ce qui a trait à l'individu, à l'auteur de l'acte, c'est évidemment lui qui doit être l'objet principal de l'investigation du médecin. Et cette investi-

gation, pour être complète, doit porter non seulement
sur les phénomènes psychologiques, mais encore sur
l'habitude extérieure et sur l'ensemble de l'organisme ; non seulement sur l'état actuel et sur les phénomènes présents, mais aussi sur la conduite passée
du sujet, sur ses antécédents, sur ses actes antérieurs.

Voies et moyens de l'expertise. — L'expertise médico-légale, pour être bien conduite, doit être basée
sur les trois moyens de diagnostic suivants : l'*enquête*,
l'*interrogatoire*, l'*observation directe et suivie*.

Enquête. — L'enquête consiste à prendre tous les
renseignements susceptibles d'éclairer l'expert sur
l'état de l'aliéné et sur la nature de son délire ; à s'enquérir de ses prédispositions héréditaires et de ses
antécédents morbides, de ses goûts, de ses penchants,
de ses habitudes, de son genre de vie, avant et après
l'explosion de la folie ; des causes certaines ou présu-
mées de celle-ci, de la date de son début ; de son
mode d'invasion et de développement, de ses phénomènes les plus saillants et de ses symptômes les plus
caractéristiques, enfin, des circonstances et des détails
particuliers de l'acte imputé.

Ces renseignements peuvent être puisés à des
sources diverses : auprès des parents, des amis et des
voisins de l'aliéné ; dans la visite des lieux qu'il a
habités et dans l'examen de ses écrits ; dans les dires,
les attestations et les certificats des médecins ; dans
le dossier judiciaire.

Les pièces judiciaires et les témoignages médicaux présentent un caractère spécial d'authenticité qui leur donne, aux yeux de l'expert, une valeur exceptionnelle. Il n'en est pas toujours ainsi, en revanche, des renseignements fournis par les proches ou par les amis, et l'expert ne saurait trop se mettre en garde contre les récits hyperboliques et les interprétations erronées des uns, ou les réticences calculées et les assertions systématiques des autres.

Nous ne reviendrons pas sur l'inspection du domicile du sujet et sur l'analyse de ses écrits, dont nous avons déjà parlé plus haut au chapitre du diagnostic pratique de l'aliénation mentale.

Interrogatoire. — De même, en ce qui concerne l'interrogatoire de l'individu, ne pouvons-nous que renvoyer au même chapitre du diagnostic pratique, où cette question a été traitée avec les plus grands détails. Nous nous bornerons à mentionner ici les quelques particularités relatives à l'interrogatoire médico-légal.

Il y a presque toujours avantage réel à ne recourir à l'interrogatoire qu'après l'enquête, c'est-à-dire lorsque déjà des renseignements nombreux et précis ont fait connaître les idées habituelles et dominantes de l'aliéné, permis de soupçonner son genre de maladie et montré la meilleure voie à suivre pour le questionner. On évite ainsi bien des tâtonnements; on s'épargne d'inutiles longueurs et on possède les données nécessaires pour imprimer à l'interrogatoire une direction plus méthodique et plus efficace.

Il faut, en présence de l'aliéné, bannir tout appareil, toute solennité et toute apparence de rigueur. L'attitude de l'expert doit être celle d'un médecin et non d'un juge d'instruction. Tous ses efforts doivent tendre à dissiper les défiances ou les craintes du malade, à gagner son entière confiance, à fixer son esprit distrait ou préoccupé. De la précision et de la clarté dans les questions, de la simplicité dans le langage, de la bienveillance et de la douceur dans les paroles et dans les manières, beaucoup d'habileté, de tact et de finesse, de la fermeté au besoin, dans des cas rares et exceptionnels l'intimidation et la menace : telles sont les qualités et les dispositions qu'il convient à un expert d'apporter dans l'interrogatoire médico-légal des aliénés.

Dans les formes périodiques, rémittentes ou transitoires de la folie, le sujet peut avoir recouvré sa raison au moment de l'exploration. Une telle épreuve n'aurait alors aucune valeur, et même elle risquerait fort d'entraîner à des conclusions erronées. Il ne faut pas perdre de vue que, dans certains cas, le délire s'affaisse d'une manière rapide et tombe subitement lorsque les transports de la fureur maladive sont pour ainsi dire assouvis. Mais alors il n'est pas rare qu'un nouvel accès éclate pendant ou après le jugement et vienne ainsi confirmer l'authenticité du premier. De là, pour l'expert, le précepte de procéder à l'interrogatoire, autant que possible, pendant la période active de la folie; de là aussi la nécessité pour lui de recourir fréquemment au troisième moyen d'investigation, à l'observation directe et suivie.

Observation directe et suivie. — Toutes les fois que l'enquête et l'interrogatoire n'ont pas suffi pour dissiper les doutes de l'expert et pour fixer son jugement, il y a en quelque sorte force majeure d'y suppléer par l'observation personnelle. Beaucoup d'aliénés ont assez d'empire sur leur esprit pour en imposer au public et se contenir devant les magistrats et les médecins. Mais, livrés à eux-mêmes, ils jettent le masque et lâchent la bride à toutes les conceptions extravagantes. A l'aide d'une surveillance assidue, persévérante, habilement conduite et pratiquée à leur insu, on peut parvenir à les prendre sur le fait et comme en flagrant délit d'aliénation mentale.

Mais c'est surtout dans les cas complexes et lorsque le diagnostic présente des difficultés que l'observation directe et suivie du sujet devient un moyen précieux, pour l'expert, d'arriver à s'éclairer complètement.

Les principales difficultés qui peuvent se présenter à cet égard sont: la *dissimulation*, la *simulation* et l'*allégation* de la folie. Nous allons dire un mot sur chacun de ces points.

FOLIE DISSIMULÉE. — Il existe certaines formes de folie, en particulier les folies partielles, dans lesquelles les malades sont naturellement conduits, par une espèce de tendance pathologique à user de réticence, et à dissimuler leur délire avec assez d'habileté quelquefois pour en imposer à des yeux non prévenus. L'expert ne doit pas se borner à interroger ces insensés. Ce mode de recherche ne pourrait

amener, dans l'espèce, que des résultats insuffisants
ou trompeurs. Il faut les soumettre à l'épreuve d'une
observation personnelle et soutenue; scruter leurs
sentiments et leurs instincts, porter sur leurs actes
un contrôle attentif et une surveillance scrupuleuse;
faire, s'il est possible, l'inventaire de leur vie; questionner la femme, les enfants, les proches, c'est-à-
dire les témoins habituels et les victimes ignorées de
leurs extravagances ou de leurs fureurs.

FOLIE SIMULÉE. — Un prévenu, un conscrit ou un
soldat se présente avec les symptômes apparents de
la folie : tous trois ont un égal intérêt à se faire passer
pour aliénés, l'un dans l'espoir de conquérir l'impunité, les autres dans le but d'échapper au service
militaire. La folie est-elle feinte ou réelle? Telle est,
dans ces circonstances et autres semblables, la question que doit se poser toujours un médecin légiste.
Avec Tardieu, nous examinerons successivement :
a. — les formes de la folie simulée; b. — les procédés de simulation; c. — les moyens de découvrir la
simulation.

a. — *Formes de la folie simulée.* — Toutes les
formes de la folie ne se prêtent pas également à la simulation, et il y en a qui, par la facilité particulière
qu'elles semblent offrir, tentent plus ordinairement
les imposteurs. De ce nombre sont : la *manie aiguë*,
dont l'état d'excitation, la loquacité, la gesticulation
désordonnée paraissent en effet des plus aisés à
contrefaire; la *démence*, dont l'élément essentiel, la

perte de l'intelligence et de la mémoire, paraît un simple jeu à réaliser; la *mélancolie*, et surtout la *mélancolie avec stupeur*, qui ne demande en apparence au simulateur que le masque de l'immobilité et de l'inertie; la *folie ambitieuse*, et en général toutes les *folies partielles* qui, par ce fait qu'elles roulent souvent sur un nombre d'idées plus ou moins fixes et plus ou moins restreintes, présentent un thème moins complexe et un rôle moins difficile à soutenir. Mentionnons encore les *folies toxiques* et, en particulier, la *folie alcoolique*, souvent simulée depuis quelques années par certains criminels qui espèrent échapper aux rigueurs de la loi en essayant de rejeter l'acte commis sur les effets passagers de l'intoxication. Il faut joindre enfin à cette énumération l'*épilepsie* et la *folie épileptique* qui tiennent toujours l'une des premières places lorsqu'il s'agit de simulation.

b. — *Des procédés de simulation.* — « Je ne crois pas, a dit Georget, qu'un individu qui n'aurait pas étudié les fous pût simuler la folie au point de tromper un médecin qui connaîtrait bien cette maladie. » En effet, rien n'est plus difficile à contrefaire que l'aliénation mentale. Imbus de cette opinion vulgaire que tous les actes des fous sont extravagants, que tous leurs discours sont insensés, les gens qui empruntent le masque de la folie se livrent à des gesticulations immodérées, à des actions ridicules, à des divagations incohérentes. Aux questions qu'on leur adresse, ils font invariablement des réponses niaises et absurdes, sans suite et sans lien, dans lesquelles ils prennent le contre-pied de tout ce qu'on leur demande, si bien qu'au lieu de l'image et du tableau fidèle de la folie, ils n'en donnent que le travestissement burlesque et la grossière parodie. Dans l'exemple de Derozier, rapporté par Morel, à la demande qui lui est faite sur son âge, l'imposteur, qui avait hésité, répond : 245 *fr.* 35 *c.*, ou bien 5 *mètres* 75 *centimètres ;* à une question sur sa famille, ses frères, ses enfants, il répond de même : *J'en ai fourni beaucoup de coupons.* Dans un second interrogatoire, on demande à Derozier s'il fait jour, il répond qu'il fait nuit; son âge, il dit qu'il est roi de Beauvais; on lui demande la main droite, il donne invariablement la main gauche; la gauche et il donne la main droite. Il y a, dans toutes ces réponses et dans tous ces actes, l'intention évidente et calculée de tromper, de chercher l'absurde, qui s'accommode mal avec les caractères de la vraie folie, si naturelle, si logique et si vraie dans toutes ses manifestations, même les plus extravagantes.

Ainsi, fait important à retenir, le véritable aliéné, est un malade chez qui se déroulent sans effort et sans apparat les divers symptômes de la folie; le simulateur est un comédien qui joue un rôle et qui ne peut jamais s'empêcher de *charger* et de *grimacer à faux* sous le masque dont il s'est revêtu.

Une autre particularité importante, dans la simulation, c'est l'*inexactitude du tableau clinique* présenté par le sujet qui, s'il s'attache à offrir certains symptômes du type de folie adopté, en omet d'autres tout aussi essentiels ou les remplace par certains dont l'existence est inconciliable avec cette forme mentale. De même, l'imposteur, *incapable de réaliser dans ses étapes successives le processus régulier de l'affection qu'il simule*, persiste indéfiniment dans la même attitude et dans le même rôle, ou, au contraire, modifie ses allures et ses discours, suivant qu'il se sent plus ou moins surveillé ou qu'il croit mieux faire en agissant d'autre sorte. On connaît le cas rapporté par Montégya, dans lequel les médecins chargés d'examiner un individu soupçonné de simulation, dirent devant lui, et de façon à être entendus, qu'ils avaient des doutes sur la réalité de la folie du prévenu pour plusieurs raisons : la première, c'est qu'il répandait la nourriture qu'on lui donnait; la seconde, c'est qu'il ne soupirait pas; la troisième, c'est qu'il ne fixait ses regards sur aucun objet. La ruse réussit et le simulateur modifia sa comédie, de manière à lever immédiatement les doutes du médecin.

c. — *Moyens de découvrir la simulation.* — Bien qu'il n'existe pas, à proprement parler, de méthode particulière pour découvrir la simulation, il est cependant quelques règles spéciales dont la connaissance peut être, en cette circonstance, des plus utiles au médecin.

« Un premier principe, dit Tardieu, qu'il ne faut jamais négliger dans ces cas, c'est de *ne se prononcer qu'après une observation prolongée*, répétée, persévérante, incessante pour ainsi dire, et faite sinon directement, du moins indirectement par les soins de personnes suffisamment exercées et familiarisées avec les fous. » C'est pour ce motif qu'il est toujours préférable, comme cela a lieu habituellement, de faire transporter le sujet dans un asile d'aliénés où il est plus efficacement observé, où il peut, au contact de vrais fous, modifier son rôle de façon à se trahir, enfin, où il en arrive parfois à se lasser de son séjour dans un tel milieu, et à renoncer à sa simulation.

De tout temps, on a recommandé, comme procédé propre à découvrir la simulation, les *moyens de rigueur et de répression* envers l'individu suspecté, tels que l'emploi du chloroforme ou de l'éther, les vésicatoires, les moxas, les ventouses scarifiées, les cautérisations au fer rouge, les douches énergiques, etc., etc. Avec Tardieu, qui s'est élevé contre ces épreuves douloureuses et quelquefois même dangereuses, nous proscrivons tous les moyens véritablement inhumains, et nous n'acceptons, dans cet ordre d'idées, que les procédés réellement inoffensifs, comme le séjour de l'inculpé dans un quartier d'aliénés agités ou gâteux qui lasse sa patience, comme l'emploi d'une soi-disant médication, composée d'eau additionnée d'une substance désagréable ou nauséabonde qui l'écœure, etc.

En réalité, c'est surtout à son expérience et à sa sagacité que le médecin doit faire appel pour découvrir la vérité. Des interrogatoires multipliés et bien conduits, une observation rigoureuse, une surveillance sans trêve, exercée jour et nuit et à l'insu de l'intéressé, des moyens habilement ménagés pour endormir sa défiance, des pièges adroitement tendus pour provoquer des paroles inconsidérées, des écrits imprudents ou des actions compromettantes : tels sont les moyens les plus propres pour arriver à ce résultat.

Une des règles principales, dans une expertise de ce genre, consiste à soumettre à un examen attentif les diverses *fonctions physiques* de l'individu. En effet, c'est surtout de ce côté que la simulation est pour lui difficile et même, pour certains symptômes, impossible. Il y a là l'*insomnie*, à laquelle les pseudo-aliénés ne songent guère; l'*analgésie*, si fréquente chez les véritables fous; l'*irrégularité de l'appétit*, la *constipation*, et surtout les *troubles* de la *circulation* et de la *respiration*, si caractéristiques dans les folies généralisées, et qu'il est évidemment impossible de contrefaire. Ainsi, le faux mélancolique, pour si habilement qu'il prenne le masque de la torpeur, n'arrivera jamais à présenter cet abaissement de la température, cette lenteur du pouls et de la respiration et surtout ce refroidissement violacé des extrémités qui sont si manifestes dans la véritable mélancolie. Au besoin, on peut user du thermomètre et du sphygmographe, comme M. Voisin l'a fait pour la simulation de l'épilepsie.

Un autre signe est l'état du *regard*, sur lequel M. A. Laurent a judicieusement insisté dans son excellente monographie sur la simulation de la folie. « Le regard du simulateur, a dit cet auteur, est furtif, mobile, sournois. La figure signale un état forcé, un désaccord choquant et significatif. Le criminel simulateur ne saurait donner à son regard l'expression égarée et excitée qui appartient au maniaque. On n'y reconnaît que l'effronterie et non de l'aberration d'esprit. Il ne produira pas davantage l'expression véritablement indifférente, affaissée du dément, du paralytique, fixe du stupide, fière et orgueilleuse du monomaniaque, etc. Il ne saurait dissimuler l'attention qu'il porte à toutes les paroles et à tous les mouvements de celui qu'il sait chargé de scruter ses discours et ses gestes ; et bien souvent, il baisse les yeux, se méfiant de l'expression que peut trahir son regard. »

Une différence à signaler encore entre le véritable aliéné et le faux aliéné, c'est que le premier est plutôt porté généralement à *dissimuler* sa folie, et, en tout cas, à la nier et à se défendre de cette imputation, tandis que le simulateur, au contraire, cherche constamment à *mettre sa folie en évidence*, s'en vante, pour ainsi dire, et n'extravague jamais tant que lorsqu'il se trouve en face de ceux qui sont appelés à l'examiner et à le juger.

Enfin, il ne faut pas oublier, dans les expertises de ce genre, que la folie *peut avoir éclaté après l'accomplissement de l'acte incriminé;* que le sujet, déjà plus ou moins véritablement aliéné, peut simuler ou plutôt *charger son délire*, ce qui a été observé plusieurs fois par différents observateurs et ce qui a même fait dire par certains, qu'il fallait être plus ou moins aliéné pour simuler la folie; enfin, que la *simulation* prolongée de la folie peut, à la longue, avoir *un fâcheux retentissement* sur les facultés du sujet et même troubler plus ou moins profondément son intelligence. Beaucoup de simulateurs découverts ont avoué qu'ils se sentaient devenir fous et qu'ils ne recommenceraient pas, fût-ce pour sauver leur tête, à jouer un pareil rôle. « Vous ne pouvez croire ce que j'ai souffert, avouait à Morel Derozier démasqué. J'ai cru devenir réellement aliéné et j'avais plus de crainte encore de tomber fou que d'aller au bagne. »

FOLIE ALLÉGUÉE. — Un délit ou un crime vient d'être commis; le prévenu est entre les mains de la justice; il ne simule pas actuellement la folie, mais il proteste, soit personnellement, soit par la bouche de son défenseur, que sa raison s'est égarée tout à coup au moment de l'action, et que c'est sous l'influence de ce délire momentané, rêve ou hallucination, qu'il a accompli son attentat. Sans doute, dans les cas de cette nature, l'analyse minutieuse des circonstances qui ont précédé, accompagné ou suivi l'acte incriminé, peut fournir de très utiles indications; cependant l'expert doit se souvenir expressément que les faits de folie soudaine et transitoire s'observent rarement, pour ne pas dire jamais, *chez des personnes absolument saines d'esprit et de corps*, mais que ces faits sont en général l'indice ou le résultat d'une prédisposition héréditaire ignorée, de vertiges méconnus, d'une méningo-encéphalite imminente, d'une aliénation mentale larvée ou à la période d'incubation. Il est donc indispensable de diriger toujours les recherches en vertu de ces considérations.

RAPPORTS MÉDICO-LÉGAUX. — Son expertise finie, il reste au médecin à formuler le résultat de son examen et à exposer ses conclusions sous forme d'une pièce écrite qui porte, comme nous l'avons dit, le nom de rapport médico-légal. Il me paraît inutile de reproduire ici, comme je l'avais fait dans la première édition de l'ouvrage, des modèles de ces rapports. Je renvoie ceux qui voudraient s'en inspirer au remarquable rapport de mon ami le Dr Parant sur le meurtrier du Dr Marchant, aux rapports de Blanche, de Lasègue et de Legrand du Saulle, et surtout aux rapports si fins et si distingués de mon maître et ami, le Dr Motet, dont certains sont de véritables chefs-d'œuvre cliniques et littéraires et qui, malheureusement, restent toujours inédits ou épars dans les revues spéciales.

ASILES POUR LES ALIÉNÉS CRIMINELS. — Lorsque, après une expertise médico-légale l'inculpé, déclaré, irresponsable, a été l'objet d'une ordonnance de non-lieu, il reste encore à se demander ce qu'il convient de faire vis-à-vis de ce malheureux.

Faut-il, l'assimilant à un aliéné ordinaire, l'interner tout simplement dans un asile d'aliénés, sans que les conditions de son séjour ou de sa sortie de l'établissement soient soumises à une réglementation spéciale ?

Faut-il, au contraire, le séparer des autres aliénés et l'interner soit dans un asile spécial, comme celui de Broadmoore en Angleterre (criminal lunatic asylum), soit dans un quartier annexe de prison, comme cela existe à la Maison centrale de Gaillon, en France, et soumettre son séjour et sa mise en liberté à une réglementation tout à fait particulière ?

Telle est l'importante question actuellement en discussion, en France, au point de vue scientifique devant les corps savants, et au point de vue législatif dans la commission chargée d'élaborer le nouveau projet de loi.

Sans prendre parti dans cette grave question, nous nous bornerons à constater que la majorité des esprits penche vers la création d'asiles d'Etat spéciaux pour les aliénés non pas criminels, puisque ces deux mots sont incompatibles, mais pour les aliénés à tendances essentiellement malfaisantes et dangereuses. Parmi les nombreuses raisons d'ordres divers qui ont provoqué cette solution, il faut citer surtout le besoin où l'on se trouve, par suite de la tendance actuelle à élargir de plus en plus la liberté des malades dans les asiles, de séparer des aliénés inoffensifs les aliénés véritablement dangereux, dont la présence avec les premiers s'accommoderait mal avec cet accroissement de liberté dont il est question. J'ajoute que dans les asiles ordinaires les aliénés criminels confondus avec les autres, recouvrent leur liberté avec une facilité déplorable et qu'il n'est pas rare de retrouver à l'instruction des irresponsables, récidivistes incorrigibles, qui sortis cinq, six, dix fois d'un asile, se font arrêter presque aussitôt pour un méfait, souvent le même, trop heureux si leurs tendances morbides ne vont pas s'aggravant à chaque arrestation.

CHAPITRE III

CODE CIVIL

DE LA CAPACITÉ DES ALIÉNÉS

A côté de la responsabilité criminelle des aliénés dont l'étude a fait l'objet des deux chapitres précédents, vient se placer la *capacité* de ces malades dans les affaires civiles.

Bien que l'examen médico-légal de la capacité des aliénés soit très rarement confié aux médecins praticiens, et soit plutôt du ressort d'experts spéciaux, il me semble cependant nécessaire de dire un mot des principales questions qui s'y rattachent. Comme pour le chapitre précédent, j'emprunterai la plupart des considérations qui vont suivre, à l'excellent article du Dr Linas, renvoyant pour des détails plus complets aux Traités de médecine légale et particulièrement aux excellentes monographies de M. Legrand du Saulle [1].

---

[1] Voir surtout pour les questions relatives à la capacité civile des aliénés : Krafft-Ebing, *Médecine légale des aliénés*, 2e édition, 1881 ; Sacaze, *De la Folie considérée dans ses rapports avec la capacité civile*, 1851 ; Legrand du Saulle, *Traité de médecine légale*, 2e édition, 1886 ; René Fusier, *les Aliénés, capacité juridique et liberté individuelle*, 1886.

INTERDICTION. — Législation : CODE CIVIL. — ART. 489.
— Le majeur qui est dans un état habituel d'imbécillité,
de démence ou de fureur, doit être interdit, même lorsque
cet état présente des intervalles lucides.

ART. 490. — Tout parent est recevable à provoquer l'interdiction de son parent. Il en est de même pour l'un des
époux à l'égard de l'autre.

ART. 491. — Dans le cas de fureur, si l'interdiction
n'est provoquée ni par l'époux ni par les parents, elle
doit l'être par le procureur du roi, qui, dans les cas
d'imbécillité ou de démence, peut aussi la provoquer
contre un individu qui n'a ni époux, ni épouse, ni parents
connus.

ART. 492. — Toute demande en interdiction sera portée
devant le tribunal de première instance.

ART. 493. — Les faits d'imbécillité de démence ou de
fureur seront articulés par écrit. Ceux qui poursuivront
l'interdiction présenteront les témoins et les pièces.

ART. 497. — Après le premier interrogatoire, le tribunal commettra, s'il y a lieu, un administrateur provisoire, pour prendre soin de la personne et des biens du
défendeur.

ART. 498. — Le jugement sur une demande en interdiction ne pourra être rendu qu'à l'audience publique,
les parties entendues ou appelées.

ART. 499. — En rejetant la demande en interdiction,
le tribunal pourra néanmoins, si les circonstances l'exigent, ordonner que le défendeur ne pourra désormais
plaider, transiger, emprunter, recevoir un capital mobilier, ni en donner décharge, aliéner ni grever ses biens
d'hypothèques, sans l'assistance d'un conseil nommé par
le même jugement.

ART. 503. — Les actes antérieurs à l'interdiction pourront être annulés si la cause de l'interdiction existait notoirement à l'époque desdits actes.

Art. 504. — Après la mort d'un individu, les actes par lui faits ne pourront être attaqués pour cause de démence, qu'autant que son interdiction aura été prononcée ou provoquée avant son décès, à moins que la preuve de la démence ne résulte de l'acte même qui est attaqué.

Art. 505. — S'il n'y a pas d'appel du jugement d'interdiction rendu en première instance, ou s'il est confirmé sur l'appel, il sera pourvu à la nomination d'un tuteur ou d'un subrogé tuteur à l'interdit, suivant les règles prescrites au titre : *De la minorité, de la tutelle et de l'émancipation.* L'administrateur provisoire cessera ses fonctions, et rendra compte au tuteur s'il ne l'est pas lui-même.

Art. 506. — Le mari est, de droit, le tuteur de sa femme interdite.

Art. 507. — La femme pourra être nommée tutrice de son mari. En ce cas, le conseil de famille réglera la forme et les conditions de l'administration, sauf le recours devant les tribunaux de la part de la femme qui se croirait lésée par l'arrêté de sa famille.

Art. 508. — Nul, à l'exception des époux, des ascendants ou des descendants, ne sera tenu de conserver la tutelle d'un interdit au delà de dix ans. A l'expiration de ce délai, le tuteur pourra demander et devra obtenir son remplacement.

Art. 509. — L'interdit est assimilé au mineur, pour sa personne et pour ses biens ; les lois sur la tutelle des mineurs s'appliqueront à la tutelle des interdits.

Art. 510. — Les revenus d'un interdit doivent être essentiellement employés à adoucir son sort et à accélérer sa guérison.

Selon les caractères de sa maladie et l'état de sa fortune, le conseil de famille pourra arrêter qu'il sera traité dans son domicile, ou qu'il sera placé dans une maison de santé, et même dans un hospice.

ART. 511. — Lorsqu'il sera question du mariage de l'enfant d'un interdit, la dot, ou l'avancement d'hoirie, et les autres conventions matrimoniales seront réglés par un avis du conseil de famille, homologué par le tribunal sur les conclusions du procureur du roi.

ART. 512. — L'interdiction cesse avec les causes qui l'ont déterminée ; néanmoins, la main levée ne sera prononcée qu'en observant les formalités prescrites pour parvenir à l'interdiction, et l'interdit ne pourra reprendre l'exercice de ses droits qu'après le jugement de main levée.

Il résulte donc des termes de la loi que le majeur, qui est dans un état habituel d'imbécillité, de démence ou de fureur, doit être interdit, même lorsque cet état présente des intervalles lucides. Il est superflu de faire ressortir ce qu'il y aurait d'imparfait et d'insuffisant dans cette formule, si les trois termes, *imbécillité, démence* et *fureur* avaient en jurisprudence le sens rigoureux et précis qu'ils ont aujourd'hui dans les nomenclatures nosologiques. Mais les jurisconsultes et les magistrats, en donnant à ces mots une acception plus large, admettent dans la division de l'article 489, toutes les personnes frappées de cet état d'incapacité notoire, auquel le législateur a voulu subvenir. Ainsi, d'après les rédacteurs mêmes du Code, « l'imbécillité est une faiblesse d'esprit causée par l'absence ou l'oblitération des idées ; la démence provient, non de la faiblesse de l'esprit, mais d'un dérèglement d'idées qui ôte l'usage de la raison ; la fureur n'est qu'une démence exaltée qui pousse à des actions dangereuses ». Sans nous arrêter à ce qu'il y a d'inexact et d'erroné dans ces définitions, qu'il nous suffise de constater qu'on peut aisément y faire rentrer les formes principales de la folie. C'est là l'essentiel. Néanmoins, la loi gagnerait en clarté et en précision, si sa nomenclature était plus conforme aux classifications scientifiques généralement adoptées. Un autre point qui ressort rigoureusement des interprétations juridiques précitées, et qu'il importerait de ne jamais perdre de vue, c'est que le législateur a voulu frapper par l'interdiction, non pas tous les fous indistinctement, mais seulement les insensés assez dénués de raison pour ne plus pouvoir, comme dit d'Aguesseau, mener une vie commune et ordinaire, remplir la destination humaine, ni atteindre jusqu'à la médiocrité des devoirs généraux.

Le Code dit encore expressément que l'état d'imbécillité, de démence ou de fureur doit être *habituel*. Cette condition est nécessaire pour rendre recevable toute demande en interdiction. Le délire aigu, les cas isolés, accidentels, rares et passagers de la folie sont rejetés par les tribunaux comme insuffisants. Mais il n'est pas besoin que l'aliénation mentale soit continue ; d'après le texte même de la loi, les intervalles lucides ne sont pas un obstacle au succès de l'instance.

« L'interdiction peut être provoquée par l'époux ou l'épouse, ou par un des parents de l'aliéné, ou, à leur défaut, par le ministère public. Leur demande est portée devant le tribunal civil. Les faits constitutifs de la folie doivent être articulés par écrit ; et cette articulation est accompagnée d'un certificat médical qui est en même temps destiné à éclairer le conseil de famille dont le tribunal ordonne la réunion et réclame l'avis avant tout acte d'instruction. Le certificat, délivré par le médecin dans ces circonstances, demande de sa part une attention toute particulière. Il ne doit pas ignorer que l'aliéné, après ces préliminaires, va être interrogé, soit en chambre du conseil, soit par un juge délégué assisté d'un membre du ministère public et que cet interrogatoire sur lequel repose en général le succès de l'instance, aura pour base principale le certificat du médecin et les faits qu'il énonce. Il se peut qu'une enquête soit jugée nécessaire, dans laquelle les preuves de la folie pourront être administrées par pièces ou par témoin et où, par conséquent, trouveront place encore les documents et témoignages médicaux. Il est bien entendu que l'interdiction n'a rien d'irrévocable, cela est bien important à retenir, et qu'elle cesse par le fait du retour de l'aliéné à la raison : la demande en main-levée doit être adressée au tribunal civil, elle est instruite et jugée dans la même forme que l'interdiction, et la constatation médicale a ici pour objet de vérifier la guérison. » (Tardieu.)

L'interdiction des aliénés étant une mesure grave, puisqu'elle prive le malade de tous ses droits civils, ne doit être provoquée que lorsqu'elle est véritablement nécessaire. Le médecin ne saurait donc conclure en sa faveur à moins d'une raison majeure, ni toutes les fois qu'il s'agit d'une maladie mentale offrant des chances sérieuses de guérison ou, au contraire, rapidement mortelle. L'interdiction doit être épargnée à un certain nombre d'aliénés chez lesquels elle n'est pas absolument nécessaire ; avec d'autant plus de raison que la législation ne reste pas désarmée vis-à-vis de leur incapacité plus ou moins grande et qu'elle a à sa disposition deux mesures moins graves, mais qui n'en sont pas moins suffisantes dans la majorité des cas : le *conseil judiciaire* et l'*administration provisoire* [1].

CONSEIL JUDICIAIRE. — A côté des aliénés que la loi frappe d'interdit, il existe une autre catégorie d'individus qui ne sont pas assez sains pour jouir de la plénitude de leurs droits civils et qui cependant sont jugés capables de se marier et de tester. C'est pour veiller à la gestion de leurs biens que la loi pourvoit ces individus d'un conseil judiciaire, sorte de demi-interdiction qui leur interdit « de plaider, transiger, emprunter, recevoir capital, mobilier, donner décharge, aliéner ni grever leurs biens d'hypothèques, sans l'assistance de leur conseil ». Cette demi-interdiction s'applique aux vieillards dont la mémoire est affaiblie, aux personnes dont l'intelligence est bornée et voisine de l'état d'imbécillité, à celles dont les facultés mentales ont subi quelque atteinte sérieuse, sous le coup d'une maladie convulsive ou d'une lésion cérébrale.

[1] Voir *Essai sur la réforme de l'Interdiction des aliénés* et *Des Intervalles lucides considérés dans leurs rapports avec la capacité civile des aliénés*, par M. A.-L. Martin, magistrat, et le Dr E. Régis. (*L'Encéphale*, 1887.)

ADMINISTRATION PROVISOIRE. — Aux termes mêmes de la loi de 1838 (art. 31), les aliénés non interdits placés dans les hospices ou établissements publics d'aliénés sont, par cela même, pourvus d'une administration provisoire, exercée par les commissions administratives ou de surveillance de ces asiles.

Il peut en être de même des aliénés placés dans un établissement privé, mais dans ce cas, l'administration provisoire n'est pas de droit; il faut qu'elle soit demandée.

Sur la demande ainsi faite, en général par un membre de la famille, le juge de paix provoque la réunion du conseil de famille qui statue sur l'opportunité de la mesure et nomme l'administrateur provisoire.

Nous avons vu, d'après le texte de la loi, que les pouvoirs de l'administrateur provisoire étaient restreints et limités à certains droits parfaitement déterminés. Nous avons vu également que ces pouvoirs étaient temporaires et cessaient de plein droit lors de la sortie du malade de l'établissement d'aliénés.

MARIAGE DES ALIÉNÉS. — CODE CIVIL. ART. 146. — *Il n'y a point de mariage lorsqu'il n'y a pas de consentement.*

ART. 174. — *Lorsque l'opposition* au mariage est fondée sur l'état de démence du futur époux, cette opposition dont le tribunal pourra prononcer main levée pure et simple, ne sera jamais reçue qu'à la charge, par l'opposant, de provoquer l'interdiction et d'y faire statuer dans le délai qui sera fixé par le jugement.

Aux yeux de la loi, le mariage est un contrat civil.

Or, tout contrat n'est valable que par le consentement, libre et exempt d'erreur, des parties contractantes. La folie devrait donc entraîner nécessairement la nullité du mariage si elle existait au moment où il a été célébré. Lors de la discussion du Code civil, le tribunal avait demandé en effet que l'interdiction fût considérée comme une cause dirimante, de telle sorte que le mariage de l'interdit dût être annulable alors même qu'il aurait été contracté dans une période de lucidité. Cette demande ayant été repoussée, l'article 146 est, suivant la plupart des jurisconsultes, le seul sur lequel on puisse s'appuyer pour faire annuler le mariage d'un interdit. En conséquence, il faudra, pour que l'annulation soit prononcée, qu'on établisse qu'au temps de la célébration du mariage, l'interdit, à raison de son état d'aliénation mentale, n'était capable ni de manifester sciemment et librement sa volonté, ni de comprendre la nature et la portée de l'engagement qu'il prenait.

Conformément aux mêmes principes, le mariage d'un aliéné non interdit est valable s'il a été manifestement célébré pendant un intervalle lucide et consenti à bon escient; il est annulable s'il a été contracté sans discernement, au milieu des égarements de la fureur ou des aveuglements de la démence.

Si l'interdiction n'est pas par elle-même un cas de nullité de mariage, elle a été rangée du moins par le législateur au nombre des causes d'opposition (art. 174).

La nomination d'un conseil judiciaire n'entraîne

aucune incapacité quant au droit de contracter mariage.

La folie peut-elle devenir un cas de séparation de corps ou de biens ? Nos codes sont muets à cet égard, mais il est clair que l'aliénation mentale étant souvent soit une cause de malversation ou de prodigalité ruineuse, soit l'origine méconnue « d'excès, de sévices et d'injures graves » entre époux, doit devenir ainsi, plus d'une fois, la source indirecte et lointaine de ces sortes d'instances.

Quant au *divorce*, il a été un instant question de l'admettre dans certains cas déterminés d'aliénation mentale, mais ce projet, tout d'abord discuté avec ardeur, paraît être abandonné aujourd'hui.

DONATIONS ET TESTAMENTS DES ALIÉNÉS. — « L'article 901 du Code civil dit que « *pour faire une donation entre vifs ou un testament, il faut être sain d'esprit.* »

Cet article dont la rédaction est très claire, a cependant donné lieu à un grand nombre de jugements contradictoires, parce que l'appréciation posthume de la folie est souvent très difficile. La question est en général facile à résoudre lorsque le donataire était déjà frappé d'interdiction au moment de l'acte. L'article 504 dit, en effet, « qu'après la mort d'un individu les actes par lui faits ne pourront être attaqués pour cause de démence qu'autant que son interdiction aurait été prononcée ou provoquée avant son décès; à moins que la preuve de la démence ne résulte de l'acte même qui est attaqué ». « D'après la loi, le testament d'un interdit *peut être attaqué*, mais il n'est pas dit qu'il sera toujours annulé. Les défendeurs peuvent, en effet, invoquer la circonstance d'un intervalle lucide qui, une fois démontré, peut faire valider l'acte surtout si les dispositions testamentaires sont judicieuses et sages » (Lutaud).

Mais la question est bien plus compliquée lorsque le donateur est mort sans avoir été frappé d'interdiction. « Il faut alors, dit Linas, établir la démonstration posthume de l'état mental au moment de la confection de l'acte. L'acte est déclaré valable si la cour décide que l'auteur était sain d'esprit à l'époque où ses dispositions ont été prises, quelque signe de folie qu'il ait pu donner avant ou après. Certaines bizarreries d'humeur, des excentricités de goût, des travers de conduite et même la simple faiblesse d'esprit ou l'altération de la mémoire, telle qu'on l'observe chez les vieillards, ne suffisent pas pour rendre recevable une demande d'annulation ; il faut que les faits articulés soient assez précis pour caractériser la démence et pour donner une démonstration complète de l'aliénation mentale. Cependant la nullité d'une donation ou d'un testament peut être prononcée dans le cas où divers moyens de captation, intrigues, supercheries, pressions, intimidation ou autres influences pernicieuses ont été mis en jeu pour abuser de la faiblesse d'esprit du donateur ; les artificieuses et coupables obsessions ne sont que trop souvent employées au milieu des défaillances et des terreurs de l'agonie. »

PUISSANCE PATERNELLE. — L'état habituel et notoire de folie, qui empêche l'aliéné de contracter un mariage valable, le prive aussi de consentir au mariage de ses enfants (art. 149). L'aliénation doit même, tant qu'elle existe, entraîner la perte de la puissance paternelle.

A cette incapacité d'exercer la puissance paternelle on peut ajouter celle qui prive les aliénés interdits du droit d'être tuteurs ou membres des conseils de famille (art. 442).

TÉMOIGNAGE DES ALIÉNÉS. — Bien que la loi soit muette sur le point de savoir si le témoignage des aliénés peut être admis devant les tribunaux, on peut dire cependant que ces malades ne peuvent guère être entendus qu'à titre de renseignement lorsqu'ils le sont, le trouble de leur esprit leur enlevant presque toujours les qualités nécessaires pour faire un bon témoignage.

ASSURANCES SUR LA VIE DANS LA FOLIE. — L'aliénation mentale est habituellement rangée parmi les affections qui constituent une contre-indication à l'assurance sur la vie, et il résulte de certains précédents que la police d'assurance peut être annulée lorsque l'assuré n'a pas déclaré qu'antérieurement il a été atteint d'une affection mentale, même lorsqu'il ignorait avoir été atteint de cette affection et que son omission a été involontaire.

On voit donc à quelles contestations peut donner lieu l'existence de l'aliénation dans la question des assurances sur la vie.

Mais de toutes les affections mentales, celle qui par sa nature comme par son évolution détermine les événements les plus imprévus et les plus remarquables, dans cette question d'assurances, est sans contredit la paralysie générale progressive.

Je me contenterai, en terminant, de citer à cet égard l'exemple frappant rapporté par Legrand du Saulle dans son étude médico-légale des assurances sur la vie.

« Deux hommes d'un certain âge — et les deux frères — se présentent un jour dans le salon d'un médecin aliéniste de Paris. L'aîné pénètre seul d'abord dans le cabinet de notre confrère et le prie d'examiner avec soin le malade qu'il lui amène. « Il n'a rien, dit-il, il se porte bien, et cependant il n'est plus le même. » Après un long interrogatoire, le frère aîné prend en particulier le médecin aliéniste et le supplie de lui parler à cœur ouvert. « La situation me paraît fort grave, répond l'homme de l'art; votre frère a des signes avant-coureurs de paralysie générale. » Des explications furent ensuite réclamées et données au sujet de cette terrible maladie, et l'on parla même de la possibilité d'une échéance fatale dans l'espace de trois ou quatre ans. Les visiteurs disparurent, mais une assurance de 100,000 francs fut placée sur la tête du malade, et trois ans après, le frère aîné recueillait tranquillement le produit de son vol. »

FIN

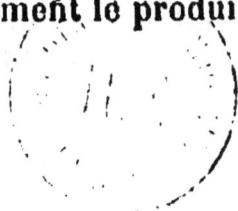

TABLE DES MATIÈRES

PREMIÈRE PARTIE
PATHOLOGIE MENTALE

HISTORIQUE

Première section. — PATHOLOGIE GÉNÉRALE

CHAPITRE PREMIER
CONSIDÉRATIONS GÉNÉRALES SUR L'ALIÉNATION MENTALE

CHAPITRE II

ÉLÉMENTS SYMPTOMATIQUES DE L'ALIÉNATION MENTALE

CHAPITRE III

CLASSIFICATION DES MALADIES MENTALES

Deuxième section. — PATHOLOGIE SPÉCIALE

CHAPITRE IV

MANIE

CHAPITRE V

MÉLANCOLIE OU LYPÉMANIE

CHAPITRE VI

FOLIE A DOUBLE FORME

(Folie circulaire, délire à formes alternes, etc.)

DÉGÉNÉRESCENCES D'INVOLUTION

(Désorganisation.)

CHAPITRE IX

FOLIES ASSOCIÉES AUX ÉTATS PHYSIOLOGIQUES

(Folies sympathiques.)

CHAPITRE X

FOLIES ASSOCIÉES AUX MALADIES LOCALES DES VISCÈRES
(Folies sympathiques.)

CHAPITRE XI

FOLIES ASSOCIÉES AUX MALADIES GÉNÉRALES

CHAPITRE XII

FOLIES ASSOCIÉES AUX MALADIES DU SYSTÈME NERVEUX

CHAPITRE XII

FOLIES ASSOCIÉES AUX INTOXICATIONS
(Folies toxiques.)

DEUXIÉME PARTIE

APPLICATIONS DE LA PATHOLOGIE MENTALE A LA PRATIQUE

Première section. — PRATIQUE MÉDICALE.

CHAPITRE PREMIER

DIAGNOSTIC PRATIQUE DE L'ALIÉNATION MENTALE

CHAPITRE II

DE L'APPRÉCIATION MÉDICALE DE L'OPPORTUNITÉ DE LA SÉQUESTRATION

CHAPITRE III

PLACEMENT DES ALIÉNÉS DANS LES ÉTABLISSEMENTS SPÉCIAUX

CHAPITRE IV

TRAITEMENT DES ALIÉNÉS

CHAPITRE V

DÉONTOLOGIE MÉDICO-MENTALE

TABLE ALPHABÉTIQUE

—

F

N

O

P

ÉVREUX, IMPRIMERIE DE CHARLES HÉRISSEY

ERRATA

Page 3, *au lieu de :* Θεολπητοι,   *lisez :* Θεολημπτοι

— 39,   —   homochrome,   —   homochrone

— 60,   —   hémorrraghies,   —   hémorrhagies

— 77,   —   neurasthésies,   —   neurasthénies

— 79,   —   se visent,   —   se divisent

— 82,   —   demi-veille,   —   dormi-veille

— 84,   —   Zichen,   —   Zichen

— 461,   —   qui n'existent que, *lisez :* qui n'existent pas

— 461,   —   y sont bien fréquents, *lisez :* bien plus fréquents

— 512,   —   résentent,   *lisez :* revètent

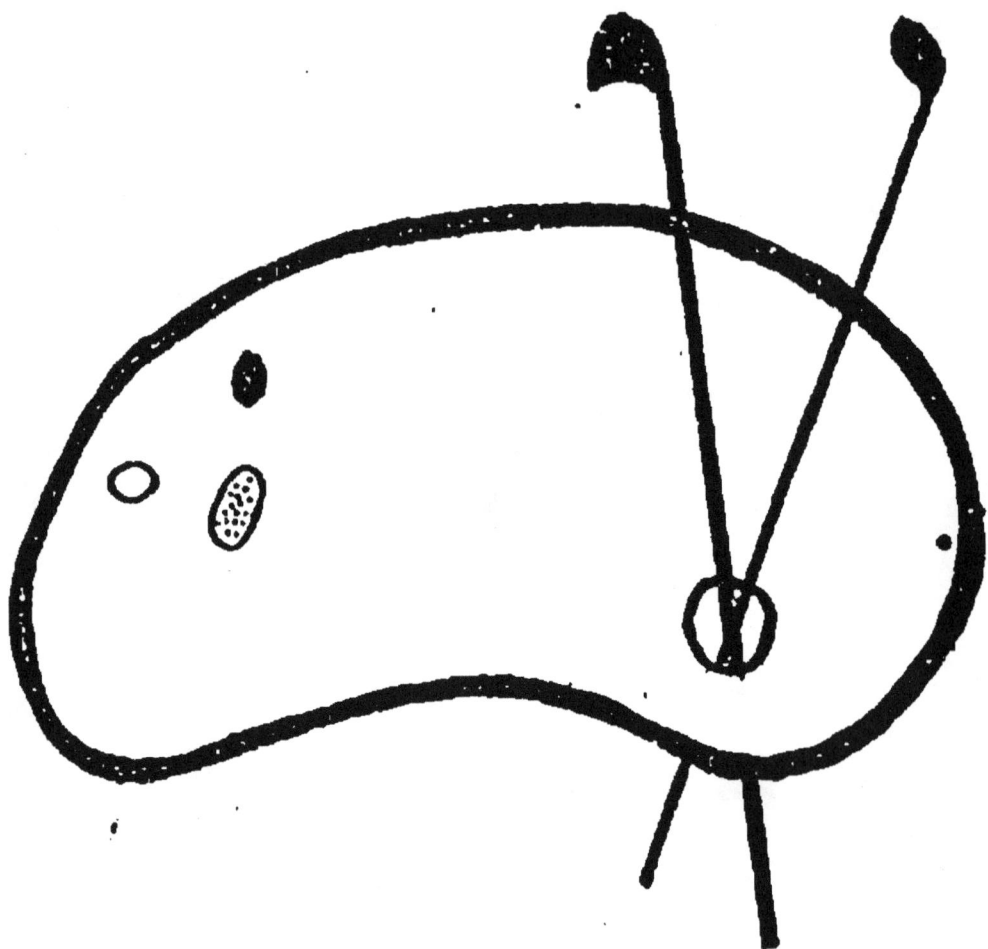

ORIGINAL EN COULEUR
NF Z 43-120-8